临床各科
护理方法要点

主 编 蒋光昕 蔡 虹 韩 倩 等

吉林科学技术出版社

图书在版编目（CIP）数据

临床各科护理方法要点 / 蒋光昕等主编. -- 长春：
吉林科学技术出版社, 2024. 6. -- ISBN 978-7-5744
-1554-6

Ⅰ. R47
中国国家版本馆CIP数据核字第2024KL8425号

临床各科护理方法要点

主　　编	蒋光昕　蔡　虹　韩　倩　张阿娟　陈　静　郭梅花
副 主 编	高　芳　焦玉荣　许风华　王　奇　张淑丽
	刘宝珠　侯晓岚　梁　宵　苗素琴　周达梅

出 版 人　宛　霞
责任编辑　蒋红涛
助理编辑　张　卓
装帧设计　品雅传媒
开　　本　787mm×1092mm　1/16
字　　数　661千字
印　　张　26.5
版　　次　2024年12月第1版
印　　次　2024年12月第1次印刷

出　　版　吉林科学技术出版社
地　　址　长春市福祉大路5788号
邮　　编　130000
编辑部电话　0431-81629508
网　　址　www.jlstp.cn
印　　刷　三河市嵩川印刷有限公司

书　　号　ISBN 978-7-5744-1554-6
定　　价　98.00元
如有印装质量问题可寄出版社调换

编 委 会

前　言

　　护理工作是为保持和促进人们健康的服务职业，对患者的生命健康负有重大责任，护理工作必须体现以健康为中心的服务思想，对人民大众的健康负责，护理工作人员要不断提高技术水平和服务质量。近年来随着国民经济不断发展，护理业务范围也不断扩大和深入，护理分工越来越细，这就对护理人员的业务水平提出更高的要求。临床护理人员既要有扎实的理论知识，同时也要具备过硬的实践能力，本书正是在此背景下编写的。

　　本书首先介绍了护理安全管理、手术室护理质量管理、给药技术等内容，然后对临床各系统、各科室常见病、多发病的护理加以重点介绍。全书融汇了现代护理学最新科研成果，体现了当代护理学的水平，在贴近临床护理工作实际的同时，又紧密结合了国家医疗卫生事业的最新进展和护理学的发展趋势。

　　本书在编写过程中，由于编者较多，文笔不尽一致，加上篇幅和时间有限，书中难免会存在缺点和错误，殷切希望读者予以批评指正，以供今后修订时参考。

编　者

2024 年 3 月

目　录

第一章

护理安全管理

第一节　护理安全文化的构建

随着社会的进步、经济的发展和法制法规的不断健全，人们的健康、法制、自我保护意识和维权意识不断增强，对护理服务的要求也越来越高，医疗护理纠纷也逐渐增多，护理实践将面临更加复杂的环境。特别是新的《医疗事故处理条例》和《侵权责任法》颁布实施以后，对护理安全管理提出了更高的要求。如何保证护理工作的安全，科学实施护理安全管理，控制护理缺陷和差错事故的发生成为护理管理者面临的重大问题之一。

一、与护理安全文化相关的几个概念

"安全文化"的概念是在 1986 年苏联切尔诺贝利核电站爆炸事故发生后，国际原子能机构在总结事故发生原因时明确提出的，INSAG（国际核安全检查组）认为安全文化是存在于单位和个人中的种种素质和态度的总和，是一种超越一切之上的观念。安全文化是为了人们安全生活和安全生产创造的文化，是安全价值观和安全行为准则的总和，体现为每一个人，每一个单位，每一个群体对安全的态度、思维程度及采取的行为方式。

"医院安全文化"的概念是由 Singer 等于 2003 年首先提出的。医院安全文化就是将文化的所有内涵向以安全为目的的方向推进的一种统一的组织行为，以及医院内所有员工对待医疗安全的共同态度、信仰、价值取向。护理安全文化是医院安全文化的重要组成部分。

护理安全是指在实施护理全过程中患者不发生法律和法定的规章制度允许范围以外的心理、机体结构或功能上的损害、障碍、缺陷或死亡。护理安全管理是护理管理的核心，是护理质量的重要标志之一。

护理安全文化是护理管理中引入的新概念，美国围手术期注册护士协会（AORN）把护理安全文化定义为一个组织具有风险知识、安全第一的工作理念，把差错作为组织改进的机遇，建立差错报告系统及有效的改进机制，即认为如果一个组织缺失护理安全文化，大部分患者的安全将得不到保障。护理安全文化包含 8 个观点 3 种意识。8 个观点为预防为主、安全第一、安全超前、安全是效益、安全是质量、安全也是生产力、风险最小化和安全管理科学化；3 种意识为自我保护意识、风险防范意识、防患于未然的意识，被认为是护理安全文化的精髓。Mustard 认为建立护理安全文化是评价护理质量和识别、预防差错事故的重要手段。因此护理安全文化的建立是确保护理安全的前提和保证，护理安全文化的构建和完善是

护理管理者面临的一个重要课题。

二、护理实践中存在的不安全因素

1. 制度不健全或不详尽　护理规章制度是护理安全的基本保证，规章制度不健全或不详尽，使护士在实际工作中无章可循，遇到问题时不知如何应对，往往会对患者的安全构成威胁及护理纠纷的发生。

2. 人力资源不足　充足的护理人员配置是完成护理工作的基本条件，超负荷的工作常使护理人员无法适应多角色的转变，极易出现角色冲突。

3. 护理人员能力与岗位不匹配　护理过失的发生与护士素质和能力有着直接的联系，护士队伍日趋年轻化，工作中缺乏经验，专科知识不扎实，急救操作不熟练，病情观察不仔细，发现问题、处理问题不及时，这些都是造成护理不安全的隐患。

4. 仪器、设备　仪器、设备保养或维修不及时，抢救仪器、设备不能及时到位或没有处于备用状态，极易导致护理安全问题的发生。

5. 沟通渠道不通畅　医务人员彼此之间有效的沟通是患者安全工作的重要前提，医护之间缺乏沟通和协调，如病情变化时未及时通知医生、医嘱开立时间与护士执行时间不一致、医生临时口头医嘱过后漏补、病情记录内容出现差异等，都是导致纠纷的隐患。

三、护理安全文化的构建内涵

人类自从有了"护理"这一活动，护理安全就一直贯穿于护理活动的始终，总结后形成了许多安全防范的方法和措施，逐渐构建了护理安全文化，丰富了现代护理内容。护理安全文化的建设，从现代护理现状看，单单关注护士的护理措施与方法是远远不够的，我们还应该关注患者心目中的安全问题（医疗安全、人身安全、生活安全等等）。

1. 改变护理安全的观念　根据安全促进理论，建立新的安全护理的理念，包括：差错将发生在任何系统和部门，没有人能幸免，通过努力，寻找、发现系统和部门中的薄弱点；在纠正错误之前，首先找出问题发生的根本原因；纠错不是纠正直接的问题而是纠正整个系统，不把一个问题简单地判断为"人的因素"；简化工作流程，避免出错；对差错者提供帮助。

2. 以护理质量文化促进护理质量改进　护理质量文化的内容分为护理质量文化内层（精神层）、中层（制度层）、外层（物质层）3层，共同构成了护理质量文化的完整体系。内层主要体现在质量价值观、质量意识与理念、质量道德观方面；中层包含质量方针、目标、管理体系、质量法律、法规、标准制度；外层包括护士的质量行为、质量宣传教育、开展质量月活动、院容院貌等。3个层次相互作用，其中内层（精神层）是关键的部分，是护理人员质量价值观和道德观、质量管理理念及质量意识与精神的结合。只有建立持续改进、追求卓越的理念，不断对中层进行完善，使其适应"以人为本，以文化为人"的管理理念，且成为护理人员自觉遵守的行为准则，外层（物质层）才会呈现长久、真实的卓越。

3. 建立共同的安全价值观　构建安全文化体系首先要统一思想，建立共同的安全价值观。护理部利用安全培训班、晨会、安全活动日等深入病房，参加医护人员的安全交流活动，让全体护理人员懂得安全是一切医疗护理工作的基础，它在效率与效益之上，为了安全，必要的牺牲和投入是必需的，也是值得的。安全无小事，护理无小事，因为我们面对的是既神圣又脆弱的生命。共同的安全价值观便于指令性任务的执行，高度的统一行动，在提高工作效率的同时也始终保持着安全意识。

安全文化是安全工作的根本，倡导安全自律遵守。著名经济学家于光远有句名言："国家富强在于经济，经济繁荣在于企业，企业兴旺在于管理，管理优劣在于文化。"营造安全文化氛围，做好护理安全管理工作，首先必须在全体人员中树立护理安全的观念，加强职业道德教育，时刻把患者安危放在首位。建立安全第一的观点，让每位护理人员都明白，在护理的各个环节上都可能存在安全隐患，如果掉以轻心势必危机四伏，给患者带来不可弥补的伤害。树立安全的心理素质、安全的价值观。

护理安全管理是一个系统工程，必须建立起长效管理机制，营造安全文化氛围，使人人达到"我会安全"的理想境界。人的管理重点关键在于管好人、教化人、激励人、塑造人，是所有管理中最重要的环节。管理重点在规范化阶段护士、实习护生、新入院或转科患者、危重患者及疑难病患者的管理。规范化阶段护士、实习护生临床工作经验不足，加之工作环境的刺激性，工作目标的挑战性，学习与工作中的"精神压力""紧迫感"、考试、评比、检查、竞赛、护理质量控制等，心理应激耐受力差，难以适应工作环境，正确指导她们把这些看作是适度的心理应激，是促进学习工作的手段，是人正常功能活动的必要条件，把工作看成是一件快乐的事情对待，就能逐渐树立良好的心理素质。新入院或转科的患者由于发病或病情发生变化等，易产生焦虑或猜疑而导致心理应对不良，危重患者及疑难病患者病情变化快、反复，不易察觉，甚至出现突然死亡等严重问题，一旦碰到患者病情变化，规范化阶段护士及实习护生心理准备不足，就会显得惊慌，易给患者及家属带来不安全感，易引起护理纠纷。护士长要经常提醒她们，利用晨会、床头交接班、科务会上反复讲，天天看，怎么做，如何应对，使她们心理逐渐承受，并以以往血的教训警示教人。

4. 建立系统的护理差错分析方法　对护理差错事件进行登记和分析。原因分析包括组织和管理因素、团队因素、工作任务因素、环境因素、个人因素、患者因素等方面。组织和管理因素包括制度、工作流程、组织结构等；团队因素指交流与合作、沟通等；环境因素包括设备、布局设置等；个人因素包括知识、经验、责任心等；患者因素包括患者的情感状态、理解能力、配合程度等。通过对护理差错事件的原因和性质的系统分析，找出造成护理差错的量化数据，为护理管理者找出关键环节提供理论依据。

5. 实施人性化的处理程序，建立畅通的护理差错报告制度　护理工作的复杂、多样、重复等特点使护理人员难免出现这样或那样的差错。这就需要从已发生的事件及错误中分析存在的问题，制定好预防差错发生的策略。同时实施"无惩罚性护理不良事件上报制度"，改变传统的惩罚性措施，把错误作为一个改进系统、预防不良事件发生的机会，转变过去那种对出现护理安全隐患的个人予以经济处罚、通报批评、延迟晋升等做法，护理差错不纳入当事人及部门领导的绩效考核体系。从过去强调个人行为错误转变为重视对系统内部的分析，这并不是否认问责制，而是因为这样会阻止护理人员对护理安全隐患进行正确的报告，难以实现患者的安全。科室做好自查工作，防范差错事故的发生，出现护理差错时要及时上报，科室或护理部要在例会上对差错事故进行分析，目的是查找原因、吸取教训，避免类似的错误再次发生。护理部定期组织质控小组对上报的差错进行分析讨论，提出解决问题的参考意见，给全院护理人员提供一个分享经验的平台，有效的差错报告体系不仅增加了患者的安全，也为护理管理提供了一个可持续进行的护理质量改进的有效途径。

6. 建立标准化护理工作流程 管理者在制定护理工作流程时，必须有一个指导思想，即简化程序，将所需解决的问题减少到最低程度，在不违反原则的前提下，尽可能使流程简单，既减少差错，又提高工作效率。同时建立、修订护理工作流程时，必须从系统、防御的角度去制定。

7. 护理管理者对安全问题的关注与参与 护理管理者必须树立安全第一的思想，把安全管理作为首要的任务来抓，经常对系统进行重新评估和设计，同时要参与护理安全文化的教育工作，做好护理安全的检查工作。

8. 倡导团队协作精神，加强与合作者及患者的沟通 护理工作连续性强，环环相扣，护理人员之间的监督、协助、互补能有效发现、堵截安全漏洞；同时和医院的其他工作人员，尤其是医护双方加强沟通交流，认真听取不同意见，共同做好安全问题的防范，加强医院内各科室的协作与交流，有效防止差错的发生；提倡医护药检一体化，医护人员间的默契配合和高度信任，临床药师的及时指导，电脑医嘱的 PASS 系统等多方位体现团队协作精神，也更促进了护理安全文化氛围的形成。

9. 患者安全满意度调查 患者对安全的参与更直接有效地满足患者对安全的需求。有文献报道某医院每月进行床边护理满意度调查和出院患者电话回访，其中包含了征求患者对治疗、检查、用药、护理措施等心存疑问的方面，了解患者的需求，让患者参与患者的安全，加强医护患之间的沟通，明确告知患者在治疗护理过程中潜在的危险，在沟通中达成安全共识，使患者放心，家属满意，取得了满意的效果。

通过构建护理安全文化，改变护理安全的观念、促进质量文化的建设、建立健全护理安全管理制度，以及护理风险应急和管理预案、合理调配护理人力资源、加强医护患之间的沟通、开展患者安全满意度调查等，旨在减少护理安全隐患，减少护理差错和纠纷的发生。但护理安全文化的建设是一项长期、持续的工作，是一项系统工程，还需要结合我国具体国情，从多角度、多层面分析护理安全问题，提出针对性预防措施，在护理实践过程中不断总结和发展护理安全文化。

（蒋光昕）

第二节 护理安全管理组织架构、职责

一、目的

为了进一步加强护理安全管理，落实各级护理人员职责和各项护理规章制度，加强护理安全前馈管理，及时发现护理安全隐患并制定落实整改措施。

二、目标

1. 建立护理质量安全管理体系。
2. 加强护理安全制度的建设。
3. 及时发现及纠正护理安全隐患。
4. 杜绝严重差错事故的发生，降低护理缺陷发生率，保障患者安全。

三、护理安全小组架构

护理质量管理与持续改进委员会→护理安全小组→科护理安全小组（3~4 名）→病区护理安全员（至少 1 名）。

四、护理安全小组主要职能

1. 制定临床护理安全考核标准。
2. 制定质控计划及考核内容。
3. 督促指导所在科室护理安全相关制度执行情况，及时发现存在问题并适时提出修改建议。
4. 及时发现本科室护理安全工作过程中的存在问题、安全隐患，并针对护理安全存在问题进行原因分析，提出改进意见并落实整改措施。
5. 协调处理护理制度建设方面的有关工作。
6. 定期组织护理缺陷分析，提出改进建议。
7. 定期修订各项护理应急预案并检查落实情况。

五、工作程序

1. 凡护理部下发的护理安全相关的规章制度，由科护士长及病区护士长逐层宣传及落实，护理安全小组协助做好落实工作及落实情况的反馈。
2. 凡需要责任追究的事项（护理质量及服务缺陷、意外事故等）由所在科室病区、科护士长、护理部及相关安全小组成员负责调查核实并提出处理及整改意见，再由护理部病房管理组及护理部主任讨论决定。
3. 安全小组成员根据工作职能开展工作，针对临床护理安全工作实际所收集和提出的意见和建议由病区-科-护理部逐级提出和汇总讨论，最后交由护理质量管理与持续改进委员会和护理部主任会议讨论决定。

六、工作要求

1. 安全小组成员随时发现及收集有关护理安全制度及护理工作过程中的安全隐患，并及时提出相关整改措施。
2. 安全小组成员每月按《护理安全隐患检查标准》对所管辖病区进行检查，以发现病区安全隐患，并与相关护理管理人员共同分析原因，提出整改措施并进行追踪落实。
3. 每半年逐级组织安全小组成员进行有关安全工作研讨并提出护理安全工作的改进措施。
4. 每月对护理缺陷进行讨论分析、定性并提出整改意见。

（蒋光昕）

第三节　护理不良事件上报系统的构建与管理

确保住院患者安全是临床护理的基本原则，是护理质量管理的核心。目前患者安全问题已经在全世界范围内引起高度重视。美国等国家的实践证明，医疗差错和不良事件报告系统的建立能促进医疗质量和患者安全，达到医疗信息的共享，最终达到减少医疗错误、确保患者安全的目的。在 2005 年国际医院交流和合作论坛上国内外专家指出，报告系统的建立是最难的，因为有诸多因素阻碍着不良事件的呈报。

中国医院协会在《2007 年度患者安全目标》中明确提出"鼓励主动报告医疗不良事件"，体现了"人皆会犯错，犯错应找原因"的管理理念，所以营造鼓励个人报告护理不良事件并能让护士感到舒适的外部环境十分重要。卫健委 2008 年在《医院管理年活动指南》中也明确要求各卫生机构要鼓励报告医疗不良事件，但是目前还没有建立规范化、制度化的医疗不良事件外部和内部报告系统。

一、与护理不良事件相关的几个概念

护理不良事件是指在护理工作中，不在计划中，未预计到或通常不希望发生的事件。包括患者在住院期间发生的跌倒、用药错误，走失、误吸窒息、烫伤及其他与患者安全相关的非正常的护理意外事件，通常称为护理差错和护理事故。但为准确体现《医疗事故处理条例》的内涵及减少差错或事故这种命名给护理人员造成的心理负担与压力，科学合理对待护理缺陷，所以现以护理不良事件来进行表述。

患者安全是指患者在接受医疗护理过程中避免由于意外而导致的不必要伤害，主要强调降低医疗护理过程中不安全的设计、操作及其行为。

二、护理不良事件分级标准

1. 护理不良事件患者损伤结局分级标准　香港医管局关于不良事件管理办法中不良事件分级标准内容如下：0 级事件指在执行前被制止；Ⅰ级事件指事件发生并已执行，但未造成伤害；Ⅱ级事件指轻微伤害，生命体征无改变，需进行临床观察及轻微处理；Ⅲ级事件指中度伤害，部分生命体征有改变，需进一步临床观察及简单处理；Ⅳ级事件指重度伤害，生命体征明显改变，需提升护理级别及紧急处理；Ⅴ级事件指永久性功能丧失；Ⅵ级事件指死亡。

2. 英国患者安全局（NPSA）为患者安全性事件的分级　根据 NPSA 为患者安全性事件的分级定义如下：无表示没有伤害；轻度表示任何需要额外的观察或监护治疗患者安全性事件，以及导致轻度损害；中度表示任何导致适度增加治疗的患者安全性事件，以及结果显著但没有永久性伤害；严重表示任何出现持久性伤害的患者安全事件；死亡表示任何直接导致患者死亡的安全性事件。

三、影响护理不良事件上报的因素分析

1. 护理不良事件上报影响因素的分析　有学者调查结果显示：临床护士护理不良事件上报影响因素中，排序前 5 位的是担心因个人造成的不良事件影响科室分值、害怕其他人受到影响、担心上报其他同事引起的不良事件影响彼此间关系、担心被患者或家属起诉、担心上报后会受处罚。长期以来，护理差错或事故多以强制性的，至少是非自愿性的形式报告。在医院内部，护理人员的职称晋升、年终评比等通常都与不良事件或过失行为挂钩，一旦发生就一票否决，而且会对自身的名誉造成伤害。在实际操作中，护理不良事件的上报缺乏安

全、无责的环境。在护理不良事件发生后，更多的护士首先选择告知护士长或者自己认为可相信的同事，这在一定程度上影响了安全且保密的上报环境。同时，目前国内恶劣的医疗环境，患者对于医院和医务人员的不理解，往往带来严重的过激行为，医疗纠纷的社会处理机制尚不健全，医院对于医疗纠纷的处理一筹莫展，护理人员更加担心不良事件的报告会给医疗纠纷的处理"雪上加霜"，这导致了护理人员更加不愿主动报告医疗不良事件。

2. 学历资料对护理不良事件上报的影响　学者调查结果显示，大专学历者平均得分高，本科学历者最低。不同学历护士护理不良事件上报影响因素评分比较，差异有统计学意义（P<0.01）。学历高者，对于理论知识掌握相对更全面，对护理安全也有较高的认识。有研究表明，对不良事件的认知程度决定着对一项护理操作是否定义为不良事件的判断能力。护理人员会因为错误的操作没有造成患者的伤害而不上报，他们不认为此类事件是不良事件。而医护人员对于医疗不良事件报告有足够的认知及正向态度是成功报告的关键。中专学历者不良事件上报影响因素平均得分低，可能是因为本院中专护士人数少，一般参加基础护理工作，不良事件发生率较低，从而对是否上报的矛盾也小。不良事件上报影响因素平均得分护师最低，护士最高。10~19年工龄者平均得分最低，1~9年工龄者次之，20年及以上者平均得分最高。不同职称和工龄护士的护理不良事件上报影响因素评分比较，差异有统计学意义（均P<0.01）。其原因可能是工龄长的护士大多未经过系统的理论学习，第一学历普遍较低，对于不良事件的认知多从临床经验中总结得出。同时，在实际临床工作中，工龄长的护士因为其丰富的临床经验多需负责临床带教任务，若实习护士发生不良事件，带教老师仍需要担当一定的责任，这同样关系个人利益，同时存在对实习护生职业发展的影响，在一定程度上影响了不良事件的上报。10~19年工龄的平均得分最低，可能是该年龄段护士学历相对提高，经过一定时期的临床工作，具有一定的临床经验，同时科室资深护士对其仍有监督作用，而且该阶段的护士有较多的机会参加各种护理继续教育，对于新理论新知识的掌握较好，对护理安全认识较深，因而对不良事件多能主动告知给护士长或年长护士。1~9年工龄的护士多为临床新护士，工作经验不足，发生不良事件的概率较大，但是又害怕上报对自己、对科室有影响，害怕受罚影响其职业生涯发展；另一方面，对不良事件的认识相对不足，从而影响其对护理不良事件的主动上报。

四、提高护理不良事件自愿上报的措施

1. 加强护理人员对不良事件的安全认知和医疗法律意识的培养　有学者认为，给予医护人员对不良事件适当的训练和教育可促进报告行为。医护人员若相信报告不良事件可用来预防错误的再发生，就会相信可以透过资讯从中获益，分享学习，进而促进其报告行为。Kohn等指出，要促进医护人员的认知水平，就必须了解不良事件报告系统的流程、报告的种类、目的及责任，不良事件的定义和报告后的利益。因此，应给予医护人员对不良事件的训练和教育，加强医护人员的认知水平，培养其正确的态度。

2. 加强护理人员业务素质培训　临床实践表明，护士的素质和能力与护理差错、事故的发生往往有着直接的联系，是维护安全护理最重要的基础。因此，加强护士业务素质培训，提高理论知识水平，对提升护理质量非常重要。护理管理者既要做好护士"三基"培训，又要重视对护士专科理论和专科技能的培训，并加强考核，提高护士业务素质，保证工作质量。同时，对于临床带教老师，要加强带教过程中的护理安全意识，避免不良事件

发生。

3. 转变管理模式，实行非惩罚报告体制，创造不良事件上报的无惩罚性环境，营造"安全文化"氛围。其核心是避免以问责为主要手段来管理差错事故。应建立一套规范化、制度化的护理不良事件内部和外部报告系统，明确强制报告和自愿报告的范畴，委托专项研究机构负责对医疗不良事件报告系统的执行情况进行督查。一方面让护理人员按照规范程序进行强制报告，对未报告事件的部门或个人进行处罚；另一方面鼓励自愿上报，加强整个系统的保密性，并对报告数据及时进行分析、评价，查找不良事件发生的根本原因，同时提出的改进建议应该针对系统、流程或制度，而不仅针对个人，营造一种"安全文化"的氛围，把不良事件上报的管理制度提升到文化管理的层次，放弃目前拒绝承认错误、惩罚失败的文化，使医院每位护理人员在正确的安全观念支配下规范自己的行为。

五、护理不良事件上报系统的构建

目前，中国医疗卫生行业中推行已久的是医疗事故报告系统，不良事件报告系统尚处于初步阶段。护理不良事件报告系统有两种形式，即强制性报告系统和自愿报告系统。

强制性报告系统（MRS）主要定位于严重的、可以预防的医疗差错和可以确定的不良事件，规定必须报告造成死亡或加重病情最严重的医疗差错。通过分析事件的原因，公开信息以最少的代价解决最大的问题。

自愿报告系统（VRS）是强制性报告系统的补充，鼓励机构或个人自愿报告异常事件，其报告的事件范围较广，主要包括未造成伤害的事件和近似失误，由于不经意或是及时的介入行动，使原本可能导致意外伤害或疾病的事件或情况并未真正发生。医疗事故报告系统的应用，体现了医疗管理者希望在医务人员医疗实践过程将安全提升到最优先地位的一种行为，使患者安全降低至最低值。

护理不良事件报告系统可分为外部报告系统和内部报告系统。内部报告系统主要以个人为报告单位，由医院护理主管部门自行管理的报告系统；外部报告系统主要以医院护理主管部门为报告单位，由卫生行政部门或行业组织管理的报告系统。

1. 建立护理不良事件的管理机构和信息系统 成立质量控制科负责对不良事件的登记、追踪，并联合护理部对不良事件进行通告和处理。此外医院还在内部网站上建立不良事件报告系统，可以通过该系统进行不良事件网络直报，使质控科和护理部能在第一时间得知不良事件的发生并通知护理风险管理委员会采取相应的预防和补救措施。

2. 制作统一的护理不良事件自愿报告系统登记表 借鉴美国等国家的医院异常事件、用药差错和事故报告制度的做法，建立电子版护理不良事件自愿报告系统登记表，采用统一的护理不良事件报告表。记录项目包括：发生日期、时间、地点、患者基本情况、护士基本情况、发生问题的经过、给患者造成的影响、引起护理不良事件的原因、改正措施等。

3. 护理不良事件的报告程序 发生不良事件后，护士长立即调查分析事件发生的原因、影响因素及管理等各个环节，并制订改进措施。当事人在医院的内网中填写电子版《护理不良事件报告表》，记录事件发生的具体时间、地点、过程、采取的措施和预防措施等内容后直接网络提交，打印一式2份，签名后1份提交护理部，1份科室留存。根据事件严重程度和调查进展情况，一般要求24~48小时内将报告表填写完整后提交护理部（患者发生压疮时，按照压疮处理报告制度执行）。事件重大、情况紧急者应在处理的同时口头上报护理部和质控科。针对科室报告的不良事件，护理部每月组织护理风险管理委员会分析原因，每季度公布分析处理结果，并跟踪处理及改进意见的落实情况，落实情况列入科室护理质量考核和护士长任职考评内容。

4. 护理不良事件的报告范围　护理不良事件的发生与护理行为相关，如违反操作规程、相关制度等。护理不良事件的发生造成患者的轻微痛苦但未遗留不良后果，如漏服口服药、做过敏试验后未及时观察结果又重复做；护理不良事件的发生未造成伤害，但根据护理人员的经验认为再次发生同类事件有可能会造成患者伤害，如过敏者管理不到位、标识不全；存在潜在的医疗安全或医疗纠纷事件，如对特殊重点患者未悬挂安全警示标识等。

5. 护理不良事件的报告原则　报告者可以报告自己发生的护理不良事件，也可以报告所见他人发生的护理不良事件。报告系统主要采取匿名的形式，对报告人严格保密，自愿报告者应遵循真实、不得故意编造虚假情况、不得诽谤他人，对报告者采取非处罚性、主动报告的原则。主动报告包括：护士主动向护士长报告，总护士长主动向护理部报告。

6. 建立"患者安全质量管理"网络　建立护理部主任、总护士长、科护士长三级管理体系。有计划地跟踪检查，以保证每一项措施能够落实到位。制订出"护理安全质量检查表"，每月对全院的各护理单元进行检查，督促措施的落实，纠正偏差，以此保证各项护理安全工作的实施。

7. 全体护理人员参与质量安全控制　将科室各项护理质量安全指标分配到个人，内容包括护士仪表、医德医风规范要求、病房管理、特级及一级护理质量、基础护理质量、急救物品、药品、器械管理、消毒隔离管理、护理文书书写管理、用药安全等，结合各岗位工作质量标准，每日进行自查互查。

8. 组织学习培训　组织护士学习各项护理质量安全标准，要求护理人员明确掌握本病区质量安全的内容及标准，发现他人或自己存在的质量与安全隐患、护理缺陷主动报告，不徇私情，不隐瞒。

9. 自愿报告管理方法　成立三级护理不良事件自愿报告管理系统，由病区-护理部-主管院长逐级上报。发生护理不良事件后护理人员应立即报告护士长，并积极采取措施，将损害降至最低。护士长将每月自愿报告的护理不良事件进行分类、统计、汇总，及时上报至护理部，并在每月的质量安全会议上对各种护理不良事件发生原因进行分析，了解管理制度、工作流程是否存在问题，确定事件的真实原因，提出整改措施，护理部根据全院不良事件发生情况，组织专家进行调查研究，提出建议，并及时反馈给一线临床护理人员，对典型病例在全院点评。点评时不公布科室及当事人姓名，点评的目的主要是为预防此类事件的再次发生。主管院长负责对相关工作制度、流程进行审查。

10. 制定护理不良事件自愿报告处理制度　传统的管理模式在不良事件发生后需逐级上报并进行讨论，还要"确定事故性质，提出讨论意见"，最终按照责任的大小给予个人和科室相应的处罚。这种以惩罚为主的传统的管理模式成为护理人员不敢报告不良事件的主要因素。对医疗不良事件进行开创性研究的美国医学专家Lucian Leape教授提出，发生差错后担心被惩罚是当今医疗机构内患者安全促进的唯一最大障碍。同时国外的实践也表明在非惩罚性的环境下，员工更乐于指出系统的缺陷，报告各类意外事件和安全方面的隐患。为此护理管理部门应尽快建立一个非惩罚性的、安全的不良事件报告系统，确保各种不良事件能够迅速、高效地呈报给护理管理部门，便于护理管理人员对事件集中分析，从对系统的纠正方面来揭示需要关注的伤害和伤害发生发展的趋势，为医院护理质量的提高提供最佳指导意见。对自愿报告责任护士免于处罚，自愿报告人员为消除护理安全隐患提出合理化建议的、对保障护理安全有贡献的给予奖励。

11. 制订实施管理办法

（1）自查与他查：根据全院统一的《护理质量检查标准》及《患者安全目标》管理的要求，每日进行自查与他查，对检查中存在的问题，潜在的安全风险做到及时记录，及时纠正。

（2）班后小结：要求每位护士在下班前，对自己的工作进行认真审查，针对自己工作中存在的问题，潜在的风险及时记录，确认并改进后签名，第2天上班前阅读，以提醒自己及警示他人。

（3）组织讨论：护士长每月对表中记录的护理质量安全问题进行归类总结，每月在护士业务学习会上组织全科护士进行原因分析讨论，并共同提出改进措施。

（4）考核：护理人员绩效考核实施量化考核制，即与季度之星评选挂钩，根据护士工作质量进行考核评分，对主动报告的不良事件，如果在规定的时间内及时阅读并改进的，不扣个人质量分，并适当加分。若护理不良事件由患者或家属指出，或护士长日查中查出，在当事人个人绩效考核成绩中适当扣分。

总之，患者的护理安全是医院管理的核心内容之一。护理管理者应了解护理不良事件上报影响因素和程度，采取相应的措施，应用科学的管理原则和处理方式，建立更完善的不良事件报告系统，为患者创建安全的就医环境，确保患者就医安全。

（蒋光昕）

第四节　护理安全分级

护理安全是指在实施护理的全过程中，患者不发生法律和法定的规章制度允许范围以外的心理、机体结构或功能上的损害、障碍、缺陷或死亡，护理安全是护理管理的重点。

医疗质量与患者安全是全球医疗服务所面临的重大问题，已引起WHO和各国的高度重视。护理工作作为医院医疗工作的重要组成部分，护理安全已成为衡量服务质量的重要指标，与患者的身心健康及生命安全息息相关。

在临床中护理工作虽然具有专业性、复杂性及高风险性，但这并不表示"护理安全"和"患者安全"不可掌控。有学者指出，30%~50%的不良事件可以通过预防得以避免。通过对住院患者不安全因素进行预防性评估，用建立护理安全分级的方法帮助医护人员识别高危患者，并采取切实有效的措施，以最大限度减少护理安全隐患，保证患者安全。

一、护理安全分级的由来

分级护理是指根据患者病情的轻、重、缓、急及自理能力评估，给予不同级别的护理。我国的分级护理始于1956年，由护理前辈张开秀和黎秀芳所倡导并一直沿用至今，国内医院的分级护理制度也是由此发展而来的。目前，国内医院的护理级别，一般均由医生根据等级护理制度要求，结合患者病情，以医嘱的形式下达，然后护士根据护理等级所对应的临床护理要求，为患者提供相应的护理服务。

受分级护理制度的启发，认为可以对患者现存的安全隐患进行全面、有效地评估，将安全隐患等级按照低、中、高、危档划分，建立护理安全分级，以预防和保证患者在医疗服务中的安全。

护理安全分级是在护理安全的基础上为实现患者安全而制定的分级制度，通过对患者不安全因素的评估、分级，能够使护士对患者可能出现的安全隐患进行防范，防微杜渐，减少和控制护理缺陷和事故的发生。

护理安全分级与分级护理制度的区别为：等级的下达者为护士，而非医生；等级的下达依据是患者的安全隐患，而非患者病情的轻重缓急。例如，对于深昏迷的患者，其病情危重，属于一级或特级护理，但针对其安全隐患的评估，由于其处于昏迷状态，安全隐患主要为压疮的发生，而跌倒、坠床或拔管的危险因素则较低。《2009 年度患者安全目标》由中国医院协会在中华人民共和国卫健委医政司指导下制定，具体内容是：严格执行查对制度，提高医务人员对患者身份识别的准确性；提高用药安全；严格执行在特殊情况下医务人员之间有效沟通的程序，做到正确执行医嘱；严格防止手术患者、手术部位及术式发生错误；严格执行手卫生，落实医院感染控制的基本要求；建立临床实验室"危急值"报告制度；防范与减少患者跌倒事件发生；防范与减少患者压疮发生；主动报告医疗安全（不良）事件；鼓励患者参与医疗安全。该文件中患者安全目标的提出也是护理安全分级在临床工作中实施的必要。

二、护理安全分级的制定

1. 重视评估患者自身安全的影响因素　英国著名学者 Vincent 从制度背景、组织管理因素、临床工作环境、医疗团队因素、医护工作者、任务因素以及患者自身因素 7 个方面归纳了影响患者安全问题的因素。虽然管理制度、人员、任务等因素是影响患者安全的重要因素，但患者自身因素是患者在特定时间内本身所具有的，不同患者之间存在高度的差异性、多样性和不确定性，且同一因素也可能对患者安全造成多方面的影响。因此，对患者自身影响安全的因素评估对护理临床实践有更直接的指导意义。有调查发现，患者自身存在的危险因素较多，每一种安全问题中患者自身至少存在 5 项以上的危险因素。因此，重视对患者自身相关安全因素的评估是十分必要的。

2. 筛选常见患者安全问题，为临床护理安全防范提供警示　患者在住院期间可能发生的安全问题多种多样，这无疑增加了护理安全防范工作的难度。有调查结果显示，不同级别医院、不同科室临床常见的安全问题中，排序位居前 6 位的安全问题基本相同，说明安全问题发生的种类和频率是有规律可循的，常见安全问题的筛出，可为临床护理人员的安全管理及预防工作指明方向，临床护理人员可以针对常见的安全问题，采取针对性强的预防措施，对护理安全防范工作具有指导意义。

3. 筛选患者自身影响因素，为评估患者安全提供依据　目前，临床上使用的有关患者的评估工具不多且涉及问题单一，而现有的护理评估表的评估内容也较少涉及患者安全方面。因此，临床上需要能客观反映患者安全问题的护理评估工具。

有研究表明，不论是护理人员的总体评价结果，还是各级医院、不同科室护理人员的评价结果，剔除在临床工作中已取得较好管理效果或已有明确规章制度可循的护理安全问题，同时结合临床工作经验，排序居前 4 位的常见安全问题基本均包含周围静脉输液渗出或外渗、跌倒或坠床、意外脱管、压疮。据此，筛选出临床上常见的住院患者安全问题为周围静脉输液渗出或外渗、跌倒或坠床、意外脱管、压疮。

三、护理安全分级的评估

1. 周围静脉输液渗出或外渗的评估　周围静脉输液渗出或外渗患者自身影响因素见表1-1。

表1-1　周围静脉输液渗出或外渗患者自身影响因素

排序	影响因素	得分
1	神经精神情况：躁动、昏迷	1
2	静脉条件：细、弯曲、弹性差、静脉炎等	1
3	输注药液：抗肿瘤药物、高渗药物等	1
4	血管穿刺史：长期反复静脉穿刺	1
5	穿刺部位：近关节处血管、指趾间细小静脉等	1
6	皮肤状况：不同程度的水肿	1
7	局部感觉功能障碍	1
8	年龄：大于65岁或小于12岁	1
9	疾病因素：外周血管疾病、糖尿病等	1
10	输液量大、速度快	1
11	输液方式：使用加压、注射泵或输液泵	1

2. 跌倒或坠床高危因素的评估　详见住院患者跌倒坠床评估表。

3. 意外脱管高危因素的评估　首先对患者进行布卢姆斯瑞镇静评分和格拉斯哥昏迷量表（GCS）评分，使用风险分层工具来确定患者意外脱管的风险程度。C区域患者故意拔管风险高，B区域患者处在高敏感区，而A区域患者不存在故意拔管的风险。

根据导管的位置、作用及意外脱管后相对的危害性大小，将导管分Ⅰ、Ⅱ、Ⅲ类，并将每类导管细分了若干类型。

同一导管对于不同病种，其分类可能不同。如食管癌术后患者，胃管属于Ⅰ类导管，一旦拔除严重影响术后恢复；而对于一般慢性疾病，只需胃管鼻饲肠内营养的患者，胃管就属于Ⅲ类导管。

导管的具体分类需临床各科室针对各自收治的主要病种，加以设置和具体细化。如心脏外科患者其常见导管Ⅰ类包括气管插管、气管切开套管、胸腔、心包及纵隔引流管、心脏临时起搏器、IABP置管、ECMO置管等；Ⅱ类包括中心静脉导管、PICC导管、有创血压监测导管等；Ⅲ类包括尿管、氧气管、胃及十二指肠营养管、外周静脉导管、鼻温监测管等。

最后根据患者的风险分层和导管类型确定患者意外脱管的安全等级。危险度1级（低度危险）指风险度分层位于A层，有Ⅱ类、Ⅲ类导管的患者；危险度2级（中度危险）指风险分层位于A层的Ⅰ类导管患者，以及风险度位于B层的Ⅲ类导管的患者；危险度3级（高度危险）指风险分层位于C层的各类导管患者及位于B层的Ⅰ类、Ⅱ类导管患者。评估时间为患者新入院或转科时；患者意识或病情变化时；患者留置（拔除）导管时。

四、护理安全等级卡片及安全标识的制订

1. 护理安全等级卡片 护理安全等级卡片长 15cm，宽 10cm，分为上下两部分，上部分宽 4cm，纵向将卡片上部均分为 3 个色块，绿色、橙色和紫色，分别代表危险度的 1、2、3 级；下部分宽 6cm 为白色底板，用以注明患者的一般信息，包括姓名、性别、年龄、住院号、入院诊断及日期等。此卡片将悬挂于患者床头醒目位置，便于识别，分级护理卡片挂于床尾。

2. 护理安全标识 将 4 种安全问题分别制成相应的标识，标识为等边三角形，边长 3cm，黄底，内画黑色图案，图案均能明显代表此 4 种意外情况。经评估筛选出有安全隐患的患者，根据各项安全问题的等级不同，分别将其标识贴于等级卡片的相应位置。如患者经评估其意外脱管危险度为 3 级，跌倒或坠床和压疮危险度为 2 级，将代表意外脱管的标识贴于等级卡的紫色区域，将代表跌倒或坠床和压疮的 2 张标识贴于橙色区域。

五、护理安全分级的临床应用建议

对评定出的高危患者，护理人员应给予足够的重视，加强巡视、观察并根据其自身特点为其制订相应的护理措施。护士在为患者制订护理措施时，不应只注意危险度级别，还应关注危险度级别较高的原因。同一危险度级别，因患者自身情况不同，其护理措施也会不同。如同为跌倒、坠床危险度 3 级的患者，在评估中其主要问题为意识障碍、躁动的，护理人员就应给患者加设床档，进行适当约束，必要时遵医嘱给予镇静剂。而对于肢体功能障碍的患者，护理人员就应将患者安置在宽敞、空间较大的病房，将患者的日常生活用品放置在随手可取的位置，为患者提供助步器，如患者如厕可提供便器等，最大限度地预防不良事件的发生。在为患者制订护理措施时，应结合患者的自身特点，提供切实有效的个性化护理。

在临床上应用护理安全分级，可使患者和家属明白其目前的状态、危险度级别及需要家属配合的内容，以减少和避免意外发生后所引起的纠纷，也让患者了解自身的身体状况，预知自己的危险性，提高自我管理能力，及时寻找和接受援助。将护理安全等级卡片贴于患者床头作为警示标志，也便于医护人员、部分患者、家属辨识并知道该患者存在的主要安全问题，必要时给予协助、保护并采取相应的护理干预。

（蒋光昕）

第二章

手术室护理质量管理

国际医院管理标准（JCI）认为医院的工作精髓是"质量与安全"。手术室护理质量是医院总体质量的重要组成部分，对于现代医疗护理服务的效果也起着关键的作用。因此手术室护理质量管理必须引进科学的管理模式，建立完善的管理体系、使用科学的管理方法，在术前、术中和术后对护理质量进行全面管理和控制，把手术安全和患者满意作为第一目标和最终结果。

第一节　手术室护理全面质量管理体系的建立

手术室是医院对患者实施手术治疗、检查、诊断并承担抢救工作的关键场所，是一个高风险部门。源于其特殊的工作性质和工作环境，任何工作环节的疏忽都可能对手术患者造成严重的伤害，影响手术的效果和成败，甚至危及患者的生命安全。因此，手术室的护理质量管理应遵循全面质量管理这样一种预先控制和全面控制的原则，进行持续质量改进。

一、相关概念

1. 手术室护理质量管理　手术室护理质量管理是指为达到手术室质量管理目标，按照质量形成的过程和规律，对其构成要素进行计划、组织、领导和指导，协调和控制，以保证护理服务达到规定的标准并满足服务对象需求的活动过程。质量管理是手术室护理工作的核心，是为患者提供优质、安全医疗服务的重要保证。

2. 持续质量改进　持续质量改进是指在现有水平上不断提高服务质量、过程及管理效率的循环活动。通常有两种方式促进持续质量改进，一是出现护理质量问题后的改进，针对护理质控检查、不良事件中呈现的问题，调查、分析原因，采取纠正措施，予以改进；二是尚未发现质量问题时的改进，主要是指主动寻求改进机会，识别患者服务过程中潜在风险，在与国内外同行比较中寻求改进方向和目标，并予以落实。

3. 全面质量管理　全面质量管理是指一个组织以质量为中心，以全体全员参与为基础，目的在于通过让患者满意和本部门所有成员及社会受益而达到长期成功的管理活动。

4. 质量管理体系　质量管理体系指为实施质量管理所构建的组织结构、实施程序和所需资源的总和。

二、手术室质量管理体系

完善质量管理体系，对于提升护理质量至关重要。手术室护理工作是对患者直接或间接提供护理服务，在护理过程中所涉及的各项工作内容均按系统的管理方法进行规范管理，从而使得手术室的护理工作目标明确，责权分明。其基本要素包括：一是手术室护理工作过程中的各种安排必须为特定目标而设立；二是分析护士的工作程序，优化工作流程，减少变动；三是加强与患者的沟通，了解患者对服务质量的需求。

根据层次管理原则，手术室全面质量管理的组织架构体系通常分为四级，即决策级、管理级、执行级、操作级。层级越高责任越大，反之则相对较小。每一层管理都有自己管辖的内容和范围，强调管理的职能作用。

三、手术室全面质量管理

手术室全面质量管理首先是要设立必需的组织结构，并配备一定的设备和人力；要制定并落实管理者职责、工作制度、规范流程、质量标准和实施质量持续改进；要建立护理质量管理体系并有效运行，使各种影响护理质量的因素都在控制范围内，以杜绝和减少护理不良事件的发生。只有这样护理质量才能有保证、才能满足服务对象需求。

手术室质量管理中，体现三级护理质量管理，即手术前、手术中、手术后的过程管理，也反映了基础护理质量、专业护理质量及护理服务质量全方位管理的内容。

1. 基础质量管理　作为科室硬件、软件和支撑条件，是手术室护理工作的基础，具有较强的稳定性，包括规章制度、人员配置、设施环境、业务技术、物资药品供应、仪器设备、手术时间安排及科室文化等。以"患者满意、手术医生满意"为中心，制定以手术安全为核心的工作职责、标准、内容和流程，健全以专科护士培养为基础的全员培训计划和内容，建立以质量效益为持续改进的绩效考核与用人管理机制等，满足专业、快捷、有效、安全的护理保障。

2. 环节质量管理　是指护理过程中的质量管理，针对动态性最强、最易出现质量问题的环节进行重点防控。具体表现在对护理过程中执行制度和操作规程的依从性、规范性、准确性和舒适性进行监管。如考核规章制度和操作流程、手术环境、手术物品与设备、消毒隔离技术、无菌技术操作、手术配合、护理文件书写等的完成情况是否符合质量管理的要求。

3. 终末质量管理　最常用的是病案质量、统计质量和管理指标，它代表科室管理水平和技术水平。手术室终末质量主要反映在质量指标上，如护理指标的检查结果、手术患者的安全、护理缺陷与投诉、器械物品、环境消毒灭菌效果、感染控制、服务满意度等。

四、手术室护理质量管理的原则

1. 管理人性化　护理质量管理必须强调管理的人性化，坚持以人为本。尤其对于手术室这样高强度高风险的工作来说，更需要护理人员的坚守和配合。因此在确定管理计划时，要听取护理人员的心声，考虑护士的实际情况和需求，借此提升护理人员对工作的热情和责任心。同时也要考虑患者和医生的不同需求，提供更高水平的护理服务。

2. 管理标准化　护理质量管理的基础工作首先是要制定护理工作质量标准。手术室护理质量管理应以完善的规章制度、规范的操作流程、健全的岗位职责及完善的质量检查标准为前提，使一切管理始于标准且忠于标准。这是检验护理质量管理水平的主要依据，同时可以将此作为护理工作的指导。

3. 事实数据化 数据是现代护理质量管理的依据，可分析判断护理质量水平的高低。在实际工作中，通过对数据的收集、整理和分析，来发现护理质量出现的问题，为管理者提供具体、客观、准确的动态数据，便于制定出精准的解决方案。

4. 预防常态化 手术室是高风险科室，任何的疏忽大意都可能会造成严重的不良事件，给患者造成严重后果。所以，在手术室护理质量管理过程中必须贯彻手术风险预防常态化的意识，日常工作中积极排查可能的风险，并制定工作规范和指南，避免安全事故的发生，保障手术室工作顺利开展，保证患者的安全。

（蒋光昕）

第二节 手术室常用的护理质量管理方法

本节主要介绍手术室护理管理中最常用、最实用的几项管理方法和分析技术，包括基础的 PDCA 循环、深入且系统的根本原因分析以及用于过程管理的流程重组等方法，以帮助护理管理者即学即用，学以致用，使护理管理的质量、效果和效率等得到改善和提高。

一、PDCA 循环

1. PDCA 循环简介 PDCA 循环又称戴明循环，美国著名统计学家沃特·阿曼德·修哈特率先提出"计划-执行-检查"的概念，后由美国质量管理专家戴明发展成计划-执行-检查-处理的 PDCA 模式，又被称为"戴明环"。PDCA 循环是计划、执行、检查、处理四个阶段的循环反复的过程，是一种程序化、标准化、科学化的管理方式，是发现问题和解决问题的过程，目前在质量管理领域已经得到了认可，现已成为医院护理管理体系中最基本的科学工作方式。

PDCA 的特点是细节量化、环节控制、全程启动。每循环一次，质量提高一步，不断循环则质量不断提高：①大环套小环，相互促进。如果把手术室的工作作为一个大的 PDCA 循环，那么各个部门、小组还有各自小的 PDCA 循环，就像一个行星轮系一样，大环带动小环，一级带动一级，有机地构成一个运转的体系。②螺旋上升模式，在这个循环过程中，必须解决一些问题，才能推动管理质量的提高，下一阶段又会出现新问题去解决，从而质量不断提升。③PDCA 循环的最重要阶段是"A"，在这个阶段要把循环中成功和失败的经验教训加以总结，并将其规范化和系统化，成为日后工作的指南，从而推动护理质量水平的不断提高。

PDCA 循环的优点是：①适用于日常管理，既适用于个人的管理，也适用于组织或团队管理。在手术室的护理管理中应用 PDCA 循环法，既可以提高手术室护士个人的职业技能和基本素质，又可以加强手术室护士与手术医生及麻醉医生在手术过程中的配合，引导护理管理工作逐渐标准化和规范化。②PDCA 循环是发现问题、解决问题的过程，会随着一个问题的解决，随之产生新的变化，演变出新的问题，有助于临床持续的改进和提高。③适用于项目管理，在护理管理中特别适用于护理专项管理工作的改进，包括护理质量管理、护理人力资源管理等方面。④适用于护理管理服务的改进或护理新技术的研发和应用，如护理服务流程等的不断改进，不断提高护理服务质量。

2. PDCA 循环的主要内容　PDCA 循环是一个质量持续改进模型，包括持续改进与不断提高的 4 个阶段 8 个步骤。

（1）计划阶段：确定质量提高目标。通过分析问题出现的原因，寻找出发生问题的主要因素，据此制订出计划。手术室护士应在术前访视的基础上针对每个手术患者的疾病特点和手术问题制订护理安全计划，保证实施的各种措施有效并在手术后得到反馈。

（2）实施阶段：正确的执行可保证各项工作严格按照计划实施，确保工作在可控制范围内有条不紊地开展。无论多么完美的计划，如果没有执行，终究是一堆废纸。因此，执行过程中发现问题要及时解决，未按标准执行或执行中发生的各种问题都应及时记录，并将问题归类、分析，理清是人员、物力还是沟通协调等方面的原因。

（3）检查阶段：按照已经制订的计划，对于实际工作的流程和情况展开检查，对比计划和实际工作之间的差别，从而发现问题，更正问题。检查的目的在于找出问题，分析原因，解决问题，促进各项工作达到质量标准。检查中将影响质量标准的问题进行记录、归类和分析，找出解决阻力和困难的办法。

（4）处理阶段：对检查结果进行分析、评价和总结，分析经验和不足之处，通过记录未解决和新出现的困难，帮助下阶段开展计划，提供信息。

3. 注意事项

（1）PDCA 循环模式作为科学的工作程序，是一个有机的整体，缺少任何一个环节都不可能产生预期效果。护理质量管理是医院质量管理的子循环，手术室护理质量管理又是护理质量管理的子循环，这些大小循环相互影响，相互作用，带动起整个医院质量管理，而这些子循环、各个部门和环节又必须围绕医院总的质量目标协同行动，因此，医院作为大循环是子循环的依据，子循环又是大循环的基础，PDCA 循环将医院各系统、各部门、各项工作有机地组织起来，彼此影响和促进，持续改进和提高。

（2）PDCA 循环是持续改进型，需要不断改进和完善。每次循环的结束，都意味着新的循环的开始，使管理的效果从一个水平上升到另一个水平。

（3）应用 PDCA 循环解决问题时，需要采用科学的方法收集和整理信息，用数据、事实说话，使 PDCA 循环建立在科学可靠、直观坚实的问题提出和分析的基础上。最常用排列图、因果图、直方图、分层法、相关图、控制图及统计分析表七种统计方法。

二、根本原因分析

1. 根本原因分析简介　根本原因分析（RCA）是系统化的问题处理模式，它主要的流程是确定问题，研究问题产生的因素，提出解决方案并且确定具体的方式。这种分析法可以针对严重的安全事件，发现其根源问题，并且通过系统性检讨等科学手段，分析出真正的原因，了解事件发生的过程和根源，从而针对该根源提出解决方案，也就是找出造成潜在执行偏差的最基本或有因果关系的程序。

2. 根本原因分析的主要内容　根本原因分析是一种回溯性医疗不良事件分析工具，在分析的过程中，它主要是针对如何改善工作流程来进行的，也就是说，根本原因分析法强调的是改善整个系统，通过对事件根源的分析来帮助工作流程的规范化，并不是为了找出某个人的过错。根本原因分析法的目的就是要努力找出问题的作用因素，并对所有的原因进行分析。这种方法通过反复问一个为什么，能够把问题逐渐引向深入，直到你发现根本原因。RCA 执行的基本方法包括如下步骤：①组成 RCA 团队，一般由具有与事件相关专业知识并能主导团队运作的人员构成。②问题描述，帮助 RCA 团队在分析问题及制定改善措施时能够清楚地关注重点。③收集相关资料，回执时间序列图、标识导致事件发生因素。④针对每个导致事件发生因素，采用根本原因决策图识别根本原因；针对根本原因制定改进建议和行动计划。⑤对根本原因制定改进建议和改动计划。⑥对根本原因分析结果进行汇总，将报告分给所有与被分析事件相关的人员或可能分析结果中受益人员。⑦效果评价，判定纠正性行动是否存在解决问题方面有效、可行。

3. 注意事项

（1）国内根本原因分析法常常被用在护理不良事件讨论分析过程中，如根本原因分析法在住院患者压力性损伤管理中的应用、在减少输液外渗中的应用、在预防患者跌倒中的应用等。除此，根本原因分析法还应用在手术室、消毒供应中心、新生儿室及血液净化中心等重点部门的护理质量管理过程中。

（2）RCA 方法并不只是针对某一个单一的事件，而是可以帮助医院发现存在于现有系统和流程当中的问题，并采取正确的行动。强调发现根本原因后优化流程，可以解决根本问题。此外，在运用 RCA 方法的时候，还可以在过程中总结经验和教训，建立完整的数据库，作为案例来提示和预防其他相似不良事件的发生。最重要的是，在进行 RCA 方法的时候，有助于在医院当中树立安全文化，提高安全意识，为患者营造一种安全环境。

三、全面质量管理

1. 全面质量管理简介　在 20 世纪 50 年代末期，美国通用电气公司的费根堡姆和质量管理专家朱兰提出了全面质量管理（TQM），全面质量管理应用于医疗机构的目的，就是促使医院构建一个"以患者为中心的安全有效并令人满意的医疗环境"，同时可提高管理效率，降低医疗成本，改善服务态度，美化整体环境，提升医院品质，从而使医院获得持久的竞争能力。

在 20 世纪 60 年代初，美国有一些医疗结构通过分析和研究行为管理学，在医疗机构的质量管理中开展自我控制等活动，日本在工业医疗机构中开展质量管理小组活动，使全面质量管理活动迅速发展起来。1978 年，与改革开放同步，全面质量管理引入国内，这一种管理方式是以质量为中心，保证全员的参与，目标是保障所有人员都能够满足自身的需求，并实现长期的成功管理。

2. 全面质量管理主要内容　全面质量管理把患者的需求放在首位，强调全员参与，并力争形成一种文化，帮助所有护理人员提高质量管理意识，不断改进业务水平和服务质量，更加高效地反馈和解决出现的问题。此管理方式主要组成要素为：结构、技术、人员和变革推动者，这四者是缺一不可的。其三个主要特征为：一是全员参与，二是贯穿全过程，三是全面管理。

（1）全员参与，指的是手术室护理工作中的所有工作人员，不管是管理层，还是普通的护理人员，都必须参与到质量改进活动中。这是全面质量管理方式的主要原则之一。

（2）全过程的质量管理必须在护理服务提供的各个环节中都把好质量关。

（3）全面质量管理，指的是运用全面的方法来统筹管理全面质量。全面的方法包括科学的管理方法、数理统计的方法、信息学技术等。全面的质量包括服务质量、工作质量、工程质量和服务质量。

全面质量管理实施以后，医院应该成为一个以医疗服务为主，集科学研究、医学管理、人文教育为一体的为百姓健康保驾护航的机构，人民群众也将把医院当作一个医疗、保健的场所，享受更高品质的医疗服务和保健服务。

3. 注意事项

（1）树立服务对象第一的理念，不将问题留给服务对象。

（2）提高防范意识，也就是说在服务过程中要避免可能会造成严重后果的安全隐患。

（3）建立定量分析的观点，通过量化来明确质量控制的标准和目标。

全面质量管理有助于服务质量的不断提升，同时优化服务流程，提高效率，增强工作人员的责任意识，从而提高患者对护理服务的满意度，避免投诉和责任事故。所以，全面质量管理与其他管理方式的差别在于，其管理的宗旨是满足患者的要求，最终达到患者满意。

四、流程重组

1. 流程重组简介　1993 年美国学者创造性地提出了"企业流程重组（BPR）"的概念，这一理论是把企业的业务流程作为研究核心，旨在帮助公司找出内部结构存在的问题，并进行重新的设计。

BPR 一经产生便受到管理学者及企业界的普遍关注，在 20 世纪 90 年代中期首次引入中国，逐渐被国内医疗机构所熟悉。其管理方式通过优化医院的业务流程，提高工作效率，提高患者满意度。

2. 流程重组主要内容　流程指的是多项不同的过程，但是相互之间有连接关系，也就是说在同一个目标的指导下，通过这些多项进行来达到预定目标。流程包括输入资源、活动、活动的相互作用（即结构），输出结果、顾客和价值等要素。流程可以创造价值，是由一系列相互关联但又相对独立的活动组成的，应是精心设计的，在为顾客创造价值的同时实现组织价值的增加。

BPR 模式是以作业流程为中心，打破金字塔状的组织结构，逐渐改为"扁平化"模式。通过改革现有的组织结构，把医院的各个部门和各个环节有机的进行重新整合，各部门之间要互相协调和配合，建立一个更加完善的管理体系，使医疗机构能适应信息社会的高效率和快节奏，有较强的应变能力和较大的灵活性。鼓励护理人员参与到管理流程，帮助分析工作当中存在的缺陷，进而改善流程方法。提高他们的参与感和责任意识。

3. 注意事项　BPR 对医疗机构的改造是全面、彻底的。业务流程是一组为患者创造价值的相关活动，主要特征是协同，而不是按职级顺序。流程式管理强调管理面向业务流程，流程决策机构。管理以流程为中心，将决策点定位于业务流程执行的部门。在业务流程中建立控制程序，压缩管理层次，建立扁平式管理组织，以提高管理效率。作为一种极其前卫的管理思想，业务流程重组具有管理理念更新、管理思想解放和流程模式创新的意义。

五、五常法

1. 五常法简介　"五常法"（SS）最早是在日本开始使用的，后来为世界各国广泛接受，20 世纪 90 年代初，中国香港引进了这一方法，并在医院开始推广使用。包括常组织、常整顿、常清洁、常规范和常自律。因其日文相应第一个字母均为"S",故又称"SS"管理法。

五常法管理思路简单、易懂,管理定位明确,它能充分发挥医护人员的创造性和能动性,有效地提高工作质量,改善工作环境,合理利用资源,是改善品质、确保安全、提升形象、减少工作差错的一种有效管理手段。

2. 五常法主要内容

(1) 常组织:是"五常法"管理的第一步,目的是避免凌乱、节约空间。例如将物品分类,判断物品的使用频率。

(2) 常整顿:目的是解决问题、实现目标、节约时间。如将物品定位放置,要求30秒内能取出或放回。或者是弹性排班安排休假,合理调配现有人员和知识结构。

(3) 常清洁:确保环境的干净整齐。

(4) 常规范:健全体系,避免事故的发生。

(5) 常自律:提高个人工作水平和能力,加强责任感。

3. 注意事项 "五常法"的逻辑是工作现场的"常组织""常整顿""常清洁""常规范"和"常自律",是生产高品质产品、提供高品质服务、减少或杜绝浪费和提高生产力的最根本要求。任何工作场所都可能存在物品摆放凌乱、设备放置不当、设备保养不良、工具摆放不当、现场通道不畅、工作人员仪表不整等不良现象。"五常法"是改善工作程序及环境的工具。其原则要求手术室全员参与,自行管理,人人互相监督、互相检查,护士既是决策者又是管理者,将每位工作者的责、权、利联系起来,充分调动手术室全员的积极性和创造性,保证各项工作制度的落实和各项操作规程能正确规范执行,实现人、物、场所在时间和空间上的优化组合。

六、目标管理

1. 目标管理简介 目标管理是由单位管理人员和工作人员共同参加目标的制定,在工作中实行自我控制并努力完成工作目标的管理方法。这种管理方式能够调动和激励成员的积极性,通过目标来指导他们的工作,将个人的需求和整体的目标相结合起来。

目标管理是组织内管理人员与下属在具体和特定的目标上共同协商,并写成书面文件,定期(如每月、每年)以共同制定的目标为依据来检查和评价目标是否达到的一种管理方法。

2. 目标管理主要内容

(1) 护理部设定工作目标:这是一个暂时的、可以改变的目标预案。这个目标要通过大家的共同努力来制定。管理者要按照目前医院的总体计划和未来的发展计划,同时考虑到客观环境所带来的影响,了解并考虑到每个工作人员的个体差异,从而制订出切实可行的目标。

(2) 各层级管理者责任、分工分明:对于每个分目标都要确立责任主体。因此在目标预订之后,要确定责任人是否能够承担起责任或者工作是否能够兼顾,如果不能应及时调整。

(3) 设定科室目标:在护理部和科内的总体目标指导下,结合实际情况制订相应的具体目标。并制订出明确的实现目标的时间期限。制定目标时应注意目标的可考核性和目标合理性。

3. 注意事项 目标管理的主要特点就是方向明确。统一的目标可以帮助整个团队实现高度统一，这样能够保证手术室护理工作效率更高，质量也会不断提升。

（1）各层级目标统一：目标管理中新目标的制订，包括实现目标的措施及目标的评价方法，让目标的实现者同时成为目标的制订者。

（2）全员参与、自我管理：目标管理是一种民主的、强调员工自我管理的管理制度，即"自我控制"。科室可以采取更适合自己科室特性的措施进行自我管理和自我控制，这样可以提高科室员工的工作热情、工作积极性和创新性。

（3）关注结果、强调反馈：目标管理关注结果，关注目标是否能达到。护士长可以权力下放，在实施目标管理的过程中，各层级管理人员要定期评价，通过检查、考核反馈信息，在反馈中强调护理人员自我检查，并制订绩效考核制度和措施，促进护理人员更好地发挥自身作用。

（4）目标管理具有整体性：目标管理是将总目标聚集分解，各分解目标要以总目标为依据，方向要一致，每个部门、每个成员需要相互合作、共同努力、协调一致，才能完成总体目标。

七、品管圈

1. 品管圈的简介 品管圈（QCC）是由日本石川馨博士于1962年所创，是由在相同、相近或有互补性质工作场所的人们自动自发组成数人一圈的活动团队，通过全体合作、集思广益，按照一定的活动程序，活用科学统计工具及品管手法，来解决工作现场、管理、文化等方面所发生的问题及课题。通过轻松愉快的现场管理方式，使工作人员参与管理活动，在工作中获得满足感与成就感。

品管圈的优点：

（1）促进工作人员间的人际关系，提高工作士气。

（2）培养工作人员积极的工作态度，改善工作现场。

（3）在品管圈活动中发掘领导与执行人才，并培养其规划、统领能力。

（4）培养工作人员的问题意识，具有独立改善作业的能力。

（5）提升工作人员满意度。

（6）提升组织服务质量、降低组织成本。

品管圈的推动适用于各类组织，推行于医疗机构也能获得相同益处，如提高患者满意度、节约医院成本、提高工作效率、优化流程等，若品管圈活动推行成效卓著，亦可成为医院同行标杆，提升医院知名度，更重要的是能提升医疗质量，为患者提供更多的优质服务。

2. 品管圈的主要内容

（1）组圈：由工作目标相同、场所相同、性质相同的3~10人组成品管圈，选出圈长。圈长通常由班、组长或部门主管、技术骨干担任。圈名由圈员共同商讨决定，最好选择富有持久性及象征性工作性质和意义的名字。如 HOPE 圈（寓意希望，我们全方位护理工作给患者带来希望）、轱辘圈（意为性能良好的运送患者，隐喻加强患者转运安全）等。

（2）选定主题：在充分了解、掌握部门工作现场问题的基础上。工作现场的问题大致有效率问题、服务问题、品质问题等。选定主题应该慎重，要考虑其共通性，是圈能力可以解决的，可以数据量化，可以收到预期效果并且符合主要目标方针的主题。明确的主题应具有具体性及用来衡量的指标，一般而言，明确的主题应包含三项元素：动词（正向或者负向）+名词（改善的主体）+衡量指标。例如："降低+病理标本+管理缺陷发生例数""降低+手术室器械+遗失率""缩短+手术+衔接时间""提高+手术室环境+清洁合格率"等。

说明衡量指标的定义及计算公式，如选出的主题为"提高手术室环境清洁合格率"，需针对衡量指标"清洁合格率"计算方式加以说明。

计算公式：　合格率＝合格检查点数/检查点总数×100%

（3）拟定活动计划主题选定后，应拟定活动计划，事先拟定计划表对品管圈活动能否顺利推行并取得显著成效具有十分重要的作用。活动计划表一般绘制甘特图，可以以周为单位来拟定，一般用虚线表示计划线，用实线表示实施线，且计划线应在实施线之上。在实施过程中，如发现实际与计划有出入或停止不前，应立即找出问题所在并及时加以改进。在拟定计划表时应明确各步骤具体负责人在活动推进过程中，需明确标注实施线。拟定活动计划时，可按下列规则分配时间。①Plan（步骤一至六，从主题拟定到对策拟定）：30%的时间。②Do（步骤七，对策实施与检讨）：40%的时间。③Check（步骤八和九，效果确认和标准化）：20%的时间。④Action（步骤十，检讨与改进）：10%的时间。⑤也可根据实际情况和圈的经验及能力做适当调整。最后是成果发表。

（4）现况把握与分析：对工作现场进行调查分析，分析需用数据说话，这种数据的客观性、可比性、时限性，通过数据整理，分层分析，找到问题的症结。针对存在的问题进行原因分析，对诸多原因进行鉴别，找到主要原因，为制订策略提供依据，并画出流程图。

（5）制订活动目标并解析：设定与主题对应的改善目标，目标要明确，最好用数据表示目标值并说明制定目标值的依据。可以依下列公式或方式来制订，目标值=现况值±（现况值×改善重点×圈能力）。其中：①改善重点是现况把握中需要改善的特征的累计影响度，数值可根据柏拉图得到。②目标需根据医院或单位的方针及计划并考虑目前圈能力，由全体圈员共同制订。

此外，在解析中以头脑风暴、名目团体法或问卷调查的方式找出要因。某一项结果的形成，必有其原因的存在，应设法把原因找出来，可绘制成鱼骨图，其他解析的方法还有系统图（树图）和关联图等，可根据实际情况选用。

鱼骨图的绘制方法为：①列出问题，即需要分析的原因或需要拟定的对策。②决定大要因（4M1E）。方法、人员、材料、设备或工具、环境，可根据流程中包含的项目来选取相应的大要因（大骨）。③决定中小要因（中骨和小骨），可通过小组讨论来归纳。④选出重要的原因（要因）。⑤填写鱼骨图制作的目的、日期及制作者等基本资料。

（6）检查对策确定对策：用5W2H做法，具体为做什么；为什么做；谁来做；何地进行；何时；如何做；成本如何。讨论出的改善计划内容包括：改善项目主题、发生原因、对策措施、责任人、预定完成时间。

（7）实施对策：实施前召集相关人员进行适当培训。实施过程中，负责专项责任的圈员应该负责担起教导的责任，并控制过程的正确做法。小组成员严格按照对策表列出的改进措施计划加以实施。每条对策实施完毕，应再次收集数据，与对策表中锁定的目标进行比较，检查对策是否彻底实施并达到要求。

（8）确认成效：把对策实施后的数据与实施前的现状以及小组制定的目标进行比较，

计算经济效益，鼓舞士气，增加成就感，调动积极性。此成果分为有形成果和无形成果。

有形成果是直接的、可定量的、经过确认的效果。目标达成率与进步率的计算：①达成率＝［（改善后数据-改善前数据）/（目标设定值-改善前数据）］×100%。②进步率＝［（改善后数据-改善前数据）/改善前数据］×100%。目标达成率高于150%或低于80%者应提出说明。有形成果的效果确认可用柱状图、推移图、柏拉图来直观表示。

无形成果是间接的、衍生的、无形的效果。无形成果的效果确认可以用文字条例的方式表示，也可以用直观的雷达图评价法表示。

（9）标准化评估活动效果：优秀或良好者应保持下去，并将实施方案标准化，写成标准操作程序，并经有关部门确定。已经标准化的作业方法，要进行认真培训，并确定遵守，确保活动收获成效。

（10）检讨与改进：据实评价活动开展过程中每个步骤的实施效果，分析其中优缺点，总结经验，探讨今后应努力的方向，为下一圈活动的顺利推行提供经验。

3. 注意事项

（1）品管圈已广泛应用于病房管理、专科护理、健康教育等护理质量管理的层面，实现了护理质量管理以物为中心的传统管理模式向以人为中心的现代管理模式的转化，体现并强调了全员、全过程、全部门质量控制的全面质量管理理念，对促进护理人才队伍发展亦有重要实践意义。

（2）推行以单位为主的品管圈是护理人员作为改善护理工作问题常用策略，通过活动的不断改进，提升医疗护理水平。品管圈方法的应用，提高了圈员质量意识，充分调动了基层护理人员的积极性，开发了管理潜能，引导他们在临床工作中以护理质量为核心，能满足患者需求为向导，发现及寻求方法解决工作中的一些实际问题，包括工作流程的改进、相关制度的落实、质量监控的方法、护理程序的应用、护理表格的制作等。通过品质改善活动，提高管理效益和执行力，提高护理质量。

（3）在护理质量管理过程中成功推行品管圈活动的关键是准确把握问题点。来自临床一线工作现场的问题点往往很多，以手术室护理质量管理为例，常见的护理质量相关问题，手术体位安全摆放、术后标本正确处置等，当圈员从不同角度提出问题后，如何准确把握关键问题，确保品管圈活动能顺利推行并收获实效，需要把问题整理分类，从各个角度加以分析，确定上述哪些是将来可能解决的，哪些是当下亟须解决的，哪些是潜在问题；其次是要考虑问题的共通性；同时要兼顾圈能力，对上述问题的把握能定量化，可用数据表示；并且要评估项目实施的预期效果。只有通过这样严谨的流程确定的问题点，才是关键问题点，只有准确把握好关键问题点才能为品管圈活动顺利推行打下坚实基础。

八、六西格玛质量管理

1. 六西格玛质量管理简介　六西格玛（6δ）质量管理的说法是从20世纪80年代开始的，是品质管理理论的一部分，已成为全世界上追求管理卓越性的医疗机构最为重要的战略举措。西格玛代表的是和平均值的标准偏差，将这个概念放在这里是要解释和阐述管理流程中如何规避缺陷，避免造成意外状况，提升服务水平。6δ在以下方面表现出极大优势。

（1）六西格玛质量管理在医院业绩改善中的应用。6δ管理是可以帮助医院改善经营状况，在最大限度内提升业务能力和水平，有助于医院更进一步发展。经营业绩的改善包括：

①医疗服务市场占有率的提高。②患者回头率的提高。③成本降低。④周期缩短。⑤缺陷率降低。⑥服务质量和效率的提升。

（2）六西格玛质量管理在护理组织文化建设中的应用。在研究分析和对比成功案例后发现，优秀的医院在制定战略措施的时候，不仅从改变服务质量的角度出发，而且更上升到文化的高度，进而确保全体医护人员的信念、价值观能够保持高度的一致，从而创造出高水平的护理质量。

（3）六西格玛质量管理在质量提升中的应用。运用六西格玛质量管理模式，改革是自上开始的，需要领导层来带头确立新的改革目标、资源和时间要求。6δ模式的改进流程可用于以下三种基本改进计划：①6δ与服务实现过程改进。②6δ业务流程改进。③δ服务标准设计过程改进。

2. 六西格玛质量管理主要内容　　主要是通过统计评估法来追求完美服务，将此作为目标。为达到目标而不断规避风险，减少成本，使患者收获满意的服务，最终目的是改善经营状况，提高业绩。这种管理方法可以帮助服务水平和质量的提高，除此之外还可以对原有的管理方法进行改革，这种改革主要针对医院的服务流程。流程执行的能力用西格玛来表示，如果数值越大，表示流程的意外情况越少，那么成本、时间周期和患者满意度都能达到最理想的程度。这样的管理模式可以帮助医院实现科学管理的规范化流程。

6δ质量管理是一种以数据为说明方式，它以客户的满意为目标，以关注客户需求为特征，是一个强调持续改进的过程，将其融入医院管理对提高医疗护理质量具有很大价值。研究发现，6δ质量管理方法适合用于手术室护理管理。手术室护理质量的高低不仅反映医院整体医疗护理水平，而且还会影响患者的生命安全，在护理质量管理中起着非常重要的作用。

3. 注意事项

（1）运用这一方法可以帮助医院改变固有思想，强调管理要随着科学和社会的发展进行改革，可以帮助医院更好地提高自身的能力和水平。

（2）六西格玛质量管理模式包括下列几个不同的阶段：①界定，在这个时期，要确定管理目标和改革的进程，这样才可以通过目标来指导工作，通过进度来规范流程。②测量，这一过程指的是对各项数据进行对比分析，了解当前的状况和实际操作流程，确立存在的各种不同问题。③分析，通过运用不同的工具和方法，对流程展开研究和分析。④改进，通过上述过程中查找出来的问题，对现有的流程进行改进。⑤控制，在改进阶段完成后，要监控新的流程和方法发挥作用。

（蒋光昕）

第三节　手术室护理全面质量管理的实施

手术室护理全面质量管理的实施是通过成立质量小组，各小组确立标准，采用定期检查与随机抽查相结合的方式，对手术室环境、消毒隔离、物资、仪器设备管理等各个方面进行检查评估，针对存在的质量缺陷，提出整改措施，跟踪效果，再评估，实现手术室的持续质量改进。

一、建立手术室护理质量管理组织

1. 建立质量管理组织及质控内容　手术室质量管理小组成员包括科护士长、护士长、护理骨干及质量控制人员等，组成质量管理体系，体现做到人人有事做，事事有人管。

2. 制定质量管理的计划、目标　在制定工作计划和目标时注意以下几点。

（1）明确目标：要具体到人员、时间、内容、达到的标准等，即 Why（为什么做）、What（做什么）、Who（谁去做）、When（何时做）、Where（何地做）、How（怎么做）。

（2）目标要适度：必须是经过努力或极大努力 90% 以上可达到的目标。若经过努力达到目标率不足 85%，说明标准定过高，易流于形式；反之目标过低，质量无法提高。

（3）强调时间和人员职责：要明确规定完成任务的时间节点，提高效率。小组成员必须明确各自的分工，做到各司其职，并且要定期进行工作总结汇报工作，让全组人员了解工作进度。

（4）突出重点：质量管理的重点要找出薄弱环节及关键问题，重点防控。

（5）用数据说话：数据能客观反映出护理的质量，使质量管理可以定性定量，更具有科学性，是质量控制重要的基本观点和方法。包括计量数据（如量杯配制消毒液、手术脏器测量）、计数数据（如手术例数、手术时数）和比例数据（如手术部位感染率、体位摆放合格率、患者和手术医生满意率）。统计数据时要客观、真实、实事求是，这样才能为质量控制提供依据。

二、制定手术室工作质量评价标准

手术室护理质量评价标准是实施全面质量管理的工具，也是规范护理人员行为的依据。使护理人员在日常工作能够有据可依、自我控制，降低质控人员的盲目性和随意性。只有建立完整的护理质量评价标准体系，才能保障在护理工作开展的过程各种影响质量因素不会失控，实现手术室标准化管理，并定期结合新规范、条例进行适时的修订和补充使其具有可操作性和有效性。

三、定期组织培训，掌握手术室工作质量评价标准

1. 基础知识培训　根据不同岗位要求、不同层级和不同年资的人员情况选择不同的培训内容和方式，重点是新入职、轮转或进修的护士。培训内容包括工作职责、规章制度、手术配合、输血输液、手术核查、体位安置、物品清点、标本管理、设备设施使用、应急处理、职业防护、患者转运、污染物品处理等。培训方式可以采用早交班、小讲课、操作演示、业务查房、学习园地等，适时、定期、随机培训，以强化学习效果，提高工作执行力。

2. 新知识培训　随着外科手术技术的更新及手术室学科发展动态等，及时开展专题培训，帮助护士掌握新知识和提高技能。手术室新增加的专业设备，请专业人员培训使用方法和注意事项，使每项操作流程都有章可循。

3. 专科护士培养　建立长效培训与考核机制，提升专科护士职业内涵。

四、质量检查与评价

为促进各项工作达到质量标准，必须进行质量检查，从中发现问题，分析原因，找出解

决的措施。

1. 定期完成质量检查 可通过护士长的巡查、护士自查或互查等环节，了解护士工作情况，如手术间物品准备是否齐全、手术器械性能是否正常、种类数量是否够用、清洗灭菌是否彻底和达标等，针对日常工作中的问题，及时进行记录，定期归类、分析和报告。

2. 专项工作考核 根据手术室岗位职责及考核标准进行考核。可在工作中进行，实行过程管理。例如，考核巡回护士包括三部分：①术前准备。着装是否规范、用物准备是否齐全、核查患者信息是否准确。②术中配合。建立静脉通路、协助麻醉、正确安置体位、执行无菌操作、清点用物、连接各种仪器、保持术间整洁、清除无用物品、监管无菌操作等。③术后整理。安置各种管道、护送患者到复苏室、与复苏室人员做好交接工作、物品归位。考核洗手护士手术配合包括三部分：①对手术器械和手术配合的熟悉。手术器械准备齐全适用，配合医生操作熟练。②手术器械与敷料清点规范。清点清晰完整、无遗漏。③操作过程中的无菌技术。包括从手术器械台准备到手术无菌区域的建立以及整个手术过程中的无菌技术。

3. 实施绩效考核制度 绩效考核是实施质量控制和提高工作效率的工具，也是测量每个被考核者的"尺"，它所反映出的数据是客观、公平的，以数据说话让人心服口服，提高工作质量及工作人员的积极性。绩效考核应依据本医院护理部评价体系，结合手术室人员和工作特点及要求列出人员和工作相关的关键指标，按照不同人员，不同责任细化和设计各项关键指标的客观衡量标准。体现科学、合理、动态及客观。通过绩效考核，使护士一方面加强自身建设，通过个人价值自发提高促进科室团队整体价值的提升，为科室长远发展打下坚实人才基础；另一方面护士通过持续改进工作，实现科室目标同时得到相应绩效奖励。

质量控制小组成员应按照计划完成检查工作，针对存在或隐患问题、不良事件、问卷调查结果等，每月组织召开质量安全分析会，从人机料法环来分析查找原因，并针对问题提出预防措施或预案。每月或每季度通过召开工作例会，开展护理培训及安全教育，不断提高护理质量。

五、持续质量改进

持续质量改进，是质量管理的灵魂，是提高护理质量的根本动力。它强调的并不是一次性的活动，而是需要长期坚持的过程。手术室持续质量改进由护士长、护理骨干负责，体现全员参与。包括了解现状，建立目标，对有关数据进行分析、总结、改进，把改进的项目纳入文件等。并检测和评估过程中的不足，发现问题及时进行调整。

科室质量小组开展的品管圈（QC）活动，是全面质量改进的一种表现形式，遵循PDCA管理法，是针对护理存在的难点问题、重点问题，开展有效推进护理质量持续改进的措施。

六、建立护理质量督查制度

手术室护理质量控制管理分为三级，即科护士长负责的一级质控、护士长负责的二级质控、各专科组长负责的三级质控。上一级质控组织应对下一级质控组织进行业务指导和帮带，形成人人是管理者，人人又都是被管理者。通过巡查和考核等，了解护士对规范和标准的执行与掌握程度，并通过质量查房、小讲课、演示等手段推进制度和规范的落实。

要做好质量控制，就要保证每个措施和制度落到实处。尤其对于刚入职的护士，首先加强规章制度的培训，使他们能够自觉将规章制度、操作规范当作自己的工作指南，避免和减少差错的发生。一旦出现问题，应及时查找原因。属违反规章制度的要认真对待、严肃处理，引以为戒；属制度不完善的，要及时修改和补充；属管理方法欠缺的，护士长要承担起责任，完善管理方法。

七、加强危机意识教育，建立危机快速反应的处理办法

手术室的工作特点决定了其护理安全的高风险性，任何的疏忽大意都可能造成严重的后果。因此要加强护理人员的危机意识教育，提高预见性，对现存的或潜在的护理危机进行原因分析、制订对策，在工作中防患于未然。首先教育全员要对工作高度负责，要养成良好的自查行为。其次提高护理人员应对危机的能力。正确处理危机的态度是临危不乱、处变不惊，要以患者利益为原则。一旦发生不良事件，首先要采取积极补救措施将损失减少到最小，避免事态扩大，同时保护现场，留存证据；其次是调查研究，组织会议分析原因，吸取经验教训、建立警示制度、健全各种预案；最后是及时主动向护理部上报，听取职能部门意见和建议，进一步做好危机管理。

（蒋光昕）

第四节　手术室护士长在全面质量管理中的作用

手术室护理质量是医院整体护理质量重要的组成部分。手术室护士长是一线的管理者，也是手术室质量管理的核心及直接责任人，对于护理质量管理起到至关重要的作用。护士长的管理水平直接影响着护理质量的高低。随着新的医院管理标准、手术室建设规范和手术室安全目标管理等新内容的出台以及护理管理模式的转变，对手术室护士长提出了更高的要求。因此，手术室管理者必须思路清晰、与时俱进、勇于创新、履职尽责，才能带领手术室全体成员实现护理质量最终的目标，将手术室护理工作全面质量管理落实到位。

一、重内涵建设，提高管理水平

护士长作为临床一线管理者，首先是学科的带头人，并能在临床实践中率先垂范，以过硬的业务本领、严格的工作标准做到以身作则。同时，手术室护士长要加强前馈控制的行为，要具备敏锐的洞察能力，能够发现他人未曾注意的潜在的各种危机，提前做好防控危机出现的准备，使控制变得积极而有效或在危机发生时能够得到及时的处置。护士长要有较强的掌控能力，在繁杂的护理工作中确保护理秩序的正态维持，在紧急情况下能够准确判断，沉着、冷静、果断地进行处置，避免伤害的发生。护士长也要有良好的沟通能力承上启下上传下达协调医护、护护、医患、护患关系。护士长只有不断地学习，努力提升自身的专业水平，同时注重综合能力的提升，才能有信心有能力做好护理管理工作。

二、落实培训计划，提升护士专业能力

护士长要根据科室护理人员现状以及手术专科护理要点，针对性地对护理人员分层级、分岗位的培训。对于培训后的效果要进行评价，使培训工作真正达到预期效果，从而提升护

士的专业护理服务技能。尤其要重视新护士临床带教以及在职护士的继续教育，帮助护士们不断成长进步，并把素质教育与专业教育结合起来。可采取多种教育方式，如小组讨论、模拟操作、知识竞赛等，还可以通过走出去、请进来的方法达到全员参与、共同提高的目的。总之，通过系统、规范、有针对性的教育把护士们培养成为合格的护理人员。

三、发挥专业组长作用

随着外科手术技术的迅速发展，手术种类繁多，使用的仪器设备也越来越多，尤其是随着微创技术和医疗信息技术的快速发展，大量精密复杂的手术器械的涌入以及光学技术、摄影成像技术和机器人手术、杂交手术室的启用，使得手术室护理工作难度越来越高。因此，需要根据各医院手术专业建立不同的工作小组，如普外、泌尿外科、妇产科、脑外科、胸科、五官科等。可按工作性质分为教学组、感控组、仪器设备组、物资供应组等，并赋予其权限职责。

四、打造高素质的专业团队

手术是一项团队合作性的工作，要维持高水平的工作质量，仅有好的制度、优化的流程是远远不够的，关键还要有一支高素质的护理骨干队伍。

管理者在团队中扮演着"教练"的角色，除了要强化自身专业素养外，还要关注团队里的每一位队员的成长，发现她们的闪光点，发挥每一个人的潜能，增强职业认同感和归属感，将科室目标管理变成每个人的工作准则和努力方向，人人参与管理，发挥集体智慧，竭力提高团队的凝聚力，营造一个爱业、敬业、乐业、专业的工作氛围。同时，密切协调科室间关系，增强团队服务意识，提高应急能力和综合协调处理能力，善于听取意见和建议，不断改进工作，让追求卓越的质量管理深入人心。只有这样，才能将全面质量管理进行到底。

五、持续开展优质护理服务活动

在深化医药卫生体制改革的今天，强调优质护理服务为主的护理改革，已经获得社会及患者的认可，也让护理队伍进入了生机勃勃、快速发展的不平凡历史时期。作为临床一线最基础的护理管理者，护士长既是改革的亲历者与受益者，也是改革探索者与推动者。这对手术室护士提出了更高的要求，护士不仅仅要配合手术的完成，还要利用专业知识为患者提供优质的护理服务。

手术室实现优质护理服务，具体表现在：①制度、标准、流程的制定。除了体现以患者为中心，强调安全、规范等原则，还要满足医生和患者家属的需求。②手术配合专业化。熟悉掌握每位医生的手术习惯、操作特点，为各科医生提供专业化，个性化的服务，使手术配合更加默契。③加强人员培训。内容包含护理理念、礼仪规范、沟通技巧和健康教育等，提高护士的综合素质和能力，让所有成员在与患者的交往中都能表现出礼貌、体贴和关心。④实施有效、规范的访视，尽量为每个患者提供个性化的服务。⑤尊重病患并保护病患隐私。⑥手术团队合作，能共同对患者负责。⑦对患者提出的意见、建议甚至投诉迅速做出反应。

（蒋光昕）

第三章

给药技术

药物在疾病的预防、诊断和治疗中发挥重要作用。护士是给药的直接执行者，为防止药物的某些不良反应，应熟悉药物的性能、作用及不良反应，要掌握正确的给药技术，注意患者的精神状态、个体差异，使药物发挥应有的作用。

第一节　口服给药法

药物经口服后，经胃肠道吸收后，可发挥局部或全身治疗的作用。

一、摆药

（一）药物准备类型

1. 中心药房摆药　目前国内不少医院均设有中心药站，一般设在医院内距离各病区适中的地方，负责全院各病区患者的日间用药。

病区护士每日上午在医生查房后把药盘、长期医嘱单送至中心药站，由药站专人处理医嘱，并进行摆药、核对。口服药摆每日3次量，注射药物按一日总量备齐。然后由病区护士当面核对无误后，取回病区，按规定时间发药。发药前须经另一人核对。

各病区另设一药柜，备有少量常用药、贵重药、针剂等，作为临时应急用。所备的药物须有固定基数，用后及时补充，交接班时按数点清。

2. 病区摆药　由病区护士在病区负责准备自己病区患者的所需药品。

（二）用物

药柜（内有各种药品）、药盘（发药车）、小药卡、药杯、量杯（10～20mL）、滴管、药匙、纱布或小毛巾、小水壶（内盛温开水）、服药单。

（三）操作方法

1. 准备　洗净双手，戴口罩，备齐用物，依床号顺序将小药卡（床号、姓名）插于药盘上，并放好药杯。

2. 按服药单摆药　一个患者的药摆好后，再摆第2个患者的药，先摆固体药再摆水剂药。

（1）固体药（片、丸、胶囊）：左手持药瓶（标签在外），右手掌心及小指夹住瓶盖，拇指、示指和中指持药匙取药，不可用手取药。

（2）水剂：先将药水摇匀，左手持量杯，拇指指在所需刻度，使与视线处于同一水平，右手持药瓶，标签向上，然后缓缓倒出所需药液。应以药液低面的刻度为准。同时有几种水剂时，应分别倒入不同药杯内。更换药液时，应用温开水冲洗量杯。倒毕，瓶口用湿纱布或小毛巾擦净，然后放回原处。

3. 其他

（1）药液不足 1mL 须用滴管吸取计量，1mL＝15 滴。为使药量准确，应滴入已盛好少许冷开水药杯内，或直接滴于面包上或饼干上服用。

（2）患者的个人专用药，应注明床号、姓名、药名、剂量、时间，以防差错。专用药不可借给他人用。

（3）摆完药后，应根据服药单查对 1 次，再由第 2 人核对无误后，方可发药。如需磨碎的药，可用乳钵研碎。用清洁巾盖好药盘待发。清洗滴管、乳钵等，清理药柜。

二、发药

（一）用物

温开水、服药单、发药车。

（二）操作方法

1. 准备　发药前先了解患者情况，暂不能服药者，应作交班。

2. 发药查对，督促服药　按规定时间，携服药单送药到患者处，核对服药单及床头牌的床号、姓名，并询问患者姓名，回答与服药本一致后再发药，待患者服下后方可离开。

3. 根据不同药物的特性正确给药

（1）抗生素、磺胺类药物应准时给药，以保持药物在血液中的有效浓度。

（2）健胃、助消化药物宜在饭前或饭间服。对胃黏膜有刺激的药宜在饭后服。

（3）对呼吸道黏膜有安抚作用的保护性镇咳药，服后不宜立即饮水，以免稀释药液降低药效。

（4）某些由肾排出的药物，如磺胺类，尿少时可析出结晶，引起肾小管堵塞，故应鼓励多饮水。

（5）对牙齿有腐蚀作用和使牙齿染色的药物，如铁剂，可用饮水管吸取，服后漱口。

（6）服用强心苷类药物应先测脉率、心率及节律，若脉率低于 60 次/分或节律不齐时不可服用。

（7）有配伍禁忌的药物，不宜在短时间内先后服用，如呋喃妥因与碳酸氢钠溶液等碱性药液。

（8）催眠药应就寝前服用。

发药完毕，再次与服药单核对一遍，看有无遗漏或差错。药杯集中处理。清洁药盘放回原处。需要时做好记录。

（三）注意事项

1. 严格遵守三查七对制度（操作前、中、后查，核对床号、姓名、药名、浓度、剂量、方法、时间），防止发生差错。

2. 老、弱、小儿及危重患者应协助服药　鼻饲者应先注入少量温开水，后将药物研碎、溶解后由胃管注入，再注入少量温开水冲洗胃管。更换或停止药物，应及时告诉患者。若患者提出疑问，应重新核对清楚后再给患者服下。

3. 发药后，要密切观察服药后效果及有无不良反应，若有反应，应及时与医生联系，给予必要的处理。

（蔡　虹）

第二节　注射给药法

注射给药是将无菌药液或生物制品用无菌注射器注入体内，达到预防、诊断、治疗目的的方法。

一、药液吸取法

1. 从安瓿内吸取药液　将药液集中到安瓿体部，用消毒液消毒安瓿颈部及砂轮，在安瓿颈部划一锯痕，重新消毒安瓿颈部，拭去碎屑，掰断安瓿。将针尖斜面向下放入安瓿内的液面下，手持活塞柄抽动活塞吸取所需药量。抽吸毕将针头套上空安瓿或针帽备用。

2. 从密封瓶内吸取药液　除去铝盖的中央部分并消毒密封瓶的瓶塞，待干。往瓶内注入与所需药液等量空气（以增加瓶内压力，避免瓶内负压，无法吸取），倒转密封瓶及注射器，使针尖斜面在液面下，轻拉活塞柄吸取药液至所需量，再以示指固定针栓，拔出针头，套上针帽备用。若密闭瓶或安瓿内系粉剂或结晶时，应先注入所需量的溶剂，使药物溶化，然后吸取药液。黏稠药液如油剂可先加温（遇热变质的药物除外），或将药瓶用双手搓后再抽吸；混悬液应摇匀后再抽吸。

3. 注射器内空气驱出术　一手指固定于针栓上，拇指、中指扶持注射器，针头垂直向上，一手抽动活塞柄吸入少量空气，然后摆动针筒，并使气泡聚集于针头口，稍推动活塞将气泡驱出。若针头偏于一侧，则驱气时应使针头朝上倾斜，使气泡集中于针头根部，如上法驱出气泡。

二、皮内注射法

皮内注射法是将少量药液注入表皮与真皮之间的方法。

（一）目的

1. 各种药物过敏试验。

2. 预防接种。

3. 局部麻醉。

（二）用物

1. 注射盘或治疗盘内盛体积分数2%碘酊、体积分数75%酒精、无菌镊、砂轮、无菌棉签、开瓶器、弯盘。

2. 1mL注射器、4号针头，药液按医嘱。药物过敏试验还需备急救药盒。

（三）注射部位

1. 药物过敏试验在前臂掌侧中、下段。

2. 预防接种常选三角肌下缘。

（四）操作方法

1. 评估　了解患者的病情、合作程度、对皮内注射的认识水平和心理反应，过敏试验还需了解患者的"三史"（过敏史、用药史、家族史）；介绍皮内注射的目的、过程，取得患者配合；评估注射部位组织状态（皮肤颜色、有无皮疹、感染及皮肤划痕阳性）。

2. 准备用物，并按医嘱查对后抽好药液，放入铺有无菌巾的治疗盘内，携物品至患者处，再次核对。

3. 助患者取坐位或卧位，选择注射部位，以体积分数75%酒精消毒皮肤、待干。酒精过敏者用生理盐水清洁皮肤。

4. 排尽注射器内空气，示指和拇指绷紧注射部位皮肤，右手持注射器，针尖斜面向上，与皮肤呈5°刺入皮内（图3-1），放平注射器，平行将针尖斜面全部进入皮内，左手拇指固定针栓，右手快速推注药液0.1mL。也可右手持注射器左手推注药液，使局部可见半球形隆起的皮丘，皮肤变白，毛孔变大。

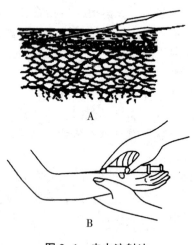

图3-1　皮内注射法

5. 注射毕，快速拔出针头，核对后交代患者注意事项。

6. 清理用物，按时观察结果并正确记录。

（五）注意事项

1. 忌用碘酊消毒皮肤，并避免用力反复涂擦。

2. 注射后不可用力按揉，以免影响结果观察。

三、皮下注射法

皮下注射法是将少量药液注入皮下组织的方法。

（一）目的

1. 需迅速达到药效和不能或不宜口服时采用。

2. 局部供药，如局部麻醉用药。

3. 预防接种，如各种疫苗的预防接种。

（二）用物

注射盘，1~2mL 注射器，5~6 号针头，药液按医嘱准备。

（三）注射部位

上臂三角肌下缘、上臂外侧、股外侧、腹部、后背、前臂内侧中段。

（四）操作方法

1. 评估患者的病情、合作程度、对皮下注射的认识水平和心理反应；介绍皮下注射的目的、过程，取得患者配合；评估注射部位组织状态。

2. 准备用物，并按医嘱查对后抽好药液，放入铺有无菌巾的治疗盘内，携物品至患者处，再次核对。

3. 助患者取坐位或卧位，选择注射部位，皮肤做常规消毒（体积分数 2% 碘酊以注射点为中心，呈螺旋形向外涂擦，直径在 5cm 以上，待干，然后用 75% 酒精以同法脱碘 2 次，待干）或安尔碘消毒。

4. 持注射器排尽空气。

5. 左手示指与拇指绷紧皮肤，右手持注射器、示指固定针栓，针尖斜面向上，与皮肤呈 30°~40°，过瘦者可捏起注射部位皮肤（图 3-2），快速刺入针头 2/3，左手抽动活塞观察无回血后缓缓推注药液。

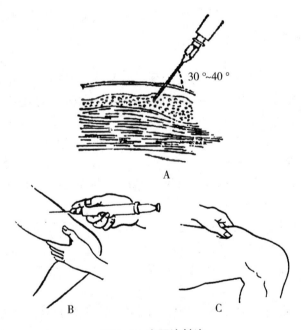

图 3-2　皮下注射法

A. 进针角度；B. 绷紧皮肤；C. 捏起皮肤注射

6. 推完药液，用干棉签放于针刺处，快速拔出针后，轻轻按压。

7. 核对后助患者取舒适卧位，整理床单位，清理用物，必要时记录。

（五）注意事项

1. 持针时，右手示指固定针栓，切勿触及针梗，以免污染。

2. 针头刺入角度不宜超过 45°，以免刺入肌层。

3. 对皮肤有刺激作用的药物，一般不作皮下注射。

4. 少于 1mL 药液时，必须用 1mL 注射器，以保证注入药量准确无误。

5. 需经常做皮下注射者，应建立轮流交替注射部位的计划，以达到在有限的注射部位吸收最大药量的效果。

四、肌内注射法

肌内注射法是将少量药液注入肌肉组织的方法。

（一）目的

1. 给予需在一定时间内产生药效，而不能或不宜口服的药物。

2. 药物不宜或不能静脉注射，要求比皮下注射更迅速发生疗效时采用。

3. 注射刺激性较强或药量较大的药物。

（二）用物

注射盘、2~5mL 注射器，6~7 号针头，药液按医嘱准备。

（三）注射部位

一般选择肌肉较丰厚、离大神经和血管较远的部位，其中以臀大肌、臀中肌、臀小肌最为常用，其次为股外侧肌及上臂三角肌。

1. 臀大肌注射区定位法

（1）十字法：从臀裂顶点向左或向右侧画一水平线，然后从该侧髂嵴最高点做一垂直线，将臀部分为 4 个象限，选其外上象限并避开内角（内角定位：髂后上棘至大转子连线）即为注射区。

（2）连线法：取髂前上棘和尾骨连线的外上 1/3 处为注射部位。

2. 臀中肌、臀小肌注射区定位法

（1）构角法：以示指尖与中指尖分别置于髂前上棘和髂嵴下缘处，由髂嵴、示指、中指所构成的三角区内为注射部位。

（2）三指法：髂前上棘外侧三横指处（以患者的手指宽度为标准）。

3. 股外侧肌注射区定位法　在大腿中段外侧，膝上 10cm，髋关节下 10cm 处，宽约 7.5cm。此处大血管、神经干很少通过，范围较大，适用于多次注射或 2 岁以下婴幼儿注射。

4. 上臂三角肌注射区定位法　上臂外侧、肩峰下 2~3 横指处。此处肌肉不如臀部丰厚，只能做小剂量注射。

（四）患者体位

为使患者的注射部位肌肉松弛，应尽量使患者体位舒适。

1. 侧卧位　下腿稍屈膝，上腿伸直。

2. 俯卧位　足尖相对，足跟分开。

3. 仰卧位 适用于病情危重不能翻身的患者。

4. 坐位 坐位稍高，便于操作。非注射侧臀部坐于座位上，注射侧腿伸直。一般多为门诊患者所取。

（五）操作方法

1. 评估患者的病情、合作程度、对肌内注射的认识水平和心理反应；介绍肌内注射的目的、过程，取得患者配合；评估注射部位组织状态。

2. 准备用物，并按医嘱查对后抽好药液，放入铺有无菌巾的治疗盘内，携物品至患者处，再次核对。

3. 协助患者取合适卧位，选择注射部位，常规消毒或安尔碘消毒注射部位皮肤。

4. 排气，左手拇指、示指分开并绷紧皮肤，右手执笔式持注射器，中指固定针栓，用前臂带动腕部的力量，将针头迅速垂直刺入肌内，一般刺入 2.5~3.0cm，过瘦者或小儿酌减，固定针头（图3-3）。

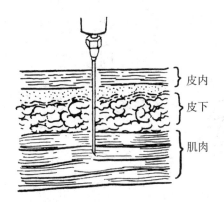

图 3-3 肌内注射进针深度

5. 松左手，抽动活塞，观察无回血后，缓慢推药液。如有回血，酌情处理，可拔出或进针少许再试抽，无回血方可推药。推药同时注意观察患者的表情及反应。

6. 注射毕，用干棉签放于针刺处，快速拔针并按压（图3-4）。

7. 核对后协助患者穿好衣裤，安置舒适卧位，整理床单位。清理用物，必要时做记录。

（六）Z 径路注射法和留置气泡技术

1. Z 径路注射法 注射前以左手示指、中指和环指使待注射部位皮肤及皮下组织朝同一方向侧移（皮肤侧移1~2cm），绷紧固定局部皮肤，维持到拔针后，迅速松开左手，此时位移的皮肤和皮下组织位置复原，原先垂直的针刺通道随即变成 Z 形。该方法可将药液封闭在肌肉组织内而不易回渗，利于吸收，减少硬结的发生，尤其适用于老年人等特殊人群，以及刺激性大、难吸收药物的肌内注射。

2. 留置气泡技术 方法为用注射器抽吸适量药液后，再吸入 0.2~0.3mL 的空气。注射时，气泡在上，当全部药液注入后，再注入空气。其方法优点：将药物全部注入肌肉组织而不留在注射器无效腔中（每种注射器的无效腔量不一，范围从 0.07~0.3mL），以保证药量的准确；同时可防止拔针时，药液渗入皮下组织引起刺激，产生疼痛，并可将药液限制在注射肌肉局部而利于组织的吸收。

（七）注意事项

1. 切勿将针梗全部刺入，以防从根部衔接处折断。万一折断，应保持局部与肢体不动，速用止血钳夹住断端取出。若全部埋入肌肉内，即请外科医生诊治。

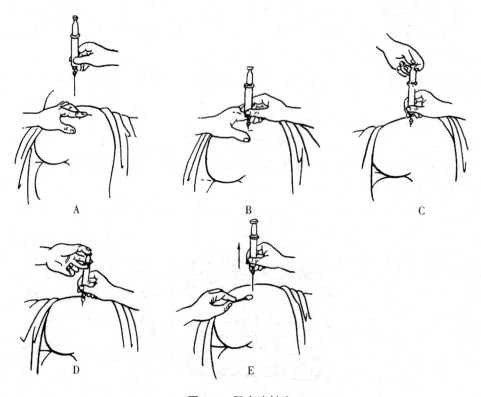

图3-4 肌内注射法

A. 绷紧皮肤；B. 进针；C. 抽回血；D. 推药液；E. 拔针

2. 臀部注射，部位要选择正确，偏内下方易伤及神经、血管，偏外上方易刺及髋骨，引起剧痛及断针。

3. 推药液时必须固定针栓，推速要慢，同时注意患者的表情及反应。如系油剂药液更应持牢针栓，以防用力过大针栓与乳头脱开，药液外溢；若为混悬剂，进针前要摇匀药液，进针后持牢针栓，快速推药，以免药液沉淀造成堵塞或因用力过猛使药液外溢。

4. 需长期注射者，应经常更换注射部位，并用细长针头，以避免或减少硬结的发生。若一旦发生硬结，可采用理疗、热敷或外敷活血化瘀的中药如蒲公英、金黄散等。

5. 2 岁以下婴幼儿不宜在臀大肌处注射，因幼儿尚未能独立行走，其臀部肌肉一般发育不好，有可能伤及坐骨神经，应选臀中肌、臀小肌或股外侧肌注射。

6. 两种药液同时注射又无配伍禁忌时，常采用分层注射法。当第一针药液注射完，随即拧下针筒，接上第二副注射器，并将针头拔出少许后向另一方向刺入，试抽无回血后，即可缓慢推药。

五、静脉注射法

(一) 目的

1. 药物不宜口服、皮下或肌内注射时，需要迅速发生疗效者。

2. 做诊断性检查，由静脉注入药物，如肝、肾、胆囊等检查需注射造影剂或染料等。

(二) 用物

注射盘、注射器（根据药量准备）、7~9 号针头或头皮针头、止血带、胶布，药液按医嘱准备。

(三) 注射部位

1. 四肢浅静脉　肘部的贵要静脉、正中静脉、头静脉；腕部、手背及踝部或足背浅静脉等。

2. 小儿头皮静脉　额静脉、颞静脉等。

3. 股静脉　位于股三角区股鞘内，股神经和股动脉内侧。

(四) 操作方法

1. 四肢浅表静脉注射术

(1) 评估患者的病情、合作程度、对静脉注射的认识水平和心理反应；介绍静脉注射的目的、过程，取得患者配合；评估注射部位组织状态。

(2) 准备用物，并按医嘱查对后抽好药液，放入铺有无菌巾的治疗盘内，携物品至患者处，再次核对。

(3) 选静脉，在注射部位上方 6cm 处扎止血带，止血带末端向上。皮肤常规消毒或安尔碘消毒，同时嘱患者握拳，使静脉显露。备胶布 2~3 条。

(4) 注射器接上头皮针头，排尽空气，在注射部位下方，绷紧静脉下端皮肤并使其固定。右手持针头使其针尖斜面向上，与皮肤呈 15°~30°，由静脉上方或侧方刺入皮下，再沿静脉走向刺入静脉，见回血后将针头与静脉的角度调整好，顺静脉走向推进 0.5~1.0cm 后固定。

(5) 松止血带，嘱患者松拳，用胶布固定针头。若采血标本者，则止血带不放松，直接抽取血标本所需量，也不必胶布固定。

(6) 推完药液，以干棉签放于穿刺点上方，快速拔出针头后按压片刻，无出血为止。

(7) 核对后安置舒适卧位，整理床单位。清理用物，必要时做记录。

2. 股静脉注射术　常用于急救时加压输液、输血或采集血标本。

(1) 评估、查对、备药同四肢静脉注射。

(2) 患者仰卧，下肢伸直略外展（小儿应有人协助固定），局部常规消毒或安尔碘消毒皮肤，同时消毒术者左手示指和中指。

(3) 于股三角区扪股动脉搏动最明显处，予以固定。

(4) 右手持注射器，排尽空气，在腹股沟韧带下一横指、股动脉搏动内侧 0.5cm 垂直或呈 45°刺入，抽动活塞见暗红色回血，提示已进入股静脉，固定针头，根据需要推注药液或采集血标本。

(5) 注射或采血毕，拔出针头，用无菌纱布加压止血 3~5 分钟，以防出血或形成血肿。

（6）核对后安置舒适卧位，整理床单位。清理用物，必要时做记录，血标本则及时送检。

（五）注意事项

1. 严格执行无菌操作原则，防止感染。

2. 穿刺时务必沉着，切勿乱刺。一旦出现血肿，应立即拔出，按压局部，另选它处注射。

3. 注射时应选粗直、弹性好、不易滑动而易固定的静脉，并避开关节及静脉瓣。

4. 需长期静脉给药者，为保护静脉，应有计划地由小到大，由远心端到近心端选血管进行注射。

5. 对组织有强烈刺激的药物，最好用一副等渗生理盐水注射器先行试穿，证实针头确在血管内后，再换注射器推药。在推注过程中，应试抽有无回血，检查针梗是否仍在血管内，经常听取患者的主诉，观察局部体征，如局部疼痛、肿胀或无回血时，表示针梗脱出静脉，应立即拔出，更换部位重新注射，以免药液外溢而致组织坏死。

6. 药液推注的速度，根据患者的年龄、病情及药物的性质而定，并随时听取患者的主诉和观察病情变化，以便调节。

7. 股静脉穿刺时，若抽出鲜红色血，提示穿入股动脉，应立即拔出针头，压迫穿刺点5~10分钟，直至无出血为止。一旦穿刺失败，切勿再穿刺，以免引起血肿，有出血倾向的患者，忌用此法。

（六）特殊患者静脉穿刺法

1. 肥胖患者　静脉较深，不明显，但较固定不滑动，可摸准后再行穿刺。

2. 消瘦患者　皮下脂肪少，静脉较滑动，穿刺时须固定静脉上下端。

3. 水肿患者　可按静脉走向的解剖位置，用手指压迫局部，以暂时驱散皮下水分，显露静脉后再穿刺。

4. 脱水患者　静脉塌陷，可局部热敷、按摩，待血管扩张显露后再穿刺。

六、动脉注射法

（一）目的

1. 采集动脉血标本。

2. 施行某些特殊检查，注入造影剂如脑血管检查。

3. 施行某些治疗，如注射抗癌药物作区域性化疗。

4. 抢救重度休克，经动脉加压输液，以迅速增加有效血容量。

（二）用物

1. 注射盘、注射器（按需准备）7~9号针头、无菌纱布、无菌手套、药液按医嘱准备。

2. 若采集血标本需另备标本容器、无菌软塞，必要时还需备酒精灯和火柴。一些检查或造影根据需要准备用物和药液。

（三）注射部位

选择动脉搏动最明显处穿刺。采集血标本常用桡动脉、股动脉。区域性化疗时，应根据患者治疗需要选择，一般头面部疾病选用颈总动脉，上肢疾病选用锁骨下动脉或肱动脉，下肢疾病选用股动脉。

（四）操作方法

1. 评估患者的病情、合作程度、对动脉注射的认识水平和心理反应；介绍动脉注射的目的、过程，取得患者配合；评估注射部位组织状态。

2. 准备用物，并按医嘱查对后抽好药液，放入铺有无菌巾的治疗盘内，携物品至患者处，再次核对。

3. 选择注射部位，协助患者取适当卧位，消毒局部皮肤，待干。

4. 戴手套或消毒左手示指和中指，在已消毒范围内摸到欲穿刺动脉的搏动最明显处，固定于两指之间。

5. 右手持注射器，在两指间垂直或与动脉走向呈40°刺入动脉，见有鲜红色回血，右手固定穿刺针的方向及深度，左手以最快的速度注入药液或采血。

6. 操作完毕，迅速拔出针头，局部加压止血5~10分钟。

7. 核对后安置患者舒适卧位，整理床单位。清理用物，必要时做记录，如有血标本则及时送检。

（五）注意事项

1. 采血标本时，需先用1∶500的肝素稀释液湿润注射器管腔。

2. 采血进行血气分析时，针头拔出后立即刺入软塞以隔绝空气，并用手搓动注射器使血液与抗凝剂混匀，避免凝血。

（蔡 虹）

第三节 吸入给药法

一、雾化吸入

雾化吸入法是利用氧气或压缩空气的压力，使药液形成雾状，使患者吸入呼吸道，以达到治疗目的。

（一）目的

1. 治疗呼吸道感染，消除炎症和水肿。

2. 解除支气管痉挛。

3. 稀释痰液，帮助祛痰。

（二）作用原理

雾化吸入器是借助高速气流通过毛细管并在管口产生负压，将药液由邻近的小管吸出；所吸出的药液又被毛细管口高速的气流撞击成细小的雾滴，形成气雾喷出。

（三）用物

1. 雾化吸入器。

2. 氧气吸入装置一套（不用湿化瓶）或压缩空气机一套。

3. 药物根据医嘱准备。

（四）操作方法

1. 评估患者的病情、自理能力、相关知识，向患者解释操作的目的、过程，取得患者配合。

2. 准备用物，将药液按医嘱备好后注入雾化器，并根据病情需要选择口含嘴或面罩。

3. 携用物至床边，再次核对，教会患者使用雾化吸入器。

4. 协助患者取舒适体位并漱口，将雾化器的进气口接在氧气装置的输出管（不用湿化瓶），调节氧流量分钟 6~8L。

5. 有药液雾滴形成后，将口含嘴放入口中并紧闭口唇或将面罩罩于口鼻上并妥善固定。

6. 指导患者用嘴深而慢地吸气，用鼻呼气。持续雾化吸入直至药物吸入完毕，取下雾化器，关闭氧气。

7. 协助患者清洁口腔，取舒适卧位。

8. 清理用物，将雾化器消毒、清洁、晾干、备用。

二、超声波雾化吸入

超声波雾化吸入是应用超声波声能，将药液变成细微的气雾，随患者的吸气而进入呼吸道及肺泡。超声波雾化的特点是雾量大小可以调节、雾滴小而均匀，直径在 $5\mu m$ 以下。药液随患者深而慢的呼吸可达到终末支气管及肺泡。

（一）目的

1. 消炎、镇咳、祛痰。

2. 解除支气管痉挛，使气道通畅，从而改善通气功能。

3. 呼吸道烧伤或胸部手术者，可预防呼吸道感染。

4. 配合人工呼吸器，湿化呼吸道或间歇雾化吸入药液。

5. 应用抗癌药物治疗肺癌。

（二）用物

超声雾化器一套，药液按医嘱准备，蒸馏水。

（三）原理

超声波雾化器通电后超声波发生器输出高频电能，使水槽底部晶体换能器发生超声波声能，声能振动雾化罐底部的透声膜，作用于雾化罐内的液体，破坏了药液表面的张力和惯性，成为微细的雾滴，随患者吸气进入呼吸道，吸入肺泡。

（四）操作方法

1. 评估患者的病情、自理能力、相关知识，向患者解释操作的目的、过程，取得患者配合。

2. 水槽内放冷蒸馏水 250mL，水要浸没雾化罐底部的透声膜。按医嘱将药液放入雾化罐内，检查无漏水后放入水槽内，将水槽盖紧。根据病情需要选择口含嘴或面罩。

3. 携用物至患者处，再次核对。

4. 接通电源，开电源开关 3 分钟后，再开雾化开关，根据需要调节雾量。将口含嘴放入口中并紧闭口唇，或将面罩罩于口鼻上并妥善固定，让患者深呼吸。

5. 治疗毕，先关雾化开关，再关电源开关，否则易损坏电子管。若有定时装置则到"OFF"位雾化自动停止，这时要关上电源开关。助患者取舒适卧位。

6. 整理用物，放掉水槽内水，按要求清洗雾化罐、送风管等部件，并晾干备用。

（五）注意事项

1. 水槽内无水时切勿开机，否则会烧毁机心。

2. 连续使用时，须间歇 30 分钟，并更换水槽内蒸馏水，保证水温不超过 60℃。

3. 水槽底部的压电晶体片和雾化罐的透声膜，质脆且薄易破损，操作中不可用力按压，操作结束只能用纱布轻轻吸水。

（蔡　虹）

第四节　滴入给药法

将药液滴入眼、耳、鼻等处，以达到局部或全身的治疗作用，或做某些诊断检查的目的。

一、目的

1. 防治眼、鼻、耳部疾病。

2. 有关检查或术前用药，如查眼底、鼻部手术前用药等。

二、用物

治疗盘内按医嘱备眼药水或眼药膏、滴鼻液或药膏、滴耳药，消毒干棉球罐，弯盘，治疗碗内置浸有消毒液的小毛巾。

三、操作方法

1. 评估患者用药部位情况、是否存在药物使用禁忌证等。解释操作目的、过程，取得患者配合。

2. 洗净双手，备齐用物携至患者处，再次核对

（1）滴眼药术：①助患者取仰卧位或坐位，头略后仰，用干棉球拭去眼分泌物、眼泪。②嘱患者眼向上看，左手取一干棉球置于下眼睑处，并轻轻拉下，以露出下穹隆部，右手滴一滴眼药于下穹隆部结膜囊内；涂眼药膏者，则将眼药膏挤入下穹隆部约 1cm 左右长度，然后以旋转方式将药膏膏体离断。轻提上眼睑覆盖眼球，并嘱患者闭眼、转动眼球，使药物充满整个结膜囊内。③用干棉球拭去溢出的眼药水，嘱患者闭眼 1~2 分钟。

（2）滴鼻药术：①嘱患者先排出鼻腔内分泌物，清洁鼻腔。②仰头位，适用于后组鼻窦炎或鼻炎患者，助患者仰卧，肩下垫枕头垂直后仰或将头垂直后仰悬于床缘，前鼻孔向上，手持一棉球以手指轻轻拉开鼻尖，使鼻孔扩张，一手持药液向鼻孔滴入每侧 2~3 滴，棉球轻轻塞于前鼻孔。③侧头位，适用于前组鼻炎患者。卧向患侧，肩下垫枕，使头偏患侧并下垂，将药液滴入下方鼻孔 2~3 滴，棉球轻轻塞入前鼻孔。④为使药液分布均匀并到达鼻窦口，滴药后轻捏鼻翼或头部向两侧轻轻转动，保持仰卧或侧卧 3~5 分钟。然后捏鼻

· 41 ·

起立。

（3）滴耳药术：①协助患者侧卧，患耳向上；或坐位，头偏向一侧肩部，使患耳向上；用小棉签清洁外耳道。②手持干棉球，轻提患者耳郭（成人向后上，3岁以下小儿向后下）以拉直外耳道。③顺外耳道后壁滴入3~5滴药液，并轻提耳郭或在耳屏上加压，使气体排出，药液易流入。然后用棉球塞入外耳道口。④嘱患者保持原位3~5分钟。

3. 观察用药后患者的情况，整理床单位，助患者取舒适卧位。

4. 清理用物，洗手，必要时记录。

四、注意事项

1. 用药前严格遵守查对制度。

2. 滴药时距离应适中，太远药液滴下时压力过大，太近容易触碰污染药液；药液不可直接滴于角膜、鼓膜上。

3. 滴眼药时，易沉淀的混悬液应充分摇匀后再用；一般先右眼后左眼，以免错滴，若左眼病较轻，则先左后右，以免交叉感染；一次用量不易太多，1滴即可，滴药后勿用力闭眼，以免药液外溢；若滴入药液有一定毒性，滴药后应用棉球压迫泪囊区2~3分钟，以免药液流入泪囊和鼻腔，吸收后引起中毒反应；角膜有溃疡、眼部有外伤或眼球手术后，滴药后不可压迫眼球，也不可拉高上眼睑。

4. 滴耳药若为软化耵聍，滴药前不必清洁外耳道，每次滴药量可稍多，以不溢出外耳道为度；滴药后会出现耳部发胀不适，应向患者做好解释；两侧均有耵聍者不易同时进行。

5. 若是昆虫类异物进入外耳道，可选用乙醚、酒精或油类药液，目的在于使之麻醉或窒息死亡便于取出。滴后2~3分钟即可取出。

（蔡　虹）

第五节　栓剂给药法

栓剂是药物与适宜基质制成的供腔道给药的固体制剂。其熔点为37℃左右，插入体腔后栓剂缓慢融化，药物经黏膜吸收后，达到局部或全身治疗的效果。

一、目的

1. 全身或局部用药。

2. 刺激肠蠕动促进排便。

二、用物

治疗盘内盛：消毒手套、手纸、弯盘、药栓按医嘱。

三、操作方法

1. 评估患者的病情、心理状态等。解释操作目的、过程，取得患者配合。

2. 洗净双手，备齐用物携至患者处，再次核对。

3. 协助患者清洗肛门周围或会阴部，然后助其屈膝左侧卧位或俯卧位，脱裤露出臀部。

若为妇科用药，则屈膝仰卧露出会阴部。

4. 右手戴手套，左手用手纸分开臀部露出肛门，右手持药栓底部将尖端置入肛门 6～7cm，置入后嘱患者夹紧肛门，防止栓剂滑出。妇科给药者，必须看清阴道口，可利用置入器或戴手套，将栓剂以向下、向前的方向置入阴道内 5cm。置入栓剂后患者应平卧 15 分钟。

5. 清理用物，整理床单位，协助患者取舒适卧位。

四、注意事项

1. 尽量入睡前给药，以便药物充分吸收，并可防止药栓遇热溶解后外流。

2. 治疗妇科疾病者，经期停用。有过敏史者慎用。

3. 需多次使用栓剂而愿意自己操作者，可教会其方法，以便自行操作。

（蔡　虹）

第四章

急性中毒的护理

急性中毒是指有毒的化学物质短时间内或一次超量进入人体而造成组织、器官器质性或功能性损害。急性中毒发病急骤、症状凶险、变化迅速，如不及时救治，常危及生命。

第一节　概论

一、病因与中毒机制

（一）病因

1. **职业性中毒**　是在工作过程中，由于不注意劳动保护或违反安全防护制度，密切接触有毒原料、中间产物或成品而发生的中毒。

2. **生活性中毒**　由于误食或意外接触有毒物质、用药过量、自杀或故意投毒谋害等原因使过量毒物进入人体内而引起中毒。

（二）毒物的吸收、代谢和排出

毒物主要经呼吸道、消化道、皮肤黏膜、血管等途径进入人体。气态、烟雾态和气溶胶态的物质大多经呼吸道进入人体，如一氧化碳、硫化氢等，这是毒物进入人体最方便、最迅速也是毒性作用发挥最快的一种途径。液态、固态毒物多经消化道进入人体，如有机磷杀虫药、乙醇、毒蕈等，胃和小肠是主要的吸收部位。胃肠道内 pH 值、毒物的脂溶性及其电离的难易程度是影响吸收的主要因素。另外，胃内容物的量、胃排空时间、肠蠕动等也影响其吸收。部分毒品亦可经静脉直接进入人体。

多数毒物不能经健康的皮肤吸收，但以下几种情况除外：①脂溶性毒物，如有机磷杀虫药、苯类等可穿透皮肤脂质层吸收。②腐蚀性毒物，如强酸、强碱等造成皮肤直接损伤。③局部皮肤有损伤。④环境高温、高湿、皮肤多汗等情况下。

毒物吸收后主要在肝脏通过氧化、还原、水解、结合等作用进行代谢。大多数毒物经代谢后毒性降低，但也有少数毒物在代谢后毒性反而增强，如对硫磷（1605）氧化为对氧磷后，毒性较原来增加约 300 倍。

体内毒物主要经肾脏排出。气体和易挥发的毒物吸收后，部分可以原形经呼吸道排出。很多重金属如铅、汞、砷等以及生物碱可由消化道排出。有些毒物可经皮肤、汗腺、唾液腺、乳腺、胆道等排出。毒物从体内排出的速度视毒物的溶解度、挥发度、与组织的结合程度以及排泄器官的功能状态而异，并与血液循环的状态有关。

（三）中毒机制

1. 局部腐蚀刺激　强酸、强碱可吸收组织中的水分，并与蛋白质或脂肪结合，使细胞变性、坏死。

2. 缺氧　刺激性气体可引起喉头水肿、喉痉挛、支气管炎、肺炎或肺水肿，妨碍氧气吸入或影响肺泡的气体交换而引起缺氧。窒息性气体如一氧化碳、硫化氢、氰化物等可阻碍氧的吸收、转运或利用。

3. 麻醉作用　脑组织和细胞膜内脂质含量高，有机溶剂和吸入性麻醉剂有较强亲脂性，可通过血脑屏障进入脑内而抑制脑功能。

4. 抑制酶的活力　部分毒物或其代谢产物可通过抑制酶的活力而产生毒性作用，如有机磷杀虫药、氰化物、重金属等可分别抑制胆碱酯酶、细胞色素氧化酶、含巯基酶等活力。

5. 干扰细胞膜或细胞器的生理功能　四氯化碳在体内经代谢产生的三氯甲烷自由基可作用于肝细胞膜中的不饱和脂肪酸，引起脂质过氧化，导致线粒体和内质网变性，肝细胞死亡。

6. 竞争受体　阿托品通过竞争性阻断毒蕈碱受体而产生毒性作用。

7. 干扰 DNA 及 RNA 合成　烷化剂芥子气可与 DNA 及 RNA 结合，造成染色体损伤，参与机体肿瘤的形成。

二、病情评估与判断

（一）病情评估

1. 健康史　急性中毒临床表现复杂，多数症状缺乏特异性，因此接触史对于确诊具有重要意义。①神志清楚者可询问患者本人，神志不清或企图自杀者应向患者的家属、同事、亲友或现场目击者了解情况。②对怀疑生活性中毒者，应详细了解患者的居住环境、既往病史、精神状态、长期服用药物种类、家中药品有无缺失、发病时身边有无药瓶、药袋等。③怀疑食物中毒时，应调查进餐地点、餐饮种类、同餐进食者有无类似症状发生，注意查看剩余食物、呕吐物或胃内食物的气味、性状、是否有药物残渣等并及时送检。④怀疑一氧化碳中毒时，需查问室内炉火、烟囱、通风情况、有无煤气泄漏、当时同室其他人员是否也有中毒表现等。⑤对于职业性中毒，应详细询问职业史，包括工种、工龄、接触毒物种类和时间、环境条件、防护措施、先前是否发生过类似事故以及在相同的工作条件下，其他人员有无发病等。总之，对任何中毒都要了解发病现场情况，查明接触毒物证据。

2. 临床表现

（1）皮肤黏膜：①皮肤灼伤，主要见于强酸、强碱、甲醛、苯酚、来苏水等引起的腐蚀性损害，表现为糜烂、溃疡、痂皮等，但不同毒物呈现不同特征，如皮肤在硫酸灼伤后呈黑色、硝酸灼伤后呈黄色、盐酸灼伤后呈棕色、过氧乙酸灼伤后呈无色等。②发绀，引起血液氧合血红蛋白不足的毒物中毒时可出现发绀，如亚硝酸盐、苯胺、麻醉药等中毒。③樱桃红色，见于一氧化碳、氰化物中毒。④黄疸，四氯化碳、鱼胆、毒蕈等中毒损害肝脏可出现黄疸。⑤大汗、潮湿，常见于有机磷杀虫药中毒。

（2）眼：①瞳孔缩小，见于有机磷杀虫药、毒扁豆碱、毒蕈、吗啡等中毒。②瞳孔扩大，见于阿托品、曼陀罗等中毒。③视力障碍，见于甲醇、有机磷杀虫药、苯丙胺等中毒。

（3）呼吸系统：①刺激症状，各种刺激性及腐蚀性气体，如强酸雾、甲醛溶液等，可直接引起呼吸道黏膜严重刺激症状，表现为咳嗽、胸痛、呼吸困难，重者可出现喉痉挛、喉头水肿、肺水肿、急性呼吸窘迫甚至呼吸衰竭等。②呼吸气味，有机溶剂的挥发性强常伴特殊气味，如乙醇中毒呼出气有酒味，有机磷杀虫药有大蒜味，氰化物有苦杏仁味。③呼吸加快，引起酸中毒的化学物质如水杨酸、甲醇等可兴奋呼吸中枢，中毒后呼吸加快。毒物引起脑水肿、肺水肿时，亦可表现为呼吸加快。④呼吸减慢，镇静催眠药、吗啡等中毒，可过度抑制呼吸中枢，使呼吸减慢。

（4）循环系统：①心律失常，洋地黄、夹竹桃等中毒时兴奋迷走神经；拟肾上腺素类、三环类抗抑郁药等中毒时兴奋交感神经；氨茶碱中毒时亦可引起心律失常。②休克，强酸、强碱引起严重化学灼伤后可致血浆渗出，发生低血容量性休克；严重巴比妥类中毒可抑制血管中枢，引起外周血管扩张，发生休克。③心搏骤停，洋地黄、奎尼丁、锑剂等中毒可致心肌毒性作用而心搏骤停；可溶性钡盐、棉酚中毒可致严重低钾血症而心搏骤停。

（5）消化系统：①几乎所有毒物均可引起呕吐、腹泻等症状，重者可致胃肠穿孔及出血坏死性肠炎。②呕吐物的颜色和气味，高锰酸钾呈红或紫色；有机磷杀虫药有大蒜味。③口腔炎，腐蚀性毒物如汞蒸气、有机汞化合物等可引起口腔黏膜糜烂、齿龈肿胀和出血等。④肝脏受损，毒蕈、四氯化碳中毒可损害肝脏引起黄疸、转氨酶升高、腹水等。

（6）神经系统：①中毒性脑病，有机磷杀虫药可直接作用于中枢神经系统，引起各种神经系统症状及脑实质的损害；一氧化碳中毒引起的缺氧及血液循环障碍可导致程度不等的意识障碍、抽搐、精神症状等，严重者出现颅内压增高综合征。②中毒性周围神经病，如铅中毒所致脑神经麻痹，砷中毒所致多发性神经炎。

（7）泌尿系统：①肾缺血，引起休克的毒物可致肾缺血。②肾小管坏死，见于升汞、四氯化碳、氨基糖苷类抗生素、毒蕈等中毒。③肾小管堵塞，砷化氢中毒可引起血管内溶血，砷-血红蛋白复合物、砷氧化物、破碎红细胞及血红蛋白管型等可堵塞肾小管，磺胺结晶也可堵塞肾小管，最终均可导致急性肾衰竭。

（8）血液系统：①白细胞减少和再生障碍性贫血，见于氯霉素、抗肿瘤药、苯等中毒。②溶血性贫血，见于砷化氢、苯胺、硝基苯等中毒。③出血，阿司匹林、氯霉素、氢氯噻嗪、抗肿瘤药物中毒可引起血小板异常，肝素、双香豆素、水杨酸类、蛇毒等中毒可导致凝血功能障碍。

（9）发热：见于抗胆碱药、二硝基酚、棉酚等中毒。

常见毒物中毒的临床表现，见表4-1。

表4-1　常见毒物中毒的临床表现

受累系统	临床表现	毒物
皮肤黏膜	灼伤	强酸、强碱、甲醛、苯酚、百草枯
	发绀	亚硝酸盐、硝基苯、氰化物、麻醉药、有机溶剂、刺激性气体、苯胺
	颜面潮红	阿托品、颠茄、乙醇、硝酸甘油、一氧化碳
	皮肤湿润	有机磷杀虫药、酒精、水杨酸、拟胆碱药、吗啡类
	樱桃红色	一氧化碳、氰化物
	黄疸	毒蕈、鱼胆、四氯化碳、百草枯

受累系统	临床表现	毒物
眼	瞳孔缩小	有机磷杀虫药、阿片类、镇静催眠药、氨基甲酸酯、毒蕈
	瞳孔扩大	阿托品、莨菪碱、肉毒、甲醇、乙醇、大麻、苯、氰化物
	视神经炎	甲醇、一氧化碳
神经系统	昏迷	麻醉药、镇静催眠药、有机磷杀虫药、有机溶剂、一氧化碳、硫化氢、氰化物、有机汞、拟除虫菊酯、乙醇、阿托品
	谵妄	有机磷杀虫药、有机汞、拟胆碱药、醇、苯、铅
	肌纤维颤动	有机磷杀虫药、有机汞、有机氯、汽油、乙醇、硫化氢
	惊厥	毒鼠强、窒息性毒物、有机氯杀虫剂、拟除虫菊酯、异烟肼
	瘫痪	可溶性钡盐、一氧化碳、三氧化二砷、蛇毒、河豚毒、箭毒
	精神异常	二硫化碳、一氧化碳、有机溶剂、乙醇、阿托品、蛇毒、抗组胺药
呼吸系统	呼吸气味	氰化物苦杏仁味；有机磷杀虫药、黄磷、铊等大蒜味；苯酚和甲酚皂溶液苯酚味
	呼吸加快或深大	二氧化碳、呼吸兴奋剂、甲醇、水杨酸类、抗胆碱药、可卡因、樟脑
	呼吸减慢	镇静催眠药、吗啡、海洛因、氰化物
	肺水肿	刺激性气体、磷化锌、氢化物、有机磷杀虫药、百草枯
消化系统	胃肠症状	有机磷杀虫药、铅、锑、砷、强酸、强碱、磷化锌
	肝损害	磷、硝基苯、毒蕈、氰化物、蛇毒、四氯化碳
循环系统	心动过速	阿托品、颠茄、氯丙嗪、拟肾上腺素、可卡因
	心动过缓	洋地黄类、毒蕈、拟胆碱药、钙离子拮抗剂、β受体阻滞药
	心脏毒性	洋地黄、奎尼丁、氨茶碱、吐根碱
	缺氧	一氧化碳、硫化氢、氰化物等窒息性毒物
泌尿系统	低钾血症	可溶性钡盐、棉酚、排钾性利尿药
	肾小管坏死	升汞、四氯化碳、毒蕈、蛇毒、生鱼胆、斑蝥、氨基糖苷类
	肾小管堵塞	砷化氢、蛇毒、磺胺结晶
血液系统	溶血性贫血	砷化氢、苯胺、硝基苯
	再生障碍性贫血	氯霉素、抗肿瘤药、苯
	出血	阿司匹林、氯霉素、氢氯噻嗪、抗肿瘤药
	凝血障碍	肝素、香豆素类、水杨酸类、敌鼠、蛇毒

3. 辅助检查

(1) 血液检查

A. 外观：①褐色，见于高铁血红蛋白血症，如亚硝酸盐、苯胺、硝基苯等中毒。②粉红色，见于急性溶血，如砷化氢、苯胺、硝基苯等中毒。

B. 生化检查：①肝功能异常，见于四氯化碳、硝基苯、毒蕈、氰化物、蛇毒、乙酰氨基酚、重金属等中毒。②肾功能异常，见于氨基糖苷类抗生素、蛇毒、生鱼胆、毒蕈、重金属等中毒。③低钾血症，见于可溶性钡盐、排钾利尿药、氨茶碱、棉酚等中毒。

C. 凝血功能检查：凝血功能异常多见于抗凝血类灭鼠药、水杨酸类、肝素、蛇毒、毒蕈等中毒。

D. 动脉血气分析：低氧血症见于刺激性气体、窒息性毒物等中毒；酸中毒见于水杨酸类、甲醇等中毒。

E. 异常血红蛋白检测：碳氧血红蛋白浓度增高见于一氧化碳中毒；高铁血红蛋白血症见于亚硝酸盐、苯胺、硝基苯等中毒。

F. 酶学检查：全血胆碱酯酶活力下降见于有机磷杀虫药、氨基甲酸酯类杀虫药等中毒。

（2）尿液检查：①肉眼血尿，见于影响凝血功能的毒物中毒。②蓝色尿，见于含亚甲蓝的药物中毒。③绿色尿，见于麝香草酚中毒。④橘黄色尿，见于氨基比林等中毒。⑤灰色尿，见于酚或甲酚中毒。⑥结晶尿，见于扑痫酮、磺胺等中毒。⑦镜下血尿或蛋白尿，见于升汞、生鱼胆等中毒。

（3）毒物检测：理论上是诊断中毒最为客观的方法，其特异性强，应采集患者的血、尿、粪、呕吐物、剩余食物、首次抽吸的胃内容物、遗留毒物、药物和容器等送检，检验标本尽量不放防腐剂，并尽早送检。但因毒物检测敏感性较低，加之技术条件的限制和毒物理化性质的差异，很多中毒患者体内并不能检测到毒物。因此，诊断中毒时不能过分依赖毒物检测。

（二）病情判断

1. 一般情况　包括神志、体温、脉搏、呼吸、血压、血氧饱和度、皮肤色泽、瞳孔、心率、心律、尿量、尿性状等。生命体征的变化与病情严重程度基本吻合。

2. 毒物的种类、剂量、中毒时间、院前处置情况等

3. 有无严重并发症病情危重的信号　①深度昏迷。②癫痫发作。③高热或体温过低。④高血压或休克。⑤严重心律失常。⑥肺水肿。⑦吸入性肺炎。⑧呼吸功能衰竭。⑨肝衰竭。⑩少尿或肾衰竭。

三、救治与护理

急性中毒的特点是发病急骤、来势凶猛、进展迅速、病情多变。因此，医护人员必须争分夺秒地进行有效救治。

（一）立即终止接触毒物

1. 迅速脱离有毒环境　在评估环境安全的情况下，对吸入性中毒者，应迅速将患者搬离有毒环境，移至空气清新的安全地方，并解开衣扣；对接触性中毒者，立即将患者撤离中毒现场，除去污染衣物，用敷料除去肉眼可见的毒物。

2. 维持基本生命体征　若患者出现呼吸、心搏骤停，应立即进行心肺复苏，迅速建立静脉通路，尽快采取相应的救治措施。

（二）清除尚未吸收的毒物

1. 吸入性中毒的急救　将患者搬离有毒环境后，移至上风或侧风方向，使其呼吸新鲜空气；保持呼吸道通畅，及时清除呼吸道分泌物，防止舌后坠；及早吸氧，必要时可使用呼吸机或采用高压氧治疗。

2. 接触性中毒的急救　用大量清水（特殊毒物也可选用酒精、肥皂水、碳酸氢钠、醋酸等）冲洗接触部位的皮肤、毛发、指甲。清洗时切忌用热水或用少量水擦洗，以防止促进局部血液循环，加速毒物的吸收。若眼部接触到毒物，不应试图用药物中和，以免发生化

学反应造成角膜、结膜的损伤，应选用大量清水或等渗盐水冲洗，直至石蕊试纸显示中性为止。皮肤接触腐蚀性毒物时，冲洗时间应达到15~30分钟，并可选择相应的中和剂或解毒剂冲洗。

3. 食入性中毒的急救　常用催吐、洗胃、导泻、灌肠、使用吸附剂等方法清除胃肠道尚未吸收的毒物。毒物清除越早、越彻底，病情改善越明显，预后越好。

（1）催吐

A. 适应证：口服毒物的患者，只要神志清楚，且没有催吐的禁忌证，均应做催吐处理，可尽早将胃内大部分的毒物排出，以达到减少毒素吸收的目的。

B. 禁忌证：①昏迷、惊厥。②腐蚀性毒物中毒。③食管胃底静脉曲张、主动脉瘤、消化性溃疡。④年老体弱、妊娠、高血压、冠心病、休克等。

C. 方法：用压舌板、匙柄或指甲不长的手指等刺激咽后壁或舌根以催吐，注意动作要轻柔，避免损伤咽部。如果胃内容物过于黏稠，不易吐出，可让患者先喝适量微温清水（不可用热水）、盐水或相应解毒液体，然后再进行催吐。如此反复，直至吐出液体变清为止。

D. 体位：呕吐时，患者应采取左侧卧位，头部放低，面向左侧，臀部略抬高；幼儿则应俯卧，头向下，臀部略抬高，以防止呕吐物被吸入气管发生窒息或吸入性肺炎。

E. 注意事项：①空腹服毒者应先饮水500mL，以利催吐。②注意体位，以防误吸。③严格掌握禁忌证。

（2）洗胃

A. 适应证：一般在服毒后6小时内洗胃效果最好。但当服毒量大、所服毒物吸收后可经胃排出、服用吸收缓慢的毒物、胃蠕动功能减弱或消失时，由于部分毒物仍残留于胃内，即使超过6小时，多数情况下仍需洗胃。对昏迷、惊厥患者洗胃时应注意保护呼吸道，避免发生误吸。

B. 禁忌证：①吞服强腐蚀性毒物。②正在抽搐、大量呕血者。③原有食管胃底静脉曲张或上消化道大出血病史者。

C. 洗胃液的选择：可根据毒物的种类不同，选用适当的洗胃液。①胃黏膜保护剂：对吞服腐蚀性毒物者，可用牛奶、蛋清、米汤、植物油等保护胃肠黏膜。②溶剂：脂溶性毒物（如汽油、煤油等）中毒时，可先口服或胃管内注入液体石蜡150~200mL，使其溶解而不被吸收，然后进行洗胃。③吸附剂：可吸附毒物以减少毒物吸收，其主要作用为氧化、中和或沉淀毒物。活性炭是强力吸附剂，可吸附多种毒物，其效用有时间依赖性，应在服毒60分钟内给予，一般首次1~2g/kg，加水200mL，由胃管注入，2~4小时重复应用0.5~1.0g/kg，直至症状改善。④解毒剂：可通过与体内存留的毒物发生中和、氧化、沉淀等化学反应，改变毒物的理化性质，使毒物失去毒性。⑤中和剂：对吞服强腐蚀性毒物的患者，洗胃可引起消化道穿孔，一般不宜采用，但可服用中和剂中和，如吞服强酸时可用弱碱（如镁乳、氢氧化铝凝胶等）中和，强碱可用弱酸类物质（如食醋、果汁等）中和。⑥沉淀剂：有些化合物可与毒物作用，生成溶解度低、毒性小的物质，因而可用作洗胃剂。乳酸钙或葡萄糖酸钙与氟化物或草酸盐作用，可生成氟化钙或草酸钙沉淀；生理盐水与硝酸银作用生成氯化银沉淀；2%~5%硫酸钠可与可溶性钡盐生成不溶性硫酸钡沉淀。

（3）导泻：洗胃后，拔胃管前可由胃管内注入导泻药以清除进入肠道内的毒物。常用硫酸钠或硫酸镁，一般 15g 溶于水，口服或经胃管注入。一般不用油脂类泻药，以免促进脂溶性毒物的吸收。严重脱水及口服强腐蚀性毒物的患者禁止导泻。镁离子若吸收过多，对中枢神经系统有抑制作用，严重肾功能不全、呼吸衰竭、昏迷、磷化锌或有机磷杀虫药中毒晚期者不宜使用。

（4）灌肠：除腐蚀性毒物中毒外，适用于口服中毒超过 6 小时、导泻无效者及抑制肠蠕动的毒物（如巴比妥类、颠茄类、阿片类等）中毒患者。一般应用温盐水、清水或 1% 温肥皂水连续多次灌肠，以达到有效清除肠道内毒物的目的。

（三）促进已吸收毒物的排出

1. 利尿　主要用于以原形由肾脏排泄的毒物，加强利尿可促进毒物排出。措施包括：①补液，大量快速输入液体，速度约为 200~400mL/h，一般以 5% 葡萄糖生理盐水或 5%~10% 葡萄糖溶液为宜，补液内加适量氯化钾。②利尿药，静脉注射或滴注呋塞米等强利尿药或 20% 甘露醇等渗透性利尿药，后者尤适用于伴有脑水肿或肺水肿的中毒患者。③碱化尿液，碳酸氢钠可碱化尿液，使有些化合物（如巴比妥类、水杨酸类及异烟肼等）等离子化而减少其在肾小管的重吸收。④酸化尿液，碱性毒物（如苯丙胺、士的宁等）中毒时，静脉输注维生素 C 或氯化铵，可使体液酸化，促进毒物排出。

2. 供氧　一氧化碳中毒时，吸氧可促进碳氧血红蛋白解离，加速一氧化碳排出。高压氧治疗是一氧化碳中毒的特效疗法。

3. 血液净化　常用方法包括血液透析、血液灌注和血浆置换。

（1）血液透析：用于清除血液中分子量较小、水溶性强、蛋白结合率低的毒物，如水杨酸类、氨茶碱类、醇类、苯巴比妥、锂等。短效巴比妥类、有机磷杀虫药、格鲁米特等具有脂溶性，一般不进行血液透析。氯酸盐、重铬酸盐中毒易引起急性肾衰竭，应首选血液透析。血液透析一般应在中毒 12 小时内进行，如中毒时间过长，毒物与血浆蛋白结合后则不易透出。

（2）血液灌流：对水溶性、脂溶性毒物均有吸附作用，能清除血液中的镇静催眠药、解热镇痛药、洋地黄、有机磷杀虫药、巴比妥类、百草枯、毒鼠强等，是目前最常用的中毒抢救措施。血液灌流时，血液中的白细胞、血小板、凝血因子、葡萄糖、钙离子等也能被吸附排出，应注意监测和补充。

（3）血浆置换：是将患者的血液引入特制的血浆交换装置，将分离出的血浆弃去并补充新鲜血浆或代用液，借以清除患者血浆中的有害物质，减轻脏器的损害。主要用于清除蛋白结合率高、分布容积小的大分子物质，特别是蛇毒、毒蕈等生物毒及砷化氢等溶血性毒物中毒。

（四）特效解毒剂的应用

对于部分毒物中毒，在清除毒物的同时，可尽快使用有效拮抗剂和特效解毒剂进行解毒。

1. 金属中毒解毒药　此类药物多属于螯合剂。①依地酸钙钠：是最常用的氨羧螯合剂，可与多种金属形成稳定而可溶的螯合物并排出体外，主要用于治疗铅中毒。②二巯基丙醇：其活性巯基可与某些金属形成无毒、难解离、可溶的螯合物并由尿排出。此外，还能夺取已与酶结合的重金属，使该酶恢复活力，达到解毒围的。主要用于治疗砷、汞、金、锑等中毒。③二巯丙磺钠：作用与二巯基丙醇相似，疗效较好，不良反应少，用于治疗砷、汞、铜、锑等中毒。④二巯丁二钠：用于治疗锑、铅、汞、砷、铜等中毒。

2. 高铁血红蛋白血症解毒药　小剂量亚甲蓝（美蓝）可使高铁血红蛋白还原为正常血红蛋白，用于治疗亚硝酸盐、苯胺、硝基苯等中毒引起的高铁血红蛋白血症。需注意药液外渗时易引起组织坏死，且大剂量亚甲蓝的效果相反，可引起高铁血红蛋白血症。

3. 氰化物中毒解毒药　一般采用亚硝酸盐-硫代硫酸钠疗法。中毒后，立即给予亚硝酸盐，适量的亚硝酸盐可使血红蛋白氧化，产生一定量的高铁血红蛋白。高铁血红蛋白除了能与血液中的氰化物形成氰化高铁血红蛋白外，还能夺取已与氧化型细胞色素氧化酶结合的氰离子。氰离子与硫代硫酸钠形成毒性低的硫氰酸盐而排出体外。用法：立即吸入亚硝酸异戊酯，继而3%亚硝酸钠溶液缓慢静脉注射，随即用50%硫代硫酸钠缓慢静脉注射。

4. 有机磷杀虫药中毒解毒药　如阿托品、碘解磷定、氯解磷定、双复磷等。

5. 中枢神经抑制剂中毒解毒药　①纳洛酮：是阿片受体拮抗剂，对麻醉镇痛药引起的呼吸抑制有特异性拮抗作用；对急性酒精中毒、镇静催眠药中毒引起的意识障碍亦有较好的疗效。②氟马西尼：为苯二氮䓬类中毒的拮抗药。

（五）对症治疗

很多毒物迄今尚无特异性解毒剂或有效拮抗剂。急性中毒时，积极的对症支持治疗，是帮助患者渡过难关、维持重要脏器功能的另一重要抢救措施。

1. 高压氧治疗　主要适应证：①急性一氧化碳中毒。②急性硫化氢、氰化物中毒。③急性中毒性脑病。④急性刺激性气体中毒所致肺水肿。

2. 保持呼吸道通畅并给予必要的营养支持。

3. 预防感染　选用适当抗生素防治感染。

4. 对症治疗　应用巴比妥类、地西泮等药物抗惊厥治疗。对心搏骤停、高热、脑水肿、肺水肿、休克、心律失常、心力衰竭、呼吸衰竭、肝肾衰竭、电解质及酸碱平衡紊乱等情况均应给予积极救治。

（六）护理措施

1. 即刻护理措施　保持呼吸道通畅，及时清除呼吸道分泌物，根据病情给予氧气吸入，必要时气管插管。

2. 洗胃　①严格掌握洗胃的适应证、禁忌证。②洗胃前做好各项准备工作。洗胃时严格规范操作，插胃管动作要轻柔、快捷，插管深度要适宜。严密观察病情，首次抽吸物应留取标本做毒物鉴定。③拔胃管时，要先将胃管尾部夹住，以免拔管过程中管内液体反流入气管；拔管后，立即嘱患者用力咳嗽，或用吸引器抽吸出患者口咽部或气管内的分泌物、胃内容物。④洗胃后整理用物，观察并记录洗胃液的量、颜色及患者的反应，同时记录患者的基本生命体征。严格清洗和消毒洗胃机。⑤防治洗胃并发症，如心搏骤停、窒息、胃穿孔、上消化道出血、吸入性肺炎、急性胰腺炎、急性胃扩张、咽喉食管黏膜损伤及水肿、低钾血症、急性水中毒、胃肠道感染、虚脱及寒冷反应、中毒加剧等。

3. 病情观察　①及时发现患者是否新出现烦躁、惊厥、昏迷等神志改变以及昏迷程度是否发生变化；及时发现瞳孔大小及对光反应的变化，早期甄别脑水肿、酸碱失衡等。②密切观察患者神志、瞳孔、体温、脉搏、呼吸、血压、心率、血氧饱和度等生命体征的变化，及时发现呼吸频率、节律、幅度变化，及时发现并处理各种心律失常。③密切观察皮肤色泽、湿润度、弹性的变化，如有皮肤溃疡、破损时应及时处理，防治感染。④详细记录出入量，密切观察患者的尿量、尿液的性状、每日进食进水量、口渴情况及皮肤色泽、弹性、出汗情况，注意血压与尿量的关系，及时给予适量补液。⑤严重呕吐、腹泻者应详细记录呕吐物及排泄物的颜色和量，必要时留标本送检。⑥注意追查血电解质、血糖、肝肾功能、血气分析等结果，以便及时对症处理。

4. 一般护理

（1）休息及饮食：急性中毒者应卧床休息、保暖，病情许可时，尽量鼓励患者进食。急性中毒患者应进食高蛋白、高碳水化合物、高维生素的无渣饮食；腐蚀性毒物中毒者应早期给予乳类等流质饮食。

（2）口腔护理：吞服腐蚀性毒物者应特别注意其口腔护理，密切观察患者口腔黏膜的变化。

（3）对症护理：昏迷者尤其须注意保持呼吸道通畅，维持其呼吸循环功能，做好皮肤护理，定时翻身，防止压疮发生；惊厥时应保护患者避免受伤，应用抗惊厥药物；高热者给予降温；尿潴留者给予导尿等。

（4）心理护理：细致评估患者的心理状况，尤其对服毒自杀者，要做好患者的心理护理，防范患者再次自杀。

5. 健康教育

（1）加强防毒宣传：在厂矿、农村、城市居民中结合实际情况，向群众介绍有关中毒的预防和急救知识。

（2）不吃有毒或变质的食品：如无法辨别有无毒性的蕈类、怀疑为杀虫药毒死的家禽、河豚鱼、棉子油、新鲜腌制咸菜或变质韭菜、菠菜等，均不可食用。

（3）加强毒物管理：严格遵守有关毒物的防护和管理制度，加强毒物保管。厂矿中有毒物质的生产设备应密闭化，防止化学物质跑、冒、滴、漏。生产车间和岗位应加强通风，防止毒物聚积导致中毒。农药中杀虫剂和杀鼠剂毒性很大，要加强保管，标记清楚，防止误食。

（蔡　虹）

第二节　有机磷杀虫药中毒

有机磷杀虫药是当今生产和使用最多的农药，大多属于剧毒或高毒类。其性状多呈油状或结晶状，色泽呈淡黄色至棕色，稍有挥发性，且有蒜味。一般难溶于水，不易溶于多种有机溶剂，在酸性环境中稳定，在碱性条件下易分解失效。但甲拌磷和三硫磷耐碱，敌百虫遇碱则变成毒性更强的敌敌畏。

一、毒物分类

有机磷杀虫药的毒性根据大鼠急性经口进入体内的半数致死量（LD50），将我国生产的有机磷杀虫药分为四类：

1. 剧毒类　LD50<10mg/kg，如甲拌磷（3911）、内吸磷（1059）、对硫磷（1605）、丙

氟磷（DFP）、速灭磷等。

2. 高毒类　LD50 为 10~100mg/kg，如甲基对硫磷、甲胺磷、氧化乐果、敌敌畏、久效磷、亚砜磷等。

3. 中度毒类　LD50 为 100~1 000mg/kg，如乐果、乙硫磷、敌百虫、倍硫磷等。

4. 低毒类　LD50 为 1 000~5 000mg/kg，如马拉硫磷、锌硫磷、碘硫磷等。

二、病因与中毒机制

（一）病因

1. 生产或使用不当　在农药生产、包装、保管、运输、销售、配制、喷洒过程中，由于防护不当、生产设备密闭不严、泄漏、使用不慎、进入刚喷药的农田作业或用手直接接触杀虫药原液等，可造成农药由皮肤或呼吸道吸收而中毒。毒物与眼的接触量虽不大，但饮酒、发热、出汗等可以促进毒物吸收而致中毒。

2. 生活性中毒　主要由于误服或自服杀虫药、饮用被杀虫药污染的水源或食用污染的食物所致。此种中毒途径一般要比由呼吸道吸入或从皮肤吸收中毒发病急、症状重。滥用有机磷杀虫药治疗皮肤病或驱虫也可发生中毒。

（二）毒物的吸收、代谢与排出

有机磷杀虫药主要经胃肠道、呼吸道、皮肤和黏膜吸收。吸收后迅速分布于全身各器官，其中以肝脏浓度最高，其次为肾、肺、脾等，肌肉和脑内最少。主要在肝脏代谢，进行多种形式的生物转化。经氧化后一般毒性增强，而后经水解毒性降低。如对硫磷、内吸磷经氧化后分别生成对氧磷、亚砜，使其毒性分别增加 300 倍和 5 倍，然后通过水解反应毒性降低。敌百虫代谢时，先转化为敌敌畏，使毒性成倍增加，然后经降解反应失去毒性。有机磷杀虫药代谢产物主要通过肾脏排泄，少量经肺排出。

（三）中毒机制

有机磷杀虫药的中毒机制主要是抑制体内胆碱酯酶的活性。正常情况下，胆碱能神经兴奋所释放的递质——乙酰胆碱不断被胆碱酯酶水解为乙酸及胆碱而失去活性。有机磷杀虫药能与体内胆碱酯酶迅速结合形成磷酰化胆碱酯酶，后者化学性质比较稳定，且无分解乙酰胆碱的能力，从而使体内乙酰胆碱大量蓄积，引起胆碱能神经先兴奋后抑制的一系列毒蕈碱样、烟碱样和中枢神经系统症状，严重者可昏迷甚至因呼吸衰竭而死亡。长期接触有机磷杀虫药的人群，可耐受体内逐渐增高的乙酰胆碱，虽然胆碱酯酶活力显著降低，但临床症状却可能较轻。

三、病情评估与判断

（一）病情评估

1. 健康史　有口服、喷洒或其他方式有机磷杀虫药接触史，应了解毒物种类、剂量、中毒途径、中毒时间和中毒经过。患者身体污染部位或呼出气、呕吐物中闻及有机磷杀虫药所特有的大蒜臭味更有助于诊断。

2. 临床表现　急性中毒发病时间与毒物种类、剂量和侵入途径密切相关。口服中毒者多在 10 分钟至 2 小时内发病；吸入中毒者可在 30 分钟内发病；皮肤吸收中毒者常在接触后

2~6 小时发病。

（1）毒蕈碱样症状：又称 M 样症状，出现最早，主要是副交感神经末梢兴奋所致，表现为平滑肌痉挛和腺体分泌增加。临床表现有恶心、呕吐、腹痛、腹泻、多汗、全身湿冷、流泪、流涎、流涕、尿频、大小便失禁、心跳减慢、瞳孔缩小（严重时呈针尖样缩小）、支气管痉挛和分泌物增加、咳嗽、气促等，严重患者可出现肺水肿。此类症状可用阿托品对抗。

（2）烟碱样症状：又称 N 样症状，是由于乙酰胆碱在横纹肌神经肌肉接头处过度蓄积，持续刺激突触后膜上烟碱受体所致。临床表现为颜面、眼睑、舌、四肢和全身横纹肌发生肌纤维颤动，甚至强直性痉挛。患者常有肌束颤动、牙关紧闭、抽搐、全身紧束压迫感，后期可出现肌力减退和瘫痪，甚至呼吸肌麻痹，引起周围性呼吸衰竭。乙酰胆碱还可刺激交感神经节，促使节后神经纤维末梢释放儿茶酚胺，引起血压增高、心跳加快和心律失常。此类症状不能用阿托品对抗。

（3）中枢神经系统症状：中枢神经系统受乙酰胆碱刺激后可有头痛、头晕、疲乏、共济失调、烦躁不安、谵妄、抽搐和昏迷等表现，部分发生呼吸、循环衰竭而死亡。

3. 辅助检查

（1）全血胆碱酯酶活力（CHE）测定：是诊断有机磷杀虫药中毒的特异性实验指标，对判断中毒程度、疗效和预后均极为重要。一般以正常人的 CHE 值为 100%，降至 70% 以下即有意义，但需注意的是 CHE 下降程度并不与病情轻重完全平行。

（2）尿中有机磷杀虫药分解产物测定：如对硫磷和甲基对硫磷在体内氧化分解生成对硝基酚，敌百虫分解转化为三氯乙醇，检测尿中的对硝基酚或三氯乙醇有助于中毒的诊断。

（二）病情判断

1. 轻度中毒　以毒蕈碱样症状为主，CHE 降为 70%~50%。

2. 中度中毒　出现典型毒蕈碱样症状和烟碱样症状，CHE 为 50%~30%。

3. 重度中毒　除毒蕈碱样症状和烟碱样症状外，出现脑水肿、肺水肿、呼吸衰竭、抽搐、昏迷等，CHE 降至 30% 以下。

四、救治与护理

（一）救治原则

1. 迅速清除毒物　立即将患者撤离中毒现场。彻底清除未被机体吸收的毒物，如迅速脱去污染衣物，用肥皂水彻底清洗污染的皮肤、毛发、外耳道、手部、指甲，然后用微温水冲洗干净。口服中毒者，用清水反复洗胃，直至洗出液清亮为止，然后用硫酸钠导泻。

2. 紧急复苏　急性有机磷杀虫药中毒常因肺水肿、呼吸肌麻痹、呼吸衰竭而死亡。一旦发生上述情况，应紧急采取复苏措施：清除呼吸道分泌物，保持呼吸道通畅并给氧，必要时应用机械通气。心搏骤停时，立即行心肺复苏等抢救措施。

3. 解毒剂的应用　①抗胆碱药：代表性药物为阿托品和盐酸戊乙奎醚。②胆碱酯酶复能剂：能使被抑制的胆碱酯酶恢复活力，常用药物有碘解磷定、氯解磷定等。③解磷注射液：为含有抗胆碱剂和复能剂的复方注射液，起效快，作用时间较长。解毒剂的应用原则为早期、足量、联合、重复用药。

4. 对症治疗　重度有机磷杀虫药中毒患者常伴有多种并发症，如酸中毒、低钾血症、严重心律失常、休克、消化道出血、肺内感染、DIC、MODS 等，应及时予以对症治疗。

（二）护理措施

1. 即刻护理措施　维持有效通气功能，如及时有效地清除呼吸道分泌物、正确维护气管插管和气管切开、正确应用机械通气等。

2. 洗胃护理　①洗胃要及早、彻底和反复进行，直到洗出的胃液无农药味并澄清为止。②若不能确定有机磷杀虫药种类，则用清水或 0.45% 盐水彻底洗胃。③敌百虫中毒时应选用清水洗胃，忌用碳酸氢钠溶液和肥皂水洗胃。④洗胃过程中应密切观察患者生命体征的变化，若发生呼吸、心搏骤停，应立即停止洗胃并进行抢救。

3. 用药护理

（1）阿托品：可与乙酰胆碱争夺胆碱能受体，阻断乙酰胆碱作用，能有效解除或减轻毒蕈碱样症状和中枢神经系统症状，改善呼吸中枢抑制。其对烟碱样症状和呼吸肌麻痹所致的周围性呼吸衰竭无效，对胆碱酯酶复活亦无帮助。根据病情每 10~30 分钟或 1~2 小时给药一次，直至毒蕈碱样症状消失或患者出现"阿托品化"表现，再逐渐减量或延长间隔时间。"阿托品化"表现包括：①瞳孔较前扩大。②颜面潮红。③皮肤干燥、腺体分泌物减少、无汗、口干。④肺部湿啰音消失。⑤心率增快。

护理上应注意：①"阿托品化"和阿托品中毒的剂量接近，因此使用过程中应严密观察病情变化，区别"阿托品化"与阿托品中毒（表 4-2）。②阿托品中毒时可导致室颤，应予以预防，给予充分吸氧，使血氧饱和度保持在正常水平。③注意观察并遵医嘱及时纠正酸中毒，因胆碱酯酶在酸性环境中作用减弱。④大量使用低浓度阿托品输液时，可发生血液低渗，致红细胞破坏，发生溶血性黄疸。

表 4-2　阿托品化与阿托品中毒的主要区别

	阿托品化	阿托品中毒
神经系统	意识清楚或模糊	谵妄、躁动、幻觉、双手抓空、抽搐、昏迷
皮肤	颜面潮红、干燥	紫红、干燥
瞳孔	由小扩大后不再缩小	极度散大
体温	正常或轻度升高	高热，>40℃
心率	≤120 次/分，脉搏快而有力	心动过速，甚至有室颤发生

（2）盐酸戊乙奎醚：是一种新型长效抗胆碱药，主要选择性作用于脑、腺体、平滑肌等部位 M_1、M_3 型受体，而对心脏和神经元突触前膜 M_2 型受体无明显作用，因此对心率影响小。

在抢救急性有机磷杀虫药中毒时，与阿托品的区别为：①拮抗腺体分泌、平滑肌痉挛等 M 样症状的效应更强。②除拮抗 M 受体外，还有较强的拮抗 N 受体作用。③中枢和外周双重抗胆碱效应，且其中枢作用强于外周。④不引起心动过速，可避免药物诱发或加重心肌缺血。⑤半衰期长，无需频繁给药。⑥每次所用剂量较小，中毒发生率低。应用时也要求达到"阿托品化"，其判定标准与阿托品治疗时相似，但不包括心率增快。

（3）胆碱酯酶复能剂：能使被抑制的胆碱酯酶恢复活力，对解除烟碱样症状明显，但对毒蕈碱样症状作用较差，也不能对抗呼吸中枢的抑制，所以选择一种复能剂与阿托品合用，可取得协同效果。中毒后如果不及时应用复能剂治疗，被抑制的胆碱酯酶将在数小时至2~3天内变为不可逆性，即所谓"老化酶"，最后被破坏。复能剂对"老化酶"无效，故须早期、足量应用。

护理上应注意：①早期遵医嘱给药，边洗胃边应用特效解毒剂，首次应足量给药。②复能剂若应用过量、注射过快或未经稀释，可发生中毒，抑制胆碱酯酶，发生呼吸抑制。用药时应稀释后缓慢静推或静滴为宜。③复能剂在碱性溶液中不稳定，易水解成有剧毒的氰化物，所以禁与碱性药物配伍使用。④碘解磷定药液刺激性强，漏于皮下可引起剧痛及麻木感，应确定针头在血管内方可注射给药，不宜肌内注射用药。

4. 病情观察

（1）生命体征：有机磷杀虫药中毒所致呼吸困难较常见，在抢救过程中应严密观察患者的体温、脉搏、呼吸、血压，即使在"阿托品化"后亦不应忽视。

（2）神志、瞳孔变化：多数患者中毒后即出现意识障碍，有些患者入院时神志清楚，但随着毒物的吸收很快陷入昏迷。瞳孔缩小为有机磷杀虫药中毒的体征之一，瞳孔扩大则为达到"阿托品化"的判断指标之一。严密观察神志、瞳孔的变化，有助于准确判断病情。

（3）中毒后"反跳"：某些有机磷杀虫药如乐果和马拉硫磷口服中毒，经急救临床症状好转后，可在数日至1周后，病情突然急剧恶化，再次出现急性中毒症状，甚至发生昏迷、肺水肿或突然死亡，此为中毒后"反跳"现象。其死亡率占急性有机磷杀虫药中毒者的7%~8%，因此，应严密观察"反跳"的先兆症状，如胸闷、流涎、出汗、言语不清、吞咽困难等，若出现上述症状，应迅速通知医生进行处理，立即静脉补充阿托品，再次迅速达"阿托品化"。

（4）迟发性多发性神经病：少数患者（如甲胺磷、敌敌畏、乐果、敌百虫中毒）在急性中度或重度中毒症状消失后2~3周，可出现感觉型和运动型多发性神经病变，主要表现为肢体末端烧灼、疼痛、麻木以及下肢无力、瘫痪、四肢肌肉萎缩等，称为迟发性多发性神经病。

（5）中间型综合征：是指急性重度有机磷杀虫药（如甲胺磷、敌敌畏、乐果、久效磷等）中毒所引起的一组以肌无力为突出表现的综合征。因其发生时间介于急性症状缓解后与迟发性多发性神经病之间，故被称为中间综合征。常发生于急性中毒后1~4天，主要表现为屈颈肌、四肢近端肌肉以及第3~7对和第9~12对脑神经所支配的部分肌肉肌力减退，出现眼睑下垂、眼外展障碍和面瘫；病变累及呼吸肌时，常引起呼吸肌麻痹，并迅速进展为呼吸衰竭，甚至死亡。

5. 心理护理　护士应了解患者服毒或染毒的原因，根据不同的心理特点予以心理疏导，以诚恳的态度为患者提供情感上的支持，并认真做好家属的思想工作。

（蔡　虹）

第三节　百草枯中毒

百草枯（PQ）又名克芜踪、对草快，是目前应用的除草剂之一，对人、牲畜有很强的毒性作用，在酸或中性溶液中稳定，接触土壤后迅速失活。百草枯可经胃肠道、皮肤和呼吸道吸收，我国报道中以口服中毒多见。

一、病因与中毒机制

常为口服自杀或误服中毒，成年人口服致死量为 2~6g。百草枯进入人体后，迅速分布到全身各器官组织，以肺和骨骼中浓度最高。其中毒机制尚未完全明确。目前一般认为，百草枯作为一种电子受体，作用于细胞内的氧化-还原过程，导致细胞膜脂质过氧化，引起以肺部病变为主类似于氧中毒损害的多脏器损害。病理改变：早期肺泡充血、水肿、炎症细胞浸润，晚期为肺间质纤维化。百草枯对皮肤、黏膜亦有刺激性和腐蚀性。

二、病情评估与判断

（一）健康史

重点询问患者中毒的时间和经过，现场的急救措施，毒物侵入途径，服毒剂量及患者既往健康状况等。

（二）临床表现

患者的中毒表现与毒物摄入途径、速度、量及其基础健康状态有关，也有个体差异。百草枯中毒患者绝大多数系口服所致，且常表现为多脏器功能损伤或衰竭，其中肺的损害常见而突出。

1. 局部刺激反应　①皮肤接触部位发生接触性皮炎、皮肤灼伤，表现为暗红斑、水疱、溃疡等。②高浓度药物污染指甲，指甲可出现脱色、断裂甚至脱落。③眼睛接触药物则引起结膜、角膜灼伤，并可形成溃疡。④经呼吸道吸入后，产生鼻、喉刺激症状和鼻出血等。

2. 呼吸系统　肺损伤是最严重和最突出的病变。小剂量中毒者早期可无呼吸系统症状，少数患者表现为咳嗽、咳痰、胸闷、胸痛、呼吸困难、发绀及肺水肿。大剂量服毒者可在 24~48 小时内出现呼吸困难、发绀、肺水肿、肺出血，常在 1~3 天内因急性呼吸窘迫综合征（ARDS）死亡。肺损伤者多于 2~3 周死于弥漫性肺纤维化所致呼吸衰竭。

3. 消化系统　口服中毒者有口腔、咽喉部烧灼感，舌、咽、食管及胃黏膜糜烂、溃疡，吞咽困难、恶心、呕吐、腹痛、腹泻，甚至出现呕血、便血、胃肠穿孔等。部分患者于中毒后 2~3 天出现中毒性肝病，表现为肝脏肿大、肝区疼痛、黄疸、肝功能异常等。

4. 泌尿系统　中毒后 2~3 天可出现尿频、尿急、尿痛等膀胱刺激症状，尿常规、血肌酐和尿素氮异常，严重者发生急性肾衰竭。

5. 中枢神经系统　表现为头痛、头晕、幻觉、抽搐、昏迷等。

6. 其他　可有发热、心肌损害、纵隔及皮下气肿、贫血等。

（三）严重程度分型

1. 轻型　摄入量<20mg/kg，无临床症状或仅有口腔黏膜糜烂、溃疡，可出现呕吐、腹泻。

2. 中-重型　摄入量 20~40mg/kg，部分患者可存活，但多数患者 2~3 周内死于呼吸衰竭。服后立即呕吐者，数小时内出现口腔和喉部溃疡、腹痛、腹泻，1~4 天内出现心动过速、低血压、肝损害、肾衰竭，1~2 周内出现咳嗽、咯血、胸腔积液，随着肺纤维化出现，肺功能进行性恶化。

3. 暴发型　摄入量>40mg/kg，多数于中毒 1~4 天内死于多器官功能衰竭。口服后立即呕吐者，数小时到数天内出现口腔咽喉部溃疡、腹痛、腹泻、胰腺炎、中毒性心肌炎、肝肾衰竭、抽搐、昏迷甚至死亡。

（四）辅助检查

取患者尿液或血标本检测百草枯。血清百草枯检测有助于判断病情的严重程度和预后，血清百草枯浓度≥30mg/L，预后不良。服毒6小时后尿液可测出百草枯。

三、救治与护理

（一）救治原则

百草枯中毒目前尚无特效解毒剂，尽量在中毒早期控制病情发展，阻止肺纤维化的发生。

1. 现场急救　一经发现，即给予催吐并口服白陶土悬液，或者就地取材用泥浆水100~200mL口服。

2. 减少毒物吸收　尽快脱去污染的衣物，清洗被污染的皮肤、毛发、眼部。给予洗胃、口服吸附剂、导泻等措施减少毒物的继续吸收。

3. 促进毒物排泄　除常规输液、应用利尿药外，应尽早在患者服毒后6~12小时内进行血液灌流或血液透析，首选血液灌流，其对毒物的清除率是血液透析的5~7倍。

4. 防治肺损伤和肺纤维化　及早按医嘱给予自由基清除剂，如维生素C、维生素E、还原型谷胱甘肽、茶多酚等。早期大剂量应用肾上腺糖皮质激素，可延缓肺纤维化的发生，降低百草枯中毒的死亡率。中到重度中毒患者可使用环磷酰胺。

5. 对症与支持疗法　保护胃黏膜，保护肝、肾、心脏功能，防治肺水肿，积极控制感染。出现中毒性肝病、肾衰竭时提示预后差，应积极给予相应的治疗措施。

（二）护理措施

1. 即刻护理措施　①尽快脱去污染的衣物，用肥皂水彻底清洗被污染的皮肤、毛发；眼部受污染时立即用流动清水冲洗，时间>15分钟。②用碱性液体（如肥皂水）充分洗胃后，口服吸附剂（活性炭或白陶土）以减少毒物的吸收，继之用20%甘露醇（250mL加等量水稀释）或33%硫酸镁溶液100mL口服导泻；由于百草枯具有腐蚀性，洗胃时应避免动作过大导致食管或胃穿孔。③开放气道，保持呼吸道通畅。④按医嘱给予心电、血压监护，密切监测患者的生命体征。

2. 血液灌流的护理　①密切监测患者的生命体征，如有异常及时通知医生。②血液灌流中可能会出现血小板减少，密切注意患者有无出血倾向，如牙龈出血、便血、血尿、意识改变等，谨防颅内出血。③严格无菌操作，监测体温，预防感染。④妥善固定血管通路，防止脱管，观察敷料情况，定期给予换药。

3. 肺损伤的护理　监测血气分析指标，观察患者是否有呼吸困难、发绀等表现。一般不主张吸氧，以免加重肺损伤，故仅在PaO_2<40mmHg或出现ARDS时可使用浓度>21%的氧气吸入，或使用呼气末正压通气（PEEP）给氧。肺损伤早期给予正压机械通气联合使用激素对百草枯中毒引起的难治性低氧血症患者具有重要意义。

4. 消化道的护理　除早期有消化道穿孔的患者外，均应给予流质饮食，保护消化道黏膜，防止食管粘连、缩窄。应用质子泵抑制剂保护消化道黏膜。

5. 口腔溃疡的护理　加强对口腔溃疡、炎症的护理，可应用冰硼散、珍珠粉等喷洒于口腔创面，促进愈合，减少感染机会。

（蔡　虹）

第四节　一氧化碳中毒

一氧化碳（CO）为含碳物质不完全燃烧所产生的一种无色、无臭、无味和无刺激性的气体。吸入过量一氧化碳气体引起的中毒称一氧化碳中毒，俗称煤气中毒。

一、病因与中毒机制

（一）病因

1. 生活中毒　当通风不良时，家庭用煤炉、燃气热水器所产生的一氧化碳以及煤气泄漏或在密闭空调车内滞留时间过长等均可引起一氧化碳中毒。火灾现场空气中一氧化碳浓度可高达10%，也可引起一氧化碳中毒。

2. 工业中毒　炼钢、炼焦、烧窑、矿井放炮等过程中均可产生大量一氧化碳，如果炉门关闭不严、管道泄漏或通风不良，便可发生一氧化碳中毒。煤矿瓦斯爆炸时亦有大量一氧化碳产生，容易发生一氧化碳中毒。

（二）中毒机制

一氧化碳经呼吸道吸入进入血液系统后，立即与血红蛋白（Hb）结合形成稳定的碳氧血红蛋白（COHb）。CO与Hb的亲和力比氧与Hb的亲和力大240倍，而COHb的解离速度仅为氧合血红蛋白的1/3 600。COHb不仅不能携带氧，而且还影响氧合血红蛋白的解离，阻碍氧的释放和传递，导致低氧血症，引起组织缺氧。一氧化碳还可影响细胞内氧的弥散，抑制细胞呼吸。急性一氧化碳中毒导致脑缺氧后，脑血管迅即麻痹扩张，脑容积增大。脑内三磷酸腺苷（ATP）在无氧情况下迅速耗尽，钠钾泵不能正常运转，钠离子蓄积于细胞内，导致细胞内水肿。血管内皮细胞肿胀，又造成脑血液循环障碍，进一步加剧了脑组织缺血缺氧。随着酸性代谢产物增多及血-脑脊液屏障通透性增高，发生细胞间质水肿。缺氧和脑血液循环障碍，可促使血栓形成、缺血性坏死或广泛的脱髓鞘病变，致使一部分急性一氧化碳中毒患者经假愈期后，又出现迟发性脑病

二、病情评估与判断

（一）健康史

有一氧化碳接触史。注意了解中毒时所处的环境、停留时间以及突发昏迷情况。

（二）临床表现

与空气中含氧量、一氧化碳浓度、血中COHb浓度、暴露一氧化碳时间以及是否伴有其他有毒气体（如二氧化硫、二氯甲烷等）有关，也与患者中毒前的健康状况以及中毒时的体力活动有关。

1. 神经系统　①中毒性脑病：急性一氧化碳中毒引起的大脑弥漫性功能和器质性损害。不同程度的意识障碍、精神症状、抽搐、癫痫、偏瘫、单瘫、震颤等。②脑水肿：意识障

· 59 ·

碍、呕吐、颈抵抗、视神经盘水肿等。③脑疝：昏迷加深、呼吸不规则、瞳孔不等圆、光反应消失。④皮肤自主神经营养障碍：少数重症患者在四肢、躯干出现红肿或大小不等的水泡并可连成片。

2. **呼吸系统**　可出现急性肺水肿和急性呼吸窘迫综合征（ARDS）的表现。

3. **循环系统**　少数病例可发生休克、心律失常，急性左心衰竭的发生率极低。

4. **泌尿系统**　由于呕吐、入液量不足、脱水、尿量减少和血压降低等因素可引起急性肾小管坏死和急性肾衰竭。

5. **休克**　表现为血压降低，脉压差缩小，脉搏细速，四肢末梢湿冷，皮肤苍白，毛细血管充盈时间延长，少尿或无尿等。

6. **急性一氧化碳中毒迟发脑病**　指患者神志清醒后，经过一段看似正常的假愈期（多为2~3周）后发生以痴呆、精神症状和锥体外系异常为主的神经系统疾病。表现为：①精神异常或意识障碍，呈痴呆、谵妄、木僵或去大脑皮质状态。②锥体外系神经障碍，出现震颤麻痹综合征，表现为表情淡漠、四肢肌张力增强、静止性震颤、前冲步态等。③锥体系神经损害，如偏瘫、病理征阳性或大小便失禁等。④大脑皮质局灶性功能障碍，表现为失明、失语、不能站立或继发性癫痫。⑤脑神经及周围神经损害，如视神经萎缩、听神经损害及周围神经病变等。

（三）**辅助检查**

1. **血液COHb定性法和定量法**　其中定量检测血COHb浓度可信度高。

2. **实验室检查**　血清酶学检查，例如磷酸肌酸酶（CPK）、乳酸脱氢酶（LDH）、天门冬氨酸转氨酶（AST）、丙氨酸转氨酶（ALT）在一氧化碳中毒时可达到正常值的10~100倍。血清酶学异常增高与血气分析结合分析是诊断一氧化碳中毒的重要实验室指标。此外，重症患者应将肾功能检查作为常规检测项目。

（四）**病情严重程度评估与判断**

1. **病情严重度**

（1）轻度中毒：血液COHb浓度为10%~20%。患者表现为不同程度头痛、头晕、乏力、恶心、呕吐、心悸、四肢无力等。

（2）中度中毒：血液COHb浓度为30%~40%。患者除上述症状外，可出现胸闷、呼吸困难、烦躁、幻觉、视物不清、判断力降低、运动失调、腱反射减弱、嗜睡、浅昏迷等，口唇黏膜可呈樱桃红色，瞳孔对光反射、角膜反射可迟钝。

（3）重度中毒：血液COHb浓度达40%~60%。患者迅速出现昏迷、呼吸抑制、肺水肿、心律失常和心力衰竭，各种反射消失，可呈去大脑皮质状态。还可发生脑水肿伴惊厥、上消化道出血、吸入性肺炎等。部分患者出现压迫性肌肉坏死（横纹肌溶解症），坏死肌肉释放的肌球蛋白可引起急性肾小管坏死和肾衰竭。

一氧化碳中毒患者若出现以下情况提示病情危重：①持续抽搐、昏迷达8小时以上。②$PaO_2 < 36mmHg$，$PaCO_2 > 50mmHg$。③昏迷，伴严重的心律失常或心力衰竭。④并发肺水肿。

2. **预后**　轻度中毒可完全恢复。重症患者昏迷时间过长者，多提示预后严重，但也有不少患者仍能恢复。迟发性脑病恢复较慢，有少数可留有持久性症状。对预后进行量化判定，可利用四项评分标准，格拉斯哥昏迷评分（GCS），Barthel 指数评分，简易智力状况检查评分（MMSE）和改良的肌张力评分。

三、救治与护理

（一）救治原则

1. **现场急救** 迅速将患者转移至空气新鲜处，松开衣领，保持呼吸道通畅，将昏迷患者摆成侧卧位，避免呕吐物误吸。给予高流量、高浓度的现场氧疗。

2. **急诊科救治** 首先是高流量、高浓度氧疗和积极的支持治疗，包括气道管理、血压支持、稳定心血管系统、纠正酸碱平衡和水电解质平衡失调，合理脱水、纠正肺水肿和脑水肿，改善全身缺氧所致主要脏器（脑、心、肺、肾）功能失调。当严重低氧血症持续，经吸痰、吸氧等积极处理低氧血症不能改善时，应及时行气管插管。

（二）护理措施

1. **即刻护理措施** ①保持呼吸道通畅，给予吸氧。②昏迷并高热和抽搐患者，降温和解痉的同时应注意保暖，防止自伤和坠伤。③开放静脉通路，按医嘱给予输液和药物治疗。

2. **氧疗** 氧疗能加速血液 COHb 解离和一氧化碳排出，是治疗一氧化碳中毒最有效的方法。氧疗的原则是高流量、高浓度，患者脱离中毒现场后应立即给氧。常压下鼻导管吸氧改善缺氧需要很长时间，与标准氧疗相比，高压氧治疗能增加血液中物理溶解氧含量，提高总体氧含量，缩短昏迷时间和病程，预防迟发性脑病发生。一般高压氧治疗每次 1~2 小时，1~2 次／日。症状缓解和血液 COHb 浓度降至 5% 时可停止吸氧。

3. **高压氧护理** 重症患者应及早采用高压氧治疗。

（1）进舱前护理：认真观察患者生命体征，了解患者的中毒情况及健康史。给患者更换全棉衣服，注意保暖，严禁火种、易燃、易爆物品进入氧舱。对轻度中毒患者，教会其在加压阶段进行吞咽、咀嚼等动作，保持咽鼓管通畅，避免中耳、鼓膜气压伤，并介绍进舱须知、一般性能、治疗效果、治疗过程中可能出现的不良反应及预防方法、注意事项等，以取得患者合作。

（2）陪舱护理：需要医护人员陪舱的重症患者，进入氧舱后，如带有输液，开始加压时，要将液体平面调低，并注意输液速度变化。保持呼吸道通畅，患者平卧，头偏向一侧，及时清除呼吸道分泌物。密切观察患者神志、瞳孔、呼吸、心率、血压变化。观察有无氧中毒情况。注意翻身，防止局部受压形成破溃或发生压疮，烦躁患者要防止受伤。减压时，舱内温度会降低，注意保暖，并将输液的液平面调高，以免减压时液平面降低使空气进入体内。

4. **"选择性脑部亚低温"治疗** 即通过颅脑降温进行脑部的选择性降温，使脑温迅速下降并维持在亚低温水平（33~35℃），肛温在 37.5℃ 左右。对昏迷患者可早期应用亚低温疗法，昏迷未清醒的患者亚低温持续 3~5 天，特别注意复温过程不宜过快。

5. **用药护理** 严重中毒时，在积极纠正缺氧同时应给予脱水疗法。遵医嘱给予 50% 葡萄糖溶液、20% 甘露醇或呋塞米。根据患者病情，参考其生命体征、神志、瞳孔、眼底变化和影像学变化，特别注意观察是否有过度脱水表现。此外，还可给予糖皮质激素、抗抽搐药物及促进脑细胞功能恢复的药物降低颅内压和恢复脑功能。

6. 病情观察　注意观察患者：①基本生命体征，尤其是呼吸和体温。高热和抽搐患者更应密切观察，防止坠床和自伤。②瞳孔大小、液体出入量及静脉滴速等，防治脑水肿、肺水肿及水、电解质代谢紊乱等并发症发生。③神经系统的表现及皮肤、肢体受压部位损害情况，如有无急性痴呆性木僵、癫痫、失语、惊厥、肢体瘫痪、压疮、皮肤水疱及破溃，防止受伤和皮肤损害。

7. 一般护理　患者发病早期就出现认知功能障碍，特别容易走失，应向家属交代可能发生的病情变化，避免意外。随着病情进展患者大小便失禁，肌张力高，行动困难，此时家属和医护人员对其护理要特别重视。重症卧床患者应给予对症支持治疗，半卧位姿势，翻身拍背，避免食管胃内容物反流而引起吸入性肺炎和反复感染；肢体摆放恰当，避免肢体痉挛、挛缩和足下垂；进食困难者给予鼻饲饮食，计算出入量和热量。在康复医师指导下进行肢体被动性功能锻炼。

8. 健康教育　加强预防一氧化碳中毒的宣传。居室内火炉要安装管道、烟囱，其室内结构要严密，防止泄漏，室外结构要通风良好。不要在密闭空调车内滞留时间过长。厂矿使用煤气或产生煤气的车间、厂房要加强通风，配备一氧化碳浓度监测、报警设施。进入高浓度一氧化碳环境内执行紧急任务时，要戴好特制的一氧化碳防毒面具，系好安全带。出院时留有后遗症的患者，应鼓励其继续治疗；痴呆或智力障碍患者，应嘱其家属悉心照顾，并教会家属对患者进行语言和肢体锻炼的方法。

（蔡　虹）

第五节　急性乙醇中毒

乙醇，俗称酒精，是无色、易燃、易挥发的液体，具有醇香气味，能与水或大多数有机溶剂混溶。一次过量饮入乙醇或酒类饮料，引起兴奋继而抑制的状态称急性乙醇中毒或急性酒精中毒。

一、病因与中毒机制

（一）病因

急性中毒主要是因过量饮酒所致。

（二）乙醇的吸收与代谢

乙醇吸收后迅速分布于全身，10%以原形从肺、肾排出，90%在肝脏代谢、分解。在肝脏内先后被转化为乙醛、乙酸后，最终代谢为二氧化碳和水。当过量酒精进入人体时，超过了肝脏的氧化代谢能力，即在体内蓄积并进入大脑。

（三）中毒机制

1. 抑制中枢神经系统功能　乙醇具有脂溶性，可通过血脑屏障并作用于大脑神经细胞膜上的某些酶，影响细胞功能。乙醇对中枢神经系统的作用呈剂量依赖性。小剂量可产生兴奋效应。随着剂量增加，可依次抑制小脑、网状结构和延髓，引起共济失调、昏睡、昏迷、呼吸或循环衰竭。

2. 干扰代谢　乙醇经肝脏代谢生成的代谢产物可影响体内多种代谢过程，使乳酸增多、酮体蓄积，导致代谢性酸中毒以及糖异生受阻，引起低血糖症。

二、病情评估与判断

（一）健康史

重点评估饮酒的种类、量、时间、酒精的度数及患者对酒精的耐受程度。

（二）临床表现

急性乙醇中毒临床表现与饮酒量及个人耐受性有关，分为三期：

1. 兴奋期　血乙醇浓度>50mg/dl，有欣快感、兴奋、多语、情绪不稳、喜怒无常，可有粗鲁行为或攻击行为，也可沉默、孤僻，颜面潮红或苍白，呼出气带酒味。

2. 共济失调期　血乙醇浓度>150mg/dl，表现为肌肉运动不协调，行动笨拙、步态不稳、言语含糊不清、眼球震颤、视物模糊、复视、恶心、呕吐、嗜睡等。

3. 昏迷期　血乙醇浓度>250mg/dl，患者进入昏迷期，表现为昏睡、瞳孔散大、体温降低。血乙醇浓度>400mg/dl时，患者陷入深昏迷，心率快、血压下降，呼吸慢而有鼾音，并可出现呼吸、循环麻痹而危及生命。重症患者还可并发意外损伤，水、电解质紊乱，酸碱平衡失衡，低血糖症，肺炎，急性肌病，甚至出现急性肾衰竭等。

（三）辅助检查

1. 血清乙醇浓度　呼出气中乙醇浓度与血清乙醇浓度相当。
2. 动脉血气分析　可见轻度代谢性酸中毒。
3. 血生化检查　可见低血钾、低血镁和低血钙。
4. 血糖浓度　可见低血糖症。
5. 心电图检查　酒精中毒性心肌病可见心律失常和心肌损害。

（四）预后

急性乙醇中毒多数预后良好。若有心、肺、肝、肾病变者，昏迷长达10小时以上，或血中乙醇浓度>400mg/dl者，预后较差。

三、救治与护理

（一）救治原则

轻症患者无需治疗，昏迷患者应注意是否同时服用其他药物，重点是维持生命脏器的功能，严重急性中毒时可用血液透析促使体内乙醇的排出。

（二）护理措施

1. 即刻护理措施　①保持气道通畅，吸氧。及时清除呕吐物及呼吸道分泌物，防止窒息，必要时配合给予气管插管、机械通气。②保暖，维持正常体温。③兴奋躁动患者应予适当约束，共济失调者应严格限制其活动，以免发生意外损伤。

2. 催吐或洗胃　乙醇经胃肠道吸收极快，一般不需催吐或洗胃。如果患者摄入酒精量极大或同时服用其他药物时，应尽早洗胃。

3. 病情观察　①观察患者生命体征、意识状态及瞳孔的变化。②监测心律失常和心肌损害的表现。③维持水、电解质和酸碱平衡。④低血糖是急性乙醇中毒最严重并发症之一，应密切监测血糖水平。急性意识障碍者可考虑应用葡萄糖溶液、维生素 B_1、维生素 B_6 等，以加速乙醇在体内的氧化。

4. 血液透析　当血乙醇浓度>500mg/dl，伴有酸中毒或同时服用其他可疑药物者，应及早行血液透析治疗。透析过程中密切观察患者的生命体征及反应。

5. 用药的护理　①纳洛酮：为阿片受体拮抗剂，具有兴奋呼吸和催醒的作用。由于其作用持续时间短，用药时需注意维持药效，尽量减少中断。心功能不全和高血压患者慎用。②地西泮：对烦躁不安或过度兴奋者，禁用吗啡、氯丙嗪及苯巴比妥类镇静药，以免引起呼吸抑制。可遵医嘱应用小剂量地西泮，使用时注意推注速度宜慢，不宜与其他药物或溶液混合。

6. 健康教育　①开展反对酗酒的宣传教育，积极响应世界卫生组织《减少有害使用酒精全球战略》（2010）。②创造替代条件，加强文娱体育活动。③早期发现嗜酒者，早期戒酒，进行相关并发症的治疗和康复治疗。

（蔡　虹）

第六节　急性镇静催眠药中毒

镇静催眠药是中枢神经系统抑制药，具有镇静和催眠作用，小剂量时可使人处于安静或嗜睡状态，大剂量可麻醉全身，包括延髓中枢。一次大剂量服用可引起急性镇静催眠药中毒。

一、病因与中毒机制

（一）病因

过量服用是镇静催眠药中毒的主要病因。

（二）中毒机制

1. 苯二氮䓬类　目前研究认为，苯二氮䓬类与苯二氮䓬受体结合后，可加强 γ-氨基丁酸（GABA）与 GABA 受体结合的亲和力，使与 GABA 受体偶联的氯离子通道开放，增强 GABA 对突触后的抑制功能。

2. 巴比妥类　与苯二氮䓬类作用机制相似，但两者的作用部位不同。苯二氮䓬类主要选择性作用于边缘系统，影响情绪和记忆力。巴比妥类主要作用于网状结构上行激活系统而引起意识障碍。巴比妥类对中枢神经系统的抑制有剂量-效应关系，随着剂量的增加，其作用逐步表现为镇静、催眠、麻醉甚至延髓中枢麻痹。

3. 非巴比妥非苯二氮䓬类　其对中枢神经系统的作用机制与巴比妥类药物相似。

4. 吩噻嗪类　主要作用于网状结构，抑制中枢神经系统多巴胺受体，抑制脑干血管运动和呕吐反射、阻断 α 肾上腺素能受体、抗组胺、抗胆碱能等。

二、病情评估与判断

（一）病情评估

1. 健康史　有可靠的应用镇静催眠药史，了解用药种类、剂量、服用时间、是否经常服用该药、服药前后是否有饮酒史以及病前有无情绪激动等。

2. 临床表现

（1）苯二氮䓬类中毒：中枢神经系统抑制较轻，主要表现为嗜睡、头晕、言语不清、意识模糊、共济失调。很少出现长时间深度昏迷、呼吸抑制、休克等严重症状。如果出现严重症状，应考虑是否同时合并其他药物中毒。

（2）巴比妥类中毒

①轻度中毒，表现为嗜睡，注意力不集中、记忆力减退、言语不清，可唤醒，有判断力和定向力障碍，步态不稳，各种反射存在，体温、脉搏、呼吸、血压一般正常。

②中度中毒，表现为昏睡或浅昏迷，腱反射消失、呼吸浅而慢、眼球震颤，血压仍可正常，角膜反射、咽反射仍存在。

③重度中毒，表现为进行性中枢神经系统抑制，由嗜睡到深昏迷。呼吸浅慢甚至停止、血压下降甚至休克、体温不升、腱反射消失、肌张力下降、胃肠蠕动减慢、皮肤可起大疱，可并发肺炎、肺水肿、脑水肿、急性肾衰竭而威胁生命。

（3）非巴比妥非苯二氮䓬中毒：临床表现与巴比妥类中毒相似，但各有其特点。

①水合氯醛中毒：心、肝、肾损害，可有心律失常，局部刺激性，口服时胃部烧灼感。

②格鲁米特中毒：意识障碍有周期性波动。有抗胆碱能神经症状，如瞳孔散大等。

③甲喹酮中毒：可有明显的呼吸抑制，出现锥体束征，如腱反射亢进、肌张力增强、抽搐等。

④甲丙氨酯中毒：常有血压下降。

（4）吩噻嗪类中毒：最常见表现为锥体外系反应。①震颤麻痹综合征。②不能静坐。③急性肌张力障碍反应，如斜颈、吞咽困难、牙关紧闭、喉痉挛等。④其他可表现为嗜睡、低血压、休克、心律失常、瞳孔散大、口干、尿潴留、肠蠕动减慢，甚至出现昏迷、呼吸抑制等，全身抽搐少见。

（二）病情判断

1. 病情危重指标　①昏迷。②气道阻塞、呼吸衰竭。③休克、急性肾衰竭。④合并感染，如肺炎等。

2. 预后　轻度中毒无需治疗即可恢复；中度中毒经精心护理和适当治疗，在24~48小时内大多可恢复；重度中毒患者可能需要3~5天才能恢复意识。其病死率低于5%。

三、救治与护理

（一）救治原则

1. 维持昏迷患者重要器官功能　①保持呼吸道通畅：深昏迷患者应酌情予气管插管，呼吸机辅助通气。②维持正常血压：输液补充血容量，若无效，可考虑给予血管活性药物。③心电监护：及时发现心律失常并酌情应用抗心律失常药物；密切监测血氧饱和度，及时发现低氧血症并予相应处理。④促进意识恢复：给予葡萄糖、维生素 B_1 和纳洛酮等。纳洛酮 0.4~0.8mg 静脉注射，可根据病情间隔15分钟重复一次。

2. 迅速清除毒物　①洗胃：口服中毒者早期用清水洗胃，服药量大者即使服药超过6小时仍需洗胃。②活性炭及导泻：活性炭对吸附各种镇静催眠药均有效，应用活性炭同时常给予硫酸钠导泻，一般不用硫酸镁导泻。③碱化尿液、利尿：可减少毒物在肾小管中的重吸收，使长效巴比妥类镇静催眠药的肾排泄量提高 5~9 倍。对吩噻嗪类中毒无效。④血液透析、血液灌流：对苯巴比妥和吩噻嗪类药物中毒有效，危重患者可考虑应用。对苯二氮䓬类无效。

3. 特效解毒剂　巴比妥类及吩噻嗪类中毒目前尚无特效解毒剂。氟马西尼是苯二氮䓬类特异性拮抗剂，能通过竞争性抑制苯二氮䓬类受体而阻断苯二氮䓬类药物的中枢神经系统作用。

4. 对症治疗　主要针对吩噻嗪类中毒，如呼吸抑制、昏迷、震颤麻痹综合征、肌肉痉挛及肌张力障碍、心律失常以及血流动力学不稳定等。

5. 治疗并发症　如肺炎、肝功能损害、急性肾衰竭等。

（二）护理措施

1. 即刻护理措施　保持呼吸道通畅；仰卧位时头偏向一侧，可防止呕吐物或痰液阻塞气道；及时吸出痰液，并给予持续氧气吸入，防止脑组织因缺氧而加重脑水肿；予心电血压监护，并尽快建立静脉通路等。

2. 严密观察病情　①意识状态和生命体征的观察：监测生命体征，观察患者意识状态、瞳孔大小、对光反应、角膜反射等。若瞳孔散大、血压下降、呼吸变浅或不规则，常提示病情恶化，应及时向医生报告，采取紧急处理措施。②药物治疗的观察：遵医嘱静脉输液，并密切观察药物作用、副作用及患者的反应，监测脏器功能变化，尽早防治各种并发症和脏器功能衰竭。

3. 饮食护理　昏迷时间超过 3~5 天，不易维持营养的患者，可由鼻饲补充营养及水分。应给予高热量、高蛋白易消化的流质饮食。

4. 心理护理和健康教育　对服药自杀患者，不宜让其单独留在病房内，以防止其再度自杀。向失眠者宣教导致睡眠紊乱的原因及避免失眠的常识。长期服用大量镇静催眠药的患者，包括长期服用苯巴比妥的癫痫患者，不能突然停药，应逐渐减量后停药。镇静催眠药处方的使用、保管应严加控制，特别是对情绪不稳定或精神不正常者，应慎重用药。要防止药物的依赖性。

（蔡　虹）

第五章

神经系统疾病的护理

第一节 短暂性脑缺血发作

1965 年，美国第四届脑血管病普林斯顿会议对短暂性脑缺血发作（TIA）的定义为：突然出现的局灶性或全脑的神经功能障碍，持续时间不超过 24 小时，且排除非血管源性原因。

2002 年，美国 TIA 工作组提出了新的 TIA 定义：由于局部脑或视网膜缺血引起的短暂性神经功能缺损发作，典型临床症状持续不超过 1 小时，且在影像学上无急性脑梗死的证据。

2009 年，美国卒中协会（ASA）发布的 TIA 定义：脑、脊髓或视网膜局灶性缺血所致的、不伴急性梗死的短暂性神经功能障碍。

我国 TIA 的专家共识中建议由于脊髓缺血诊断临床操作性差，暂推荐定义为：脑或视网膜局灶性缺血所致的、未伴急性梗死的短暂性神经功能障碍。

TIA 临床症状一般持续 10~15 分钟，多在 1 小时内，不超过 24 小时，不遗留神经功能缺损症状和体征，结构性影像学（CT、MRI）检查无责任病灶。

TIA 好发于 50~70 岁，男多于女，患者多伴有高血压、动脉粥样硬化、糖尿病或高脂血症等脑血管病的危险因素。

一、临床表现

TIA 起病突然，历时短暂，症状和体征出现后迅速达高峰，持续时间为数秒至数分钟、数小时，24 小时内完全恢复正常而无后遗症。各个患者的局灶性神经功能缺失症状常按一定的血管支配区而反复刻板地出现，多则一日数次，少则数周、数月甚至数年才发作 1 次，椎-基底动脉系统 TIA 发作较频繁。根据受累的血管不同，临床上将 TIA 分为两大类：颈内动脉系统和椎-基底动脉系统 TIA。

1. 颈内动脉系统 TIA　症状多样，以大脑中动脉支配区 TIA 最常见。常见的症状可有患侧上肢和（或）下肢无力、麻木、感觉减退或消失，亦可有失语、失读、失算、书写障碍，偏盲较少见，瘫痪通常以上肢和面部较重。短暂的单眼失明是颈内动脉分支眼动脉缺血的特征性症状，为颈内动脉系统 TIA 所特有。如果发作性偏瘫伴有瘫痪对侧的短暂单眼失明或视觉障碍，则临床上可诊断为失明侧颈内动脉短暂性脑缺血发作。上述症状可单独或合并出现。

2. 椎-基底动脉系统 TIA　有时仅表现为头昏、视物模糊、走路不稳等含糊症状而难以诊断，局灶性症状以眩晕为最常见，一般不伴有明显的耳鸣。若有脑干、小脑受累的症状如复视、构音障碍、吞咽困难、交叉性或双侧肢体瘫痪等感觉障碍、共济失调，则诊断较为明确，大脑后动脉供血不足可表现为皮质性盲和视野缺损。倾倒发作为椎-基底动脉系统 TIA 所特有，患者突然双下肢失去张力而跌倒在地，而无可觉察的意识障碍，患者可即刻站起，此乃双侧脑干网状结构缺血所致。枕后部头痛，猝倒，特别是在急剧转动头部或上肢运动后发作，上述症状均提示椎-基底动脉系供血不足并有颈椎病、锁骨下动脉盗血征等存在的可能。

3. 共同症状　症状既可见于颈内动脉系统，亦可见于椎-基底动脉系统。这些症状包括构音困难、同向偏盲等。发作时单独表现为眩晕（伴或不伴恶心、呕吐）、构音困难、吞咽困难、复视者，最好不要轻易诊断为 TIA，应结合其他临床检查寻找确切的病因。上述 2 种以上症状合并出现，或交叉性麻痹伴运动、感觉、视觉障碍及共济失调，即可诊断为椎-基底动脉系统 TIA 发作。

4. 发作时间　TIA 的时限短暂，持续 15 分钟以下，一般不超过 30 分钟，少数也可达 12~24 小时。

二、辅助检查

1. CT 和 MRI 检查　多数无阳性发现。恢复几天后，MRI 可有缺血改变。

2. TCD 检查　了解有无血管狭窄及动脉硬化程度。椎-基底动脉供血不足（VBI）患者早期发现脑血流量异常。

3. 单光子发射计算机断层显像（SPECT）检查　脑血流灌注显像可显示血流灌注减低区。发作和缓解期均可发现异常。

4. 其他检查　血生化检查血液成分或流变学检查等。

三、诊断

短暂性脑缺血发作的诊断主要是依据患者和家属提供的病史，而无客观检查的直接证据。临床诊断要点如下。

1. 突然的、短暂的局灶性神经功能缺失发作，在 24 小时内完全恢复正常。

2. 临床表现完全可用单—脑动脉病变解释。

3. 发作间歇期无神经系统体征。

4. 常有反复发作史，临床症状常刻板地出现。

5. 起病年龄大多在 50 岁以上，有动脉粥样硬化症。

6. 脑部 CT 或 MRI 检查排除其他脑部疾病。

四、治疗

1. 病因治疗　对病因明显的患者，应针对病因进行积极治疗，如控制高血压、糖尿病、高脂血症，治疗颈椎病、心律失常、血液系统疾病等等。

2. 抗血小板聚集治疗　抗血小板聚集剂可减少微栓子的发生，预防复发，常用药物有阿司匹林和噻氯匹定（抵克立得）。

3. 抗凝治疗　抗凝治疗适用于发作次数多，症状较重，持续时间长，且每次发作症状逐渐加重，又无明显禁忌证的患者，常用药物有肝素、低分子量肝素和华法林。

4. 危险因素的干预　控制高血压、糖尿病；治疗冠状动脉性疾病和心律不齐、充血性心力衰竭、瓣膜性心脏病；控制高脂血症；停用口服避孕药；停止吸烟；减少饮酒；适量运动。

5. 手术治疗　如颈动脉狭窄超过 70% 或药物治疗效果较差，反复发作者可进行颈动脉内膜剥脱术或者血管内支架及血管成形术。

6. 其他治疗　还可给予钙通道阻滞剂（如尼莫地平、氟桂利嗪）、脑保护治疗和中医中药（如丹参、川芎、红花、血栓通等）治疗。

五、护理评估

1. 健康史

（1）了解既往史和用药情况：①了解既往是否有原发性高血压病、心脏病、高脂血症及糖尿病病史，临床上 TIA 患者常伴有高血压、动脉粥样硬化、糖尿病或心脏病病史。②了解患者既往和目前的用药情况，患者的血压、血糖、血脂等各项指标是否控制在正常范围之内。

（2）了解患者的饮食习惯及家族史：①了解患者是否有肥胖、吸烟、酗酒，是否偏食、嗜食，是否长期摄入高胆固醇饮食，因为长期高胆固醇饮食常使血管发生动脉粥样硬化。②了解其长辈及亲属有无脑血管病的患病情况。

2. 身体状况

（1）询问患者的起病形式与发作情况，是否症状突然发作、持续时间是否短暂，本病一般为 5～30 分钟，恢复快，不留后遗症。是否反复发作，且每次发作出现的症状基本相同。

（2）评估有无神经功能缺失：①检查有无肢体乏力或偏瘫、偏身感觉异常，因为大脑中动脉供血区缺血可致对侧肢体无力或轻偏瘫、偏身麻木或感觉减退。②有无一过性单眼黑矇或失明、复视等视力障碍，以评估脑缺血的部位。颈内动脉分支眼动脉缺血可致一过性单眼盲，中脑或脑桥缺血可出现复视和眼外肌麻痹，双侧大脑后动脉距状支缺血因视皮质受累可致双眼视力障碍（暂时性皮质盲）。③有无跌倒发作和意识丧失，下部脑干网状结构缺血可致患者因下肢突然失去张力而跌倒，但意识清楚。④询问患者起病的时间、地点及发病过程，以了解记忆力、定向力、理解力是否正常，因为大脑后动脉缺血累及边缘系统时，患者可出现短时间记忆丧失，常持续数分钟至数十分钟，伴有对时间、地点的定向障碍，但谈话、书写和计算能力仍保持。⑤观察进食时有无吞咽困难，有无失语。脑干缺血所致延髓性麻痹或假性延髓性麻痹时，患者可出现吞咽障碍、构音不清，优势半球受累可出现失语症。⑥观察其有无步态不稳的情况，因为椎-基底动脉缺血导致小脑功能障碍可出现共济失调、步态不稳。

3. 心理-社会状况　评估患者是否因突然发病或反复发病而产生紧张、焦虑和恐惧的心理，或者患者因缺乏相关知识而麻痹大意。

六、护理问题

1. 肢体麻木、无力　神经功能缺失所致。
2. 潜在并发症　脑梗死。

七、护理措施

1. 一般护理　发作时卧床休息，注意枕头不宜太高，以枕高 15~25cm 为宜，以免影响头部的血液供应；转动头部时动作宜轻柔、缓慢，防止颈部活动过度诱发 TIA；平时应适当运动或体育锻炼，注意劳逸结合，保证充足睡眠。

2. 饮食护理　指导患者进食低盐低脂、清淡、易消化、富含蛋白质和维生素的饮食，多吃蔬菜、水果，戒烟酒，忌辛辣油炸食物和暴饮暴食，避免过分饥饿。并发糖尿病的患者还应限制糖的摄入，严格执行糖尿病饮食。

3. 症状护理

（1）对肢体乏力或轻偏瘫等步态不稳的患者，应注意保持周围环境的安全，移开障碍物，以防跌倒；教会患者使用扶手等辅助设施；对有一过性失明或跌倒发作的患者，如厕、沐浴或外出活动时应有防护措施。

（2）对有吞咽障碍的患者，进食时宜取坐位或半坐位，喂食速度宜缓慢，药物宜压碎，以利吞咽，并积极做好吞咽功能的康复训练。

（3）对有构音不清或失语症的患者，护士在实施治疗和护理活动过程中，注意言行不要有损患者自尊，鼓励患者用有效的表达方式进行沟通，表达自己的需要，并指导患者积极进行语言康复训练。

4. 用药护理　详细告知药物的作用机制、不良反应及用药注意事项，并注意观察药物疗效情况。①血液病，有出血倾向，严重的高血压和肝、肾疾病，消化性溃疡等均为抗凝治疗禁忌证。②抗凝治疗前需检查患者的凝血机制是否正常，抗凝治疗过程中应注意观察有无出血倾向，发现皮疹、皮下瘀斑、牙龈出血等立即报告医师处理。③肝素 50mg 加入生理盐水 500mL 静脉滴注时，速度宜缓慢，10~20 滴/分，维持 24~48 小时。④注意观察患者肢体无力或偏瘫程度是否减轻，肌力是否增加，吞咽障碍、构音不清、失语等症状是否恢复正常，如果上述症状呈加重趋势，应警惕缺血性脑卒中的发生；若为频繁发作的 TIA 患者，应注意观察每次发作的持续时间、间隔时间以及伴随症状，并做好记录，配合医师积极处理。

5. 心理护理　帮助患者了解本病治疗与预后的关系，消除患者的紧张、恐惧心理，保持乐观心态，积极配合治疗，并自觉改变不良生活方式，建立良好的生活习惯。

6. 安全护理

（1）使用警示牌提示患者，贴于床头呼吸带处，如小心跌倒、防止坠床。

（2）楼道内行走、如厕、沐浴有人陪伴，穿防滑鞋，卫生员清洁地面后及时提示患者。

（3）呼叫器置于床头，告知患者出现头晕、肢体无力等表现及时通知医护人员。

八、健康教育

1. 保持心情愉快、情绪稳定，避免精神紧张和过度疲劳。
2. 指导患者了解肥胖、吸烟酗酒及饮食因素与脑血管病的关系，改变不合理饮食习惯，选择低盐、低脂、充足蛋白质和丰富维生素饮食。少食甜食、限制钠盐，戒烟酒。

3. 生活起居有规律，养成良好的生活习惯，坚持适度运动和锻炼，注意劳逸结合，对经常发作的患者应避免重体力劳动，尽量不要单独外出。

4. 按医嘱正确服药，积极治疗高血压、动脉硬化、心脏病、糖尿病、高脂血症和肥胖症，定期监测凝血功能。

5. 定期门诊复查，尤其出现肢体麻木乏力、眩晕、复视或突然跌倒时应随时就医。

（韩　倩）

第二节　脑梗死

脑梗死是指各种原因所致脑部血液供应障碍，导致局部脑组织缺血、缺氧性坏死软化而出现相应神经功能缺损的一类临床综合征。脑梗死又称缺血性脑卒中，包括脑血栓形成、脑栓塞和腔隙性脑梗死等。脑梗死是卒中最常见类型，约占 70%~80%。好发于 60 岁以上的老年人，男女无明显差异。

脑梗死的基本病因为动脉粥样硬化，并在此基础上发生血栓形成，导致血液供应区域和邻近区域的脑组织血供障碍，引起局部脑组织软化、坏死；其次为血液成分改变和血流动力学改变等。本病常在静息或睡眠中起病，突然出现偏瘫、感觉障碍、失语、吞咽障碍和意识障碍等。其预后与梗死的部位、疾病轻重程度以及救治情况有关。病情轻、救治及时，能尽早获得充分的侧支循环，则患者可以基本治愈，不留后遗症；重症患者，因受损部位累及重要的中枢，侧支循环不能及时建立，则常常留有失语、偏瘫等后遗症；更为严重者，常可危及生命。

一、动脉粥样硬化性血栓性脑梗死

（一）病因

血栓性脑梗死最常见病因为动脉粥样硬化，其次为高血压、糖尿病和血脂异常，另外，各种性质的动脉炎、高半胱氨酸血症、血液异常或血流动力学异常也可视为脑血栓形成的病因。

（二）临床表现

中老年患者多见，常于静息状态或睡眠中起病，约 1/3 患者的前驱症状表现为反复出现TIA。根据动脉血栓形成部位不同，出现不同的临床表现。

1. 颈内动脉形成血栓　病灶侧单眼一过性黑矇，偶可为永久性视物障碍（因眼动脉缺血）或病灶侧 Horner 征（因颈上交感神经节后纤维受损）；颈动脉搏动减弱，眼或颈部血管杂音；对侧偏瘫、偏身感觉障碍和偏盲等（大脑中动脉或大脑中、前动脉缺血）；主侧半球受累可有失语症，非主侧半球受累可出现体象障碍；亦可出现晕厥发作或痴呆。

2. 大脑中动脉形成血栓

（1）主干闭塞：①三偏症状，病灶对侧中枢性面舌瘫及偏瘫、偏身感觉障碍和偏盲或象限盲，上下肢瘫痪程度基本相等。②可有不同程度的意识障碍。③主侧半球受累可出现失语症，非主侧半球受累可见体象障碍。

（2）皮质支闭塞：①上分支包括至眶额部、额部、中央回、前中央回及顶前部的分支，闭塞时可出现病灶对侧偏瘫和感觉缺失，面部及上肢重于下肢，Broca 失语（主侧半球）和体象障碍（非主侧半球）。②下分支包括至颞极及颞枕部，颞叶前、中、后部的分支，闭塞时常出现 Wernicke 失语、命名性失语和行为障碍等，而无偏瘫。

（3）深穿支闭塞：①对侧中枢性上下肢均等性偏瘫，可伴有面舌瘫。②对侧偏身感觉障碍，有时可伴有对侧同向性偏盲。③主侧半球病变可出现皮质下失语。

3. 大脑前动脉形成血栓

（1）主干闭塞：发生于前交通动脉之前，因对侧代偿可无任何症状。发生于前交通动脉之后可有：①对侧中枢性面舌瘫及偏瘫，以面舌瘫及下肢瘫为重，可伴轻度感觉障碍。②尿潴留或尿急（旁中央小叶受损）。③精神障碍如淡漠、反应迟钝、欣快、始动障碍和缄默等（额极与胼胝体受累），常有强握与吸吮反射（额叶病变）。④主侧半球病变可见上肢失用，亦可出现 Broca 失语。

（2）皮质支闭塞：①对侧下肢远端为主的中枢性瘫，可伴感觉障碍（胼周和胼缘动脉闭塞）。②对侧肢体短暂性共济失调、强握反射及精神症状（眶动脉及额极动脉闭塞）。

4. 大脑后动脉形成血栓

（1）主干闭塞：对侧偏盲、偏瘫及偏身感觉障碍（较轻），丘脑综合征，主侧半球病变可有失读症。

（2）皮质支闭塞：①因侧支循环丰富而很少出现症状，仔细检查可见对侧同向性偏盲或象限盲，而黄斑视力保存（黄斑回避现象）；双侧病变可有皮质盲。②主侧颞下动脉闭塞可见视觉失认及颜色失认。③顶枕动脉闭塞可见对侧偏盲，可有不定型的光幻觉痫性发作，主侧病损可有命名性失语；矩状动脉闭塞出现对侧偏盲或象限盲。

（3）深穿支闭塞：①丘脑穿通动脉闭塞产生红核丘脑综合征（病侧小脑性共济失调、意向性震颤、舞蹈样不自主运动，对侧感觉障碍）。②丘脑膝状体动脉闭塞可见丘脑综合征（对侧感觉障碍，深感觉为主，以及自发性疼痛、感觉过度、轻偏瘫，共济失调和不自主运动，可有舞蹈、手足徐动症和震颤等锥体外系症状）。③中脑支闭塞出现韦伯综合征（同侧动眼神经麻痹，对侧中枢性偏瘫），或贝内迪克特综合征（同侧动眼神经麻痹，对侧不自主运动）。

（4）后脉络膜动脉闭塞：罕见，主要表现对侧象限盲。

5. 基底动脉形成血栓

（1）主干闭塞：常引起脑干广泛梗死，出现脑神经、锥体束及小脑症状，如眩晕、呕吐、共济失调、瞳孔缩小、四肢瘫痪、肺水肿、消化道出血、昏迷、高热等，常因病情危重死亡。

（2）基底动脉尖综合征（TOB）：基底动脉尖端分出两对动脉即小脑上动脉和大脑后动脉，其分支供应中脑、丘脑、小脑上部、颞叶内侧及枕叶，故可出现以中脑病损为主要表现的一组临床综合征。临床表现：①眼动障碍及瞳孔异常，一侧或双侧动眼神经部分或完全麻痹、眼球上视不能（上丘受累）及一个半综合征，瞳孔对光反射迟钝而调节反应存在（顶盖前区病损）。②意识障碍，一过性或持续数天，或反复发作（中脑或丘脑网状激活系统受累）。③对侧偏盲或皮质盲。④严重记忆障碍（颞叶内侧受累）。

（3）其他：中脑支闭塞出现 Weber 综合征（动眼神经交叉瘫）、Benedikt 综合征（同侧动眼神经麻痹、对侧不自主运动）；脑桥支闭塞出现米亚尔-谷布勒综合征（外展、面神经麻痹，对侧肢体瘫痪）、福维尔综合征（同侧凝视麻痹、周围性面瘫，对侧偏瘫）。

6. **椎动脉形成血栓**　若双侧椎动脉粗细差别不大，当一侧闭塞时，因对侧供血代偿多不出现明显症状。当双侧椎动脉粗细差别较大时，优势侧闭塞多表现为小脑后下动脉闭塞综合征（瓦伦贝格综合征），主要表现：①眩晕、呕吐、眼球震颤（前庭神经核受损）。②交叉性感觉障碍（三叉神经脊束核及对侧交叉的脊髓丘脑束受损）。③同侧 Horner 综合征（交感神经下行纤维受损）。④吞咽困难和声音嘶哑（舌咽、迷走神经受损）。⑤同侧小脑性共济失调（绳状体或小脑受损）。由于小脑后下动脉的解剖变异较大，临床常有不典型的临床表现。

（三）辅助检查

1. **血液检查**　包括血常规、血流变、血糖、血脂、肾功能、凝血功能等。这些检查有助于发现脑梗死的危险因素并对病因进行鉴别。

2. **头颅 CT 检查**　是最常用的检查。脑梗死发病 24 小时内一般无影像学改变，24 小时后梗死区呈低密度影像。发病后尽快进行 CT 检查，有助于早期脑梗死与脑出血的鉴别。脑干和小脑梗死及较小梗死灶，CT 难以检出。

3. **MRI 检查**　与 CT 相比，此检查可以发现脑干、小脑梗死及小灶梗死。功能性 MRI，如弥散加权成像（DWI）可以早期（发病 2 小时以内）显示缺血组织的部位、范围，甚至可显示皮质下、脑干和小脑的小梗死灶，诊断早期梗死的敏感性为 88%~100%，特异性达 95%~100%。

4. **血管造影检查**　DSA 和 MRA 可以发现血管狭窄、闭塞和其他血管病变，如动脉炎、动脉瘤和动静脉畸形等。其中 DSA 是脑血管病变检查的金标准，但因对人体有创且检查费用、技术条件要求高，临床不作为常规检查项目。

5. **TCD 检查**　对评估颅内外血管狭窄、闭塞、血管痉挛或侧支循环建立的程度有帮助。用于溶栓治疗监测，对判断预后有参考意义。

（四）诊断

根据以下临床特点可明确诊断。

1. 中、老年患者，存在动脉粥样硬化、高血压、高血糖等脑卒中的危险因素。

2. 静息状态下或睡眠中起病，病前有反复的 TIA 发作史。

3. 偏瘫、失语、感觉障碍等局灶性神经功能缺损的症状和体征在数小时或数日内达高峰，多无意识障碍。

4. 结合 CT 或 MRI 可明确诊断。应注意与脑栓塞和脑出血等疾病鉴别。

（五）治疗

治疗流程实行分期、分型的个体化治疗。

1. **超早期溶栓治疗**　包括静脉溶栓和动脉溶栓治疗。静脉溶栓操作简便，准备快捷，费用低廉。动脉溶栓因要求专门（介入）设备，准备时间长，费用高而推广受到限制，其优点是溶栓药物用药剂量小，出血风险比静脉溶栓时低。

2. **脑保护治疗**　如尼莫地平、吡拉西坦、维生素 E 及其他自由基清除剂。

3. **其他治疗**　超早期治疗时间窗过后或不适合溶栓患者，可采用降纤、抗凝、抗血小板凝聚、扩血管、扩容药物、中医药、各种脑保护剂治疗，并及早开始康复训练。

（六）护理评估

1. 健康史

（1）了解既往史和用药情况：①询问患者的身体状况，了解既往有无脑动脉硬化、原发性高血压、高脂血症及糖尿病病史。②询问患者是否进行过治疗，目前用药情况怎样，是否按医嘱正确服用降压、降糖、降脂及抗凝药物。

（2）询问患者的起病情况：①了解起病时间和起病形式。②询问患者有无明显的头晕、头痛等前驱症状。③询问患者有无眩晕、恶心、呕吐等伴随症状，如有呕吐，了解是使劲呕出还是难以控制地喷出。

（3）了解生活方式和饮食习惯：①询问患者的饮食习惯，有无偏食、嗜食爱好，是否喜食腊味、肥肉、动物内脏等，是否长期摄入高盐、高胆固醇饮食。②询问患者有无烟酒嗜好及家族中有无类似疾病史或有卒中、原发性高血压史。

2. 身体状况

（1）观察神志、瞳孔和生命体征情况：①观察神志是否清楚，有无意识障碍及其类型。②观察瞳孔大小及对光反射是否正常。③观察生命体征，起病初始体温、脉搏、呼吸一般正常，病变范围较大或脑干受累时可见呼吸不规则等。

（2）评估有无神经功能受损：①观察有无精神、情感障碍。②询问患者双眼能否看清眼前的物品，了解有无眼球运动受限、眼球震颤及眼睑闭合不全，视野有无缺损。③观察有无口角㖞斜或鼻唇沟变浅，检查伸舌是否居中。④观察有无言语障碍、饮水反呛等。⑤检查患者四肢肌力、肌张力情况，了解有无肢体活动障碍、步态不稳及肌萎缩。⑥检查有无感觉障碍。⑦观察有无尿便障碍。

3. 心理-社会状况　观察患者是否存在因疾病所致焦虑等心理问题；了解患者和家属对疾病发生的相关因素、治疗和护理方法、预后、如何预防复发等知识的认知程度；了解患者家庭条件与经济状况及家属对患者的关心和支持度。

（七）护理问题

1. 躯体活动障碍　与运动中枢损害致肢体瘫痪有关。

2. 语言沟通障碍　与语言中枢损害有关。

3. 吞咽障碍　与意识障碍或延髓麻痹有关。

4. 有失用综合征的危险　与意识障碍、偏瘫所致长期卧床有关。

5. 焦虑/抑郁　与瘫痪、失语、缺少社会支持及担心疾病预后有关。

6. 知识缺乏　缺乏疾病治疗、护理、康复和预防复发的相关知识。

（八）护理措施

1. 一般护理　急性期不宜抬高患者床头，宜取头低位或放平床头，以改善头部的血液供应；恢复期枕头也不宜太高，患者可自由采取舒适的主动体位；应注意患者肢体位置的正确摆放，指导和协助家属被动运动和按摩患侧肢体，鼓励和指导患者主动进行有计划的肢体功能锻炼，如指导和督促患者进行 Bobath 握手和桥式运动，做到运动适度，方法得当，防止运动过度而造成肌腱牵拉伤。

2. 生活护理　卧床患者应保持床单位整洁和皮肤清洁，预防压疮的发生。尿便失禁的患者，应用温水擦洗臀部、肛周和会阴部皮肤，更换干净衣服和被褥，必要时洒肤疾散类粉剂或涂油膏以保护局部皮肤黏膜，防止出现湿疹和破损；对尿失禁的男患者可考虑使用体外导尿，如用接尿套连接引流袋等；留置导尿管的患者，应每日更换引流袋，接头处要避免反复打开，以免造成逆行感染，每4小时松开开关定时排尿，促进膀胱功能恢复，并注意观察尿量、颜色、性质是否有改变，发现异常及时报告医师处理。

3. 饮食护理　饮食以低脂、低胆固醇、低盐（高血压者）、适量糖类、丰富维生素为原则。少食肥肉、猪油、奶油、蛋黄、带鱼、动物内脏及糖果甜食等；多吃瘦肉、鱼虾、豆制品、新鲜蔬菜、水果和含碘食物，提倡食用植物油，戒烟酒。

有吞咽困难的患者，药物和食物宜压碎，以利吞咽；教会患者用吸水管饮水，以减轻或避免饮水呛咳；进食时宜取坐位或半坐位，予以糊状食物从健侧缓慢喂入；必要时鼻饲流质，并按鼻饲要求做好相关护理。

4. 安全护理　对有意识障碍和躁动不安的患者，床铺应加护栏，以防坠床，必要时使用约束带加以约束。对步行困难、步态不稳等运动障碍的患者，应注意其活动时的安全保护，地面保持干燥平整，防湿防滑，并注意清除周围环境中的障碍物，以防跌倒；通道和卫生间等患者活动的场所均应设置扶手；患者如厕、沐浴、外出时需有人陪护。

5. 用药护理　告知药物的作用与用法，注意观察药物的疗效与不良反应，发现异常情况，及时报告医师处理。

（1）使用溶栓药物进行早期溶栓治疗需经CT扫描证实无出血灶，患者无出血。溶栓治疗的时间窗为症状发生后3小时或3~6小时以内。使用低分子量肝素、巴曲酶、降纤酶、尿激酶等药物治疗时可发生变态反应及出血倾向，用药前应按药物要求做好皮肤过敏试验，检查患者凝血机制，使用过程中应定期查血常规和注意观察有无出血倾向，发现皮疹、皮下瘀斑、牙龈出血或女患者经期延长等立即报告医师处理。

（2）卡荣针扩血管作用强，需缓慢静脉滴注，6~8滴/分，100mL液体通常需4~6小时滴完。如输液速度过快，极易引起面部潮红、头晕、头痛及血压下降等不良反应。前列腺素E滴速为10~20滴/分，必要时加利多卡因0.1g同时静脉滴注，可以减轻前列腺素E对血管的刺激，如滴注速度过快，则可导致患者头痛、穿刺局部疼痛、皮肤发红，甚至发生条索状静脉炎。葛根素连续使用时间不宜过长，以7~10天为宜。因据报道此药连续使用时间过长时，易出现发热、寒战、皮疹等超敏反应，故使用过程中应注意观察患者有无上述不适。

（3）使用甘露醇脱水降颅内压时，需快速静脉滴注，常在15~20分钟内滴完，必要时还需加压快速滴注。滴注前需确定针头在血管内，因为该药漏在皮下，可引起局部组织坏死。甘露醇的连续使用时间不宜过长，因为长期使用可致肾功能损害和低血钾，故应定期检查肾功能和电解质。

（4）右旋糖酐40可出现超敏反应，使用过程中应注意观察患者有无恶心、苍白、血压下降和意识障碍等不良反应，发现异常及时通知医师并积极配合抢救。必要时，于使用前取本药0.1mL做过敏试验。

6. 心理护理　疾病早期，患者常因突然出现瘫痪、失语等产生焦虑、情感脆弱、易激惹等情感障碍；疾病后期，则因遗留症状或生活自理能力降低而形成悲观抑郁、痛苦绝望等不良心理。应针对患者不同时期的心理反应予以心理疏导和心理支持，关心患者的生活，尊重他（她）们的人格，耐心告知病情、治疗方法及预后，鼓励患者克服焦虑或抑郁心理，保持乐观心态，积极配合治疗，争取达到最佳康复水平。

（九）健康教育

1. 保持正常心态和有规律的生活，克服不良嗜好，合理饮食。

2. 康复训练要循序渐进，持之以恒，要尽可能做些力所能及的家务劳动，日常生活活动不要依赖他人。

3. 积极防治原发性高血压、糖尿病、高脂血症、心脏病。原发性高血压患者服用降压药时，要定时服药，不可擅自服用多种降压药或自行停药、换药，防止血压骤降骤升；使用降糖、降脂药物时，也需按医嘱定时服药。

4. 定期门诊复查　检查血压、血糖、血脂、心脏功能以及智力、瘫痪肢体、语言的恢复情况，并在医师的指导下继续用药和进行康复训练。

5. 如果出现头晕、头痛、视物模糊、言语不利、肢体麻木、乏力、步态不稳等症状时，请随时就医。

二、脑栓塞

脑栓塞是各种栓子随血流进入颅内动脉使血管腔急性闭塞，引起相应供血区脑组织坏死及功能障碍。根据栓子来源可分为：①心源性，占 60%~75%，常见病因为慢性心房纤颤、风湿性心瓣膜病等。②非心源性，动脉粥样硬化斑块脱落、肺静脉血栓、脂肪栓、气栓、脓栓等。③来源不明，约 30%的脑栓塞不能明确原因。

（一）临床表现

脑栓塞临床表现特点如下。

1. 可发生于任何年龄，以青壮年多见。

2. 多在活动中发病，发病急骤，数秒至数分钟达高峰。

3. 多表现为完全性卒中，意识清楚或轻度意识障碍；栓塞血管多为主干动脉，大脑中动脉、基底动脉尖常见。

4. 易继发出血。

5. 前循环的脑栓塞占 4/5，表现为偏瘫、偏身感觉障碍、失语或局灶性癫痫发作等。

6. 后循环的脑栓塞占 1/5，表现为眩晕、复视、交叉瘫或四肢瘫、共济失调、饮水呛咳及构音障碍等。

（二）辅助检查

1. 头颅 CT 检查　可显示脑栓塞的部位和范围。CT 检查在发病后 24~48 小时内病变部位呈低密度影像。发生出血性梗死时，在低密度梗死区可见 1 个或多个高密度影像。

2. 脑脊液检查　大面积梗死脑脊液压力增高，如非必要，应尽量避免此检查。亚急性感染性心内膜炎所致脑脊液含细菌栓子，白细胞增多；脂肪栓塞所致脑脊液可见脂肪球；出血性梗死时脑脊液呈血性或镜检可见红细胞。

3. 其他检查　应常规进行心电图、胸部 X 线和超声心动图检查。疑为感染性心内膜炎时，应进行血常规和细菌培养等检查。心电图检查可作为确定心律失常的依据和协助诊断心肌梗死；超声心动图检查有助于证实是否存在心源性栓子。

（三）诊断

既往有风湿性心脏病、心房颤动及大动脉粥样硬化、严重骨折等病史，突发偏瘫、失语等局灶性神经功能缺损，症状在数秒至数分钟内达高峰，即可做出临床诊断。头颅 CT 和 MRI 检查可确定栓塞的部位、数量及是否伴发出血，有助于明确诊断。应注意与脑血栓形成和脑出血等鉴别。

（四）治疗

1. 原发病治疗　积极治疗引起栓子产生的原发病，如风湿性心脏病、颈动脉粥样硬化斑块、长骨骨折等，给予对症处理。心脏瓣膜病的介入和手术治疗、感染性心内膜炎的抗生素治疗和控制心律失常等，可消除栓子来源，防止复发。

2. 脑栓塞治疗　与脑血栓形成的治疗相同，包括急性期的综合治疗，尽可能恢复脑部血液循环，进行物理治疗和康复治疗等。因本病易并发脑出血，溶栓治疗应严格掌握适应证。

（1）心源性栓塞：因心源性脑栓塞容易再复发，所以，急性期应卧床休息数周，避免活动量过大，减少再发的危险。

（2）感染性栓塞：感染性栓塞应用足量有效的抗生素，禁行溶栓或抗凝治疗，以防感染在颅内扩散。

（3）脂肪栓塞：应用肝素、低分子右旋糖酐、5%$NaHCO_3$ 及脂溶剂（如酒精溶液）等静脉点滴溶解脂肪。

（4）空气栓塞：指导患者采取头低左侧卧位，进行高压氧治疗。

3. 抗凝和抗血小板聚集治疗　应用肝素、华法林、阿司匹林，能防止被栓塞的血管发生逆行性血栓形成和预防复发。研究证据表明，脑栓塞患者抗凝治疗导致的梗死区出血，很少对最终转归带来不利影响。

当发生出血性梗死时，应立即停用溶栓、抗凝和抗血小板聚集的药物，防止出血加重，并适当应用止血药物、脱水降颅内压、调节血压等。脱水治疗过程应中注意保护心功能。

（五）护理评估

1. 健康史　评估患者的既往史和用药情况。询问患者是否有慢性心房纤颤、风湿性心瓣膜病等心源性疾病，是否有动脉粥样硬化斑块脱落、肺静脉血栓、脂肪栓、气栓、脓栓等非心源性疾病。

询问患者是否进行过治疗，目前用药情况怎样，是否按医嘱正确服用降压、降糖、降脂及抗凝药物。

2. 身体状况　评估患者是否有轻度意识障碍或偏瘫、偏身感觉障碍、失语或局灶性癫痫发作等症状。是否有眩晕、复视、交叉瘫或四肢瘫、共济失调、饮水呛咳及构音障碍等。

3. 心理-社会状况　观察患者是否存在因疾病所致焦虑等心理问题；了解患者和家属对疾病发生的相关因素、治疗和护理方法、预后、如何预防复发等知识的认知程度；了解患者家庭条件与经济状况及家属对患者的关心和支持度。

（六）护理问题

参见"本节一、动脉粥样硬化性血栓性脑梗死"。

（七）护理措施

1. 个人卫生的护理　个人卫生是脑栓塞患者自身护理的关键，定时擦身，更换衣裤，晒被褥等。并且注意患者的口腔卫生也是非常重要的。

2. 营养护理　患者需要多补充蛋白质、维生素、纤维素和电解质等营养。如果有吞咽障碍尚未完全恢复的患者，可以吃软的固体食物。多吃新鲜的蔬菜和水果，少吃油腻不消化、辛辣刺激的食物。

3. 心理护理　老年脑栓塞患者生活处理能力较弱，容易出现情绪躁动的情况，甚至会有失去治疗信心的情况，此时患者应保持良好的心理素质，提升治疗病患的信心，以有利于疾病的治愈，身体的康复。

（八）健康教育

1. 疾病预防指导　对有发病危险因素或病史者，指导进食高蛋白、高维生素、低盐、低脂、低热量清淡饮食，多食新鲜蔬菜、水果、谷类、鱼类和豆类，保持能量供需平衡，戒烟、限酒；应遵医嘱规则用药，控制血压、血糖、血脂和抗血小板聚集；告知改变不良生活方式，坚持每天进行 30 分钟以上的慢跑、散步等运动，合理休息和娱乐；对有 TIA 发作史的患者，指导在改变体位时应缓慢，避免突然转动颈部，洗澡时间不宜过长，水温不宜过高，外出时有人陪伴，气候变化时注意保暖，防止感冒。

2. 疾病知识指导　告知患者和家属本病的常见病因和控制原发病的重要性；指导患者遵医嘱长期抗凝治疗，预防复发；在抗凝治疗中定期门诊复诊，监测凝血功能，及时在医护人员指导下调整药物剂量。

3. 康复指导　告知患者和家属康复治疗的知识和功能锻炼的方法，帮助分析和消除不利于疾病康复的因素，落实康复计划，并与康复治疗师保持联系，以便根据康复情况及时调整康复训练方案。如吞咽障碍的康复方法包括：唇、舌、颜面肌和颈部屈肌的主动运动和肌力训练；先进食糊状或胶冻状食物，少量多餐，逐步过渡到普通食物；进食时取坐位，颈部稍前屈（易引起咽反射）；软腭冰刺激，咽下食物练习呼气或咳嗽（预防误咽）；构音器官的运动训练（有助于改善吞咽功能）。

4. 鼓励生活自理　鼓励患者从事力所能及的家务劳动，日常生活不过度依赖他人；告知患者和家属功能恢复需经历的过程，使患者和家属克服急于求成的心理，做到坚持锻炼，循序渐进。嘱家属在物质和精神上对患者提供帮助和支持，使患者体会到来自多方面的温暖，树立战胜疾病的信心。同时，也要避免患者产生依赖心理，增强自我照顾能力。

三、腔隙性脑梗死

腔隙性脑梗死是长期高血压引起脑深部白质及脑干穿通动脉病变和闭塞，导致缺血性微梗死，缺血、坏死和液化的脑组织由吞噬细胞移走而形成腔隙，约占脑梗死的 20%。病灶直径小于 2cm 的脑梗死，病灶多发可形成腔隙状态。

（一）临床表现

常见临床综合征有：①纯感觉性卒中。②纯运动性卒中。③混合性卒中。④共济失调性轻偏瘫。⑤构音障碍–手笨拙综合征。

（二）辅助检查

1. 血液生化检查　可见血糖、血清总胆固醇、血清三酰甘油和低密度脂蛋白增高。

2. TCD检查　可发现颈动脉粥样硬化斑块。

3. 影像学检查　头部CT扫描可见深穿支供血区单个或多个病灶，呈腔隙性阴影，边界清晰。MRI显示腔隙性病灶呈T_1等信号或低信号、T_2高信号，是最有效的检查手段。

（三）诊断

目前诊断标准尚未统一，以下标准可供参考：①中老年发病，有长期高血压病史。②临床表现符合常见腔隙综合征之一。③CT或MRI检查可证实存在与神经功能缺失一致的病灶。④预后良好，多在短期内恢复。

（四）治疗

目前尚无有效的治疗方法，主要是预防疾病的复发。

1. 有效控制高血压及各种类型脑动脉硬化是预防本病的关键。

2. 阿司匹林等抑制血小板聚集药物效果不确定，但常应用。

3. 活血化瘀类中药对神经功能恢复有益。

4. 控制其他可干预危险因素，如吸烟、糖尿病、高脂血症等。

（五）护理评估

1. 健康史

（1）了解既往史和用药史：询问患者既往是否有原发性高血压病、高脂血症、糖尿病病史；是否针对病因进行过治疗，能否按医嘱正确用药。

（2）了解患者的生活方式：询问患者的工作情况，是否长期精神紧张、过度疲劳，询问患者日常饮食习惯，有无嗜食、偏食习惯，是否长期进食高盐、高胆固醇饮食，有无烟酒嗜好等，因为上述因素均可加速动脉硬化，加重病情。

（3）评估起病形式：询问患者起病时间，了解是突然起病还是缓慢发病，起病常较突然，多为急性发病，部分为渐进性或亚急性起病。

2. 身体状况

（1）评估有无神经功能受损：询问患者有无肢体乏力、感觉障碍现象，询问患者进食、饮水情况，了解有无饮水反呛、进食困难或构音障碍现象。病灶位于内囊后肢、脑桥基底部或大脑脚时，常可出现一侧面部和上下肢无力，对侧偏身或局部感觉障碍；病变累及双侧皮质延髓束时可出现假性延髓性麻痹的症状，如构音障碍、吞咽困难、进食困难、面部表情呆板等。

（2）评估患者的精神与智力情况：询问患者日常生活习惯，与患者进行简单的语言交流，以了解患者有无思维、性格的改变，有无智力的改变，脑小动脉硬化造成多发性腔隙性脑梗死时，患者表现出思维迟钝，理解能力、判断能力、分析能力和计算能力下降，常有性格改变和行为异常，少数患者还可出现错觉、幻觉、妄想等。

3. 心理-社会状况　本疾病可导致患者产生语言障碍，评估患者是否有情绪焦躁、痛苦的表现。

（六）护理问题

参见"本节一、动脉粥样硬化性血栓性脑梗死"。

（七）护理措施

1. 一般护理　轻症患者注意生活起居有规律，坚持适当运动，劳逸结合；晚期出现智力障碍时，要引导患者在室内或固定场所进行活动，外出时一定要有人陪伴，防止受伤和走失。

2. 饮食护理　予以富含蛋白质和维生素的低脂饮食，多吃蔬菜和水果，戒烟酒。

3. 症状护理

（1）对有肢体功能障碍和感觉障碍的患者，应鼓励和指导患者进行肢体功能锻炼，尽量坚持生活自理，并注意用温水擦洗患侧皮肤，促进感觉功能恢复。

（2）对有延髓性麻痹进食困难的患者，应给予制作精细的糊状食物，进食时取坐位或半坐位，进食速度不宜过快，应给患者充分的进餐时间，避免进食时看电视或与患者谈笑，以免分散患者注意力，引起窒息。

（3）对有精神症状的患者，床应加护栏，必要时加约束带固定四肢，以防坠床、伤人或自伤。

（4）对有智力障碍的患者，外出时需有人陪护，并在其衣服口袋中放置填写患者姓名、联系电话等个人简单资料的卡片，以防走失。

（5）对缺乏生活自理能力的患者，应加强生活护理，协助其沐浴、进食、修饰等，保持皮肤和外阴清洁。对有延髓性麻痹致进食呛咳的患者，如果体温增高，应注意是否有吸入性肺炎发生；同时还应注意观察患者是否有尿频、尿急、尿痛等现象，防止发生尿路感染。

4. 用药护理　告知药物的作用与用法，注意观察药物的疗效与不良反应，发现异常情况及时报告医师处理。

（1）对有痴呆、记忆力减退或精神症状的患者应注意督促按时服药并看到服下，同时注意观察药物疗效与不良反应。

（2）静脉注射尼莫同等扩血管药物时，尽量使用微量输液泵缓慢注射（8~10mL/h），并注意观察患者有无面色潮红、头晕、血压下降等不适，如有异常应报告医师及时处理。

（3）服用安理申的患者应注意观察有无肝、肾功能受损的表现，定时检查肝、肾功能。

5. 心理护理　关心体贴患者，鼓励患者保持情绪稳定和良好的心态，避免焦躁、抑郁等不良心理，积极配合治疗。

（八）健康教育

1. 避免进食过多动物油、黄油、奶油、动物内脏、蛋黄等高胆固醇饮食，多吃豆制品、鱼等优质蛋白食品，少吃糖。

2. 做力所能及的家务，以防自理能力快速下降；坚持适度的体育锻炼和体力劳动，以改善血液循环，增强体质，防止肥胖。

3. 注意安全，防止跌倒、受伤或走失。

4. 遵医嘱正确服药。

5. 定期复查血压、血脂、血糖等，如有症状加重须及时就医。

（韩　倩）

第三节 脑出血

脑出血（ICH）是指原发性非外伤性脑实质内的出血，也称自发性脑出血。我国发病率占急性脑血管病的30%，急性期病死率占30%~40%。绝大多数是高血压病伴发的脑小动脉病变在血压骤升时破裂所致，称为高血压性脑出血。老年人是脑出血发生的主要人群，以40~70岁为最主要的发病年龄。

脑出血最常见的病因是高血压并发小动脉硬化。血管的病变与高血脂、糖尿病、高血压、吸烟等密切相关。通常所说的脑出血是指自发性脑出血。患者往往于情绪激动、用力时突然发病。脑出血发病的主要原因是长期高血压、动脉硬化。绝大多数患者发病当时血压明显升高，导致血管破裂，引起脑出血。其次是脑血管畸形、脑淀粉样血管病、溶栓抗凝治疗所致脑出血等。

一、临床表现

1. 基底节区出血 约占全部脑出血的70%，其中以壳核出血最为常见，其次为丘脑出血。由于此区出血常累及内囊，并以内囊损害体征为突出表现，故又称内囊区出血；壳核出血又称内囊外侧型出血，丘脑出血又称内囊内侧型出血。

（1）壳核出血：系豆纹动脉尤其是其外侧支破裂所致。表现为对侧肢体轻偏瘫、偏身感觉障碍和同向性偏盲（"三偏"），优势半球出血常出现失语。凝视麻痹，呈双眼持续性向出血侧凝视。也可出现失用、体像障碍、记忆力和计算力障碍、意识障碍等。大量出血患者可迅速昏迷，反复呕吐，尿便失禁，在数小时内恶化，出现上部脑干受压征象，双侧病理征，呼吸深快不规则，瞳孔扩大固定，可出现去脑强直发作以至死亡。

（2）丘脑出血：系丘脑膝状动脉和丘脑穿通动脉破裂所致。临床表现与壳核出血相似，亦有突发对侧偏瘫、偏身感觉障碍、偏盲等。但与壳核出血不同处为偏瘫多为均等或基本均等，对侧半身深浅感觉减退，感觉过敏或自发性疼痛；特征性眼征表现为眼球向上注视麻痹，常向内下方凝视、眼球会聚障碍和无反应性小瞳孔等；可有言语缓慢而不清、重复言语、发音困难、复述差，朗读正常等丘脑性失语及记忆力减退、计算力下降、情感障碍、人格改变等丘脑性痴呆；意识障碍多见且较重，出血波及丘脑下部或破入第Ⅲ脑室可出现昏迷加深、瞳孔缩小、去皮质强直等中线症状。本型死亡率较高。

（3）尾状核头出血：较少见，临床表现与蛛网膜下隙出血相似，常表现为头痛、呕吐，有脑膜刺激征，无明显瘫痪，可有对侧中枢性面、舌瘫。有时可因头痛在CT检查时偶然发现。

2. 脑干出血 脑桥是脑干出血的好发部位，偶见中脑出血，延髓出血极少见。

（1）脑桥出血：表现为突然头痛、呕吐、眩晕、复视、注视麻痹、交叉性瘫痪或偏瘫、四肢瘫等。出血量较大时，患者很快进入意识障碍、针尖样瞳孔、去大脑强直、呼吸障碍，并可伴有高热、大汗、应激性溃疡等；出血量较少时可表现为一些典型的综合征，如Foville综合征、Millard-Gubler综合征和闭锁综合征等。

（2）中脑出血：表现为①突然出现复视、上睑下垂。②一侧或两侧瞳孔扩大、眼球不同轴、水平或垂直眼震、同侧肢体共济失调，也可表现为Weber或Benedikt综合征。③严重者很快出现意识障碍、去大脑强直。

（3）延髓出血：表现为①重症可突然出现意识障碍，血压下降，呼吸节律不规则，心律失常，继而死亡。②轻者可表现为不典型的 Wallenberg 综合征。

3. 小脑出血　小脑出血好发于小脑上动脉供血区，即半球深部齿状核附近，发病初期患者大多意识清楚或有轻度意识障碍，表现为眩晕、频繁呕吐、枕部剧烈头痛和平衡障碍等，但无肢体瘫痪是其常见的临床特点；轻症者表现出一侧肢体笨拙、行动不稳、共济失调和眼球震颤，无瘫痪；两眼向病灶对侧凝视，吞咽及发音困难，四肢锥体束征，病侧或对侧瞳孔缩小、对光反射减弱；晚期瞳孔散大，中枢性呼吸障碍，最后枕大孔疝死亡；暴发型则常突然昏迷，在数小时内迅速死亡。如出血量较大，病情迅速进展，发病时或发病后 12~24 小时出现昏迷及脑干受压征象，可有面神经麻痹、两眼凝视病灶对侧、肢体瘫痪及病理反射出现等。

4. 脑叶出血　脑叶出血也称为皮质下白质出血，可发生于任何脑叶。一般症状均略轻，预后相对较好。脑叶出血除表现为头痛、呕吐外，不同脑叶的出血，临床表现亦有不同。

（1）额叶出血：前额疼痛、呕吐、痫性发作较多见；对侧偏瘫、共同偏视、精神异常、智力减退等；优势半球出血时可出现 Broca 失语。

（2）顶叶出血：偏瘫较轻，而对侧偏身感觉障碍显著；对侧下象限盲；优势半球出血时可出现混合性失语，左右辨别障碍，失算、失认、失写（格斯特曼综合征）。

（3）颞叶出血：表现为对侧中枢性面舌瘫及上肢为主的瘫痪；对侧上象限盲；有时有同侧耳前部疼痛；优势半球出血时可出现 Wernicke 失语；可有颞叶癫痫、幻嗅、幻视。

（4）枕叶出血：主要症状为对侧同向性偏盲，并有黄斑回避现象，可有一过性黑矇和视物变形；有时有同侧偏瘫及病理征。

5. 脑室出血　脑室出血一般分为原发性和继发性两种。原发性脑室出血为脑室内脉络丛动脉或室管膜下动脉破裂出血，较为少见，占脑出血的 3%~5%。继发性者是由于脑内出血量大，穿破脑实质流入脑室，常伴有脑实质出血的定位症状和体征。根据脑室内血肿大小可将脑室出血分为全脑室积血（Ⅰ型）、部分性脑室出血（Ⅱ型）以及新鲜血液流入脑室内，但不形成血凝块者（Ⅲ型）3 种类型。Ⅰ型因影响脑脊液循环而急剧出现颅内压增高、昏迷、高热、四肢弛缓性瘫痪或呈去皮质状态，呼吸不规则。Ⅱ型及Ⅲ型仅有头痛、恶心、呕吐、脑膜刺激征阳性，无局灶性神经体征。出血量大、病情严重者迅速出现昏迷或昏迷加深，早期出现去皮质强直，脑膜刺激征阳性。常出现丘脑下部受损的症状及体征，如上消化道出血、中枢性高热、大汗、应激性溃疡、急性肺水肿、血糖增高、尿崩症等，病情多严重，预后不良。

二、辅助检查

1. 血常规及血液生化检查　白细胞可增多，超过 $10×10^9/L$ 者占 60%~80%，甚至可达 $(15~20)×10^9/L$，并可出现蛋白尿、尿糖、血尿素氮和血糖浓度升高。

2. 脑脊液检查　脑脊液（CSF）压力常增高，多为血性脑脊液。应注意重症脑出血患者，如诊断明确，不宜行腰穿检查，以免诱发脑疝导致死亡。

3. CT 检查　CT 检查可显示血肿部位、大小、形态、是否破入脑室，血肿周围有无低密度水肿带及占位效应、脑组织移位等。24 小时内出血灶表现为高密度，边界清楚。48 小时以后，出血灶高密度影周围出现低密度水肿带。

4. 数字减影血管造影（DSA）检查 对血压正常疑有脑血管畸形等的年轻患者，可考虑行 DSA 检查，以便进一步明确病因，积极针对病因治疗，预防复发。脑血管 DSA 对颅内动脉瘤、脑血管畸形等的诊断，均有重要价值。颈内动脉造影正位像可见大脑前、中动脉间距在正常范围，豆纹动脉外移。

5. MRI 检查 MRI 具有比 CT 更高的组织分辨率，且可直接多方位成像，无颅骨伪影干扰，又具有血管流空效应等特点，使对脑血管疾病的显示率及诊断准确性，比 CT 更胜一筹。CT 能诊断的脑血管疾病，MRI 均能做到；而对发生于脑干、颞叶和小脑等的血管性疾病，MRI 比 CT 更佳；对脑出血、脑梗死的演变过程，MRI 比 CT 显示更完整；对 CT 较难判断的脑血管畸形、烟雾病等，MRI 比 CT 更敏感。

6. TCD 检查 多普勒超声检查最基本的参数为血流速度与频谱形态。血流速度增加可表示高血流量、动脉痉挛或动脉狭窄；血流速度减慢则可能是动脉近端狭窄或循环远端阻力增高的结果。

三、诊断

脑出血的诊断要点为：①多为中老年患者。②多数患者有高血压病史，因某种因素血压急骤升高而发病。③起病急骤，多在兴奋状态下发病。④有头痛、呕吐、偏瘫，多数患者有意识障碍，严重者昏迷和脑疝形成。⑤脑膜刺激征阳性。⑥多数患者为血性脑脊液。⑦头颅 CT 和 MRI 可见出血病灶。

四、治疗

1. 保持呼吸通畅 注意气道管理，清理呼吸道分泌物，保证正常换气功能，有肺部感染时应用抗生素，必要时气管切开。

2. 降低颅内压 可选用 20% 甘露醇 125~250mL 静脉滴注，每 6~8 小时 1 次和（或）甘油果糖注射液 250mL 静脉滴注，12 小时 1 次或每日 1 次。呋塞米 20~40mg 静脉注射，每 6 小时、8 小时或 12 小时 1 次。也可根据病情应用白蛋白 5~10g 静脉滴注，每天 1 次。

3. 血压的管理 应平稳、缓慢降压，不能降压过急、过快，否则易致脑血流灌注不足，出现缺血性损害加重病情。

4. 高血压性脑出血的治疗 可不用止血药。有凝血障碍的可酌情应用止血药，如巴曲酶、6-氨基己酸、氨甲苯酸等。

5. 亚低温疗法 应用冰帽等设备降低头部温度，降低脑耗氧量，保护脑组织。

6. 中枢性高热者的治疗 可物理降温。

7. 预防性治疗 下肢静脉血栓形成及肺栓塞建议穿弹力袜进行预防。

8. 防治并发症 脑出血的并发症有应激性溃疡、电解质紊乱等。可根据病情选用质子泵阻滞剂（如奥美拉唑等）或 H_2 受体阻滞剂（如西咪替丁、法莫替丁等），根据患者出入量调整补液量，并补充氯化钾等，维持水电解质平衡，痫性发作可给予地西泮 10~20mg 缓慢静脉注射或苯巴比妥钠 100~200mg 肌内注射控制发作，一般不需长期治疗。

9. 外科手术治疗 必要时进行外科手术治疗。对于内科非手术治疗效果不佳，或出血量大，有发生脑疝征象的，或怀疑为脑血管畸形引起出血的，可外科手术治疗（去骨瓣减压术、小骨窗开颅血肿清除术、钻孔血肿抽吸术、脑室外引流术、微创穿刺颅内血肿碎吸引流术等）。手术指征：①基底节中等量以上出血（壳核出血≥30mL，丘脑出血≥15mL）。②小脑出血≥10mL或直径≥3cm或出现明显脑积水。③重症脑室出血。

五、护理评估

1. 健康史

（1）了解患者的既往史和用药情况：①询问患者既往是否有原发性高血压、动脉粥样硬化、高脂血症、血液病病史。②询问患者曾经进行过哪些治疗，目前用药情况怎样，是否持续使用过抗凝、降压等药物，发病前数日有无自行停服或漏服降压药的情况。

（2）询问患者的起病情况：①了解起病时间和起病形式。询问患者起病时间，当时是否正在活动，或者是在生气、大笑等情绪激动时，或者是在用力排便时。脑出血患者多在活动和情绪激动时起病，临床症状常在数分钟至数小时内达到高峰，观察患者意识状态，重症病人数分钟内可转入意识模糊或昏迷。②询问患者有无明显的头晕、头痛等前驱症状。大多数脑出血患者病前无预兆，少数患者可有头痛、头晕、肢体麻木等前驱症状。③了解有无头痛、恶心、呕吐等伴随症状。脑出血患者因血液刺激以及血肿压迫脑组织引起脑组织缺血、缺氧，发生脑水肿和颅内压增高，可致剧烈头痛和喷射状呕吐。

（3）了解患者的生活方式和饮食习惯：①询问患者工作与生活情况，是否长期处于紧张忙碌状态，是否缺乏适宜的体育锻炼和休息时间。脑出血患者常在活动和情绪激动时发病。②询问患者是否长期摄取高盐、高胆固醇饮食，高盐饮食可致水钠潴留，使原发性高血压加重；高胆固醇饮食与动脉粥样硬化密切相关。③询问患者是否有嗜烟、酗酒等不良习惯以及家族卒中病史。

2. 身体状况

（1）观察患者的神志、瞳孔和生命体征情况。①观察神志是否清楚，有无意识障碍及其类型：无论轻症或重症脑出血患者起病初时均可以意识清楚，随着病情加重，意识逐渐模糊，常常在数分钟或数十分钟内神志转为昏迷。②观察瞳孔大小及对光反射是否正常：瞳孔的大小与对光反射是否正常，与出血量、出血部位有密切关联，轻症脑出血患者瞳孔大小及对光反射均可正常；"针尖样"瞳孔为脑桥出血的特征性体征；双侧瞳孔散大可见于脑疝患者；双侧瞳孔缩小、凝视麻痹伴严重眩晕，意识障碍呈进行性加重，应警惕脑干和小脑出血的可能。③观察生命体征的情况：重症脑出血患者呼吸深沉带有鼾声，甚至呈潮式呼吸或不规则呼吸；脉搏缓慢有力，血压升高；当脑桥出血时，丘脑下部对体温的正常调节被阻断而使体温严重上升，甚至呈持续高热状态。如脉搏增快，体温升高，血压下降，则有生命危险。

（2）观察有无神经功能受损。①观察有无"三偏征"：大脑基底核为最常见的出血部位，当累及内囊时，患者常出现偏瘫、偏身感觉障碍和偏盲。②了解有无失语及失语类型，脑出血累及大脑优势半球时，常出现失语症。③有无眼球运动及视力障碍，除了内囊出血可发生"偏盲"外，枕叶出血可引起皮质盲；丘脑出血可压迫中脑顶盖，产生双眼上视麻痹而固定向下注视；脑桥出血可表现为交叉性瘫痪，头和眼转向非出血侧，呈"凝视瘫肢"状；小脑出血可有面神经麻痹，眼球震颤、两眼向病变对侧同向凝视。④检查有无肢体瘫痪及瘫痪类型，除内囊出血、丘脑出血和额叶出血引起"偏瘫"外，脑桥小量出血还可引起交叉性瘫痪，脑桥大量出血（血肿>5mL）和脑室大出血可迅即发生四肢瘫痪和去皮质强直发作。⑤其他，颞叶受累除了发生 Wernicke 失语外，还可引起精神症状；小脑出血则可出现眩晕、眼球震颤、共济失调、行动不稳、吞咽障碍。

3. 心理–社会状况　评估脑出血患者是否因有偏瘫、失语等后遗症，而产生抑郁、沮丧、烦躁、易怒、悲观失望等情绪反应；评估这些情绪是否对日后生活有一定的影响。

六、护理问题

1. 并发症　压疮、吸入性肺炎、泌尿系感染、深静脉血栓。
2. 生活自理能力缺陷　与脑出血卧床有关。
3. 潜在并发症　脑疝、上消化道出血。
4. 其他问题　吞咽障碍、语言沟通障碍。

七、护理措施

1. 一般护理　患者绝对卧床休息 4 周，抬高床头 15°～30°，以促进脑部静脉回流，减轻脑水肿；取侧卧位或平卧头侧位，防止呕吐物反流引起误吸。脑出血急性期患者应尽量就地治疗，避免不必要的搬动，并注意保持病房安静，严格限制探视。翻身时，注意保护头部，动作宜轻柔缓慢，以免加重出血，避免咳嗽和用力排便。神经系统症状稳定 48～72 小时后，患者即可开始早期康复锻炼，但应注意不可过度用力或憋气。恢复期的康复训练不可急于求成，应循序渐进、持之以恒。

2. 饮食护理　急性期患者给予高蛋白、高维生素、高热量饮食，并限制钠盐摄入（<3g/d）。有意识障碍、消化道出血的患者宜禁食 24～48 小时，然后酌情给予鼻饲流质，如牛奶、豆浆、藕粉、蒸蛋或混合匀浆等，4～5 次/日，每次约 200mL。恢复期患者应给予清淡、低盐、低脂、适量蛋白质、高维生素食物，戒烟酒，忌暴饮暴食。

3. 症状护理

（1）对神志不清、躁动或有精神症状的患者，床应加护栏，并适当约束，防止跌伤。

（2）注意保持呼吸道通畅：及时清除口鼻分泌物，协助患者轻拍背部，以促进痰痂的脱落排出，但急性期应避免刺激咳嗽，必要时可给予负压吸痰、吸氧及定时雾化吸入。

（3）协助患者完成生活护理：按时翻身，保持床单干燥整洁，保持皮肤清洁卫生，预防压疮的发生；如有闭眼障碍的患者，应涂四环素眼膏，并用湿纱布盖眼，保护角膜；昏迷和鼻饲患者应做好口腔护理，2 次/日。有尿便失禁的患者，注意及时用温水擦洗外阴及臀部，保持皮肤清洁、干燥。

（4）有吞咽障碍的患者，喂饭喂水时不宜过急，遇呕吐或反呛时应暂停喂食喂水，防止食物呛入气管引起窒息或吸入性肺炎，对昏迷等不能进食的患者可酌情予以鼻饲流质。

（5）注意保持瘫痪肢体功能位置，防止足下垂，被动运动关节和按摩患肢，防止手足挛缩、变形及神经麻痹，病情稳定后应尽早开始肢体功能锻炼和语言康复训练，以促进神经功能的早日康复。

（6）中枢性高热的患者先行物理降温，如温水擦浴、酒精浴、冰敷等，效果不佳时可给予退热药，并注意监测和记录体温的情况。

（7）密切观察病情，尤其是生命体征、神志、瞳孔的变化，及早发现脑疝的先兆表现，一旦出现，应立即报告医师及时抢救。

4. 用药护理　告知药物的作用与用法，注意观察药物的疗效与不良反应，发现异常情况，及时报告医师处理。

（1）颅内高压使用20%甘露醇静脉滴注脱水时，要保证绝对快速输入，20%的甘露醇50~100mL要在15~30分钟内滴完，注意防止药液外漏，并注意尿量与血电解质的变化，尤其应注意有无低血钾发生。①患者每日补液量可按尿量加500mL计算，在1 500~2 000mL以内，如有高热、多汗、呕吐或腹泻者，可适当增加入液量。②每日补钠50~70mmol/L，补钾40~50mmol/L。防止低钠血症，以免加重脑水肿。

（2）严格遵医嘱服用降压药，不可骤停和自行更换，亦不宜同时服用多种降压药，避免血压骤降或过低致脑供血不足。应根据患者的年龄、基础血压、病后血压等情况判定最适血压水平，缓慢降压，不宜使用强降压药（如利舍平）。

（3）用地塞米松消除脑水肿时，因其易诱发上消化道应激性溃疡，应观察有无呃逆、上腹部饱胀不适、胃痛、呕血、便血等，注意胃内容物或呕吐物的性状，以及有无黑便；鼻饲流质的患者，注意观察胃液的颜色是否为咖啡色或血性，必要时可做隐血试验检查，如发现异常及时通知医师处理。

（4）躁动不安的患者可根据病情给予小量镇静、镇痛药；患者有抽搐发作时，可用地西泮静脉缓慢注射，或苯妥英钠口服。

5. 心理护理　主动关心患者与家属，耐心介绍病情及预后，消除其紧张焦虑、悲观抑郁等不良情绪，保持患者及家属情绪稳定，积极配合抢救与治疗。

八、健康教育

1. 避免情绪激动，去除不安、恐惧、愤怒、抑郁等不良情绪，保持正常心态。

2. 给予低盐低脂、适量蛋白质、富含维生素与纤维素的清淡饮食，多吃蔬菜、水果，少食辛辣刺激性强的食物，戒烟酒。

3. 生活有规律，保持排便通畅，避免排便时用力过度和憋气。

4. 坚持适度锻炼，避免重体力劳动。如坚持做保健体操、慢散步、打太极拳等。

5. 尽量做到日常生活自理，康复训练时注意克服急于求成的心理，做到循序渐进、持之以恒。

6. 定期复查血压、血糖、血脂、血常规等项目，积极治疗原发性高血压、糖尿病、心脏病等原发疾病。如出现头痛、呕吐、肢体麻木无力、进食困难、饮水呛咳等症状时需及时就医。

（韩　倩）

第四节　蛛网膜下隙出血

蛛网膜下隙出血（SAH）一般分为原发性蛛网膜下隙出血和继发性蛛网膜下隙出血。其中，原发性蛛网膜下隙出血是指脑底部或脑表面血管破裂后，血液流入蛛网膜下隙的急性出血性脑血管病；继发性蛛网膜下隙出血是指脑实质内出血、脑室出血、硬膜外或硬膜下血管破裂，血液穿破脑组织和蛛网膜，流入蛛网膜下隙。本节主要讨论原发性蛛网膜下隙出血。

一、病因

1. 颅内动脉瘤　最常见的病因（约占 50%~80%）。其中先天性粟粒样动脉瘤约占 75%，还可见高血压、动脉粥样硬化所致梭形动脉瘤及感染所致的真菌性动脉瘤等。

2. 血管畸形　约占 SAH 病因的 10%，其中动静脉畸形（AVM）占血管畸形的 80%。多见于青年人，90% 以上位于幕上，常见于大脑中动脉分布区。

3. 其他　如烟雾病（占儿童 SAH 的 20%）、颅内肿瘤、垂体卒中、血液系统疾病、颅内静脉系统血栓和抗凝治疗并发症等。

二、临床表现

1. 头痛　动脉瘤性 SAH 的典型表现是突发异常剧烈全头痛，头痛不能缓解或呈进行性加重。多伴发一过性意识障碍和恶心、呕吐。约 1/3 的动脉瘤性 SAH 患者发病前数日或数周有轻微头痛的表现，可持续数日不变，2 周后逐渐减轻，如头痛再次加重，常提示动脉瘤再次出血。但动静脉畸形破裂所致 SAH 头痛常不严重。局部头痛常可提示破裂动脉瘤的部位。

2. 脑膜刺激征　患者出现颈强直、Kernig 征和布鲁津斯基征等脑膜刺激征，以颈强直最多见，而老年、衰弱患者或小量出血者，可无明显脑膜刺激征。脑膜刺激征常于发病后数小时出现，3~4 周后消失。

3. 眼部症状　20% 患者眼底可见玻璃体下片状出血，发病 1 小时内即可出现，是急性颅内压增高和眼静脉回流受阻所致，对诊断具有提示作用。此外，眼球活动障碍也可提示动脉瘤所在的位置。

4. 精神症状　约 25% 的患者可出现精神症状，如欣快、谵妄和幻觉等，常于起病后 2~3 周内自行消失。

5. 其他症状　部分患者可出现脑心综合征、消化道出血、急性肺水肿和局限性神经功能缺损症状等。

三、并发症

1. 再出血　是 SAH 主要的急性并发症，指病情稳定后再次发生剧烈头痛、呕吐、痫性发作、昏迷甚至去脑强直发作，颈强直、Kernig 征加重，复查脑脊液为鲜红色。20% 的动脉瘤患者病后 10~14 天可发生再出血，使死亡率约增加一倍；动静脉畸形急性期再出血者较少见。

2. 脑血管痉挛（CVS）　发生于蛛网膜下隙中血凝块环绕的血管，痉挛严重程度与出血量相关，可导致约 1/3 以上病例脑实质缺血。临床症状取决于发生痉挛的血管，常表现为波动性的轻偏瘫或失语，有时症状还受侧支循环和脑灌注压的影响，对载瘤动脉无定位价值，是死亡和致残的重要原因。病后 3~5 天开始发生，5~14 天为迟发性血管痉挛高峰期，2~4 周逐渐消失。TCD 或 DSA 可帮助确诊。

3. 急性或亚急性脑积水　起病 1 周内约 15%~20% 的患者发生急性脑积水，血液进入脑室系统和蛛网膜下隙形成血凝块阻碍脑脊液循环通路所致。轻者出现嗜睡、思维缓慢、短时记忆受损、上视受限、展神经麻痹、下肢腱反射亢进等体征，严重者可造成颅内高压，甚至脑疝。亚急性脑积水发生于起病数周后，表现为隐匿出现的痴呆、步态异常和尿失禁。

4. 其他　5%~10%的患者发生癫痫发作，不少患者发生低钠血症。

四、辅助检查

1. 三大常规检查　起病初期常有白细胞增多，尿糖常可呈阳性但血糖大多正常，偶可出现蛋白尿。

2. 脑脊液检查　脑脊液（CSF）为均匀一致血性，压力增高（>200mmH$_2$O），蛋白含量增加。

3. 影像学检查　颅脑CT是确诊SAH的首选诊断方法，可见蛛网膜下隙高密度出血灶，并可显示出血部位、出血量、血液分布、脑室大小和有无再出血；MRI检查可发现动脉瘤或动静脉畸形。

4. 数字减影血管造影（DSA）检查　DSA检查可为SAH的病因诊断提供可靠依据，如发现动脉瘤的部位、显示解剖行程、侧支循环和血管痉挛情况；还可发现动静脉畸形、烟雾病、血管性肿瘤等。

5. 经颅多普勒超声检查　TCD检查可作为追踪监测SAH后脑血管痉挛的一个方法，具有无创伤性。

五、诊断

突然发生的持续性剧烈头痛、呕吐、脑膜刺激征阳性，伴或不伴意识障碍，检查无局灶性神经系统体征，应高度怀疑SAH。同时CT证实脑池和蛛网膜下隙高密度征象或腰穿检查示压力增高和血性脑脊液等可临床确诊。

六、治疗

急性期治疗原则为防治再出血、制止继续出血，防治继发性脑血管痉挛，减少并发症，寻找出血原因，治疗原发病和预防复发。

1. 一般处理　住院监护，绝对卧床4~6周，镇静、镇痛，避免引起颅内压增高的因素，如用力排便、咳嗽、喷嚏和情绪激动等，可选用足量镇静镇痛药、缓泻剂等对症处理。

2. 脱水降颅内压　可选甘露醇、呋塞米、清蛋白等。

3. 预防再出血　可给予6-氨基己酸（EACA）等抗纤溶药物治疗，维持2~3周。

4. 应用尼莫地平等钙通道阻滞剂　预防脑血管痉挛发生，推荐尼莫地平30~40mg口服，每日4~6次，连用3周。

5. 放脑脊液疗法　腰穿缓慢放出血性脑脊液，每次10~20mL，每周2次，可有效缓解头痛症状，并可减少脑血管痉挛及脑积水发生，但有诱发脑疝、动脉瘤破裂再出血、颅内感染等可能，应严格掌握适应证。

6. 外科手术或介入治疗　对于动脉瘤或动静脉畸形引起的SAH，可外科手术治疗或考虑介入栓塞等治疗，是根除病因预防复发的有效方法。

七、护理评估

1. 健康史

（1）了解既往史及用药情况：①询问患者既往身体状况，了解有无颅内动脉瘤、脑血管畸形和高血压动脉硬化病史。②询问患者有无冠心病、糖尿病、血液病、颅内肿瘤、脑炎病史。③询问患者是否进行过治疗，过去和目前的用药情况怎样。④了解患者有无抗凝治疗史等。

（2）询问患者起病的情况：①了解起病的形式。询问患者起病时间，了解是否在剧烈活动或情绪大悲大喜时急性起病，SAH 起病很急，常在剧烈活动或情绪激动时突然发病。②了解有无明显诱因和前驱症状。询问患者起病前数日内是否有头痛等不适症状，部分患者在发病前数日或数周有头痛、恶心、呕吐等"警告性渗漏"的前驱症状。③询问患者有无伴随症状。多见的有短暂意识障碍、项背部或下肢疼痛、畏光等伴随症状。

2. 身体状况

（1）观察神志、瞳孔及生命体征的情况，询问患者病情，了解患者有无神志障碍。少数患者意识始终清醒，瞳孔大小及对光反射正常；半数以上患者有不同程度的意识障碍，轻者出现神志模糊，重者昏迷逐渐加深。监测患者血压、脉搏状况，了解患者血压、脉搏有无改变。起病初期患者常可出现血压上升、脉搏加快、有时节律不齐，但呼吸和体温均可正常；由于出血和脑动脉痉挛对下丘脑造成的影响，24 小时以后患者可出现发热、脉搏不规则、血压波动、多汗等症状。

（2）评估有无神经功能受损：①活动患者头颈部，了解脑膜刺激征是否阳性，大多数患者在发病后数小时内即可出现脑膜刺激征，以颈强直最具特征性，Kernig 征及 Brudzinski 征均呈阳性。②了解患者有无瘫痪、失语及感觉障碍，这与出血引起脑水肿、血肿压迫脑组织，或出血后迟发性脑血管痉挛导致脑缺血、脑梗死等有关；大脑中动脉瘤破裂可出现偏瘫、偏身感觉障碍及抽搐；椎-基底动脉瘤可引起面瘫等脑神经瘫痪。③观察患者瞳孔，了解有无眼征。后交通动脉瘤可压迫眼神经而致上睑下垂、瞳孔散大、复视等麻痹症状，有时眼内出血亦可引起严重视力减退。④观察患者有无精神症状，少数患者急性期可出现精神症状，如烦躁不安、谵妄、幻觉等，且 60 岁以上的老年患者精神症状常较明显，大脑前动脉瘤可引起精神症状。⑤有无癫痫发作，脑血管畸形患者常有癫痫发作。

3. 心理-社会状况　评估患者的心理状态，主动与患者进行交谈，了解患者有无恐惧、紧张、焦虑及悲观绝望的心理。患者常因起病急骤，对病情和预后的不了解以及害怕进行 DSA 检查和开颅手术，易出现上述不良心理反应。

八、护理问题

1. 疼痛：头痛　与脑水肿、颅内高压、血液刺激脑膜或继发性脑血管痉挛有关。

2. 恐惧　与起病急骤，对病情和预后的不了解以及剧烈头痛、担心再出血有关。

3. 自理缺陷　与长期卧床（医源性限制）有关。

4. 潜在并发症　再出血、脑疝。

九、护理措施

1. 一般护理　头部稍抬高（15°～30°），以减轻脑水肿；尽量少搬动患者，避免振动其头部；即使患者神志清楚，无肢体活动障碍，也必须绝对卧床休息4～6周，在此期间，禁止患者洗头、如厕、淋浴等一切下床活动；避免用力排便、咳嗽、喷嚏，情绪激动，过度劳累等诱发再出血的因素。

2. 安全护理　对有精神症状的患者，应注意保持周围环境的安全，对烦躁不安等不合作的患者，床应加护栏，防止跌床，必要时遵医嘱予以镇静。有记忆力、定向力障碍的老年患者，外出时应有人陪护，注意防止患者走失或其他意外发生。

3. 饮食护理　给予清淡易消化、含丰富维生素和蛋白质的饮食，多食蔬菜水果。避免辛辣等刺激性强的食物，戒烟酒。

4. 头痛护理　注意保持病室安静舒适，避免声、光刺激，减少探视，指导患者采用放松术减轻疼痛，如缓慢深呼吸，听轻音乐，全身肌肉放松等。必要时可遵医嘱给予镇痛药。

5. 运动和感觉障碍的护理　应注意保持良好的肢体功能位，防止足下垂、爪形手、髋外翻等后遗症，恢复期指导患者积极进行肢体功能锻炼，用温水擦洗患肢，改善血液循环，促进肢体知觉的恢复。

6. 心理护理　关心患者，耐心告知病情、特别是绝对卧床与预后的关系，详细介绍DSA检查的目的、程序与注意事项，鼓励患者消除不安、焦虑、恐惧等不良情绪，保持情绪稳定，安静休养。

7. 用药护理　告知药物的作用与用法，注意观察药物的疗效与不良反应，发现异常情况，及时报告医师处理。

（1）使用20%甘露醇脱水治疗时，应快速静脉滴入，并确保针头在血管内。

（2）尼莫同静脉滴注时常刺激血管引起皮肤发红和剧烈疼痛，应通过三通阀与5%葡萄糖注射液或生理盐水溶液同时缓慢滴注，5～10mL/h，并密切观察血压变化，如果出现不良反应或收缩压<90mmHg，应报告医师适当减量、减速或停药处理；如果无三通阀联合输液，一般将50mL尼莫同针剂加入5%葡萄糖注射液500mL中静脉滴注、速度为15～20滴/分，6～8小时输完。

（3）使用6-氨基己酸止血时应特别注意有无双下肢肿胀疼痛等临床表现，谨防深静脉血栓形成，有肾功能障碍者应慎用。

十、健康教育

1. 预防再出血　告知患者情绪稳定对疾病恢复和减少复发的意义，使患者了解，并能遵医嘱绝对卧床并积极配合治疗和护理。指导家属关心、体贴患者，在精神和物质上对患者给予支持，减轻患者的焦虑、恐惧等不良心理反应。告知患者和家属再出血的表现，发现异常，及时就诊。女性患者1～2年内避免妊娠和分娩。

2. 疾病知识指导　向患者和家属介绍疾病的病因、诱因、临床表现、应进行的相关检查、病程和预后、防治原则和自我护理的方法。SAH患者一般在首次出血后3天内或3～4周后进行DSA检查，以避开脑血管痉挛和再出血的高峰期。应告知数字减影血管造影的相关知识，使患者和家属了解进行DSA检查以明确和去除病因的重要性，积极配合。

（韩　倩）

第六章

呼吸系统疾病的护理

第一节　急性呼吸道感染

一、急性上呼吸道感染

急性上呼吸道感染简称上感，为外鼻孔至环状软骨下缘包括鼻腔、咽或喉部急性炎症的概称。其特点是起病急、病情轻、病程短、可自愈，预后好，但发病率高，并具有一定的传染性。本病是呼吸道最常见的一种感染性疾病，发病不分年龄、性别、职业和地区，免疫功能低下者易感。全年皆可发病，以冬春季节多见，多为散发，但在气候突变时可小规模流行。

主要病原体是病毒，少数是细菌。人体对病毒感染后产生的免疫力较弱、短暂，病毒间也无交叉免疫，故可反复发病。

（一）病因与发病机制

1. 病因　常见病因为病毒，少数由细菌引起，可单纯发生或继发于病毒感染之后发生。病毒包括鼻病毒、冠状病毒、腺病毒、流感和副流感病毒以及呼吸道合胞病毒、埃可病毒和柯萨奇病毒等。细菌以口腔定植菌溶血性链球菌为多见，其次为流感嗜血杆菌、肺炎链球菌和葡萄球菌等，偶见革兰阴性杆菌。

2. 发病机制　正常情况下健康人的鼻咽部有病毒、细菌存在，一般不会发病。接触病原体后是否发病，取决于传播途径和人群易感性。淋雨、受凉、气候突变、过度劳累等可降低呼吸道局部防御功能，致使原存的病毒或细菌迅速繁殖引起发病。老幼体弱，免疫功能低下或有慢性呼吸道疾病如鼻窦炎、扁桃体炎者更易发病。病原体主要通过飞沫传播，也可由于接触患者污染的手和用具而传染。

（二）临床表现

1. 临床类型

（1）普通感冒：俗称"伤风"，又称急性鼻炎或上呼吸道卡他。以冠状病毒和鼻病毒为主要致病病毒。起病较急，主要表现为鼻部症状，如打喷嚏、鼻塞、流清水样鼻涕，早期有咽部干痒或烧灼感。2~3天后鼻涕变稠，可伴咽痛、流泪、味觉迟钝、呼吸不畅、声嘶、咳嗽等，有时由于咽鼓管炎致听力减退。严重者有发热、轻度畏寒和头痛等。体检可见鼻腔黏膜充血、水肿、有分泌物，咽部可轻度充血。若无并发症，一般经5~7天痊愈。

（2）急性病毒性咽炎和喉炎：急性病毒性咽炎常由鼻病毒、腺病毒、流感病毒、副流感病毒以及肠病毒、呼吸道合胞病毒等引起。临床表现为咽痒和灼热感，咽痛不明显，但合并链球菌感染时常有咽痛。体检可见咽部明显充血、水肿。急性喉炎多为流感病毒、副流感病毒及腺病毒等引起，临床表现为明显声嘶、讲话困难、可有发热、咽痛或咳嗽，咳嗽时咽喉疼痛加重。体检可见喉部充血、水肿，颌下淋巴结轻度肿大和触痛，有时可闻及喉部的喘息声。

（3）急性疱疹性咽峡炎：多由柯萨奇病毒 A 引起，表现为明显咽痛、发热，病程约为一周。查体可见咽部充血，软腭、腭垂、咽及扁桃体表面有灰白色疱疹及浅表溃疡，周围伴红晕。多发于夏季，儿童多见，成人偶见。

（4）急性咽结膜炎：主要由腺病毒、柯萨奇病毒等引起。表现为发热、咽痛、畏光、流泪、咽及结膜明显充血。病程 4~6 天，多发于夏季，由游泳传播，儿童多见。

（5）急性咽扁桃体炎：病原体多为溶血性链球菌，其次为流感嗜血杆菌、肺炎链球菌、葡萄球菌等。起病急，以咽、扁桃体炎症为主，咽痛明显、伴发热、畏寒，体温可达 39℃ 以上。查体可发现咽部明显充血，扁桃体肿大、充血，表面有黄色脓性分泌物。有时伴有颌下淋巴结肿大、压痛，而肺部查体无异常体征。

2. 并发症　一般预后良好，病程常在 1 周左右。少数患者可并发急性鼻窦炎、中耳炎、气管-支气管炎。以咽炎为表现的上呼吸道感染，部分患者可继发溶血性链球菌引起的风湿热、肾小球肾炎等，少数患者可并发病毒性心肌炎。

（三）辅助检查

1. 血液检查　病毒感染者，白细胞计数常正常或偏低，伴淋巴细胞比例升高。细菌感染者可有白细胞计数与中性粒细胞增多和核左移现象。

2. 病原学检查　因病毒类型繁多，一般无须进行此检查。需要时可用免疫荧光法、酶联免疫吸附法、血清学诊断或病毒分离鉴定等方法确定病毒的类型。细菌培养可判断细菌类型并做药物敏感试验以指导临床用药。

（四）诊断

根据鼻咽部的症状和体征，结合周围血象和阴性胸部 X 线检查可作出临床诊断。一般无须病因诊断，特殊情况下可进行细菌培养和病毒分离，或病毒血清学检查等确定病原体。但须与初期表现为感冒样症状的其他疾病鉴别，如过敏性鼻炎、流行性感冒、急性气管-支气管炎、急性传染病前驱症状等。

（五）治疗

治疗原则以对症处理为主，以减轻症状，缩短病程和预防并发症。

1. 对症治疗　病情较重或发热者或年老体弱者应卧床休息，忌烟，多饮水，室内保持空气流通。如有发热、头痛，可选用解热镇痛药如复方阿司匹林、索米痛片等口服。咽痛可用消炎喉片含服，局部雾化治疗。鼻塞、流鼻涕可用 1% 麻黄素滴鼻。

2. 抗菌药物治疗　一般不需用抗生素，除非有白细胞升高、咽部脓苔、咯黄痰和流鼻涕等细菌感染证据，可根据当地流行病学史和经验用药，可选口服青霉素、第一代头孢菌素、大环内酯类或喹诺酮类。

3. 抗病毒药物治疗　如无发热，免疫功能正常，发病超过 2 天一般无须应用。对于免疫缺陷患者，可早期常规使用广谱的抗病毒药，如利巴韦林和奥司他韦，可缩短病程。具有清热解毒和抗病毒作用的中药亦可选用，有助于改善症状，缩短病程。如板蓝根冲剂、银翘解毒片等。

（六）护理措施

1. 生活护理　症状轻者适当休息，避免过度疲劳；高热患者或年老体弱者应卧床休息。保持室内空气流通，温湿度适宜，定时空气消毒，进行呼吸道隔离，患者咳嗽或打喷嚏时应避免对着他人，防止交叉感染。饮食应给予高热量、高维生素的流质或半流质，鼓励患者多饮水及漱口，保持口腔湿润和舒适。患者使用的餐具、毛巾等可进行煮沸消毒。

2. 对症护理　高热者遵医嘱物理降温，如头部冷敷，冰袋置于大血管部位，温水或乙醇擦浴，4℃冷盐水灌肠等。注意30分钟后测量体温并记录。必要时遵医嘱药物降温。咽痛者可用淡盐水漱咽部或含服消炎喉片，声嘶者可行雾化疗法。

3. 病情观察　注意观察生命体征，尤其是体温变化及咽痛、咳嗽等症状的变化。警惕并发症，如中耳炎患者可有耳痛、耳鸣、听力减退、外耳道流脓；并发鼻窦炎者会出现发热、头痛加重、伴脓涕，鼻窦有压痛。

4. 用药护理　遵医嘱用药，注意观察药物不良反应。

5. 健康教育　积极体育锻炼，增强机体免疫力。生活饮食规律、改善营养。避免受凉、淋雨、过度疲劳等诱发因素，流行季节避免到公共场所。注意居住、工作环境的通风换气。年老体弱易感者应注意防护，上呼吸道感染流行时应戴口罩。

二、急性气管-支气管炎

急性气管-支气管炎是由生物、物理、化学刺激或过敏等因素引起的气管-支气管黏膜的急性炎症。临床症状主要为咳嗽和咳痰。常发生于寒冷季节或气候突变时，也可继发于上呼吸道感染，或为一些急性呼吸道传染病（麻疹、百日咳等）的一种临床表现。

（一）病因与发病机制

1. 感染　病毒或细菌是本病最常见的病因。常见的病毒有呼吸道合胞病毒、副流感病毒、腺病毒等。细菌以肺炎球菌、流感嗜血杆菌、链球菌和葡萄球菌较常见。

2. 理化因素　冷空气、粉尘、刺激性气体或烟雾对气管-支气管黏膜的急性刺激。

3. 过敏反应　花粉、有机粉尘、真菌孢子、动物毛皮及排泄物等的吸入，钩虫、蛔虫的幼虫在肺移行，或对细菌蛋白质的过敏均可引起本病。

感染是最主要的病因，过度劳累、受凉是常见诱因。

（二）临床表现

1. 症状　起病较急，通常全身症状较轻，可有发热，体温多于3~5天内恢复正常。大多先有上呼吸道感染症状，以咳嗽为主，初为干咳，以后有痰，黏液或黏液脓性痰，偶伴血痰。气管受累时在深呼吸和咳嗽时感胸骨后疼痛；伴支气管痉挛，可有气急和喘鸣。咳嗽、咳痰可延续2~3周才消失，如迁延不愈，可演变成慢性支气管炎。

2. 体征　体检肺部呼吸音粗，可闻及不固定的散在干、湿啰音，咳嗽后可减少或消失。

（三）辅助检查

病毒感染者白细胞正常或偏低，细菌感染者可有白细胞总数和中性粒细胞增高。胸部 X

线检查多无异常改变或仅有肺纹理增粗。痰涂片或培养可发现致病菌。

（四）诊断

1. 肺部可闻及散在干、湿性啰音，咳嗽后可减轻。

2. 胸部 X 线检查无异常改变或仅有肺纹理增粗。

3. 排除流行性感冒及某些传染病早期呼吸道症状，即可作出临床诊断。

4. 痰涂片或培养有助于病因诊断。

（五）治疗

1. 病因治疗　有细菌感染证据时应及时应用抗生素。可首选青霉素、大环内酯类，亦可选用头孢菌素类或喹诺酮类等药物或根据细菌培养和药敏实验结果选择药物。多数口服抗菌药物即可，症状较重者可肌内注射或静脉滴注给药。

2. 对症治疗　咳嗽剧烈而无痰或少痰可用右美沙芬、喷托维林镇咳。咳嗽痰黏而不易咳出，可口服祛痰剂如复方甘草合剂、盐酸氨溴索或溴己新等，也可行超声雾化吸入。支气管痉挛时可用平喘药，如茶碱类等。

（六）护理措施

1. 保持呼吸道通畅

（1）保持室内空气清新，温湿度适宜，减少对支气管黏膜的刺激，以利于排痰。

（2）注意休息，经常变换体位，叩击背部，指导并鼓励患者有效咳嗽，必要时行超声雾化吸入，以湿化呼吸道，利于排痰，促进炎症消散。

（3）遵医嘱使用抗生素、止咳祛痰剂、平喘剂，密切观察用药后的反应。

（4）哮喘性支气管炎的患者，注意观察有无缺氧症状，必要时给予吸氧。

2. 发热的护理

（1）密切观察体温变化，体温超过 39℃时采取物理降温或遵医嘱给予药物降温。

（2）保证充足的水分及营养的供给：多饮水，给营养丰富、易于消化的饮食。保持口腔清洁。

3. 健康教育

（1）增强体质，避免劳累，防治感冒。

（2）改善生活卫生环境，防止有害气体污染，避免烟雾刺激。

（3）清除鼻、咽、喉等部位的病灶。

（张阿娟）

第二节　慢性阻塞性肺疾病

慢性阻塞性肺疾病（COPD）是一组以气流受限为特征的肺部疾病，气流受限不完全可逆，呈进行性发展。COPD 是一种慢性气道阻塞性疾病的统称，主要指具有不可逆性气道阻塞的慢性支气管炎和肺气肿两种疾病。患者在急性发作期过后，临床症状虽有所缓解，但其肺功能仍在继续恶化，并且由于自身防御和免疫功能的降低以及外界各种有害因素的影响，经常反复发作，而逐渐产生各种心肺并发症。

COPD 是呼吸系统疾病中的常见病和多发病，患病率和病死率均居高不下。因肺功能进行性减退，严重影响患者的劳动力和生活质量，给家庭和社会造成巨大的负担，根据世界银行/世界卫生组织发表的研究，至 2020 年 COPD 将成为世界疾病经济负担的第五位。

一、病因与发病机制

确切的病因不清楚，但认为与肺部对香烟烟雾等有害气体或有害颗粒的异常炎症反应有关。这些反应存在个体易感因素和环境因素的互相作用。

1. 吸烟　吸烟为重要的发病因素，吸烟者慢性支气管炎的患病率比不吸烟者高 2~8 倍，烟龄越长，吸烟量越大，COPD 患病率越高。烟草中含焦油、尼古丁和氢氰酸等化学物质，可损伤气道上皮细胞和纤毛运动，促使支气管黏液腺和杯状细胞增生肥大，黏液分泌增多，气道净化能力下降。还可使氧自由基产生增多，诱导中性粒细胞释放蛋白酶，破坏肺弹力纤维，诱发肺气肿形成。

2. 职业粉尘和化学物质　接触职业粉尘及化学物质，如烟雾、变应原、工业废气及室内空气污染等，浓度过高或时间过长时，均可能产生与吸烟类似的 COPD。

3. 空气污染　大气中的有害气体如二氧化硫、二氧化氮、氯气等可损伤气道黏膜上皮，使纤毛清除功能下降，黏液分泌增加，为细菌感染增加条件。

4. 感染因素　感染亦是 COPD 发生发展的重要因素之一。病毒感染以流感病毒、鼻病毒、腺病毒和呼吸道合胞病毒为常见。细菌感染常继发于病毒感染，常见病原体为肺炎链球菌、流感嗜血杆菌、卡他莫拉菌和葡萄球菌等。这些感染因素造成气管、支气管黏膜的损伤和慢性炎症。

5. 蛋白酶-抗蛋白酶失衡　蛋白水解酶对组织有损伤、破坏作用；抗蛋白酶对弹性蛋白酶等多种蛋白酶具有抑制功能，其中 α-抗胰蛋白酶是活性最强的一种。蛋白酶增多或抗蛋白酶不足均可导致组织结构破坏并产生肺气肿。吸入有害气体、有害物质可以导致蛋白酶产生增多或活性增强，而抗蛋白酶产生减少或灭活加快；同时氧化应激、吸烟等危险因素也可以降低抗蛋白酶的活性。先天性 α-抗胰蛋白酶缺乏，多见北欧血统的个体，我国尚未见正式报道。

6. 氧化应激　有许多研究表明 COPD 患者的氧化应激增加。氧化物主要有超氧阴离子（具有很强的氧化性和还原性，过量生成可致组织损伤，在体内主要通过超氧歧化酶清除）、羟根（OH^-）、次氯酸（HCL^-）和一氧化氮（NO）等。氧化物可直接作用并破坏许多生化大分子如蛋白质、脂质和核酸等，导致细胞功能障碍或细胞死亡，还可以破坏细胞外基质；引起蛋白酶-抗蛋白酶失衡；促进炎症反应，如激活转录因子，参与多种炎症因子的转录，如 IL-8、TNF-α、NO 诱导合成酶和环氧化物诱导酶等。

7. 炎症机制　气道、肺实质及肺血管的慢性炎症是 COPD 的特征性改变，中性粒细胞、巨噬细胞、T 淋巴细胞等炎症细胞均参与了 COPD 发病过程。中性粒细胞的活化和聚集是COPD 炎症过程的一个重要环节，通过释放中性粒细胞弹性蛋白酶、中性粒细胞组织蛋白酶G、中性粒细胞蛋白酶 3 和基质金属蛋白酶引起慢性黏液高分泌状态并破坏肺实质。

8. 其他　如自主神经功能失调、营养不良、气温变化等都有可能参与 COPD 的发生、发展。

二、临床表现

（一）症状

起病缓慢、病程较长。主要症状如下。

1. 慢性咳嗽　咳嗽时间持续在 3 周以上，随病程发展可终身不愈。常晨间咳嗽明显，夜间有阵咳或排痰。

2. 咳痰　一般为白色黏液或浆液性泡沫性痰，偶可带血丝，清晨排痰较多。急性发作期痰量增多，可有脓性痰。

3. 气短或呼吸困难　早期在劳动时出现，后逐渐加重，以致在日常活动甚至休息时也感到气短，是 COPD 的标志性症状。

4. 喘息和胸闷　部分患者特别是重度患者或急性加重时支气管痉挛而出现喘息。

5. 其他　晚期患者有体重下降，食欲减退等。

（二）体征

早期体征可无异常，随疾病进展出现以下体征。

1. 视诊　胸廓前后径增大，肋间隙增宽，剑突下胸骨下角增宽，称为桶状胸。部分患者呼吸变浅，频率增快，严重者可有缩唇呼吸等。

2. 触诊　双侧语颤减弱。

3. 叩诊　肺部过清音，心浊音界缩小，肺下界和肝浊音界下降。

4. 听诊　两肺呼吸音减弱，呼气延长，部分患者可闻及湿性啰音和（或）干性啰音。

（三）并发症

1. 慢性呼吸衰竭　常在 COPD 急性加重时发生，其症状明显加重，发生低氧血症和（或）高碳酸血症，可具有缺氧和二氧化碳潴留的临床表现。

2. 自发性气胸　如有突然加重的呼吸困难，并伴有明显的发绀，患侧肺部叩诊为鼓音，听诊呼吸音减弱或消失，应考虑并发自发性气胸，通过 X 线检查可以确诊。

3. 慢性肺源性心脏病　由于 COPD 肺病变引起肺血管床减少及缺氧致肺动脉痉挛、血管重塑，导致肺动脉高压、右心室肥厚扩大，最终发生右心功能不全。

三、辅助检查

1. 肺功能检查　这是判断气流受限的主要客观指标，对 COPD 诊断、严重程度评价、疾病进展、预后及治疗反应等有重要意义。吸入支气管舒张药后第一秒用力呼气容积占用力肺活量百分比（FEV_1/FVC）<70% 及 FEV_1<80%预计值者，可确定为不能完全可逆的气流受限。肺总量（TLC）、功能残气量（FRC）和残气量（RV）增高，肺活量（VC）减低，表明肺过度充气，有参考价值。由于 TLC 增加不及 RV 增高程度明显，故 RV/TLC 增高大于40%有临床意义。

2. 胸部影像学检查　X 线胸片改变对 COPD 诊断特异性不高，早期可无变化，以后可出现肺纹理增粗、紊乱等非特异性改变，也可出现肺气肿改变。高分辨胸部 CT 检查对有疑问病例的鉴别诊断有一定意义。

3. 血气检查　对确定发生低氧血症、高碳酸血症、酸碱平衡失调以及判断呼吸衰竭的类型有重要价值。

4. 其他　COPD 合并细菌感染时，外周血白细胞增高，核左移。痰培养可能查出病原菌，常见病原菌为肺炎链球菌、流感嗜血杆菌、卡他莫拉菌、肺炎克雷白杆菌等。

四、诊断

1. 诊断依据　主要根据吸烟等高危因素史、临床症状、体征及肺功能检查等综合分析确定诊断。不完全可逆的气流受限是 COPD 诊断的必备条件。

2. 临床分级　根据 FEV_1/FVC、$FEV_1\%$ 预计值和症状可对 COPD 的严重程度做出分级（表6-1）。

表 6-1　COPD 的临床严重程度分级

分级	临床特征
Ⅰ级（轻度）	$FEV_1/FVC<70\%$
	$FEV_1\geqslant80\%$预计值
	伴或不伴有慢性症状（咳嗽，咳痰）
Ⅱ级（中度）	$FEV_1/FVC<70\%$
	$50\%\leqslant FEV_1<80\%$预计值
	常伴有慢性症状（咳嗽，咳痰，活动后呼吸困难）
Ⅲ级（重度）	$FEV_1/FVC<70\%$
	$30\%\leqslant FEV_1<50\%$预计值
	多伴有慢性症状（咳嗽，咳痰，呼吸困难），反复出现急性加重
Ⅳ级（极重度）	$FEV_1/FVC<70\%$
	$FEV_1<30\%$预计值或 $FEV_1<50\%$预计值
	伴慢性呼吸衰竭，可合并肺心病及右心功能不全或衰竭

3. COPD 病程分期　①急性加重期，指在慢性阻塞性肺疾病过程中，短期内咳嗽、咳痰、气短和（或）喘息加重，痰量增多，呈脓性或黏液脓性，可伴发热等症状。②稳定期，指患者咳嗽、咳痰、气短等症状稳定或症状较轻。

五、治疗

（一）稳定期治疗

1. 祛除病因　教育和劝导患者戒烟；因职业或环境粉尘、刺激性气体所致者，应脱离污染环境。接种流感疫苗和肺炎疫苗可预防流感和呼吸道细菌感染，避免它们引发的急性加重。

2. 药物治疗　主要是支气管舒张药，如 β_2 肾上腺素受体激动剂、抗胆碱能药、茶碱类和祛痰药、糖皮质激素，以平喘、祛痰，改善呼吸困难症状，促进痰液排泄。某些中药具有调理机体状况的作用，可予辨证施治。

3. 非药物治疗

（1）长期家庭氧疗（LTOT）：长期氧疗对 COPD 合并慢性呼吸衰竭患者的血流动力学、呼吸生理、运动耐力和精神状态产生有益影响，可改善患者生活质量，提高生存率。

①氧疗指征（具有以下任何一项）。静息时，$PaO_2 \leqslant 55mmHg$ 或 $SaO_2 < 88\%$，有或无高碳酸血症。$56mmHg \leqslant PaO_2 < 60mmHg$，$SaO_2 < 89\%$ 伴下述之一：继发红细胞增多（血细胞比容 $> 55\%$）；肺动脉高压（平均肺动脉压 $\geqslant 25mmHg$）；右心功能不全导致水肿。

②氧疗方法。一般采用鼻导管吸氧，氧流量为 $1.0 \sim 2.0L/min$，吸氧时间 > 15 小时/天，使患者在静息状态下，达到 $PaO_2 \geqslant 60mmHg$ 和（或）使 SaO_2 升至 90% 以上。

（2）康复治疗：康复治疗适用于中度以上 COPD 患者。其中呼吸生理治疗包括正确咳嗽、排痰方法和缩唇呼吸等；肌肉训练包括全身性运动及呼吸肌锻炼，如步行、踏车、腹式呼吸锻炼等；科学的营养支持与加强健康教育亦为康复治疗的重要方面。

（二）急性加重期治疗

最多见的急性加重原因是细菌或病毒感染。根据病情严重程度决定门诊或住院治疗。治疗原则为抗感染、平喘、祛痰、低流量持续吸氧。

六、护理问题

1. 气体交换受损　与呼吸道阻塞、呼吸面积减少引起通气和换气功能受损有关。

2. 清理呼吸道无效　与呼吸道炎症、阻塞、痰液过多有关。

3. 营养失调：低于机体需要量　与长期咳痰、呼吸困难致食欲下降或感染机体代谢加快有关。

4. 焦虑　与日常活动时供氧不足、疲乏有关、经济支持不足有关。

5. 活动无耐力　与疲劳、呼吸困难有关。

七、护理措施

1. 气体交换受损　与呼吸道阻塞、呼吸面积减少引起通气和换气功能受损有关。

（1）休息与体位：保持病室内环境安静、舒适，温度 $20 \sim 22℃$，湿度 $50\% \sim 60\%$。卧床休息，协助患者生活需要以减少患者氧耗。明显呼吸困难者摇高床头，协助身体前倾位，以利于辅助呼吸肌参与呼吸。

（2）病情观察：监测患者的血压、呼吸、脉搏、意识状态、血氧饱和度，观察患者咳嗽、咳痰情况，痰液的量、颜色及形状，呼吸困难有无进行性加重等。

（3）有效氧疗：COPD 氧疗一般主张低流量低浓度持续吸氧。对患者加强正确的氧疗指导，避免出现氧浓度过高或过低而影响氧疗效果。氧疗装置定期更换、清洁、消毒。急性加重期发生低氧血症者可鼻导管吸氧，或通过文丘里面罩吸氧。鼻导管给氧时，吸入的氧浓度与给氧流量有关，估算公式为吸入氧浓度（%）$= 21 + 4 \times$ 氧流量（L/min）。一般吸入氧浓度为 $28\% \sim 30\%$，应避免吸入氧浓度过高引起二氧化碳潴留。

（4）呼吸功能锻炼：在病情允许的情况下指导患者进行，以加强胸、膈呼吸肌肌力和耐力，改善呼吸功能。

①缩唇呼吸：目的是增加气道阻力，防止细支气管由于失去放射牵引和胸内高压引起的塌陷，以利于肺泡通气。方法：患者取端坐位，双手扶膝，舌尖放在下颌牙齿内底部，舌体略弓起靠近上颌硬腭、软腭交界处，以增加呼气时气流阻力，口唇缩成"吹口哨"的嘴形。吸气时闭嘴用鼻吸气，呼气时缩唇，慢慢轻轻呼出气体，吸气与呼气之比为 $1 : 2$，慢慢呼气达到 $1 : 4$。吸气时默数 1、2，呼气时默数 1、2、3、4。缩唇口型大小以能使距嘴唇 15～

20cm 处蜡烛火焰随气流倾斜但不熄灭为度。呼气是腹式呼吸组成部分，应配合腹式呼吸锻炼。每天 3~4 次，每次 15~30 分钟。

②腹式呼吸：目的为锻炼膈肌，增加肺活量，提高呼吸耐力。方法：根据病情采取合适体位，初学者以半卧位为宜。

仰卧位的腹式呼吸。让患者髋关节、膝关节轻度屈曲，全身处于舒适的体位。患者一手放在腹部上，另一只手放在上胸部，此时治疗师的手与患者的手重叠放置，进行缩唇呼吸。精神集中，让患者在吸气和呼气时感觉手的变化，吸气时治疗师发出指令让患者放置于腹部的手轻轻上抬，治疗师在呼气的结束时，快速地徒手震动并对横膈膜进行伸张，以促进呼吸肌的收缩，此训练是呼吸系统物理治疗的基础，要对患者进行充分的指导，训练的时间每次 5~10 分钟，训练的效果随次数增加显现。训练时注意：a. 把握患者的呼吸节律。顺应患者的呼吸节律进行呼吸指导可避免加重患者呼吸困难程度。b. 开始时不要进行深呼吸。腹式呼吸不是腹式深呼吸，在开始时期指导患者进行集中精力的深呼吸，可加重患者的呼吸困难。腹式呼吸的指导应在肺活量 1/3~2/3 通气量的程度上进行练习。应理解腹式深呼吸是充分的腹式呼吸。c. 应了解横膈的活动。横膈在吸气时向下方运动，腹部上升，了解横膈的运动，易理解腹式呼吸。

坐位的腹式呼吸。坐位的腹式呼吸的基础是仰卧位的腹式呼吸。患者采用的体位是坐在床上或椅子上足跟着地，让患者的脊柱伸展并保持尽量前倾坐位。患者一手放在膝外侧支撑体重，另一手放在腹部。治疗师一手放在患者的颈部，触及斜角肌的收缩。另一手放在患者的腹部，感受横膈的收缩。这样能够发现患者突然出现的意外和不应出现的胸式呼吸。正确的腹式呼吸是吸气时横膈膜开始收缩，然后斜角肌等呼吸辅助肌使收缩扩大，呼气时吸气肌放松处于迟缓状态。

立位的腹式呼吸。手法：患者用单手扶床栏或扶手支撑体重。上半身取前倾位。治疗师按照坐位的腹式呼吸指导法指导患者训练。

（5）用药护理：按医嘱给予支气管舒张气雾剂、抗生素等药物，并注意用药后的反应。应用氨茶碱后，患者在 21 日出现心率增快的症状，停用氨茶碱加用倍他乐克减慢心率治疗后好转。

2. 清理呼吸道无效　与呼吸道炎症、阻塞、痰液过多有关。

（1）减少尘埃与烟雾刺激，避免诱因，注意保暖。

（2）补充水分：饮水（保持每天饮水 1.5~2L 以上）、雾化吸入（每日 2 次，每次 20 分钟）及静脉输液，有利于痰液的稀释便于咳出。

（3）遵医嘱用药，口服及静滴沐舒坦祛痰，静滴氨茶碱扩张支气管。

（4）注意无菌操作，加强口腔护理。

（5）定时巡视病房，加强翻身、叩背、吸痰。指导患者进行深呼吸和有效的咳嗽咳痰，定期（每 2 小时）进行数次随意的深呼吸（腹式呼吸），吸气末屏气片刻，然后进行咳嗽；嘱患者经常变换体位以利于痰液咳出，保证呼吸道的通畅，防止肺不张等并发症。

3. 焦虑　与日常活动时供氧不足、疲乏有关、经济支持不足有关。

（1）入院时给予热情接待，注意保持病室的整洁、安静，为患者创造一个舒适的周围环境。

（2）鼓励家属陪伴，给患者心理上带来慰藉和亲切感，消除患者的焦虑。

（3）随时了解患者的心理状况，多与其沟通，讲解本病有关知识及预后情况，使患者对疾病有一定的了解，说明不良情绪对病情有害无利，积极配合会取得良好的效果。

（4）加强巡视病房，在患者夜间无法入睡时适当给予镇静治疗。

4. 营养失调：营养低于机体需要量　与长期咳痰、呼吸困难致食欲下降或感染机体代谢加快有关。

（1）评估营养状况并了解营养失调原因，宣传饮食治疗的意义和原则。

（2）制定适宜的饮食计划，呼吸困难可使热量和蛋白质消耗增加，因此应制定高热量、高蛋白、高维生素的饮食计划，不能进食或输注过多的糖类，以免产生大量 CO_2，加重通气负担。改善患者进食环境，鼓励患者进食。少量多餐，进软食，细嚼慢咽，避免进食易产气食物。

（3）便秘者给予高纤维素食物和水果，有心衰或水肿者应限制水钠的摄入。

（4）必要时静脉补充营养。

5. 健康教育

（1）COPD 的预防主要是避免发病的高危因素、急性加重的诱发因素以及增强机体免疫力。戒烟是预防 COPD 的重要措施，也是最简单易行的措施，在疾病的任何阶段戒烟都有益于防止 COPD 的发生和发展。

（2）控制职业和环境污染，减少有害气体或有害颗粒的吸入，可减轻气道和肺的异常炎症反应。

（3）积极防治婴幼儿和儿童期的呼吸系统感染，可能有助于减少以后 COPD 的发生。流感疫苗、肺炎链球菌疫苗、细菌溶解物、卡介菌多糖核酸等对防止 COPD 患者反复感染可能有益。

（4）指导患者呼吸功能锻炼，防寒保暖，锻炼身体，增强体质，提高机体免疫力。

（5）对于有 COPD 高危因素的人群，应定期进行肺功能监测，以尽可能早期发现 COPD 并及时予以干预。

（张阿娟）

第三节　肺源性心脏病

慢性肺源性心脏病（简称肺心病）最常见者为慢性缺氧、缺血性肺源性心脏病，又称阻塞性肺气肿性心脏病，是指由肺部、胸廓或肺动脉的慢性病变引起的肺循环阻力增高，致肺动脉高压和右心室肥大，甚至发展为右心衰竭的心脏病。肺心病在我国是常见病，多发病。

一、护理评估

1. 一般评估　神志，生命体征，饮食、睡眠情况，大小便及皮肤等。

2. 专科评估　咳嗽、咳痰及呼吸困难，发绀情况，评估动脉血气分析结果以了解患者缺氧及二氧化碳潴留情况。

二、护理措施

1. 一般护理

（1）环境：病室环境应安静、舒适，保持空气流通、新鲜，温度 18~22℃，空气相对湿度 50%~60%，病室内避免放置鲜花，禁用蚊香、花露水等带有刺激性气味的物品。

（2）休息和体位：心功能代偿期可适当活动，失代偿期嘱患者卧床休息，如出现严重呼吸困难时宜采取半卧位或端坐位，必要时设置床边桌，以便患者伏桌休息，以利心肺功能的恢复。

（3）饮食护理：少食多餐，软食为主，减少用餐时的疲劳。多进食高膳食纤维的蔬菜和水果，如芹菜、菠菜、蘑菇、木耳、萝卜、香蕉、苹果、橘子等，避免含糖高的食物，如白糖、红糖、蜂蜜、甘蔗、大米、面粉、红薯、大枣、甜菜及含糖量高的水果等。如患者出现腹水或水肿、尿量少时，应限制钠水摄入。

（4）基础护理：加强皮肤护理及口腔护理，清醒患者每天用生理盐水漱口，若发生感染可用 2% 的碳酸氢钠漱口。昏迷患者按常规做口腔护理。

（5）氧疗护理：持续低流量、低浓度给氧，氧流量每分钟 1~2L，浓度 25%~29%。

肺心病患者给予低流量吸氧的原因：高碳酸血症的肺心病患者呼吸中枢化学感受器对二氧化碳改变的反应性差，其呼吸主要靠低氧血症对化学感受器的驱动作用，若吸入高浓度氧，氧分压迅速上升，减轻或消除缺氧对外周化学感受器的刺激，通气必然减少，二氧化碳潴留反而加重。

（6）有效祛痰，保持呼吸道通畅：对意识清醒的患者鼓励并指导患者有效咳嗽、咳痰，痰液黏稠者，亦可给予超声雾化吸入，雾化液中加入抗生素、祛痰药和解痉平喘药，每日 2~3 次；对意识不清或无力咳痰患者给予电动吸痰，必要时可给予拍背或振荡排痰仪，促进排痰。

2. 病情观察

（1）观察神志、体温、血压、心率，呼吸节律、频率、深浅，以及有无发绀、水肿、尿量等变化。

（2）观察患者的痰液的量、颜色、性状。

（3）定期监测血气分析的变化。

动脉血气分析的正常值：氧分压 80~100mmHg，二氧化碳分压 35~45mmHg。

3. 用药护理

（1）避免使用镇静药、麻醉药、催眠药，以免抑制呼吸功能和咳嗽反射。

（2）使用利尿药应以缓慢、小剂量间歇用药为原则。

（3）使用血管扩张药时，注意观察心率及血压情况。

（4）观察呼吸兴奋药不良反应，如皮肤潮红、出汗、血压升高、心悸等，应减慢滴速或停药并通知医生。

4. 加强锻炼 如呼吸肌锻炼、全身锻炼（进行呼吸操和有氧活动）、耐寒锻炼（用冷水洗脸、洗鼻）。

呼吸肌的锻炼包括缩唇呼吸和腹式呼吸。

（1）缩唇呼吸的训练方法：患者闭嘴经鼻吸气，缩口唇做吹口哨状缓慢呼气 4~6 秒，呼气时缩唇大小程度由患者自行选择调整，以能轻轻吹动面前 30cm 处的白纸为适度，缩唇呼吸可配合腹式呼吸一起应用。

（2）腹式呼吸的训练方法：患者取舒适体位，全身放松，闭嘴吸气至不能再吸，稍屏气或不屏气直接用口缓慢呼气。吸气时膈肌下降，腹部外凸，呼气时膈肌上升，腹部内凹。呼吸时可让患者两手置于肋弓下，要求呼气时须明显感觉肋弓下沉变小，吸气时则要感觉肋弓向外扩展。有时需要用双手按压肋下和腹部，促进腹肌收缩，使气呼尽。

5. 心理护理　由于疾病迁延不愈、反复发作，使患者产生恐惧、疑虑、烦恼、渴求等各种心理反应。护士应建立良好的护患关系，多进行心理沟通。与患者交谈，了解其心理状态，以优良的态度、娴熟的技术，赢得患者的信赖，使他们主动配合治疗和护理。

三、健康教育

1. 戒烟、戒酒。

2. 加强饮食营养，以保证机体康复的需要。指导患者进行耐寒锻炼，根据病情开展适当的体育锻炼，增强体质。

3. 冬季注意保暖，少到人多的公共场所，以防止发生上呼吸道感染。

4. 指导患者有效咳嗽的方法，当痰多时应尽量咳出，或采取体位引流等协助痰液排出。

5. 教导患者呼吸锻炼方法，如噘嘴呼吸、腹式呼吸。

（张阿娟）

第四节　呼吸衰竭

呼吸衰竭指各种原因引起的肺通气和（或）换气功能严重障碍，以致在静息状态下亦不能进行维持足够的气体交换，导致低氧血症（伴或不伴）高碳酸血症，进而引起一系列的病理生理改变和相应的临床表现的一种综合征。其临床表现缺乏特异性，明确诊断有赖于动脉血气分析：在海平面、静息状态、呼吸空气条件下，动脉血氧分压（$PaCO_2$）< 60mmHg，伴或不伴二氧化碳分压（$PaCO_2$）>50mmHg，并排除心内解剖分流和原发于心排血量降低等致低氧因素，可诊断为呼吸衰竭。

一、病因

呼吸系统疾病如严重呼吸系统感染、急性呼吸道阻塞性病变、重度或危重哮喘、各种原因引起的急性肺水肿、肺血管疾病、胸廓外伤或手术损伤、自发性气胸和急剧增加的胸腔积液，导致通气和（或）换气障碍；急性颅内感染、颅脑外伤、脑血管病变（脑出血、脑梗死）等直接或间接抑制呼吸中枢；脊髓灰质炎、重症肌无力、有机磷中毒及颈椎外伤等可损伤神经-肌肉传导系统，引起通气不足。上述各种原因均可造成急性呼吸衰竭。

二、分类

1. 按动脉血气分析分类

（1）Ⅰ型呼吸衰竭：缺氧性呼吸衰竭，血气分析特点是 $PaO_2<60mmHg$，$PaCO_2$ 降低或正常。主要见于肺换气功能障碍疾病。

（2）Ⅱ型呼吸衰竭：即高碳酸性呼吸衰竭，血气分析特点是 $PaO_2 < 60mmHg$ 同时伴有 $PaCO_2 > 50mmHg$。系肺泡通气功能障碍所致。

2. 按发病急缓分为急性呼吸衰竭和慢性呼吸衰竭

（1）急性呼吸衰竭是指呼吸功能原来正常，由于多种突发因素的发生或迅速发展，引起通气或换气功能严重损害，短时间内发生呼吸衰竭，因机体不能很快代偿，如不及时抢救，会危及患者生命。

（2）慢性呼吸衰竭多见于慢性呼吸系统疾病，其呼吸功能损害逐渐加重，虽有缺 O_2，或伴 CO_2 潴留，但通过机体代偿适应，仍能从事个人生活活动，称为代偿性慢性呼吸衰竭。一旦并发呼吸道感染，或因其他原因增加呼吸生理负担所致代偿失调，出现严重缺 O_2、CO_2 潴留和酸中毒的临床表现，称为失代偿性慢性呼吸衰竭。

3. 按病理生理分为泵衰竭和肺衰竭

（1）泵衰竭：由神经肌肉病变引起。

（2）肺衰竭：是由气道、肺或胸膜病变引起。

三、发病机制

各种病因通过引起的肺通气不足、弥散障碍、通气/血流比例失调、肺内动-静脉解剖分流增加和氧耗增加 5 个机制，使通气和（或）换气过程发生障碍，导致呼吸衰竭。

1. 肺通气不足　肺泡通气量减少，肺泡氧分压下降，二氧化碳分压上升。气道阻力增加、呼吸驱动力弱、无效腔气量增加均可导致通气不足。

2. 弥散障碍　见于呼吸膜增厚（如肺水肿、肺间质病变）和面积减少（如肺不张、肺实变），或肺毛细血管血量不足（肺气肿）及血液氧合速率减慢（贫血）等。

3. 通气/血流比例失调

（1）通气/血流>正常：引起肺有效循环血量减少，造成无效通气。

（2）通气/血流<正常：形成无效血流或分流样血流。

4. 肺内动-静脉解剖分流增加　由于肺部病变如肺泡萎陷、肺不张、肺水肿、肺炎实变均可引起肺动脉样分流增加，使静脉血没有接触肺泡气进行气体交换，直接进入肺静脉。

5. 机体氧耗增加　氧耗量增加是加重缺 O_2 的原因之一，发热、寒战、呼吸困难和抽搐均将增加氧耗量。

四、护理评估

（一）致病因素

询问患者或家属是否有导致慢性呼吸系统疾病，如慢性阻塞性肺疾病、重症肺结核、肺间质纤维化等；是否有胸部的损伤；是否有神经或肌肉等病变。

（二）身体状况

1. 呼吸困难　是最早最突出的表现，表现为呼吸浅速，出现"三凹征"，并 CO_2 麻醉时，则出现浅慢呼吸或潮式呼吸。

2. 发绀　是缺氧的主要表现。当动脉血氧饱和度低于90%或氧分压<50mmHg时，可在口唇、指甲、舌等处出现发绀。

3. 精神、神经症状 注意力不集中、定向障碍、烦躁、精神错乱，后期表现躁动、抽搐、昏迷。慢性缺氧多表现为智力和定向障碍。有 CO_2 潴留时常表现出兴奋状态，CO_2 潴留严重者可发生肺性脑病。

4. 血液循环系统 早期血压升高，心率加快，晚期血压下降，心率减慢、失常甚至心脏停搏。

5. 其他 严重呼衰对肝肾功能和消化系统都有影响，可有消化道出血，尿少，尿素氮升高，肌酐清除率下降，肾衰竭。

（三）辅助检查

1. 动脉血气分析 呼吸衰竭的诊断标准是在海平面、标准大气压、静息状态、呼吸空气条件下，动脉血氧分压（PaO_2）<60mmHg，伴或不伴有二氧化碳分压（$PaCO_2$）>50mmHg。单纯的 PaO_2<60mmHg 为 Ⅰ 型呼吸衰竭；若伴 $PaCO_2$>50mmHg，则为 Ⅱ 型呼吸衰竭。

2. 肺功能检测 肺功能有助于判断原发疾病的种类和严重程度。

3. 肺部影像学检查 包括肺部 X 胸片、肺部 CT 等有助于分析呼吸衰竭的原因。

（四）心理–社会状况

呼吸衰竭的患者常因呼吸困难产生焦虑或恐惧反应。由于治疗的需要，患者可能需要接受气管插管或气管切开，进行机械通气，患者因此加重焦虑情绪。他们可能害怕会永远依赖呼吸机。各种监测及治疗仪器也会加重患者的心理负担。

（五）治疗

1. 保持气道通畅 气道通畅是纠正缺 O_2 和 CO_2 潴留的先决条件。

（1）清除呼吸道分泌物。

（2）缓解支气管痉挛：用支气管解痉药，必要时给予糖皮质激素以缓解支气管痉挛。

（3）建立人工气道：对于病情危重者，可采用经鼻或经口气管插管，或气管切开，建立人工气道，以方便吸痰和机械通气治疗。

2. 氧疗 急性呼吸衰竭患者应使 PaO_2 维持在接近正常范围；慢性缺氧患者吸入的氧浓度应使 PaO_2 在 60mmHg 以上或 SaO_2 在 90% 以上；一般状态较差的患者应尽量使 PaO_2 在 80mmHg 以上。常用的给氧法为鼻导管、鼻塞、面罩、气管内机械给氧。对缺 O_2 不伴 CO_2 潴留的患者，应给予高浓度吸氧（>35%），宜将吸入氧浓度控制在 50% 以内。缺 O_2 伴明显 CO_2 潴留的氧疗原则为低浓度（<35%）持续给氧。

3. 机械通气 呼吸衰竭时应用机械通气的目的是改善通气、改善换气和减少呼吸功耗，同时要尽量避免和减少发生呼吸机相关肺损伤。

4. 病因治疗 对病因不明确者，应积极寻找。病因一旦明确，即应开始针对性治疗。对于病因无特效治疗方法者，可针对发病的各个环节合理采取措施。

5. 一般处理 应积极预防和治疗感染、纠正酸碱失衡和电解质紊乱、加强液体管理，保持血细胞比容在一定水平、营养支持及合理预防并发症的发生。

五、护理问题

1. 气体交换受损 与肺换气功能障碍有关。

2. 清理呼吸道无效　与呼吸道分泌物黏稠、积聚有关。

3. 有感染加重的危险　与长期使用呼吸机有关。

4. 有皮肤完整性受损的危险　与长期卧床有关。

5. 语言沟通障碍　与人工气道建立影响患者说话有关。

6. 营养失调：低于机体需要量　与摄入不足有关。

7. 恐惧情绪　与病情危重有关。

六、护理目标

1. 患者的缺氧和二氧化碳潴留症状得以改善，呼吸形态得以纠正。

2. 患者在住院期间呼吸道通畅，没有因痰液阻塞而发生窒息。

3. 患者住院期间感染未加重。

4. 卧床期间皮肤完整，无压疮。

5. 患者能认识到增加营养的重要性并能接受医务人员的合理饮食建议。

6. 护士和患者能够应用图片、文字、手势等多种方式建立有效交流。

7. 可以和患者进行沟通，使患者焦虑、恐惧心理减轻。

七、护理措施

（一）生活护理

1. 提供安静、整洁、舒适的环境。

2. 给予高蛋白、高热量、丰富的维生素、易消化的饮食，少量多餐。

3. 控制探视人员，防止交叉感染。

4. 急性发作时，护理人员应保持镇静，减轻患者焦虑。缓解期患者进行活动，协助他们适应生活，根据身体情况，做到自我照顾和正常的社会活动。

5. 咳痰患者应加强口腔护理，保持口腔清洁。

6. 长期卧床患者预防压疮发生，及时更换体位及床单位，骨隆突部位予以按摩或以软枕垫起。

（二）治疗配合

1. 呼吸困难的护理　教会有效的咳嗽、咳痰方法，鼓励患者咳痰，每日饮水在 1 500～2 000mL，给予雾化吸入。对年老体弱咳痰费力的患者，采取翻身、叩背排痰的方法。对意识不清及咳痰无力的患者，可经口或经鼻吸痰。

2. 氧疗的护理　不同的呼衰类型，给予不同的吸氧方式和氧浓度。Ⅰ型呼吸衰竭者，应提高氧浓度，一般可给予高浓度的氧（>50%），使 PaO_2 在 60mmHg 以上或 SaO_2 在 90% 以上；Ⅱ型呼吸衰竭者，以低浓度持续给氧为原则，或以血气分析结果调节氧流量。给氧方法可用鼻导管，鼻塞或面罩等。应严密观察给氧效果，如果呼吸困难缓解，心率下降，发绀减轻，表示给氧有效，如若呼吸过缓，意识障碍加重，表示二氧化碳潴留加剧，应报告医师，并准备呼吸兴奋药和辅助呼吸等抢救物品。

3. 机械通气的护理　见急性呼吸窘迫综合征患者的护理。

4. 酸碱失衡和电解质紊乱的护理　呼吸性酸中毒为呼衰最基本和最常见的酸碱紊乱类

型。以改善肺泡通气量为主。包括有效控制感染、祛痰平喘、合理用氧、正确使用呼吸兴奋药及机械通气来改善通气，促进二氧化碳排出。水和电解质紊乱以低钾、低钠、低氯最为常见。慢性呼吸衰竭因低盐饮食、水潴留、应用利尿药等造成低钠，应注意预防。

（三）病情观察

1. 注意观察呼吸频率、节律、深度的变化。

2. 评估意识状况及神经精神症状，观察有无肺性脑病的表现。

3. 昏迷患者应评估瞳孔、肌张力、腱反射及病理反射。

4. 准确记录每小时出入量，尤其是尿量变化。合理安排输液速度。

（四）心理护理

呼吸衰竭的患者由于病情的严重及经济上的困难往往容易产生焦虑、恐惧等消极心理，因此从护理上应该重视患者心理情绪的变化，积极采用语言及非语言的方式跟患者进行沟通，了解患者的心理及需求，提供必要的帮助。同时加强与患者家属之间的沟通，使家属能适应患者疾病带来的压力，能理解和支持患者，从而减轻患者的消极情绪，提高生命质量，延长生命时间。

（五）健康教育

1. 讲解疾病的康复知识。

2. 鼓励进行呼吸运动锻炼，教会患者有效咳嗽、咳痰技术，如缩唇呼吸、腹式呼吸、体位引流、拍背等方法。

3. 遵医嘱正确用药，熟悉药物的用法、剂量和注意事项等。

4. 教会家庭氧疗的方法，告知注意事项。

5. 指导患者制定合理的活动与休息计划，教会其减少氧耗量的活动与休息方法。

6. 增强体质，避免各种引起呼吸衰竭的诱因 ①鼓励患者进行耐寒锻炼和呼吸功能锻炼，如用冷水洗脸等，以提高呼吸道抗感染的能力。②指导患者合理安排膳食，加强营养，达到改善体质的目的。③避免吸入刺激性气体，劝告吸烟患者戒烟。④避免劳累、情绪激动等不良因素刺激。⑤嘱患者减少去人群拥挤的地方，尽量避免与呼吸道感染者接触，减少感染的机会。

八、护理评价

1. 呼吸平稳，血气分析结果正常。

2. 患者住院期间感染得到有效控制。

3. 患者住院期间皮肤完好。

4. 患者及家属无焦虑情绪存在，能配合各种治疗。

5. 患者掌握呼吸运动及正确咳嗽方法。

（张阿娟）

第五节　肺血栓栓塞症

肺栓塞（PE）是以各种栓子阻塞肺动脉系统为其发病原因的一组疾病或临床综合征的

总称，常见的栓子为血栓，少数为脂肪、羊水、空气等。肺血栓栓塞症（PTE）为来自静脉系统或右心的血栓阻塞肺动脉或其分支所致的疾病，主要临床特征为肺循环和呼吸功能障碍。PTE 为 PE 最常见的类型，通常所称的 PE 即指 PTE。

引起 PTE 的血栓主要来源于深静脉血栓形成（DVT）。DVT 与 PTE 实质上为一种疾病过程在不同部位、不同阶段的表现，两者合称为静脉血栓栓塞症（VTE）。

国外 PTE 发病率较高，病死率亦高，未经治疗的 PTE 的病死率为 25% ~ 30%，大面积 PTE 1 小时内死亡率高达 95%，是仅次于肿瘤和心血管病，威胁人类生命的第三大杀手。PTE-DVT 发病和临床表现隐匿、复杂，对 PTE-DVT 的漏诊率和误诊率普遍较高。虽然我国目前尚无准确的流行病学资料，但随着诊断意识和检查技术的提高，诊断例数已有显著增加。

一、病因与发病机制

1. 深静脉血栓形成引起肺栓塞　引起 PTE 的血栓可以来源于下腔静脉径路、上腔静脉径路或右心腔，其中大部分来源于下肢近端的深静脉，即腘静脉、股静脉、髂静脉。腓静脉血栓一般较细小，即使脱落也较少引起 PTE。只有当血栓发展到近端血管并脱落后，才易引起肺栓塞。任何可以导致静脉血液淤滞、静脉系统内皮损伤和血液高凝状态的因素均可引起深静脉血栓形成。深静脉血栓形成的高危因素有：①获得性高危因素。高龄，肥胖，大于 4 天的长期卧床、制动、心脏疾病，如房颤合并心衰、动脉硬化等，手术，特别是膝关节、髋关节、恶性肿瘤手术，妊娠和分娩。②遗传性高危因素。凝血因子 V 因子突变引起的蛋白 C 缺乏、蛋白 S 缺乏和抗凝血酶缺乏等造成血液的高凝状态。患者年龄一般在 40 岁以下，常以无明显诱因反复发生 DVT 和 PTE 为主要临床表现。

2. 非深静脉血栓形成引起肺栓塞　全身静脉血回流至肺，故肺血管床极易暴露于各种阻塞和有害因素中，除上述深静脉血栓形成外，其他栓子也可引起肺栓塞，包括：脂肪栓塞，如下肢长骨骨折、羊水栓塞、空气栓塞、寄生虫栓塞、感染病灶、肿瘤的癌栓、毒品引起血管炎或继发血栓形成。

二、病理生理

肺动脉的血栓栓塞既可以是单一部位的，也可以是多部位的。病理检查发现多部位或双侧性的血栓栓塞更为常见。一般认为栓塞更易发生于右侧和下肺叶。发生栓塞后有可能在栓塞局部继发血栓形成，参与发病过程。PTE 所致病情的严重程度取决于栓子的性质及受累血管的大小和肺血管床阻塞的范围；栓子阻塞肺血管后释放的 5-羟色胺、组胺等介质引起的反应及患者原来的心肺功能状态。栓塞部位的肺血流减少，肺泡无效腔量增大，故 PTE 对呼吸的即刻影响是通气/血流比值增大。右心房压升高可引起功能性闭合的卵圆孔开放，产生心内右向左分流；神经体液因素可引起支气管痉挛；毛细血管通透性增高，间质和肺泡内液体增多或出血；栓塞部位肺泡表面活性物质分泌减少，肺泡萎陷，呼吸面积减小；肺顺应性下降，肺体积缩小并可出现肺不张；如累及胸膜，则可出现胸腔积液。以上因素导致通气/血流比例失调，出现低氧血症。

急性 PTE 造成肺动脉较广泛阻塞时，可引起肺动脉高压，出现急性肺源性心脏病，致右心功能不全，回心血量减少，静脉系统淤血；右心扩大致室间隔左移，使左心室功能受损，导致心排出量下降，进而可引起体循环低血压或休克；主动脉内低血压和右心房压升高，使冠状动脉灌注压下降，心肌血流减少，特别是心室内膜下心肌处于低灌注状态，加之PTE 时心肌耗氧增加，可致心肌缺血，诱发心绞痛。

肺动脉发生栓塞后，若其支配区的肺组织因血流受阻或中断而发生坏死，称为肺梗死（PI）。由于肺组织接受肺动脉、支气管动脉和肺泡内气体弥散等多重氧供，PTE 中仅约不足 15%发生 PI。

若急性 PTE 后肺动脉内血栓未完全溶解，或反复发生 PTE，则可能形成慢性血栓栓塞性肺动脉高压，继而出现慢性肺源性心脏病，右心代偿性肥厚和右心衰竭。

三、临床表现

（一）PTE 表现

1. 症状　常见症状有：①不明原因的呼吸困难及气促，尤以活动后明显，为 PTE 最多见的症状。②胸痛，包括胸膜炎性胸痛或心绞痛样疼痛。③晕厥，可为 PTE 的唯一或首发症状。④烦躁不安、惊恐甚至濒死感。⑤咯血，常为小量咯血，大咯血少见。⑥咳嗽、心悸等。各病例可出现以上症状的不同组合，具有多样性和非特异性。临床上若同时出现呼吸困难、胸痛及咯血，称为 PTE "三联征"，但仅见于约 20%的患者。大面积肺栓塞时可发生休克甚至猝死。

2. 体征

（1）呼吸系统：呼吸急促最常见、发绀、肺部有时可闻及哮鸣音和（或）细湿啰音，肺野偶可闻及血管杂音；合并肺不张和胸腔积液时出现相应的体征。

（2）循环系统体征：心率快，肺动脉瓣区第二心音亢进及收缩期杂音；三尖瓣反流性杂音；心包摩擦音或胸膜心包摩擦音；可有右心衰体征如颈静脉充盈、搏动、肝大伴压痛、肝颈反流征（+）等。血压变化，严重时可出现血压下降甚至休克。

（3）其他可伴发热：多为低热，少数患者有 38℃以上的发热。

（二）DVT 表现

主要表现为患肢肿胀、周径增粗、疼痛或压痛、皮肤色素沉着，行走后患肢易疲劳或肿胀加重。但需注意，半数以上的下肢 DVT 患者无自觉症状和明显体征。应测量双侧下肢的周径来评价其差别。进行大、小腿周径的测量点分别为髌骨上缘以上 15cm 处，髌骨下缘以下 10cm 处。双侧相差>1cm 即考虑有临床意义。

最有意义的体征是反映右心负荷增加的颈静脉充盈、搏动及 DVT 所致的肿胀、压痛、僵硬、色素沉着及浅静脉曲张等，一侧大腿或小腿周径较对侧大 1cm 即有诊断价值。

四、治疗

1. 急救措施

（1）一般处理：对高度疑诊或确诊 PTE 的患者，应进行重症监护，绝对卧床 1~2 周。剧烈胸痛者给予适当镇静、止痛对症治疗。

（2）呼吸循环支持，防治休克

①氧疗：采用经鼻导管或面罩吸氧，必要时气管插管机械通气，以纠正低氧血症。避免

做气管切开，以免溶栓或抗凝治疗引发局部大出血。

②循环支持：对于出现右心功能不全但血压正常者，可使用多巴酚丁胺和多巴胺；若出现血压下降，可增大剂量或使用其他血管加压药物，如去甲肾上腺素等。扩容治疗会加重右室扩大，减低心排出量，不建议使用。液体负荷量控制在 500mL 以内。

2. 溶栓治疗　溶栓指征：大面积 PTE 有明显呼吸困难、胸痛、低氧血症等。对于次大面积 PTE，若无禁忌证可考虑溶栓，但存在争议。对于血压和右心室运动功能均正常的病例，不宜溶栓。溶栓的时间窗一般定为急性肺栓塞发病或复发 14 天以内。症状出现 48 小时内溶栓获益最大，溶栓治疗开始越早，治疗效果越好。

绝对禁忌证：有活动性内出血和近期自发性颅内出血。

相对禁忌证：2 周内的大手术、分娩、器官活检或不能压迫止血部位的血管穿刺；2 个月内的缺血性脑卒中；10 天内的胃肠道出血；15 天内的严重创伤；1 个月内的神经外科或眼科手术；难以控制的重度高血压（收缩压>180mmHg，舒张压>110mmHg）；近期曾行心肺复苏；血小板计数<100×10^9/L；妊娠；细菌性心内膜炎；严重肝、肾功能不全；糖尿病出血性视网膜病变等。对于致命性大面积 PTE，上述绝对禁忌证亦应被视为相对禁忌证，文献提示低血压和缺氧即是 PTE 立即溶栓的指征。

常用的溶栓药物：尿激酶（UK）、链激酶（SK）和重组组织型纤溶酶原激活剂（rt-PA）。三者溶栓效果相仿，临床可根据条件选用。

（1）尿激酶：负荷量 4 400IU/kg，静注 10 分钟，随后以 2 200IU/（kg·h）持续静滴 12 小时。快速给药：按 2 万 IU/kg 剂量，持续静滴 2 小时。

（2）链激酶：负荷量 25 万 IU，静注 30 分钟，随后以 10 万 IU/h 持续静滴 24 小时。快速给药：150 万 IU，持续静滴 2 小时。链激酶具有抗原性，用药前需肌注苯海拉明或地塞米松，以防止过敏反应。链激酶 6 个月内不宜再次使用。

（3）rt-PA：推荐 rt-PA 50mg 持续静注 2 小时为国人标准治疗方案。

使用尿激酶、链激酶溶栓时无须同时使用肝素治疗；但以 rt-PA 溶栓，当 rt-PA 注射结束后，应继续使用肝素。

3. 抗凝治疗　抗凝为 PTE 和 DVT 的基本治疗方法，可以有效防止血栓再形成和复发，为机体发挥自身的纤溶机制溶解血栓创造条件。抗凝药物主要有非口服抗凝剂普通肝素（UFH）、低分子肝素（LMWH）、口服抗凝剂华法林。抗血小板药物阿司匹林或氯吡格雷的抗凝作用不能满足 PTE 或 DVT 的抗凝要求，不推荐使用。

临床疑诊 PTE 时，即可开始使用 UFH 或 LMWH 进行有效的抗凝治疗。用尿激酶或链激酶溶栓治疗后，应每 2~4 小时测定一次凝血酶原时间（PT）或活化部分凝血活酶时间（APTT），当其水平降至正常值的 2 倍时，即给予抗凝治疗。

UFH 给药时需根据 APTT 调整剂量，尽快使 APTT 达到并维持于正常值的 1.5~2.5 倍。LMWH 具有与 UFH 相同的抗凝效果。可根据体重给药，且无须监测 APTT 和调整剂量。UFH 或 LMWH 一般连用 5~10 天，直到临床情况平稳。使用肝素 1~3 天后加用口服抗凝剂华法林，初始剂量为 3.0~5.0mg。当连续两天测定的国际标准化比率（INR）达到 2.5（2.0~3.0）时，或 P 延长至正常值的 1.5~2.5 倍时，停止使用肝素，单独口服华法林治疗。根据 INR 或 PT 调节华法林的剂量。一般口服华法林的疗程至少为 3~6 个月。对复发性 VTE、并发肺心病或危险因素长期存在者，抗凝治疗的时间应延长至 12 个月或以上，甚至终生抗凝。

4. 其他治疗　如肺动脉血栓摘除术、肺动脉导管碎解和抽吸血栓，仅适用于经积极的内科治疗无效的紧急情况或存在溶栓和抗凝治疗绝对禁忌证。为防止下肢深静脉大块血栓再次脱落阻塞肺动脉，可考虑放置下腔静脉滤器。若阻塞部位处于手术可及的肺动脉近端，可考虑行肺动脉血栓内膜剥脱术。

五、护理措施

1. 一般护理　安置患者于监护室，监测呼吸、心率、血压、静脉压、心电图及动脉血气的变化。患者应绝对卧床休息。避免大幅度的动作及用手按揉下肢深静脉血栓形成处，翻身时动作要轻柔，以防止血栓脱落，栓塞其他部位。做好各项基础护理，预防并发症。进食清淡、易消化的高维生素类食物。保持大便通畅，避免用力，以免促进深静脉血栓脱落。大便干燥时可酌情给予通便药或做结肠灌洗。

2. 镇静、止痛、给氧　患者胸痛剧烈时遵医嘱给予镇静、止痛药，以减轻患者的痛苦症状，缓解患者的紧张程度。保持呼吸道通畅，根据血气分析和临床情况合理给氧，改善缺氧症状。床旁备用气管插管用物及、呼吸机，便于患者出现呼吸衰竭时立即进行机械通气治疗。

3. 病情观察　密切观察患者的神志、血压、呼吸、脉搏、体温、尿量和皮肤色泽等，有无胸痛、晕厥、咯血及休克等现象。正确留取各项标本，观察动脉血气分析和各项实验室检查结果如血小板计数、凝血酶原时间（PT）或活化部分凝血活酶时间（APTT）、血浆纤维蛋白含量、3P 实验等。

4. 心理护理　PTE 患者多有紧张、焦虑、悲观的情绪，应减少不必要的刺激，给予相应的护理措施，如护理人员守护在患者床旁，允许家属陪伴，解释病情，满足患者所需等。鼓励患者配合治疗，树立战胜疾病的信心和勇气。

5. 溶栓及抗凝护理

（1）用药前：①溶栓前宜留置外周静脉套管针，以方便溶栓中取血监测，避免反复穿刺血管。②测定基础 APTT、PT 及血常规（含血小板计数、血红蛋白）等。③评估是否存在禁忌证，如活动性出血、凝血功能障碍、未予控制的严重高血压等。必要时应配血，做好输血准备。

（2）用药期间

①注意观察出血倾向：溶栓治疗的主要并发症为出血，包括皮肤、黏膜及脏器的出血。最严重的是颅内出血，发生率约 $1\% \sim 2\%$。在用药过程中，观察患者有无头痛、呕吐、意识障碍等情况；观察皮肤黏膜有无紫癜及穿刺点有无渗血；观察大小便的颜色，及时留取标本进行潜血检查。肝素在使用的第 1 周每 $1 \sim 2$ 天、第 2 周起每 $3 \sim 4$ 天必须复查血小板计数一次，以发现肝素诱导的血小板减少症。若出现血小板迅速或持续降低达 30% 以上，或血小板计数 $<100 \times 10^9/L$，应停用 UFH。华法林在治疗的前几周，有可能引起血管性紫癜，导致皮肤坏死。华法林所致出血可以用维生素 K 拮抗。

②评估疗效：溶栓及抗凝后，根据医嘱定时采集血标本，对临床及相关辅助检查情况进行动态观察。

6. 健康教育　PTE 的预防和早期识别极为重要，应做好本病的有关预防和发病表现的宣教。老年、体弱、久病卧床的患者，应注意加强腿部的活动，经常更换体位，抬高下肢，以减轻下肢血液的淤滞，预防下肢深静脉血栓形成。长途空中旅行、久坐或久站，或孕妇妊娠期内引起的下肢和脚部浮肿、下肢静脉曲张，可采取非药物预防方法，如穿充气加压袜、使用间歇充气加压泵，以促进下肢静脉回流。已经开始抗凝药物治疗的患者应坚持长期应用抗凝药物并告诉患者注意观察出血倾向。当出现不明原因的气急、胸痛、咯血等表现时，应及时到医院诊治。

（张阿娟）

第六节　急性呼吸窘迫综合征

急性呼吸窘迫综合征（ARDS）是多种原因引起的急性呼吸衰竭。ARDS 不是独立的疾病，是多种疾病的一种严重并发症。ARDS 晚期多诱发或合并多脏器功能障碍综合征，甚至多脏器功能衰竭（MOF），病情凶险，预后恶劣，病死率高达 50%~70%。

一、病因

休克、创伤、淹溺、严重感染、吸入有毒气体、药物过量、尿毒症、糖尿病酮症酸中毒、弥散性血管内凝血、体外循环等原因均可导致 ARDS。

二、临床表现

急性呼吸窘迫综合征通常发生于原发疾病或损伤起病后 24~48 小时以内。最初的症状为气促，伴有呼吸浅快，肺部可有湿啰音或哮鸣音。患者皮肤可见花斑状或青紫。随着病情进展，出现呼吸窘迫，吸气费力，发绀，烦躁不安，动脉血氧分压（PaO_2）明显降低、二氧化碳分压（$PaCO_2$）低。如病情继续恶化，呼吸窘迫和发绀继续加重，并出现酸中毒、MOF、甚至死亡。凡存在可能引起 ARDS 的各种基础疾病或诱因，一旦出现呼吸改变或血气异常，均应警惕有 ARDS 发生的可能。

三、治疗

治疗原则是改善换气功能、纠正缺氧，及时去除病因、控制原发病等。ARDS 治疗的关键在于原发病及其病因。包括氧疗、机械通气等呼吸支持治疗，输新鲜血、利尿维持适宜的血容量，根据病因早期应用肾上腺皮质激素，纠正酸碱和电解质紊乱，营养支持及体位治疗。

四、护理

在救治 ARDS 过程中，精心护理是抢救成功的重要环节。护士应做到及早发现病情，迅速协助医生采取有力的抢救措施。密切观察患者生命体征，做好各项记录，准确完成各种治疗，备齐抢救器械和药品，防止机械通气和气管切开的并发症。

1. 护理目标

（1）及早发现 ARDS 的迹象，及早有效地协助抢救。维持生命体征稳定，挽救患者生命。

（2）做好人工气道的管理，维持患者最佳气体交换，改善低氧血症，减少机械通气并发症。

（3）采取俯卧位通气护理，缓解肺部压迫，改善心脏的灌注。

（4）积极预防感染等各种并发症，提高救治成功率。

（5）加强基础护理，增加患者舒适感。

（6）减轻患者心理不适，使其合作、平静。

2. 护理措施

（1）及早发现病情变化：ARDS 通常在疾病或严重损伤的最初 24~48 小时后发生。首先出现呼吸困难，通常呼吸浅快。吸气时可存在肋间隙和胸骨上窝凹陷。皮肤可出现发绀和斑纹，吸氧不能使之改善。

护士发现上述情况要高度警惕，及时报告医生，进行动脉血气和胸部 X 线等相关检查。一旦诊断考虑 ARDS，立即积极治疗。若没有机械通气的相应措施，应尽早转至有条件的医院。患者转运过程中应有专职医生和护士陪同，并准备必要的抢救设备，氧气必不可少。若有指征行机械通气治疗，可以先行气管插管后转运。

（2）迅速连接监测仪，密切监护心率、心律、血压等生命体征，尤其是呼吸的频率、节律、深度及血氧饱和度等。观察患者意识、发绀情况、末梢温度等。注意有无呕血、黑粪等消化道出血的表现。

（3）氧疗和机械通气的护理：治疗 ARDS 最紧迫问题在于纠正顽固性低氧，改善呼吸困难，为治疗基础疾病赢得时间。需要对患者实施氧疗甚至机械通气。

严密监测患者呼吸情况及缺氧症状。若单纯面罩吸氧不能维持满意的血氧饱和度，应予辅助通气。首先可尝试采用经面罩持续气道正压吸氧等无创通气，但大多需要机械通气吸入氧气。遵医嘱给予高浓度氧气吸入或使用呼气末正压呼吸（PEEP）并根据动脉血气分析值的变化调节氧浓度。

使用 PEEP 时应严密观察，防止患者出现气压伤。PEEP 是在呼气终末时给予气道以一恒定正压使之不能回复到大气压的水平。可以增加肺泡内压和功能残气量改善氧合，防止呼气使肺泡萎陷，增加气体分布和交换，减少肺内分流，从而提高 PaO_2。由于 PEEP 使胸腔内压升高，静脉回流受阻，致心搏减少，血压下降，严重时可引起循环衰竭，另外正压过高，肺泡过度膨胀、破裂有导致气胸的危险。所以在监护过程中，注意 PEEP 观察有无心率增快、突然胸痛、呼吸困难加重等相关症状，发现异常立即调节 PEEP 压力并报告医生处理。

帮助患者采取有利于呼吸的体位，如端坐位或高枕卧位。

人工气道的管理有以下几方面。

妥善固定气管插管，观察气道是否通畅，定时对比听诊双肺呼吸音。经口插管者要固定好牙垫，防止阻塞气道。每班检查并记录导管刻度，观察有无脱出或误入一侧主支气管。套管固定松紧适宜，以能放入一指为准。

气囊充气适量。充气过少易产生漏气，充气过多可压迫气管黏膜导致气管食管瘘，可以采用最小漏气技术，用来减少并发症发生。方法：用 10mL 注射器将气体缓慢注入，直至在喉及气管部位听不到漏气声，向外抽出气体 0.25~0.5 毫升/次，至吸气压力到达峰值时出现少量漏气为止，再注入 0.25~0.5mL 气体，此时气囊容积为最小封闭容积，气囊压力为最小封闭压力，记录注气量。观察呼吸机上气道峰压是否下降及患者能否发音说话，长期机械通气患者要观察气囊有无破损、漏气现象。

保持气道通畅。严格无菌操作，按需适时吸痰。过多反复抽吸会刺激黏膜，使分泌物增加。先吸气道再吸口、鼻腔，吸痰前给予充分气道湿化、翻身叩背、吸纯氧 3 分钟，吸痰管最大外径不超过气管导管内径的 1/2，迅速插吸痰管至气管插管，感到阻力后撤回吸痰管 1~2cm，打开负压边后退边旋转吸痰管，吸痰时间不应超过 15 秒。吸痰后密切观察痰液的颜色、性状、量及患者心率、心律、血压和血氧饱和度的变化，一旦出现心律失常和呼吸窘迫，立即停止吸痰，给予吸氧。

用加温湿化器对吸入气体进行湿化，根据病情需要加入盐酸氨溴索、异丙托溴铵等，每日 3 次雾化吸入。湿化满意标准为痰液稀薄、无泡沫、不附壁能顺利吸出。

呼吸机使用过程中注意电源插头要牢固，不要与其他仪器共用一个插座；机器外部要保持清洁，上端不可放置液体；开机使用期间定时倒掉管道及集水瓶内的积水，集水瓶安装要牢固；定时检查管道是否漏气、有无打折、压缩机工作是否正常。

（4）维持有效循环，维持出入液量轻度负平衡。循环支持治疗的目的是恢复和提供充分的全身灌注，保证组织的灌流和氧供，促进受损组织的恢复。在能保持酸碱平衡和肾功能前提下达到最低水平的血管内容量。①护士应迅速帮助完成该治疗目标。选择大血管，建立 2 个以上的静脉通道，正确补液，改善循环血容量不足。②严格记录出入量、每小时尿量。出入量管理的目标是在保证血容量、血压稳定前提下，24 小时出量大于入量约 500~1 000mL，利于肺内水肿液的消退。充分补充血容量后，护士遵医嘱给予利尿剂，消除肺水肿。观察患者对治疗的反应。

（5）俯卧位通气护理：由仰卧位改变为俯卧位，可使 75%ARDS 患者的氧合改善。可能与血流重新分布，改善背侧肺泡的通气，使部分萎陷肺泡再膨胀达到"开放肺"的效果有关。随着通气/血流比例的改善进而改善了氧合。但存在血流动力学不稳定、颅内压增高、脊柱外伤、急性出血、骨科手术、近期腹部手术、妊娠等为禁忌实施俯卧位。①患者发病 24~36 小时后取俯卧位，翻身前给予纯氧吸入 3 分钟。预留足够的管路长度，注意防止气管插管过度牵拉致脱出。②为减少特殊体位给患者带来的不适，用软枕垫高头部 15°~30°，嘱患者双手放在枕上，并在髋、膝、踝部放软枕，每 1~2 小时更换 1 次软枕的位置，每 4 小时更换 1 次体位，同时考虑患者的耐受程度。③注意血压变化，因俯卧位时支撑物放置不当，可使腹压增加，下腔静脉回流受阻而引起低血压，必要时在翻身前提高吸氧浓度。④注意安全、防坠床。

（6）预防感染的护理：①注意严格无菌操作，每日更换气管插管切口敷料，保持局部清洁干燥，预防或消除继发感染。②加强口腔及皮肤护理，以防护理不当而加重呼吸道感染及发生褥疮。③密切观察体温变化，注意呼吸道分泌物的情况。

（7）心理护理，减轻恐惧，增加心理舒适度：①评估患者的焦虑程度，指导患者学会自我调整心理状态，调控不良情绪。主动向患者介绍环境，解释治疗原则，解释机械通气、监测及呼吸机的报警系统，尽量消除患者的紧张感。②耐心向患者解释病情，对患者提出的问题要给予明确、有效和积极的信息，消除心理紧张和顾虑。③护理患者时保持冷静和耐心，表现出自信和镇静。④如果患者由于呼吸困难或人工通气不能讲话，可提供纸笔或以手势与患者交流。⑤加强巡视，了解患者的需要，帮助患者解决问题。⑥帮助并指导患者及家属应用松弛疗法、按摩等。

（8）营养护理：ARDS 患者处于高代谢状态，应及时补充热量和高蛋白、高脂肪营养物质。能量的摄取既应满足代谢的需要，又应避免糖类的摄取过多，蛋白摄取量一般为每天 1.2~1.5g/kg。

尽早采用肠内营养，协助患者取半卧位，充盈气囊，证实胃管在胃内后，用加温器和输液泵匀速泵入营养液。若有肠鸣音消失或胃潴留，暂停鼻饲，给予胃肠减压。一般留置 5~7 天后拔除，更换到对侧鼻孔，以减少鼻窦炎的发生。

五、健康教育

在疾病的不同阶段，根据患者的文化程度做好有关知识的宣传和教育，让患者了解病情的变化过程。

1. 提供舒适安静的环境以利于患者休息，指导患者正确卧位休息，讲解由仰卧位改变为俯卧位的意义，尽可能减少特殊体位给患者带来的不适。

2. 向患者解释咳嗽、咳痰的重要性，指导患者掌握有效咳痰的方法，鼓励并协助患者咳嗽，排痰。

3. 指导患者自己观察病情变化，如有不适及时通知医护人员。

4. 嘱患者严格按医嘱用药，按时服药，不要随意增减药物剂量及种类。服药过程中，需密切观察患者用药后反应，以指导用药剂量。

5. 出院指导　指导患者出院后仍以休息为主，活动量要循序渐进，注意劳逸结合。此外，患者病后生活方式的改变需要家人的积极配合和支持，应指导患者家属给患者创造一个良好的身心休养环境。出院后 1 个月内来院复查 1~2 次，出现情况随时来院复查。

（张阿娟）

第七章

循环系统疾病的护理

第一节　心力衰竭

一、概述

心力衰竭是由于各种心脏疾病导致心功能不全的临床综合征。心力衰竭通常伴有肺循环和（或）体循环的充血，故又称之为充血性心力衰竭。

心功能不全分为无症状和有症状两个阶段，无症状阶段是有心室功能障碍的客观指标如射血分数降低，但无充血性心力衰竭的临床症状，如果不积极治疗，将会发展成有症状心功能不全。

（一）临床类型分类

1. 发展速度分类　按其发展速度可分为急性和慢性两种，以慢性居多。急性心力衰竭常因急性的严重心肌损害或突然心脏负荷加重，使心排血量在短时间内急剧下降，甚至丧失排血功能。临床以急性左侧心力衰竭为常见，表现为急性肺水肿、心源性休克。

慢性心力衰竭病程中常有代偿性心脏扩大、心肌肥厚和其他代偿机制参与的缓慢的发展过程。

2. 发生部位分类　按其发生的部位可分为左心、右心和全心衰竭。左侧心力衰竭临床上较常见，是指左心室代偿功能不全而发生的，以肺循环淤血为特征的心力衰竭。

右侧心力衰竭是以体循环淤血为主要特征的心力衰竭，临床上多见于肺源性心脏病、先天性心脏病、高血压、冠心病等。

全心衰竭常是左侧心力衰竭使肺动脉压力增高，加重右心负荷，长此以往，右心功能下降、衰竭，即表现出全心功能衰竭症状。

3. 功能障碍分类　按有无舒缩功能障碍又可分为收缩性和舒张性心力衰竭。收缩性心力衰竭是指心肌收缩力下降，心排血量不能满足机体代谢的需要，器官、组织血液灌注不足，同时出现肺循环和（或）体循环淤血表现。

舒张性心力衰竭见于心肌收缩力没有明显降低，可使心排血量正常维持，心室舒张功能障碍以致左心室充盈压增高，使肺静脉回流受阻，而导致肺循环淤血。

（二）心力衰竭分期

心力衰竭的分期可以从临床上判断心力衰竭的不同时期，从预防着手，在疾病源头上给予干预，减少和延缓心力衰竭的发生，减少心力衰竭的发展和死亡。心力衰竭分期分为四期。

A 期：心力衰竭高危期，无器质性心脏或心力衰竭症状，如患者有高血压、代谢综合征、心绞痛，服用心肌毒性药物等，均可发展为心力衰竭的高危因素。

B 期：有器质性心脏病如心脏扩大、心肌肥厚、射血分数降低，但无心力衰竭症状。

C 期：有器质性心脏，病程中有过心力衰竭的症状。

D 期：需要特殊干预治疗的难治性心力衰竭。

心力衰竭的分期在病程中是不能逆转的，只能停留在某一期或向前发展，只有在 A 期对高危因素进行有效治疗，才能减少发生心力衰竭，在 B 期进行有效干预，可以延缓发展到有临床症状的心力衰竭。

（三）心功能分级

1. 根据患者主观症状和活动能力，心功能分为四级

Ⅰ级：患者表现为体力活动不受限制，一般活动不出现疲乏、心悸、心绞痛或呼吸困难等症状。

Ⅱ级：患者表现为体力活动轻度受限制，休息时无自觉症状，但日常活动可引起气急、心悸、心绞痛或呼吸困难等症状。

Ⅲ级：患者表现为体力活动明显受限制，稍事活动可有气急、心悸等症状，有脏器轻度淤血体征。

Ⅳ级：患者表现为体力活动重度受限制，休息状态也有气急、心悸等症状，体力活动后加重，有脏器重度淤血体征。

此分级方法多年来在临床应用，优点是简便易行，缺点是仅凭患者主观感觉，常有患者症状与客观检查有差距，患者个体之间差异比较大。

2. 根据客观评价指标，心功能分为 A、B、C、D 级

A 级：无心血管疾病的客观依据。

B 级：有轻度心血管疾病的客观依据。

C 级：有中度心血管疾病的客观依据。

D 级：有重度心血管疾病的客观依据。

此分级方法对于轻、中、重度的标准没有具体的规定，需要临床医师主观判断。但结合第一个根据患者主观症状和活动能力进行分级的方案，是能弥补第一分级方案的主观症状与客观指标分离情况的。如患者心脏超声检查提示轻度主动脉瓣狭窄，但没有体力活动受限制的情况，联合分级定为Ⅰ级 B。又如患者体力活动时有心悸、气急症状，但休息症状缓解，心脏超声检查提示左心室射血分数（LVEF）为<35%，联合分级定为Ⅱ级 C。

3. 6 分钟步行试验　要求患者 6 分钟之内在平直走廊尽可能地快走，测定其所步行的距离，若 6 分钟步行距离<150 米，表明为重度心功能不全，150～425 米为中度，426～550 米为轻度心功能不全。

此试验简单易行、安全、方便，用于评定慢性心力衰竭患者的运动耐力，评价心脏储备能力，也常用于评价心力衰竭治疗的效果。

二、慢性心力衰竭

慢性心力衰竭是多数心血管疾病的终末阶段，也是主要的死亡原因。心力衰竭是一种复杂的临床综合征，特定的症状是呼吸困难和乏力，特定的体征是水肿，这些情况可造成器官功能障碍，影响生活质量。主要表现为心脏收缩功能障碍的主要指标是左心室射血分数下降，一般<40%；而心脏舒张功能障碍的患者左心室射血分数相对正常，通常心脏无明显扩大，但有心室充盈指标受损。

我国引起慢性心力衰竭的基础心脏病的构成比与过去有所不同，过去我国以风湿性心脏病为主，近10年来其所占比例趋于下降，而冠心病、高血压的所占比例明显上升。

（一）病因与发病机制

1. 病因 各种原因引起的心肌、心瓣膜、心包或冠状动脉、大血管的结构损害，导致心脏容量负荷或压力负荷过重均可造成慢性心力衰竭。

冠心病、高血压、瓣膜病和扩张性心肌病是主要的病因；心肌炎、肾炎、先天性心脏病是较常见的病因；而心包疾病、贫血、甲状腺功能亢进与减退症、脚气病、心房黏液瘤、动脉-静脉瘘、心脏肿瘤和结缔组织病、高原病及少见的内分泌病等，是比较少见易被忽视的病因。

2. 诱因

（1）感染：感染是最主要的诱因，最常见的呼吸道感染，其次是风湿热，在幼儿患者中风湿热则占首位。女性患者泌尿系统感染的诱发亦常见，感染性心内膜炎、全身感染均是诱发因素。

（2）心律失常：特别是快速心律失常，如房颤等。

（3）生理、心理压力过大：如劳累过度、情绪激动、精神紧张。

（4）血容量增加：液体摄入过多过快、高钠饮食。

（5）妊娠与分娩。

（6）其他：大量失血、贫血；各种原因引起的水、电解质、酸碱平衡紊乱；某些药物应用不当等。

3. 发病机制 慢性心力衰竭的发病机制是很复杂的过程，心脏功能大致经过代偿期和失代偿期。

（1）心力衰竭代偿期：心脏受损初始引起机体短期的适应性和代偿性反应，启动了Frank-Starling机制，增加心脏的前负荷，使心回血量增加，心室舒张末容积增加，心室扩大，心肌收缩力增强，而维持心排血量的基本正常或相对正常。

机体的适应性和代偿性反应，激活交感神经体液系统，交感神经兴奋性增强，增强心肌收缩力并提高心率，以增加心排血量，但同时机体周围血管收缩，增加了心脏后负荷，心肌增厚，心率加快，心肌耗氧量加大。

心脏功能下降，心排血量降低、肾素-血管紧张素-醛固酮系统也被激活，代偿性增加血管阻力和潴留水、钠，以维持灌注压；交感神经兴奋性增加，同时激活神经内分泌细胞因子如心钠素、血管升压素、缓激肽等，参与调节血管舒缩，排钠利尿，对抗由于交感神经兴奋和肾素-血管紧张素-醛固酮系统激活造成的水钠潴留效应。在多因素作用下共同维持机体血压稳定、保证了重要脏器的灌注。

（2）心力衰竭失代偿期：长期、持续的交感神经和肾素-血管紧张素-醛固酮系统高兴奋性，多种内源性的神经激素和细胞因子的激活与失衡，又造成继发心肌损害，持续性心脏扩大、心肌肥厚，使心肌耗氧量增加，加重心肌的损伤。神经内分泌系统活性增加不断，加重血流动力学紊乱，损伤心肌细胞，导致心排血量不足，出现心力衰竭症状。

（3）心室重构：所谓的心室重构，就是在心脏扩大、心肌肥厚的过程中，心肌细胞、胞外基质、胶原纤维网等均有相应变化，左心室结构、形态、容积和功能发生一系列变化。研究表明，心力衰竭的发生发展的基本机制就是心室重构。由于基础病的不同，进展情况不同和各种代偿机制的复杂作用，有些患者心脏扩大、肥厚已很明显，但临床可无心力衰竭表现。但如基础病病因不能除，随着时间的推移，心室重构的病理变化，可自身不断发展，心力衰竭必然会出现。

从代偿到失代偿，除了因为代偿能力限度、代偿机制中的负面作用外，心肌细胞的能量供应和利用障碍，导致心肌细胞坏死、纤维化也是重要因素。

心肌细胞的减少使心肌收缩力下降，又因纤维化的增加使心室的顺应性下降，心室重构更趋明显，最终导致不可逆的心肌损害和心力衰竭。

（二）临床表现

慢性心力衰竭早期可以无症状或仅出现心动过速、面色苍白、出汗、疲乏和活动耐力减低症状等。

1. 左侧心力衰竭

（1）症状

①呼吸困难：劳力性呼吸困难是最早出现的呼吸困难症状，因为体力活动会使回心血量增加，左心房压力升高，肺淤血加重。开始仅剧烈活动或体力劳动后出现症状，休息后缓解，随肺淤血加重，逐渐发展到更轻活动后，甚至休息时，也出现呼吸困难。

夜间阵发性呼吸困难是左侧心力衰竭早期最典型的表现，又称为"心源性哮喘"。是由于平卧血液重新分布使肺血量增加，夜间迷走神经张力增加，小支气管收缩，膈肌位高，肺活量减少所致。典型表现是患者熟睡1~2小时，突然憋气而惊醒，被迫坐起，同时伴有咳嗽、咳泡沫痰和（或）哮鸣性呼吸音。多数患者端坐休息后可自行缓解，次日白天无异常感觉。严重者可持续发作，甚至发生急性肺水肿。

端坐呼吸多在病程晚期出现，是肺淤血达到一定程度，平卧回心血量增多、膈肌上抬，呼吸更困难，必须采用高枕卧位、半卧位，甚至坐位，才可减轻呼吸困难。最严重的患者即使端坐床边，下肢下垂，上身前倾，仍不能缓解呼吸困难。

②咳嗽、咳痰、咯血：咳嗽、咳痰早期即可出现，是肺泡和支气管黏膜淤血所致，多发生在夜间，直立或坐位症状减轻。咳白色浆液性泡沫样痰为其特点，偶见痰中带有血丝。如发生急性肺水肿，则咳大量粉红色泡沫痰。

③其他症状：倦怠、乏力、心悸、头晕、失眠、嗜睡、烦躁等症状，重者可有少尿，是与心排血量低下，组织、器官灌注不足的有关表现。

（2）体征

①慢性左侧心力衰竭可有心脏扩大，心尖冲动向左下移位。心率加快、第一心音减弱、心尖区舒张期奔马律，最有诊断价值。部分患者可出现交替脉，是左侧心力衰竭的特征性体征。

②肺部可闻湿啰音，急性肺水肿时可出现哮鸣音。

2. 右侧心力衰竭

（1）症状：主要表现为体循环静脉淤血。消化道症状如食欲缺乏、恶心、呕吐、水肿、腹胀、肝区胀痛等为右侧心力衰竭的最常见症状。

劳力性呼吸困难也是右侧心力衰竭的常见症状。

（2）体征

①水肿：早期在身体的下垂部位和组织疏松部位，出现凹陷性水肿，为对称性。重者可出现全身水肿，并伴有胸腔积液、腹水和阴囊水肿。胸腔积液是因体静脉压力增高所致，胸腔静脉有一部分回流到肺静脉，所以胸腔积液更多见于全心衰竭时，以双侧为多见。

②颈静脉征：颈静脉怒张是右侧心力衰竭的主要体征，其程度与静脉压升高的程度正相关；压迫患者的腹部或肝，回心血量增加而使颈静脉怒张更明显，称为肝颈静脉回流征阳性，肝颈静脉回流征阳性则更是具有特征性。

③肝大和压痛：可出现肝大和压痛；持续慢性右侧心力衰竭可发展为心源性肝硬化，晚期肝脏压痛不明显，但伴有黄疸、肝功能损害和腹水。

④发绀：发绀是由于供血不足，组织摄取血氧相对增加，静脉血氧降低所致。表现为面部毛细血管扩张、发绀、色素沉着。

3. 全心衰竭　右侧心力衰竭继发于左侧心力衰竭而形成全心衰竭，但当右侧心力衰竭后，肺淤血的临床表现减轻。扩张型心肌病等表现左、右心同时衰竭者，肺淤血症状都不严重，左侧心力衰竭的表现主要是心排血量减少的相关症状和体征。

（三）辅助检查

1. X 线检查

（1）心影的大小、形态可为病因诊断提供重要依据，根据心脏扩大的程度和动态改变，间接反映心功能状态。

（2）肺门血管影增强是早期肺静脉压增高的主要表现；肺动脉压力增高可见右下肺动脉增宽；肺间质水肿可使肺野模糊；Kerley B 线是在肺野外侧清晰可见的水平线状影，是肺小叶间隔内积液的表现，是慢性肺淤血的特征性表现。

2. 超声心动图　超声心动图比 X 线检查更能准确地提供各心腔大小变化及心瓣膜结构情况。左心室射血分数（LVEF 值）可反映心脏收缩功能，正常左心室射血分数值>50%，左心室射血分数值≤40%为收缩期心力衰竭诊断标准。

应用多普勒超声是临床上最实用的判断心室舒张功能的方法，E 峰是心动周期的心室舒张早期心室充盈速度的最大值，A 峰是心室舒张末期心室充盈的最大值，正常人 E/A 的比值不小于 1.2，中青年应更大。

3. 有创性血流动力学检查　此检查常用于重症心力衰竭患者，可直接反映左心功能。

4. 放射性核素检查　帮助判断心室腔大小，反映左心室射血分数值和左心室最大充盈速率。

（四）治疗

1. 病因治疗

（1）基本病因治疗：对有损心肌的疾病应早期进行有效治疗，如高血压、冠心病、糖尿病、代谢综合征等；心血管畸形、心瓣膜病力争在发生心脏衰竭之前进行介入或外科手术治疗；对于一些病因不明的疾病亦应早期干预如原发性扩张型心肌病，以延缓心室重构。

（2）诱因治疗：积极消除诱因，最常见的诱因是感染，特别是呼吸道感染，积极应用有针对性的抗生素控制感染。心律失常特别是房颤是引起心脏衰竭的常见诱因，对于快速房颤要积极控制心室率，及时复律。纠正贫血、控制高血压等均可防止心力衰竭发生和（或）加重。

2. 一般治疗　减轻心脏负担，限制体力活动，避免劳累和精神紧张。低钠饮食，少食多餐，限制饮水量。给予持续氧气吸入，流量 2~4L/min。

3. 利尿药　利尿药是治疗心力衰竭的常用药物，通过排钠排水减轻水肿、减轻心脏负荷、缓解淤血症状。原则上应长期应用，但在水肿消失后应以最小剂量维持，如氢氯噻嗪25mg，隔日 1 次。常用利尿药有排钾利尿药如氢氯噻嗪等；襻利尿药如呋塞米、布美他尼（丁脲胺）等；保钾利尿药如螺内酯、氨苯蝶啶等。排钾利尿药主要不良反应是可引起低血钾，应补充氯化钾或与保钾利尿药同用。噻嗪类利尿药可抑制尿酸排泄，引起高尿酸血症，大剂量长期应用可影响胆固醇及糖的代谢，应严密监测。

4. 肾素-血管紧张素-醛固酮系统抑制药

（1）血管紧张素转化酶（ACE）抑制药的应用：ACE 抑制药扩张血管，改善淤血症状，更重要的是降低心力衰竭患者代偿性神经-体液的不利影响，限制心肌、血管重构，维护心肌功能，推迟心力衰竭的进展，降低远期病死率。

①用法：常用 ACE 抑制药如卡托普利 12.5~25mg，2 次/天，培哚普利 2~4mg，1 次/天，贝那普利对有早期肾功能损害患者较适用，使用量是 5~10mg，1 次/天。临床应用一定要从小剂量开始，逐渐加量。

②ACE 抑制药的不良反应：有低血压、肾功能一过性恶化、高血钾、干咳等。

③ACE 抑制药的禁忌证：无尿性肾衰竭、肾动脉狭窄、血肌酐升高≥225μmol/L、高血压、低血压、妊娠、哺乳期妇女及对此药过敏者。

（2）血管紧张素受体阻滞药（ARBBs）的应用：ARBBs 在阻断肾素-血管紧张素系统作用与 ACE 抑制药作用相同，但缺少对缓激肽降解抑制作用。当患者应用 ACE 抑制药出现干咳不能耐受，可应用 ARBBs 类药，常用 ARBBs 如坎地沙坦、氯沙坦、缬沙坦等。

ARBBs 类药的用药注意事项、不良反应除干咳以外，其他均与 ACE 抑制药相同。

（3）醛固酮拮抗药的应用：研究证明螺内酯 20mg，1~2 次/天小剂量应用，可以阻断醛固酮效应，延缓心肌、血管的重构，改善慢性心力衰竭的远期效果。

注意事项：中重度心力衰竭患者应用时，需注意血钾的监测；肾功能不全、血肌酐异常、高血钾及应用胰岛素的糖尿病患者不宜使用。

5. β 受体阻滞药　β 受体阻滞药可对抗交感神经激活，阻断交感神经激活后各种有害影响。临床应用其疗效常在用药后 2~3 个月才出现，但明显提高运动耐力，改善心力衰竭预后，降低病死率。

β 受体阻滞药具有负性肌力作用，临床中应慎重应用，应用药物应从小剂量开始，如美托洛尔 12.5mg，1 次/天；比索洛尔 1.25mg，1 次/天；卡维地洛 6.25mg，1 次/天，逐渐加量，适量维持。

注意事项：用药应在心力衰竭稳定、无体液潴留情况下、小剂量开始应用。

患有支气管痉挛性疾病、心动过缓、二度以上包括二度的房室传导阻滞的患者禁用。

6. 正性肌力药物 是治疗心力衰竭的主要药物，适于治疗以收缩功能异常为特征的心力衰竭，尤其对心腔扩大引起的低心排血量心力衰竭，伴快速心律失常的患者作用最佳。

（1）洋地黄类药物：是临床最常用的强心药物，具有正性肌力和减慢心率作用，在增加心肌收缩力的同时，不增加心肌耗氧量。

①适应证：充血性心力衰竭，尤其伴有心房颤动和心室率增快的心力衰竭是最好指征，对心房颤动、心房扑动和室上性心动过速均有效。

②禁忌证：严重房室传导阻滞、肥厚性梗阻型心肌病、急性心肌梗死24小时内不宜使用。洋地黄中毒或过量者为绝对禁忌证。

③用法：地高辛为口服制剂，维持量法，0.25mg，1次/天。此药口服后2~3小时血浓度达高峰，4~8小时获最大效应，半衰期为1.6天，连续口服7天后血浆浓度可达稳态。适用于中度心力衰竭的维持治疗。

毛花苷C为静脉注射制剂，注射后10分钟起效，1~2小时达高峰，每次0.2~0.4mg，稀释后静脉注射，24小时总量0.8~1.2mg。适用于急性心力衰竭或慢性心力衰竭加重时，尤其适用于心力衰竭伴快速心房颤动者。

④毒性反应：药物的治疗剂量和中毒剂量接近，易发生中毒。易导致洋地黄中毒的情况主要有：急性心肌梗死、急性心肌炎引起的心肌损害、低血钾、严重缺氧、肾衰竭等情况。

常见毒性反应有：胃肠道表现如恶心、呕吐；神经系统表现如视物模糊、黄视、绿视；心血管系统表现多为各种心律失常，也是洋地黄中毒最重要的表现，最常见的心律失常是室性期前收缩，多呈二联律。快速房性心律失常伴有传导阻滞是洋地黄中毒特征性的表现。

（2）β受体兴奋药：临床通常短期应用治疗重症心力衰竭，常用静脉滴注多巴酚丁胺、多巴胺。适用于急性心肌梗死伴心力衰竭的患者；小剂量多巴胺2~5μg/（kg·min）能扩张肾动脉，增加肾血流量和排钠利尿，从而用于充血性心力衰竭的治疗。

（五）护理措施

1. 环境与心理护理 保持环境安静、舒适，空气流通；限制探视，减少精神刺激；注意患者情绪变化，做好心理护理，要求患者家属要积极给予患者心理支持和治疗的协助，使患者心情放松情绪稳定，减少机体耗氧量。

2. 休息与活动 一般心功能Ⅰ级：不限制一般的体力活动，但避免剧烈运动和重体力劳动。心功能Ⅱ级：可适当进行轻体力工作和家务劳动，强调下午多休息。心功能Ⅲ级：日常生活可以自理或在他人协助下自理，严格限制一般的体力活动。心功能Ⅳ级：绝对卧床休息，生活需要他人照顾，可在床上做肢体被动运动和翻身，逐步过渡到坐床边或下床活动。当病情好转后，鼓励患者尽早做适量的活动，防止因长期卧床导致的静脉血栓、肺栓塞、便秘和压疮的发生。在活动中要监测有无呼吸困难、胸痛、心悸、疲劳等症状，如有不适应停止活动，并以此作为限制最大活动量的指征。

3. 病情观察

（1）观察水肿情况：注意观察水肿的消长情况，每日测量并记录体重，准确记录液体出入量。

（2）保持呼吸道通畅：监测患者呼吸困难的程度、发绀情况、肺部啰音的变化以及血气分析和血氧饱和度等变化，根据缺氧的轻重程度调节氧流量和吸氧方式。

（3）注意水、电解质变化及酸碱平衡情况：低钾血症可出现乏力、腹胀、心悸、心电图出现 u 波增高及心律失常，并可诱发洋地黄中毒。少数因肾功能减退，补钾过多而致高血钾，严重者可引起心搏骤停。低钠血症表现为乏力、食欲缺乏、恶心、呕吐、嗜睡等症状。如出现上述症状，要及时通报医师及时给予检查、纠正。

4. 保持排便通畅　患者常因精神因素使规律性排便活动受抑制，排便习惯改变，加之胃肠道淤血、进食减少、卧床过久影响肠蠕动，易致便秘。应帮助患者训练床上排便习惯，同时饮食中增加膳食纤维，如发生便秘，应用小剂量缓泻药和润肠药，病情许可时扶患者坐起使用便器，并注意观察患者的心率、反应，以防发生意外。

5. 输液的护理　根据患者液体出入情况及用药要求，控制输液量和速度，以防诱发急性肺水肿。

6. 饮食护理　给予高蛋白、高维生素的易消化清淡饮食，注意补充营养。少量多餐，避免过饱；限制水、钠摄入，每日食盐摄入量少于 5g，服利尿药者可适当放宽。

7. 用药护理

（1）使用利尿药的护理：遵医嘱正确使用利尿药，并注意有关不良反应的观察和预防。监测血钾及有无乏力、腹胀、肠鸣音减弱等低钾血症的表现，同时多补充含钾丰富的食物，必要时遵医嘱补充钾盐。口服补钾宜在饭后或将水剂与果汁同饮；静脉补钾时每 500mL 液体中氯化钾含量不宜超过 1.5g。

应用保钾利尿药需注意有无胃肠道反应、嗜睡、乏力、皮疹，高血钾等不良反应。

利尿药的应用时间选择早晨或日间为宜，避免夜间排尿过频而影响患者的休息。

（2）使用洋地黄的护理

①给药要求：严格遵医嘱给药，发药前要测量患者脉搏 1 分钟，当脉搏<60 次/分或节律不规则时，应暂停服药并通知医生。静脉给药时务必稀释后缓慢静脉注射，并同时监测心率、心律及心电图变化。

②遵守禁忌：注意不与奎尼丁、普罗帕酮、维拉帕米、钙剂、胺碘酮等药物合用，以免降低洋地黄类药物肾排泄率，增加药物毒性。

③用药后观察：应严密观察患者用药后毒性反应，监测血清地高辛浓度。

④毒性反应的处理：立即停用洋地黄类药；停用排钾利尿药；积极补充钾盐；快速纠正心律失常，血钾低者快速补钾，不低的可应用力多卡因等治疗，但一般禁用电复律，防止发生室颤；对缓慢心律失常，可使用阿托品 0.5～1mg 皮下注射或静脉注射治疗，一般不用安置临时起搏器。

（3）肾素–血管紧张素–醛固酮系统抑制药使用的护理：应用 ACE 抑制药时需预防直立性低血压、皮炎、蛋白尿、咳嗽、间质性肺炎等不良反应的发生。应用 ACE 抑制药和（或）ARBBs 期间要注意观察血压、血钾的变化，同时注意要小剂量开始，逐渐加量。

8. 并发症的预防与护理

（1）感染：室内空气流通，每日开窗通风 2 次，寒冷天气注意保暖，长期卧床者鼓励翻身，协助拍背，以防发生呼吸道感染和坠积性肺炎；加强口腔护理，以防发生由于药物治疗引起菌群失调导致的口腔黏膜感染。

（2）血栓形成：长期卧床和使用利尿药引起的血流动力学改变，下肢静脉易形成血栓。应鼓励患者在床上活动下肢和做下肢肌肉收缩运动，协助患者做下肢肌肉按摩。每天用温水浸泡足以加速血液循环，减少静脉血栓形成。当患者肢体远端出现局部肿胀时，提示有发生静脉血栓可能，应及早与医师联系。

（3）皮肤损伤：应保持床褥柔软、清洁、干燥，患者衣服柔软、宽松。对于长期卧床患者应加强皮肤护理，保持皮肤清洁、干燥，定时协助患者更换体位，按摩骨突出处，防止推、拉、扯强硬动作，以免皮肤完整性受损。如需使用热水袋取暖，水温不宜过高，40～50℃为宜，以免烫伤。

对于有阴囊水肿的男患者可用托带支托阴囊，保持会阴部皮肤清洁、干燥；水肿局部有液体外渗情况，要防止继发感染；注意观察皮肤有无发红、破溃等压疮发生，一旦发生压疮要积极给予减少受压、预防感染、促进愈合的护理措施。

9. 健康教育

（1）治疗病因、预防诱因：指导患者积极治疗原发心血管疾病，注意避免各种诱发心力衰竭的因素，如呼吸道感染、过度劳累和情绪激动、钠盐摄入过多、输液过多过快等。育龄妇女注意避孕，要在医师的指导下妊娠和分娩。

（2）饮食要求：饮食要清淡、易消化、富营养，避免饮食过饱，少食多餐。戒烟、酒，多食蔬菜、水果，防止便秘。

（3）合理安排活动与休息：根据心功能的情况，安排适当体力活动，以利于提高心脏储备力，提高活动耐力，同时也帮助改善心理状态和生活质量。但避免重体力劳动，建议患者进行散步、练气功、打太极拳等运动，掌握活动量，以不出现心悸、气促为度，保证充分睡眠。

（4）服药要求：指导患者遵照医嘱按时服药，不要随意增减药物，帮助患者认识所服药物的注意事项，如出现不良反应及时就医。

（5）坚持诊治：慢性心力衰竭治疗过程是终身治疗，应嘱患者定期门诊复诊，防止病情发展。

（6）家属教育：帮助家属认识疾病和目前治疗方法、帮助患者的护理措施和心理支持的技巧，教育其要给予患者积极心理支持和生活帮助，使患者树立战胜疾病信心，保持情绪稳定。

三、急性心力衰竭

急性心力衰竭是指心肌遭受急性损害或心脏负荷突然增加，使心排血量急剧下降，导致组织灌注不足和急性淤血的综合征。以急性左侧心力衰竭最常见，多表现为急性肺水肿或心源性休克。

（一）病因与发病机制

急性广泛心肌梗死、高血压急症、严重心律失常、输液过多过快等原因。使心脏收缩力突然严重减弱，心排血量急剧减少或左心室瓣膜性急性反流，左心室舒张末压迅速升高，肺静脉回流不畅，导致肺静脉压快速升高，肺毛细血管压随之升高，使血管内液体渗入到肺间质和肺泡内，形成急性肺水肿。

（二）临床表现

突发严重呼吸困难为特征性表现，呼吸频率达30~40次/分，患者被迫采取坐位，两腿下垂，双臂支撑以助呼吸，极度烦躁不安、大汗淋漓、口唇发绀、面色苍白。同时频繁咳嗽、咳大量粉红色泡沫痰。病情极重者可以出现意识模糊。

早期血压可以升高，随病情不缓解血压可降低直至休克；听诊可见心音较弱，心率增快，心尖部可闻及舒张期奔马律；两肺满布湿啰音和哮鸣音。

（三）治疗

1. 体位　置患者于两腿下垂坐位或半卧位。

2. 吸氧　吸入高流量（6～8L/min）氧气，加入 30%～50% 乙醇湿化。对病情严重患者可采用呼吸机持续加压面罩吸氧或双水平气道加压吸氧，以增加肺泡内的压力，促进气体交换，对抗组织液向肺泡内渗透。

3. 镇静　吗啡 3～10mg 皮下注射或静脉注射，必要时每 15 分钟重复 1 次，可重复 2～3 次。老年患者须酌情减量或肌内注射。伴颅内出血、神志障碍、慢性肺部疾病时禁用。

4. 快速利尿　呋塞米 20～40mg 静脉注射，在 2 分钟内推注完，每 4 小时可重复 1 次。呋塞米不仅有利尿作用，还有静脉扩张作用，利于肺水肿的缓解。

5. 血管扩张药　血管扩张药应用过程中，要严密监测血压，用量要根据血压进行调整，收缩压一般维持在 100mmHg 左右，对原有高血压的患者血压降低幅度不超过 80mmHg 为度。

（1）硝普钠应用：硝普钠缓慢静脉滴注，扩张小动脉和小静脉，初始用药剂量为 0.3μg/（kg·min），根据血压变化逐渐调整剂量，最大剂量为 5μg/（kg·min），一般维持量 50～100μg/min。因本药含有氰化物，用药时间不宜连续超过 24 小时。

（2）硝酸甘油应用：硝酸甘油扩张小静脉，降低回心血量。初始用药剂量为 10μg/min，然后每 10 分钟调整 1 次，每次增加初始用药剂量为 5～10μg。

（3）酚妥拉明应用：酚妥拉明可扩张小动脉及毛细血管。静脉用药以 0.1mg/min 开始，每 5～10 分钟调整 1 次，增至最大用药剂量为 1.5～2.0mg/min。

6. 洋地黄类药物　可应用毛花苷 C 0.4～0.8mg 缓慢静脉注射，2 小时后可酌情再给 0.2～0.4mg。近期使用过洋地黄药物的患者，应注意洋地黄中毒。对于急性心肌梗死在 24 小时内不宜使用，重度二尖瓣狭窄患者禁用。

7. 平喘　氨茶碱可以解除支气管痉挛，并有一定的正性肌力及扩血管利尿作用。氨茶碱 0.25mg 加入 100mL 液体内静脉滴注，但应警惕氨茶碱过量，肝肾功能减退患者、老年人应减量。

（四）护理措施

1. 保证休息　立即协助患者取半卧位或坐位休息，双腿下垂，以减少回心血量，减轻心脏前负荷。注意加强皮肤护理，防止因被迫体位而发生的皮肤损伤。

2. 吸氧　一般吸氧流量为 6～8L/min，加入 30%～50% 乙醇湿化，使肺泡内的泡沫表面张力降低破裂，增加气体交换的面积，改善通气。要观察呼吸情况，随时评估呼吸困难改善的程度。

3. 饮食　给予高营养、高热量、少盐、易消化清淡饮食，少量多餐，避免食用产气食物。

4. 病情观察

（1）病情早期观察：注意早期心力衰竭表现，一旦出现劳力性呼吸困难或夜间阵发性呼吸困难，心率增快、失眠、烦躁、尿量减少等症状，应及时与医师联系，并加强观察。如迅速发生极度烦躁不安、大汗淋漓、口唇发绀等表现，同时胸闷、咳嗽、呼吸困难、发绀、咳大量白色或粉红色泡沫痰，应警惕急性肺水肿发生，立即配合抢救。

（2）保持呼吸道通畅：严密观察患者呼吸频率、深度，观察患者的咳嗽情况，痰液的性质和量，协助患者咳嗽、排痰，保持呼吸道通畅。

（3）防止心源性休克：观察患者意识、精神状态，观察患者血压、心率的变化及皮肤颜色、温度变化。

（4）防止病情发展：观察肺部啰音的变化，监测血气分析结果。控制静脉输液速度，一般为每分钟 20～30 滴。准确记录液体出入量。

（5）心理护理：患者常伴有濒死感，焦虑和恐惧，应加强床旁监护，给予安慰及心理支持，以增加战胜疾病信心。医护人员抢救时要保持镇静，表现出忙而不乱，操作熟练，以增加患者的信任和安全感。避免在患者面前议论病情，以免引起误会，加剧患者的恐惧。必要时可留亲属陪伴患者。

（6）用药护理：应用吗啡时注意有无呼吸抑制、心动过缓；用利尿药要准确记录尿量，注意水、电解质和酸碱平衡情况；用血管扩张药要注意输液速度、监测血压变化；用硝普钠应现用现配，避光滴注，有条件者可用输液泵控制滴速；洋地黄制剂静脉使用时要稀释，推注速度宜缓慢，同时观察心电图变化。

（陈　静）

第二节　心律失常

心律失常是指心脏冲动的频率、节律、起源部位、传导速度或激动顺序的异常。

一、概述

（一）发病机制

1. 冲动形成异常　窦房结、房室结等具有自律性的组织本身发生病变，或自主神经系统兴奋性改变均可导致不适当的冲动发放。此外在缺氧、电解质紊乱、儿茶酚胺增多及药物等病理状态下，原无自律性的心肌细胞如心房肌和心室肌细胞出现自律性异常增高，可导致快速性心律失常。

2. 冲动传导异常　折返是快速性心律失常的最常见发病机制。产生折返的基本条件是传导异常，它包括：①心脏两个或多个部位的传导性与不应期各不相同，相互连接成一个闭合环。②其中一条通路发生单向传导阻滞。③另一条通路传导缓慢，使原先发生阻滞的通道有足够时间恢复兴奋性。④原先阻滞的通道再次激动，从而完成一次折返冲动。激动在环内反复循环，产生持续而快速的心律失常（图7-1）。

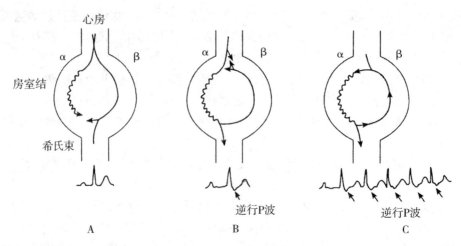

图 7-1　房室结内折返示意图

房室结内有 α 与 β 两条通路。α 传导速度慢，不应期短；β 传导速度快，不应期长。A. 窦性心律时，冲动沿 β 路径前传至心室，同时沿 α 路径前传，但遭遇不应期未能抵达希氏束；B. 房性期前收缩受阻于 β 路径，由 α 路径缓慢传导到心室。冲动沿 β 路径逆向传导返回至心房，完成单次折返；C. 心房回波再循 α 路径前传，折返持续，引起折返性心动过速

（二）分类

1. 按其发生原理可分为激动起源异常及激动传导异常两大类　见图 7-2。

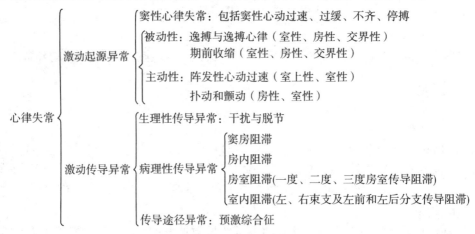

图 7-2　心律失常按发生机制分类

2. 按心律失常发生时心率的快慢，可分为快速性心律失常与缓慢性心律失常。前者包括期前收缩、心动过速、扑动或颤动等，后者包括窦性心动过缓、房室传导阻滞等。

（三）病因

1. 老化　随着增龄，心脏传导系统有老化现象，起搏细胞和传导细胞的数量减少，导致自律性降低，故老年人易出现窦房结功能低下和各种传导阻滞。其次，老年人 β 受体数目减少或变性，对 β 肾上腺素能调节的反应性减弱，心脏对血液中儿茶酚胺敏感性降低，压力感受器和副交感神经对心率或心律的调节功能也减弱，从而易发生各种心律失常。

2. 器质性心脏病 其中以冠心病、心肌病、心肌炎和风湿性心脏病为多见，尤其在发生心力衰竭或急性心肌梗死时。

3. 药物和电解质紊乱 如洋地黄、奎尼丁、低血钾等。

4. 其他病因 如甲状腺功能亢进或减退，心脏自主神经功能失调，高热，麻醉、低温、胸腔或心脏手术等；部分病因不明。

5. 正常人在劳累、情绪激动或紧张、摄取刺激性食物，如咖啡、浓茶、吸烟、饮酒或辛辣制品，也可发生心律失常，如期前收缩、心动过速。

二、窦性心律失常

源于窦房结的心脏激动为窦性心律。其心电图表现为：①窦性 P 波在 Ⅰ、Ⅱ、aVF 导联直立，aVR 倒置。②P-R 间期 0.12~0.20 秒。同一导联的 P-P 间期差值<0.12 秒。③频率为 60~100 次/分。窦性心律的频率因年龄、性别、体力活动等不同有显著的差异。由于窦房结冲动形成过快、过慢或不规则或窦房结冲动传导障碍所致的心律失常称为窦性心律失常。

（一）窦性心动过速、窦性心动过缓

1. 心电图特征 心电图表现符合窦性心律特征，如成人窦性心律的频率>100 次/分，称为窦性心动过速；心率<60 次/分，称为窦性心动过缓，常同时伴窦性心律不齐（不同 PP 间期差异>0.12 秒）。

2. 病因 窦性心动过速可见于健康人吸烟、饮茶或咖啡、饮酒、体力活动及情绪激动时。某些病理状态如发热、贫血、甲状腺功能亢进、休克、心肌缺血、充血性心力衰竭以及应用肾上腺素、阿托品等药物时亦可出现窦性心动过速。窦性心动过缓常见于健康青年人、运动员及睡眠状态。其他原因如颅内出血、甲状腺功能减退、低温、严重缺氧、阻塞性黄疸，以及应用胺碘酮等抗心律失常药物。窦房结病变及急性下壁心肌梗死亦常伴发窦性心动过缓。

3. 临床表现 窦性心动过速可无症状或有心悸感。窦性心动过缓一般也无症状，但心率过慢时可出现胸闷、头晕、晕厥等心排血量不足表现。

4. 治疗 窦性心动过速应先针对病因治疗，同时去除诱因。如治疗甲状腺功能亢进、充血性心力衰竭等。必要时给予 β 受体阻滞剂或非二氢吡啶类钙通道拮抗剂，以减慢心率。

无症状的窦性心动过缓无须治疗。如因心率过慢出现心排血量不足症状时，可应用阿托品或异丙肾上腺素等药物治疗，但长期应用易产生严重副作用，宜考虑心脏起搏治疗。

（二）病态窦房结综合征

此病简称病窦综合征，是指由于窦房结病变导致其功能减退，产生多种心律失常的综合表现。患者可出现一种以上的心律失常。主要特征为窦性心动过缓，当伴快速性心动过速时称心动过缓-心动过速综合征（简称慢-快综合征）。

1. 病因

（1）诸多病变如冠心病、心肌病、心肌淀粉样变、风心病或外科手术损伤等原因均可损害窦房结，导致窦房结起搏及传导功能受损。

（2）窦房结周围神经及心房肌的病变，窦房结动脉供血减少亦是其病因。

2. 心电图特征 ①持续而显著的窦性心动过缓，心率在 50 次/分以下，并非由药物引起，且用阿托品不易纠正。②窦性停搏（较长时间内无 P 波与 QRS 波群出现，长的 PP 间期与基本的窦性 PP 间期无倍数关系）或窦房传导阻滞。③窦房传导阻滞及房室传导阻滞并存。④慢-快综合征。⑤交界性逸搏心律。

3. 临床表现 患者可出现与心动过缓相关的脑、心、肾等重要脏器供血不足表现，如发作性头晕、黑矇、乏力、胸痛、心悸等，严重者可发生晕厥，甚至发生阿-斯综合征。

4. 治疗 治疗原则为：无症状者无须治疗，但要定期随访。对于有症状的病窦综合征患者应行起搏治疗。慢-快综合征心动过速发作者，单独应用抗心律失常药物可能加重心动过缓，应先起搏治疗后再应用抗心律失常药物治疗。

三、房性心律失常

房性心律失常包括房性期前收缩（房早）、房性心动过速（房速）、心房扑动（房扑）、心房颤动（房颤）。房颤是成人最常见的持续性心律失常，在此将主要介绍。房颤是指规律有序的心房电活动丧失，代之以快速且无序的颤动波，是最严重的心房电活动紊乱。患病率随年龄的增长而增多，60 岁以上的人群中，房颤的发生率占 6% 以上，因此，房颤是老年人最常见的心律失常之一。

1. 病因 房颤主要见于器质性心脏病患者，如风湿性心瓣膜病、冠心病、高血压性心脏病、甲状腺功能亢进等，正常人情绪激动、运动或大量饮酒时后亦可发生。有不到 1/3 的患者无明确心脏病依据，称为特发性（孤立性、良性）房颤。

2. 心电图特征 ①P 波消失，代之以小而不规则的 f 波，频率为 350~600 次/分，扑动波间的等电位线消失。②心室率极不规则，一般在 100~160 次/分之间，交感神经兴奋、甲状腺功能亢进等可加快心室率，洋地黄可延长房室结不应期而减慢心室率。③QRS 波形态基本正常，伴有室内差异性传导可增宽变形。

3. 临床表现 临床表现取决于心室率。房颤不伴快心室率时，患者可无症状；伴快心室率（>150 次/分）时可诱发心绞痛、心力衰竭。血栓栓塞和心力衰竭是房颤最主要的并发症。房颤时心房丧失收缩功能，血液容易在心房内淤滞而形成血栓，栓子脱落可导致体循环栓塞，其中以脑动脉栓塞发生率最高。二尖瓣狭窄或脱垂伴房颤时脑栓塞的发生率更高。房颤时心房收缩功能丧失和长期心率增快可导致心力衰竭，增加死亡率。

房颤时心脏听诊示第一心音强弱不等，心律极不规则，心室率快时可出现脉搏短绌。一旦房颤患者的心室率变得规则，应考虑以下几种可能：①恢复窦性心律。②转变为房速或房扑。③发生房室交界性心动过速或室性心动过速。④如心室律变得慢而规则（30~60 次/分），提示可能出现完全性房室传导阻滞。

4. 治疗

（1）积极治疗原发病：对于某些疾病如甲亢、急性酒精中毒、药物所致的房颤，在祛除病因之后，房颤可能自行消失，也可能持续存在。

（2）恢复窦性心律：这是房颤治疗的最佳结果。只有恢复窦性心律（正常心律），才能达到完全治疗房颤的目的；所以对于任何房颤患者均应该尝试恢复窦性心律的治疗方法。可采取直流电复律或药物复律，常用和证实有效的药物有胺碘酮、伊布利特、多非利特等。射频消融可根治房颤。

（3）控制快速心室率：对于不能恢复窦性心律的房颤患者，可以应用药物减慢较快的心室率。常用药物如下。①β受体阻滞剂：是最有效、最常用的药物，可单独应用。②钙通道拮抗剂：如维拉帕米和地尔硫䓬也可有效用于房颤时的心室率控制，尤其对于运动状态下的心室率的控制优于地高辛，和地高辛合用的效果也优于单独使用。尤其多用于无器质性心脏病或左室收缩功能正常以及伴有慢性阻塞性肺疾病的患者。③洋地黄：一直被认为是在紧急情况下控制房颤心室率的一线用药，目前临床上多用于伴有左心衰时的心室率控制。④胺碘酮：在其他药物控制无效或禁忌时、在房颤合并心力衰竭需紧急控制心室率时可首选胺碘酮与洋地黄合用。

（4）抗凝治疗：慢性房颤患者不能恢复窦性心律，有较高的栓塞发生率。过去有栓塞史、瓣膜病、高血压、糖尿病、老年患者、左心房扩大及冠心病者发生栓塞的危险性更大。存在上述任何一种情况者均应接受抗凝治疗。口服华法林使凝血酶原时间国际标准化比率（INR）维持在2.0~3.0，能有效预防脑卒中的发生。不宜用华法林及无以上危险因素者，可用阿司匹林100~300mg/d；抗凝治疗时应严密监测有无出血倾向。

四、房室交界性心律失常

房室交界性心律失常包括房室交界区性期前收缩（交界早）、房室交界区性逸搏与逸搏心律、非阵发性房室交界区性心动过速、与房室交界区相关的折返性心动过速、预激综合征。与房室交界区相关的折返性心动过速或称为阵发性室上性心动过速（PSVT），简称室上速，本节重点阐述。室上速由折返机制引起者多见，以房室结内折返性心动过速最常见。室上速常无器质性心脏病表现，不同性别及年龄均可发病。

1. 心电图特征　①心率150~250次/分，节律规则。②QRS波形态与时限正常，如发生室内差异性传导，QRS波时间与形态异常。③P波为逆行性，常埋于QRS波内或位于其终末部分，且两者保持固定关系。④起始突然，通常由一个房性期前收缩触发，其下传的P-R间期显著延长，随之出现心动过速发作。

2. 临床表现　心动过速发作呈突然发生与终止，持续时间长短不一。患者可有心悸、胸闷、焦虑、头晕，少数有晕厥、心绞痛等，症状轻重取决于发作时心室率的快速程度及持续时间，亦与原发病严重程度有关。体检心尖区第一心音强度恒定，心律绝对规则。

3. 治疗

（1）急性发作期根据患者的基础心脏情况，既往发作史，对心动过速耐受程度进行适当处理以终止发作。

①刺激迷走神经。如患者心功能正常，可先尝试刺激迷走神经的方法。诱导恶心、冰水敷面。Valsalva动作（深吸气后屏气，再用力呼气的动作）。按摩一侧颈动脉窦或压迫一侧眼球（青光眼或高度近视者禁用）5~10秒。可终止心动过速的发作，但停止刺激后有时又恢复原来的心率。

②药物治疗。a. 腺苷及钙通道阻滞剂：首选腺苷6~12mg快速静推，起效迅速。无效者可改用维拉帕米治疗，低血压或心为衰竭者不应选用钙拮抗剂。b. 洋地黄与β受体阻滞剂：房室结折返性心动过速伴心功能不全时首选洋地黄，其他患者已少用此药。β受体阻滞剂也能终止发作，但应注意禁忌证，如避免用于失代偿的心力衰竭、支气管哮喘患者。c. 其他：可选用普罗帕酮1~2mg/kg静脉注射。

③非药物治疗：食管心房调搏术亦可有效终止发作。直流电复律可用于患者发作时伴有严重心绞痛、低血压、充血性心力衰竭表现。

（2）预防复发

①射频消融术可有效根治心动过速，应优先考虑使用。

②药物可选用洋地黄、钙通道阻滞剂及β受体阻滞剂。

五、室性心律失常

室性心律失常主要包括室性期前收缩、室性心动过速、心室扑动与颤动。由于室性心律失常易导致心肌收缩不协调等，相对而言对机体所造成的危害更大。

（一）室性期前收缩

室性期前收缩也称室性早搏，简称室早，是最常见的心律失常，为提早出现的、源于窦房结以外心室任何部位的异位心律。

1. 病因　正常人与各种心脏病患者均可发生室早。正常人发生室早的机会随年龄增长而增加，心肌缺血缺氧、麻醉、心肌炎等亦可发生室早。洋地黄等中毒发生严重心律失常前，常先有室早出现。另外，电解质紊乱、焦虑、过量烟酒及咖啡可为室早的诱因。

2. 心电图特征　①提前发生的宽大畸形的 QRS 波群，时限>0.12 秒，其前无 P 波，ST-T 波与主波方向相反。②其后有完全性代偿间歇，即包含室性期前收缩在内的、前后两个下传的窦性 RR 间期，等于两个窦性 RR 间期。二联律是指每个窦性搏动后跟随一个室早；三联律是每两个正常搏动后跟随一个室早。连续两个室早称为成对室早。同一导联内室早形态相同者为单形性室早；形态不同者为多形性或多源性室早。室性期前收缩的 QRS 波群起始部落在前面的 T 波上，称为"RonT"现象。

3. 临床表现　患者可无症状，或有心悸、心前区不适和乏力等。听诊时，室早的第二心音减弱或听不到，第一心音后出现较长的停顿。患者是否有症状及症状的严重程度与期前收缩的频发程度常常不直接相关。频发性、成对出现、多源性、RonT 现象的室性期前收缩，因有进一步发展为室速甚至室颤的可能，又称为危险性室性期前收缩，应引起重视。

4. 治疗　应考虑有无器质性心脏病，是否影响心排血量以及发展为严重心律失常的可能性来决定治疗原则。

（1）无器质性心脏病：如无明显症状常无须用药治疗。如症状明显，宜做好解释，说明良性预后，消除顾虑；避免诱因如情绪紧张、劳累、吸烟、咖啡等。药物可选用镇静剂、β受体阻滞剂、普罗帕酮、美西律等。

（2）急性心肌缺血：急性心梗初期一旦出现室早与室性心动过速，应立即静脉使用利多卡因，以防室颤发生；若患者发生窦性心动过速与室早，早期应用β受体阻滞剂也可能减少室颤的危险。但室颤与室早之间并无必然联系，无须预防性使用抗心律失常药。

（3）慢性心脏病变：心肌梗死后与心肌病患者常伴室早，若无禁忌证，可用β受体阻滞剂或胺碘酮治疗。

（二）室性心动过速

室性心动过速简称室速。

室速常发生于各种器质性心脏病患者，最常见的是冠心病急性心肌梗死。发作时间稍长，则常出现严重血流动力学的改变，心脑器官供血不足明显，因此，临床上都表现较为紧急，是心血管病常见急症之一。

1. 心电图特征 ①3 个或 3 个以上的室性期前收缩连续出现。②QRS 波群宽大畸形，时限>0.12 秒，ST-T 波与 QRS 主波方向相反。③心室率通常 100~250 次/分，节律规则或略不规则。④心房波与 QRS 无固定关系，形成房室分离，可有心室夺获和室性融合波。⑤发作通常突然开始。

2. 临床表现 临床症状的轻重与室速发作时的心室率、持续时间、基础心脏病变和心功能状况有关。发作时间<30 秒、能自行终止的非持续性室速的患者常无症状。持续性室速（发作时间>30 秒，需药物或电复律方能终止）常伴血流动力学障碍和心肌缺血，患者可有血压下降、少尿、晕厥、心绞痛等症状。听诊时心率轻度不规则，第一、二心音分裂。

3. 治疗 治疗原则为有器质性心脏病或有明确诱因者首先给予针对性治疗；无器质性心脏病者发生非持续性室速，如无症状或无血流动力学障碍，处理原则同室早。持续性室速发作者，无论有无器质性心脏病，都应给予治疗。兴奋迷走神经的方式大多不能终止室速的发作。

（1）急性发作期的处理：急性发作期的处理原则为终止室速发作。

①同步直流电复律：已出现低血压、休克、心绞痛、充血性心力衰竭或脑血流灌注不良等症状，应首选迅速施行电复律，但洋地黄中毒引起者不宜用电复律。

②药物治疗：血流动力学尚稳定时，可先用抗心律失常药物治疗，无效再行电复律。首选利多卡因，其他药物可选用普罗帕酮、胺碘酮、普鲁卡因胺等。

（2）预防复发：治疗原则包括治疗基础疾病和消除诱因、抗心律失常药物治疗（如 β 受体阻滞剂、胺碘酮、普罗帕酮等）、外科治疗、射频消融治疗及植入式心脏复律除颤仪（IDC）治疗等。

（三）心室扑动与心室颤动

心室扑动与心室颤动简称室扑与室颤，是致命性的心律失常，如不治疗 3~5 分钟内可致命。室扑是室颤的前奏，室颤是导致心源性猝死的常见心律失常，也是临终前循环衰竭的心律改变。引起室扑与室颤的常见原因是缺血性心脏病，如冠心病、心肌病、瓣膜病；另外，抗心律失常药特别是引起长 QT 间期延长的药物如奎尼丁、严重缺血缺氧、预激综合征合并房颤等亦可引起室扑或室颤。

1. 心电图特征

（1）室扑：无正常的 QRS-T 波群，代之以连续快速的正弦波图形，波幅大而规则，频率为 150~300 次/分。

（2）室颤：出现波形、振幅及频率均极不规则的低小波（<0.2mv），无法辨别 QRS-T 波群，频率达 200~500 次/分。

2. 临床表现 包括抽搐、意识丧失、呼吸停顿甚至死亡。听诊心音消失，测不到脉搏及血压。无泵衰竭或心源性休克的急性心肌梗死患者出现的原发性室颤，预后较佳，抢救成功率较高，复发很低。反之，非伴随急性心梗的室颤，一年内复发率高达 20%~30%。

3. 治疗 应争分夺秒进行抢救，尽快恢复有效心室收缩。抢救应遵循心肺复苏原则进行。最有效的方法是立即非同步直流电除颤，无条件电除颤的应立刻给予胸外心脏按压。

六、房室传导阻滞

房室传导阻滞是指由于生理或病理的原因，窦房结的冲动经心房传至心室的过程中，房室交界区出现部分或完全的传导阻滞。按阻滞的严重程度可将传导阻滞分三度：一度、二度为不完全性房室传导阻滞。三度为完全性传导阻滞，所有冲动都不能传导至心室。

1. 病因

（1）正常人或运动员可发生莫氏Ⅰ型（文氏型）房室阻滞，夜间多见，与迷走神经张力增高有关。

（2）器质性心脏病：是房室传导阻滞最常见的病因，如高血压性心脏病、冠心病、心脏瓣膜病。

（3）其他：心脏手术、电解质紊乱、药物中毒、甲状腺功能低下等都是房室阻滞的病因。

2. 心电图特征

（1）一度房室传导阻滞：一度房室传导阻滞仅有房室传导时间的延长，时间>0.20秒，无QRS波群脱落。

（2）二度房室传导阻滞

①Ⅰ型：又名文氏阻滞，较常见，极少发展为三度房室传导阻滞。心电图表现为：P-R间期进行性延长，直至一个P波受阻不能下传心室。包含受阻P波在内的R-R间期小于正常窦性PP间期的两倍。QRS波群大多正常。最常见的房室传导比例为3∶3或5∶4。

②Ⅱ型：又称莫氏现象，易转变成三度房室传导阻滞。心电图特征为：下传的搏动中，P-R间期固定不变，时限可正常亦可延长。有间歇性QRS波群脱落，常呈2∶1或3∶1。③QRS波形态正常，则阻滞可能位于房室结内。

PR间期逐渐延长，直至P波后的QRS波脱落，出现长间歇，为文氏型传导阻滞。P波规律出现，PR间期固定，P波与QRS波之比为2∶1~3∶2，为莫氏Ⅱ型房室传导阻滞。

（3）三度房室传导阻滞：心电图特征如下。①心房和心室的激动各自独立，互不相关。②心房率快于心室率，心房冲动来自窦房结或异位心房节律。③心室起搏点通常在阻滞部位以下，如为希氏束及其近邻，则频率40~60次/分，QRS波正常；如位于室内传导系统的远端，则心室率在40次/分以下，QRS波增宽。

3. 临床表现　一度房室传导阻滞的患者常无症状。二度房室传导阻滞可有心悸，也可无症状。三度房室阻滞的症状取决于心室率快慢与原发病变，可有疲倦、乏力、头晕，甚至晕厥、心肌缺血和心力衰竭的表现。突发的三度房室传导阻滞常因心室率过慢导致急性脑缺血，患者可出现意识丧失、甚至抽搐等症状，称为阿-斯综合征，严重者可发生猝死。

听诊时，一度房室传导阻滞可有第一心音减弱；二度房室传导阻滞文氏型可有第一心音逐渐减弱，并有心搏脱落；莫氏型有间歇性心搏脱落，但第一心音强度恒定。三度房室传导阻滞的第一心音强度经常变化，可闻及大炮音，心率多在40~60次/分，伴有低血压。

4. 治疗　针对不同病因、不同阻滞程度及症状轻重进行不同的治疗。

（1）一度与二度Ⅰ型房室阻滞：心室率不太慢，故无须特殊治疗。

（2）二度Ⅱ型与三度房室阻滞：心室率显著减慢，伴有明显症状与血流动力学障碍，甚至出现阿-斯综合征，应及时提高心室率。

①药物治疗：阿托品（0.5~2.0mg，静脉注射），适用于房室结阻滞的患者。异丙肾上腺素（1~4μg/min，静脉滴注）适用于任何部位的房室阻滞，但急性心肌梗死患者易产生严重室性心律失常，故此类患者应慎用。上述药物不应长期使用。

②心脏起搏治疗：心室率低于40次/分，症状严重，特别是有阿-斯综合征发作者，应首选临时或埋藏式心脏起搏治疗。

七、心律失常患者的护理

（一）护理问题

1. 活动无耐力　与心律失常导致心排血量减少有关。

2. 焦虑/恐惧　与疾病带来的不适感、意识到自己的病情较重及不适应监护室气氛等有关。

3. 潜在的并发症　猝死。

4. 有受伤的危险　与心律失常引起的头晕及晕厥有关。

（二）护理措施

1. 病情观察

（1）心电监护：密切监测患者的血压、脉搏及呼吸的变化。应注意有无引起猝死的严重心律失常征兆如频发性、多源性或成对室早、室速，密切监测高度房室传导阻滞、病窦综合征等患者的心室率。发现上述情况应立即汇报医师处理，同时做好抢救准备。

（2）组织灌注不足的征象：倾听患者的主诉，观察患者的神志、面色、四肢末梢循环的变化，同时监测尿量。对行房颤电复律的患者，应注意有无栓塞征象的出现。

2. 休息与活动　功能性或轻度器质性心律失常且血流动力学改变不大的患者，应注意劳逸结合，可维持正常工作和生活，积极参加体育锻炼，以改善自主神经功能。血流动力学不稳定的患者应绝对卧床休息，以减少心肌耗氧量，降低交感神经活性。协助做好生活护理，保持大便通畅，避免和减少不良刺激。

3. 饮食护理　食物宜清淡、低脂、富纤维素及含钾丰富，少食多餐，避免饱食。合并心衰者应限制钠盐的摄入；鼓励进食含钾丰富的食物，避免低血钾诱发心律失常；鼓励多食纤维素丰富的食物，以保持大便通畅；戒烟酒，避免食用刺激性强的食物和咖啡、浓茶等。

4. 对症护理

（1）心悸：各种原因引起的心律失常均可导致心悸。①告诫患者保持情绪稳定，避免不良刺激与诱发因素。②症状明显时尽量避免左侧卧位，因该卧位时患者感觉到心脏搏动而使不适感加重。③伴呼吸困难、发绀时，给予2~4L/min氧气吸入，必要时遵医嘱服用β受体阻滞剂等药物。④做好基础心脏病的护理工作，因多数严重心悸患者的心律失常均存在基础心脏病。

（2）眩晕、晕厥：该病多为骤发，严重心律失常造成长时间心脏停搏或无有效的心排血量是心源性晕厥的最常见病因。常历时短暂，多在1~2分钟内恢复。

①避免诱因：嘱患者避免剧烈活动、情绪激动或紧张、快速改变体位以及屏气动作等。

②一旦出现眩晕、晕厥症状。a. 应立即使患者平卧位，保持气道通畅。b. 检查患者有无呼吸和脉搏，如无，则应立即叩击心前区1~2次，作体外心脏按压，并尽早电击除颤。

c. 建立静脉通道。d. 给予氧气吸入。

（3）阿-斯综合征和猝死

①加强心律失常高危患者的评估与监护，如冠心病、心力衰竭、心肌病、心肌炎、药物中毒、电解质紊乱和低氧血症、酸碱失衡。

②避免诱因：情绪创伤、劳累、寒冷、失眠、排便用力等是诱发猝死的因素，护士应正确指导患者的休息和活动，注意心理疏导，保持安静、舒适的生活环境，减少干扰，以降低猝死的发生率。

③当患者发生较严重心律失常时：绝对卧床休息，保持情绪稳定。给予鼻导管吸氧，持续心电监护，建立静脉通路并保持通畅。准备好抗心律失常的药物、抢救药品、除颤仪、临时起搏器等，随时做好抢救准备。对于突然发生室扑或室颤的患者，立即行非同步直流电除颤。

5. 用药、安置起搏器及心脏电复律的护理

（1）用药护理。①正确、准确使用抗心律失常药：口服药应按时按量服用；静脉注射速度应缓慢（腺苷除外），宜5~15分钟内注完；滴注药物可用输液泵调节速度。用药过程中及用药后要注意观察患者心律、心率、血压、呼吸及意识状况，以判断疗效。②观察药物不良反应（表7-1）。

表7-1　常用抗心律失常药物的适应证及不良反应

药名	适应证	不良反应
奎尼丁	房性与室性期前收缩；各种快速性心动过速；心房颤动和扑动；预防上述心律失常复发。	1. 消化道症状：厌食、呕吐、恶心、腹泻、腹痛等。血液系统症状：溶血性贫血、血小板减少。 2. 心脏方面：窦性停搏、房室阻滞、QT间期延长与尖端扭转性室速、晕厥、低血压。 3. 其他：视听觉障碍、意识模糊、皮疹、发热。
普鲁卡因胺		1. 心脏方面：中毒浓度抑制心肌收缩力，低血压、传导阻滞与QT间期延长及多形性室速。 2. 胃肠道反应较奎尼丁少见，中枢神经系统反应较利多卡因少见。 3. 其他：可见发热、粒细胞减少症；药物性狼疮。
利多卡因	急性心肌梗死或复发性室性快速性心律失常；心室颤动复苏后防止复发。	1. 神经系统方面：眩晕、感觉异常、意识模糊、谵妄、昏迷。 2. 心脏方面：少数可引起窦房结抑制，房室传导阻滞。
美西律	急、慢性室性快速性心律失常（特别是QT间期延长者）；常用于小儿先天性心脏病及室性心律失常。	1. 心脏方面：低血压（发生于静脉注射时）、心动过缓。 2. 其他：呕吐、恶心、运动失调、震颤、步态障碍、皮疹。
普罗帕酮	室性期前收缩；各种类型室上性心动过速，难治性、致命性室速。	1. 心脏方面：窦房结抑制、房室传导阻滞、加重心力衰竭。 2. 其他：眩晕、味觉障碍、视力模糊；胃肠道不适；可能加重支气管痉挛。

药名	适应证	不良反应
β受体阻滞剂	甲状腺功能亢进、嗜铬细胞瘤、麻醉、运动与精神诱发的心律失常；房颤与房扑时减慢心室率；室上性心动过速；洋地黄中毒引起的心动过速、期前收缩等；长QT间期延长综合征；心肌梗死后。	1. 心脏方面：低血压、心动过缓、充血性心力衰竭、心绞痛患者突然撤药引起症状加重、心律失常、急性心肌梗死。 2. 其他：加剧哮喘与慢性阻塞性肺疾病；间歇性跛行、雷诺现象、精神抑郁；糖尿病患者可能出现低血糖、乏力。
胺碘酮	各种快速心律失常；肥厚性心肌病，心肌梗死后室性心律失常、复苏后预防室性心律失常复发。	1. 最严重心外毒性为肺纤维化；转氨酶升高；光过敏，角膜色素沉着；甲状腺功能亢进或减退；胃肠道反应。 2. 心脏方面：心动过缓，致心律失常作用少。
维拉帕米	各种折返性室上性心动过速；房颤与房扑时减慢心室率，某些特殊类型的室速。	1. 增加地高辛浓度。 2. 心脏方面：低血压、心动过缓、房室阻滞、心搏停顿。禁用于严重心力衰竭、严重房室传导阻滞、房室旁路前传的房颤、严重窦房结病变、室性心动过速、心源性休克。
腺苷	折返环中含有房室结的折返性心动过速的首选药；心力衰竭、严重低血压适用。	潮红，短暂的呼吸困难、胸部压迫感（1分钟左右），可有短暂的窦性停搏、室性期前收缩或短阵室性心动过速。

（2）安置起搏器及心脏电复律的护理。

6. 心理护理 经常与患者交流，倾听心理感受，给予必要的解释与安慰，加强巡视。鼓励家属安慰患者，酌情增减家属探视时间。

（三）健康教育

心律失常的预后取决于有无器质性心脏病及心律失常的类型、严重程度。健康教育主要体现在以下几个方面。

1. 疾病知识宣教 向患者讲解心律失常的病因、诱因、临床表现及防治知识。教会患者及家属自测脉搏和心律，每天1次，每次1分钟，并做好记录。积极治疗原发病，遵医嘱服用抗心律失常药，不可自行增减或停药，同时注意药物的副作用。有晕厥史的患者应避免从事驾驶、高空作业等危险工作，出现头晕等脑缺血症状时，应立即平卧，下肢适当抬高。教会家属心肺复苏术，以备急用。

2. 避免诱因 注意休息，劳逸结合，情绪稳定，防止增加心脏负担。无器质性心脏病的患者应积极参与体育锻炼，改善自主神经功能。有器质性心脏病的患者根据心功能情况酌情活动。快速型心律失常患者应戒烟酒、避免摄入刺激性食物，如咖啡、浓茶、槟榔等；心动过缓者应避免屏气用力动作，如用力排便，以免兴奋迷走神经而加重心动过缓。

3. 及时就诊 ①脉搏过缓，少于60次/分，并有头晕、目眩或黑矇。②脉搏过快，超过100次/分，休息及情绪稳定时仍不减慢。③脉律不齐，有漏搏、期前收缩超过5次/分。④原来整齐的脉搏出现脉搏忽强忽弱、忽快忽慢。⑤应用抗心律失常药物后出现不良反应。

4. 定期门诊复查ECG。

（陈 静）

第三节　冠状动脉硬化性心脏病

　　冠状动脉粥样硬化性心脏病是冠状动脉粥样硬化后造成管腔狭窄、阻塞和（或）冠状动脉功能性痉挛，导致心肌缺血、缺氧引起的心脏病，简称冠心病，又称缺血性心脏病，是动脉硬化引起器官病变的最常见类型，也是严重危害人们健康的常见病。本病发病多在 40 岁以后，早期男性发病率多于女性。

　　根据本病的病理解剖和病理生理变化的不同和临床表现特点，1979 年世界卫生组织将冠状动脉粥样硬化性心脏病分为：隐匿型冠心病、心绞痛型冠心病、心肌梗死型冠心病、缺血性心肌病及猝死型冠心病五种临床类型。

　　近年来临床专家将冠状动脉粥样硬化性心脏病分为急性冠状动脉综合征和慢性缺血综合征两大类。急性冠状动脉综合征类型中包括不稳定型心绞痛、非 ST 段抬高性心肌梗死、ST 抬高性心肌梗死、猝死型冠心病。慢性缺血综合征类型中包括稳定型心绞痛、冠状动脉正常的心绞痛（X 综合征）、无症状性心肌缺血、缺血性心肌病。

一、心绞痛

　　心绞痛临床分型分为稳定型心绞痛和不稳定型心绞痛。稳定型心绞痛是指在冠状动脉粥样硬化的基础上，由于心肌负荷增加，发生冠状动脉供血不足，导致心肌急剧暂时的缺血、缺氧所引起的临床综合征。

　　（一）病因与发病机制

　　当冠状动脉的供血与心肌需血量之间发生矛盾时，冠状动脉血流量不能满足心肌细胞代谢需要，造成心肌暂时的出现缺血、缺氧，心肌在缺血、缺氧情况下产生的代谢产物，刺激心脏内的传入神经末梢，颈$_{1\sim5}$胸交感神经节和相应的脊髓段，传入大脑，再与自主神经进入水平相同脊髓段的脊神经所分布的区域，即胸骨后、胸骨下段、上腹部、左肩、左臂前内侧与小指，产生疼痛感觉。由于心绞痛不是躯体神经传入，因此不能准确定位，常不是锐痛。

　　正常心肌耗氧的多少主要取决心肌张力、心肌收缩强度、心率，因此常用"心率×收缩压"，作为评估心肌耗氧的指标。心肌能量的产生需要心肌细胞将血液中大量的氧摄入，因此，当氧供需增加的时候，就难从血液中摄入更多的氧，只能增加冠状动脉的血流量提供。在正常情况下，冠状动脉血流量是随机体生理需要而变化，在剧烈体力活动、缺氧等情况时，冠状动脉就要扩张，使血流量增加，满足机体需要。

　　当冠状动脉粥样硬化所致的冠脉管腔狭窄和（或）部分分支闭塞时，冠状动脉扩张能力减弱，血流量减少，对心肌供血处于相对固定状态，一般休息状态可以无症状。当心脏负荷突然增加时，如劳累、情绪激动等，使心肌张力增加、心肌收缩力增加、心率增快，都可以引起心肌耗氧量增加，冠状动脉不能相应扩张以满足心肌需血量，引起心绞痛发作。另外如主动脉瓣膜病变、严重贫血、肥厚型心肌病等，由于血液携带氧的能力降低或是肥厚的心肌使心肌耗氧增加，或是心排血量过低/舒张压过低，均可造成心肌氧的供需失衡，心肌缺血、缺氧，引发心绞痛。各种原因引起冠状动脉痉挛，不能满足心肌需血量，亦可引发心绞痛。

稳定型心绞痛常发生于劳累、激动的当时，典型心绞痛在相似的情况下可重复出现，但是同样的诱因情况，可以只是在早晨而不在下午出现心绞痛，提示与早晨交感神经兴奋性增高等昼夜节律变化有关。当发作的规律有变化或诱因强度降低仍诱发心绞痛发作，常提示患者发生不稳定型心绞痛。

（二）临床表现

1. 症状 阵发性胸痛或心前区不适是典型心绞痛的特点。

（1）疼痛部位：胸骨体中上段、胸骨后可波及心前区，甚至整个前胸，边界表达不清。可放射至左肩、左臂内侧，甚至可达左手环指和小指，也可向上放射可至颈、咽部和下颊部，也可放射至上腹部甚至下腹部。

（2）疼痛性质：常为压迫感、发闷、紧缩感也可为烧灼感，偶可伴有濒死、恐惧感。患者可因疼痛而被迫停止原来的活动，直至症状缓解。

（3）持续时间：1~5 分钟，一般不超过 15 分钟。

（4）缓解方式：休息或含服硝酸甘油后几分钟内缓解。

（5）发作频率：发作频率不固定，可数天或数周发作 1 次，也可 1 天内多次发作。

（6）诱发因素：有体力劳动、情绪激动、饱餐、寒冷、吸烟、休克等情况。

2. 体征 发作时可有心率增快，暂时血压升高。有时出现第四或第三心音奔马律。也可有心尖部暂时性收缩期杂音，出现交替脉。

（三）辅助检查

1. 心电图检查 心电图检查是发现心肌缺血，诊断心绞痛最常用的检查方法。

（1）静息心电图检查：缓解期可无任何表现。心绞痛发作期特征性的心电图可见 ST 段压低>0.1mV，T 波低平或倒置，ST 段改变比 T 波改变更具有特异性。少部分患者发作时有低平、倒置的 T 波变为直立，也可以诊断心肌缺血。T 波改变对于心肌缺血诊断的特异性不如 ST 段改变，但发作时的心电图与发作前的心电图进行比较有明显差别，而且发作之后心电图有所恢复，有时具有诊断意义。

部分患者发作时可出现各种心律失常，最常见的是左束支传导阻滞和左前分支传导阻滞。

（2）心电图负荷试验：心电图负荷试验是最常用的运动负荷试验。心绞痛患者在运动中出现典型心绞痛，心电图有 ST 段水平型或下斜型压低≥0.1mV，持续 2 分钟即为运动负荷试验阳性。

2. 超声心动图 缓解期可无异常表现，心绞痛发作时可发现节段性室壁运动异常，可有一过性心室收缩、舒张功能障碍的表现。

超声心动图负荷试验是诊断冠心病的方法之一，敏感性和特异性高于心电图负荷试验，可以识别心肌缺血的范围和程度。

3. 放射性核素检查 ^{201}TI（铊）静息和负荷心肌灌注显像，在静息状态可以见到心肌梗死后瘢痕部位的铊灌注缺损的显像。负荷心肌灌注显像是在运动诱发心肌缺血时，显示出冠状动脉供血不足而导致的灌注缺损。

4. 冠状动脉造影 冠状动脉造影目前是诊断冠心病的金标准。可发现冠状动脉系统病变的范围和程度，当管腔直径缩小 75% 以上时，将严重影响心肌供血。

（四）治疗

心绞痛治疗的主要目的，一是预防心肌梗死及猝死，改善预后；二是减轻症状，提高生活质量。

1. 心绞痛发作期治疗

（1）休息：发作时立刻休息，一般在停止活动后 3~5 分钟症状即可消失。

（2）应用硝酸酯类药物：硝酸酯类药物是最有效、作用最快终止心绞痛发作的药物，如舌下含化硝酸甘油 0.3~0.6mg，1~2 分钟开始起效，作用持续 30 分钟左右，或舌下含化硝酸异山梨酯 5~10mg，2~5 分钟起效，作用持续 2~3 小时。

2. 缓解期治疗

（1）去除诱因：尽量避免已确知的诱发因素，保持体力活动，调整活动量，避免过度劳累；保持平和心态，避免心情紧张、情绪激动；调整饮食结构，严禁烟酒，避免饱餐。

控制血压，将血压控制在 130/80mmHg 以下；改善生活方式，控制体重；积极治疗糖尿病，控制糖化血红蛋白≤7%。

（2）应用硝酸酯制剂：硝酸酯制剂可以扩张容量血管，减少静脉回流，同时对动脉也有轻度扩张，降低心脏后负荷，进而降低心肌耗氧量。硝酸酯制剂可以扩张冠状动脉，增加心肌供血，改善需血氧与供血氧的矛盾，缓解心绞痛症状。

①硝酸甘油：舌下含服，起效快，常用于缓解心绞痛发作。

②硝酸甘油气雾剂：也常可用于缓解心绞痛发作，作用方式如同舌下含片。

③2%硝酸甘油贴剂：适用于预防心绞痛发作，贴在胸前或上臂，缓慢吸收。

④二硝酸异山梨酯：二硝酸异山梨酯口服，每次 5~20mg，3 次/天，服用后 30 分钟起效，作用维持 3~5 小时。舌下含服 2~5 分钟起效，每次可用 5~10mg，维持时间为 2~3 小时。

硝酸酯制剂不良反应有头晕、头部跳痛感、面红、心悸等，静脉给药还可有血压下降。硝酸酯制剂持续应用可以产生耐药性。

（3）应用 β 受体阻滞药：β 受体阻滞药是冠心病二级预防的首选药，应终身服用。如普萘洛尔、阿替洛尔、美托洛尔等。使用剂量应个体化，在治疗过程中以清醒时静息心率不低于 50 次/分为宜。从小剂量开始，逐渐增加剂量，以达到缓解症状，改善预后目的。如果必须停药应逐渐减量，避免突然停药引起症状反跳，甚至诱发急性心肌梗死。对于心动过缓、房室传导阻滞患者不宜使用。慢性阻塞性肺疾病、支气管哮喘、心力衰竭、外周血管病患者均应慎用。

（4）应用钙离子拮抗药：钙离子拮抗药抑制心肌收缩，扩张周围血管，降低动脉压，降低心脏后负荷，减少心肌耗氧量。还可以扩张冠状动脉，缓解冠状动脉痉挛，改善心内膜下心肌的供血。临床常用制剂有硝苯地平、地尔硫䓬等。

常见不良反应有胫前水肿、面色潮红、头痛、便秘、嗜睡、心动过缓、房室传导阻滞等。

（5）应用抑制血小板聚集的药物：冠状动脉内血栓形成是急性冠心病事件发生的主要特点，抑制血小板功能对于预防事件、降低心血管死亡具有重要意义。临床常用肠溶阿司匹林 75~150mg/d，主要不良反应是胃肠道症状，严重程度与药物剂量有关，引发消化道出血的年发生率为 1‰~2‰。如有消化道症状及不能耐受、过敏、出血等情况，可应用氯吡格雷和质子泵抑制药如奥美拉唑，替代阿司匹林。

（五）护理措施

1. 一般护理　发作时应立即休息，同时舌下含服硝酸甘油。缓解期可适当活动，避免剧烈运动，保持情绪稳定。秋、冬季外出应注意保暖。对吸烟患者应鼓励戒烟，以免加重心肌缺氧。

2. 病情观察　了解患者发生心绞痛的诱因，发作时疼痛的部位、性质、持续时间、缓解方式、伴随症状等。发作时应尽可能描记心电图，以明确心肌供血情况。如症状变化应警惕急性心肌梗死的发生。

3. 用药护理　应用硝酸甘油时，嘱咐患者舌下含服，或嚼碎后含服，应在舌下保留一些唾液，以利于药物迅速溶解而吸收。含药后应平卧，以防低血压的发生。服用硝酸酯类药物后常有头胀、面红、头晕、心悸等血管扩张的表现，一般持续用药数天后可自行好转。对于心绞痛发作频繁或含服硝酸甘油效果不好的患者，可静脉滴注硝酸甘油，但注意滴速，需监测血压、心率变化，以免造成血压降低。青光眼、低血压者禁忌。

4. 饮食护理　给予低热量、低脂肪、低胆固醇、少糖、少盐、适量蛋白质、丰富的维生素饮食，宜少食多餐，不饮浓茶、咖啡，避免辛辣刺激性食物。

5. 健康教育

（1）饮食指导：告诉患者宜摄入低热量、低动物脂肪、低胆固醇、少糖、少盐、适量蛋白质食物，饮食中应有适量的纤维素和丰富的维生素，宜少食多餐，不宜过饱，不饮浓茶、咖啡，避免辛辣刺激性食物。肥胖者控制体重。

（2）预防疼痛：寒冷可使冠状动脉收缩，加重心肌缺血，故冬季外出应注意保暖。告诉患者洗澡不要在饱餐或饥饿时进行，洗澡水温不要过冷或过热，时间不宜过长，不要锁门，以防意外。有吸烟习惯的患者应戒烟，因为吸烟产生的一氧化碳影响氧合，加重心肌缺氧，引发心绞痛。

（3）活动与休息：合理安排活动和休息缓解期可适当活动，但应避免剧烈运动（如快速登楼、追赶汽车），保持情绪稳定，避免过劳。

（4）定期复查：定期检查心电图、血脂、血糖情况，积极治疗高血压、控制血糖和血脂。如出现不适疼痛加重，用药效果不好，应到医院就诊。

（5）按医嘱服药：平时要随身携带保健药盒（内有保存在深色瓶中的硝酸甘油等药物）以备急用，并注意定期更换。学会自我监测药物的不良反应，自测脉率、血压，密切观察心率血压变化，如发现心动过缓应到医院调整药物。

二、急性心肌梗死

急性心肌梗死是在冠状动脉硬化的基础上，冠状动脉血供应急剧减少或中断，使相应的心肌发生严重持久的缺血导致心肌坏死。临床表现为持久的胸前区疼痛、发热、血白细胞计数增多、血清心肌坏死标记物增多和心电图进行变化，还可发生心律失常、休克或心力衰竭三大并发症，亦属于急性冠状动脉综合征的严重类型。

（一）病因与发病机制

基本病因是冠状动脉粥样硬化，造成一支或多支血管狭窄，在侧支循环未建立时，使心肌供血不足。也有极少数患者由于冠状动脉栓塞、炎症、畸形、痉挛和冠状动脉口阻塞为基本病因。

在冠状动脉严重狭窄的基础上，一旦心肌需血量猛增或冠状动脉血供锐减，使心肌缺血达 20~30 分钟或以上，即可发生急性心肌梗死。

研究证明，多数心肌梗死是由于粥样斑块破溃、出血、管腔内血栓形成，使管腔闭塞。还有部分患者是由于冠状动脉粥样斑块内或其下出血或血管持续痉挛，也可使冠状动脉完全闭塞。

促使粥样斑块破裂、出血、血栓形成的诱因有：①机体交感神经活动增高，应激反应性增强，心肌收缩力加强、心率加快、血压增高。②饱餐，特别在食用大量脂肪后，使血脂升高，血黏稠度增高。③剧烈活动、情绪过分紧张或过分激动、用力排便或血压突然升高，均可使左心室负荷加重。④脱水、出血、手术、休克或严重心律失常，可使心排血量减少，冠状动脉灌注减少。

急性心肌梗死发生并发症，均可使冠状动脉灌注量进一步降低，心肌坏死范围扩大。

（二）临床表现

1. 先兆表现　50% 以上的患者发病数日或数周前有胸闷、心悸、乏力、恶心、大汗、烦躁、血压波动、心律失常、心绞痛等前驱症状。以新发生的心绞痛，或原有心绞痛发作频繁且程度加重、持续时间长、服用硝酸甘油效果不好为常见。

2. 主要症状

（1）疼痛：为最早、最突出的症状，其性质和部位与心绞痛相似，但程度更剧烈，伴有烦躁、大汗、濒死感。一般无明显的诱因，疼痛可持续数小时或数天，经休息和含服硝酸甘油无效。少数患者症状不典型，疼痛可位于上腹部或颈背部，甚至无疼痛表现。

（2）全身症状：一般在发生疼痛 24~48 小时或以后，出现发热、心动过速。一般发热体温在 38℃ 左右，多在 1 周内恢复正常。可有胃肠道症状如恶心、呕吐、上腹胀痛，重者可有呃逆。

（3）心律失常：有 75%~95% 的患者发生心律失常，多发生于病后 1~2 天，前 24 小时内发生率最高，以室性心律失常最多见，如频发室性期前收缩，成对出现或呈短阵室性心动过速，常是出现室颤先兆。室颤是急性心肌梗死早期患者死亡的主要原因。

（4）心源性休克：疼痛时常见血压下降，如疼痛缓解时，收缩压 < 80mmHg（10.7kPa），同时伴有烦躁不安、面色苍白或发绀、皮肤湿冷、脉搏细速、尿量减少、反应迟钝，则为休克表现，约 20% 的患者常于心肌梗死后数小时至 1 周内发生。

（5）心力衰竭：约 50% 的患者在起病最初几天，疼痛或休克好转后，出现呼吸困难、咳嗽、发绀、烦躁等左侧心力衰竭的表现，重者可发生急性肺水肿，随后可出现颈静脉怒张、肝大、水肿等右侧心力衰竭的表现。右心室心肌梗死患者可发病开始即可出现右侧心力衰竭表现，同时伴有血压下降。

3. 体征　多数患者心率增快，但也有少数患者心率变慢，心尖部第一心音减低，出现第三、四心音奔马律。有 10%~20% 的患者在发病的 2~3 天，由于反应性纤维性心包炎，可出现心包摩擦音。可有各种心律失常。

除极早期血压可增高外，随之几乎所有患者血压下降，发病前高血压患者血压可降至正常，而且多数患者不再恢复起病前血压水平。

可有与心律失常、休克、心力衰竭相关体征。

4. 其他并发症 乳头肌功能不全或断裂、心室壁瘤、栓塞、心脏破裂、心肌梗死后综合征等。

（三）辅助检查

1. 心电图改变

（1）特征性改变：①面向坏死区的导联，出现宽而深的异常 Q 波。②在面向坏死区周围损伤区的导联，出现 ST 段抬高呈弓背向上。③在面向损伤区周围心肌缺氧区的导联，出现 T 波倒置。④在背向心肌梗死的导联则出现 R 波增高、ST 段压低、T 波直立并增高。

（2）动态性改变：起病数小时后 ST 段弓背向上抬高，与直立的 T 波连接成单向曲线；2 天内出现病理性 Q 波，R 波减低；数日后 ST 段恢复至基线水平，T 波低平、倒置或双向；数周后 T 波可倒置，病理性 Q 波永久遗留。

2. 实验室检查

（1）肌红蛋白：肌红蛋白敏感性高但特异性不高，起病后 2 小时内升高，12 小时内达到高峰，24~48 小时恢复正常。

（2）肌钙蛋白：肌钙蛋白 I 或肌钙蛋白 T 起病后 3~4 小时升高。肌钙蛋白 I 11~24 小时达到高峰，7~10 天恢复正常。肌钙蛋白 T 24~48 小时达到高峰，10~14 天恢复正常。

这些心肌结构蛋白含量增加是诊断心肌梗死的敏感指标。

（3）血清心肌酶：出现肌酸激酶同工酶 CK-MB、磷酸肌酸激酶、门冬氨酸氨基转移酶、乳酸脱氢酶升高，其中磷酸肌酸激酶是出现最早、恢复最早的酶，肌酸激酶同工酶 CK-MB 诊断敏感性和特异性均极高，起病 4 小时内增高，16~24 小时达到高峰，3~4 天恢复正常。增高程度与梗死的范围呈正相关，其高峰出现时间是否提前有助于判断溶栓治疗是否成功。

（4）血细胞：发病 24~48 小时后白细胞升高（10~20）×10⁹/L，中性粒细胞增多，嗜酸性粒细胞减少；红细胞沉降率增快；C 反应蛋白增高。

（四）治疗

急性心肌梗死治疗原则是尽快恢复心肌血流灌注，挽救心肌，缩小心肌缺血范围，防止梗死面积扩大，保护和维持心功能，及时处理各种并发症。

1. 一般治疗

（1）休息：急性期卧床休息 12 小时，若无并发症，24 小时内应鼓励患者床上活动肢体，第 3 天可床边活动，第 4 天起逐步增加活动量，1 周内可达到每日 3 次步行 100~150 米。

（2）监护：急性期进行心电图、血压、呼吸监护，密切观察生命体征变化和心功能变化。

（3）吸氧：急性期持续吸氧 4~6L/min，如发生急性肺水肿，按其处理原则处理。

（4）抗凝治疗：无禁忌证患者嚼服肠溶阿司匹林 150~300mg，连服 3 天，以后改为 75~150mg/d，长期服用。

2. 解除疼痛 哌替啶 50~100mg 肌内注射或吗啡 5~10mg 皮下注射，必要时 1~2 小时可重复使用 1 次，以后每 4~6 小时重复使用，用药期间要注意防止呼吸抑制。疼痛轻的患者可应用可待因或罂粟碱 30~60mg 肌内注射或口服。也可用硝酸甘油静脉滴注，但需注意心率、血压变化，防止心率增快、血压下降。

3. 心肌再灌注　心肌再灌注是一种积极治疗措施，应在发病 12 小时内，最好在 3~6 小时进行，使冠状动脉再通，心肌再灌注，使濒临坏死的心肌得以存活，坏死范围缩小，减轻梗死后心肌重塑，改善预后。

（1）经皮冠状动脉介入治疗（PCI）：实施 PCI 首先要有具备实施介入治疗条件，并建立急性心肌梗死急救的绿色通道，患者到院明确诊断之后，即要对患者给予常规治疗，又要做好术前准备的同时将患者送入心导管室。

①直接 PCI 适应证：ST 段抬高和新出现左束支传导阻滞。ST 段抬高性心肌梗死并发休克。非 ST 段抬高性心肌梗死，但梗死的动脉严重狭窄。有溶栓禁忌证，又适宜再灌注治疗的患者。

注意事项：发病 12 小时以上患者不宜实施 PCI。对非梗死相关的动脉不宜实施 PCI。心源性休克需先行主动脉球囊反搏术，待血压稳定后方可实施 PCI。

②补救 PCI：对于溶栓治疗后仍有胸痛，抬高的 ST 段降低不明显，应实施补救 PCI。

③溶栓治疗再通后 PCI：溶栓治疗再通后，在 7~10 天行冠状动脉造影，对残留的狭窄血管并适宜的行 PCI，可进行 PCI。

（2）溶栓疗法：对于由于各种原因没有进行介入治疗的患者，在无禁忌证情况下，可尽早行溶栓治疗。

①适应证。溶栓疗法适应证有：2 个以上（包括两个）导联 ST 段抬高或急性心肌梗死伴左束支传导阻滞，发病<12 小时，年龄<75 岁。ST 段抬高明显心肌梗死患者，>75 岁。ST 段抬高性心肌梗死发病已达 12~24 小时，但仍有胸痛、广泛 ST 段抬高者。

②禁忌证。溶栓疗法禁忌证有：既往病史中有出血性脑卒中。近 1 年内有过缺血性脑卒中、脑血管病。颅内肿瘤。近 1 个月有过内脏出血或已知出血倾向。正在使用抗凝药。近 1 个月有创伤史、>10 分钟的心肺复苏；近 3 周来有外科手术史；近 2 周内有在不能压迫部位的大血管穿刺术。未控制高血压>180/110mmHg。未排除主动脉夹层。

③常用溶栓药物。尿激酶（UK）在 30 分钟内静脉滴注 150 万~200 万 U；链激酶（SK）、重组链激酶（rSK）在 1 小时内静脉滴注 150 万 U。应用链激酶须注意有无过敏反应，如寒战、发热等。重组组织型纤溶酶原激活药（rt-PA）在 90 分钟内静脉给药 100mg，先静脉注射 15mg，继而在 30 分钟内静脉滴注 50mg，随后 60 分钟内静脉滴注 35mg。另外，在用 rt-PA 前后均需静脉滴注肝素，应用 rt-PA 前需用肝素 5 000U，用 rt-PA 后需每小时静脉滴注肝素 700~1 000U，持续使用 2 天。之后 3~5 天，每 12 小时皮下注射肝素 7 500U 或使用低分子肝素。

血栓溶解指标：①抬高的 ST 段 2 小时内回落 50%。②2 小时内胸痛消失。③2 小时内出现再灌注性心律失常。④血清 CK-MB 酶峰值提前出现。

4. 心律失常处理　室性心律失常常可引起猝死，应立即处理，首选给予利多卡因静脉注射，反复出现可使用胺碘酮治疗，发生室颤时立即实施电复律；对房室传导阻滞，可用阿托品、异丙肾上腺素等药物，严重者需安装人工心脏起搏器。

5. 控制休克　补充血容量，应用升压药物及血管扩张药，纠正酸碱平衡紊乱。如处理无效时，应选用在主动脉内球囊反搏术的支持下，积极行经皮冠状动脉成形术或支架置入术。

6. 治疗心力衰竭 主要是治疗急性左侧心力衰竭。急性心肌梗死 24 小时内禁止使用洋地黄制剂。

7. 二级预防 预防动脉粥样硬化、冠心病的措施属于一级预防，对于已经患有冠心病、心肌梗死患者预防再次梗死，防止发生心血管事件的措施属于二级预防。

二级预防措施有：①应用阿司匹林或氯吡格雷等药物，抗血小板集聚。应用硝酸酯类药物，抗心绞痛治疗。②预防心律失常，减轻心脏负荷。控制血压在 140/90mmHg 以下，合并糖尿病或慢性肾功能不全应控制在 130/80mmHg 以下。③戒烟、控制血脂。④控制饮食，治疗糖尿病，糖化血红蛋白应低于 7%，体重指数应控制在标准体重之内。⑤对患者及家属要普及冠心病相关知识教育，鼓励患者有计划、适当地运动。

（五）护理措施

1. 身心休息 急性期绝对卧床，减少心肌耗氧，避免诱因。保持安静，减少探视避免不良刺激，保证睡眠。陪伴和安慰患者，操作熟练，有条不紊，理解并鼓励患者表达恐惧。

2. 改善活动耐力 改善活动耐力，帮助患者制订逐渐活动计划。对于有固定时间和情境出现疼痛的患者，可预防性给药。若患者在活动后出现呼吸加快或困难、脉搏过快或停止后 3 分钟未恢复，血压异常、胸痛、眩晕应停止活动，并以此作为限制最大活动量的指标。

3. 病情观察 监护 5～7 天，监测心电图、心率、心律、血压、血流动力学，有并发症应延长监护时间。如心率、心律和血压变化，出现心律失常，特别是室性心律失常和严重的房室传导阻滞、休克的发生，及时报告医师处理。观察尿量、意识改变，以帮助判断休克的情况。

4. 吸氧 前 3 天给予高流量吸氧 4～6L/min，而后可间断吸氧。如发生急性肺水肿，按其处理原则护理。

5. 镇痛护理 遵医嘱给予哌替啶、吗啡、哌替啶等镇痛药物，对于烦躁不安的患者可给予地西泮肌内注射。观察疼痛性质及其伴随症状的变化，注意有无呼吸抑制、心率加快等不良反应。

6. 防止便秘护理 向患者强调预防便秘的重要性，食用富含纤维食物。注意饮水，1 500mL/d。遵医嘱长期服用缓泻药，保证排便通畅。必要时应用润肠药、低压灌肠等。

7. 饮食护理 给予低热量、低脂、低胆固醇和高维生素饮食，少量多餐，避免刺激性食品。

8. 溶栓治疗护理 溶栓前要建立并保持静脉通道畅通。仔细询问病史，除外溶栓禁忌证；溶栓前需检查血常规、凝血时间、血型，配血备用。

溶栓治疗中观察患者有无寒战、皮疹、发热等过敏反应。应用抗凝药物如阿司匹林、肝素，使用过程中应严密观察有无出血倾向。应用溶栓治疗时应严密监测出凝血时间和纤溶酶原，防止出血，注意观察有无牙龈、皮肤、穿刺点出血，观察尿、粪便的颜色。出现大出血时需立即停止溶栓，输鱼精蛋白、输血。

溶栓治疗后应定时记录心电图、检查心肌酶谱，观察胸痛有无缓解。

9. 经皮冠状动脉介入治疗后护理 防止出血与血栓形成，停用肝素 4 小时后，复查全血凝固时间，凝血时间在正常范围之内，拔除动脉鞘管，压迫止血，加压包扎，患者继续卧床 24 小时，术肢制动。同时，严密观察生命体征，有无胸痛。观察足背动脉搏动情况，鞘管留置部位有无出血、血肿。

10. 预防并发症

(1) 预防心律失常及护理：急性期要持续心电监护，发现频发室性期前收缩，成对的、多源性的、呈 RonT 现象的室性期前收缩或发现房室传导阻滞时，应及时通知医师处理，遵医嘱应用利多卡因等抗心律失常药物，同时要警惕发生室颤、猝死。

电解质紊乱、酸碱失衡也是引起心律失常的重要因素，要监测电解质和酸碱平衡状态，准备好急救药物和急救设备如除颤器、起搏器等。

(2) 预防休克及护理：遵医嘱给予扩容、纠酸、血管活性药物，避免脑缺血、保护肾功能，让患者平卧位或头低足高位。

(3) 预防心力衰竭及护理：在起病最初几天甚至在心肌梗死演变期内，急性心肌梗死的患者可以发生心力衰竭，多表现左侧心力衰竭。因此要严密观察患者有无咳嗽、咳痰、呼吸困难、尿少等症状，观察肺部有无湿性啰音。避免情绪烦躁、饱餐、用力排便等加重心脏负荷的因素。如发生心力衰竭，即按心力衰竭护理进行护理。

11. 健康教育

(1) 养成良好生活习惯：调整生活方式，缓解压力，克服不良情绪，避免饱餐、寒冷刺激。洗澡时应注意：不在饱餐和饥饿时洗，水温和体温相当，时间不要过长，卫生间不上锁，必要时有人陪同。

(2) 积极治疗危险因素：积极治疗高血压、高血脂、糖尿病、控制体重于正常范围，戒除烟酒。自觉落实二级预防措施。

(3) 按时服药：了解所服药物作用、不良反应，随身带药物和保健卡。按时服药、定期复查，终身随诊。

(4) 合理饮食：食用低热量、低脂、低胆固醇，总热量不宜过高的饮食，以维持正常体重为度。清淡饮食，少量多餐。避免大量刺激性食品。多食含纤维素和果胶的食物。

(陈　静)

第八章

消化系统疾病的护理

第一节 胃食管反流病

胃食管反流病（GERD）是一种因胃和（或）十二指肠内容物反流入食管引起胃灼热、反流、胸痛等症状和（或）组织损害的综合征，包括食管综合征和食管外综合征。食管综合征有典型反流综合征、反流胸痛综合征及伴食管黏膜损伤的综合征，如反流性食管炎（RE）、反流性狭窄、Barrett 食管（BE）及食管腺癌。食管外综合征有反流性咳嗽综合征、反流性喉炎综合征、反流性哮喘综合征及反流性蛀牙综合征，还可能有咽炎、鼻窦炎、特发性肺纤维化及复发性中耳炎。

根据内镜下表现的不同，GERD 可分为非糜烂性反流病（NERD）、RE 及 BE，我国 60%～70%的 GERD 表现为 NERD。

一、病因与发病机制

与 GERD 发生有关的机制包括抗反流防御机制的削弱、食管黏膜屏障的完整性破坏及胃十二指肠内容物反流对食管黏膜的刺激等。

（一）抗反流机制的削弱

抗反流机制的削弱是 GERD 的发病基础，包括下食管括约肌（LES）功能失调、食管廓清功能下降、食管组织抵抗力损伤、胃排空延迟等。

1. LES 功能失调　LES 功能失调在 GERD 发病中起重要作用，其中 LES 压力降低、一过性下食管括约肌松弛（TLESR）及裂孔疝是引起 GERD 的三个重要因素。

LES 正常长 3～4cm，维持 10～30mmHg 的静息压，是重要的抗反流屏障。当 LES 压力<6mmHg 时，即易出现胃食管反流。即使 LES 压力正常，也不一定就没有胃食管反流。近来的研究表明 TLESR 在 GERD 的发病中有重要作用。TLESR 系指非吞咽情况下 LES 发生自发性松弛，可持续 8～10 秒，长于吞咽时 LES 松弛，并常伴胃食管反流。TLESR 是正常人生理性胃食管反流的主要原因，目前认为 TLESR 是小儿胃食管反流的最主要因素，胃扩张（餐后、胃排空异常、空气吞入）是引发 TLESR 的主要刺激因素。裂孔疝破坏了正常抗反流机制的解剖和生理，使 LES 压力降低并缩短了 LES 长度，削弱了膈肌的作用，并使食管蠕动减弱，故食管裂孔疝是胃食管反流重要的病理生理因素。

2. 食管、胃功能下降

（1）食管：健康人食管借助正常蠕动可有效清除反流入食管的胃内容物。GERD 患者由于食管原发和继发蠕动减弱，无效食管运动发生率高，有如硬皮病样食管，致食管廓清功能障碍，不能有效廓清反流入食管的胃内容物。

（2）胃：胃轻瘫或胃排空功能减弱，胃内容物大量潴留，胃内压增加，导致胃食管反流。

（二）食管黏膜屏障

食管黏膜屏障是食管黏膜上皮抵抗反流物对其损伤的重要结构，包括食管上皮前（黏液层、静水层和黏膜表面 HCO_3^- 所构成的物理化学屏障）、上皮（紧密排列的多层鳞状上皮及上皮内所含负离子蛋白和 HCO_3^- 可阻挡和中和 H^+）及上皮后（黏膜下毛细血管提供 HCO_3^- 中和 H^+）屏障。当屏障功能受损时，即使是正常反流亦可致食管炎。

（三）胃十二指肠内容物反流

胃食管反流时，含胃酸、胃蛋白酶的胃内容物，甚至十二指肠内容物反流入食管，引起胃灼热、反流、胸痛等症状，甚至导致食管黏膜损伤。难治性 GERD 常伴有严重的胃食管反流。Vaezi 等发现，混合反流可导致较单纯反流更为严重的黏膜损伤，两者可能存在协同作用。

二、病理

RE 的病理改变主要有食管鳞状上皮增生，黏膜固有层乳头向表面延伸，浅层毛细血管扩张、充血和（或）出血，上皮层内中性粒细胞和淋巴细胞浸润，严重者可有黏膜糜烂或溃疡形成。慢性病变可有肉芽组织形成、纤维化以及 Barrett 食管改变。

三、临床表现

GERD 的主要临床表现包括以下内容。

（一）食管表现

1. 胃灼热　是指胸骨后的烧灼样感觉，胃灼热是 GERD 最常见的症状。胃灼热的严重程度不一定与病变的轻重程度一致。

2. 反流　反流指胃内容物反流入口中或下咽部的感觉，此症状多在胃灼热、胸痛之前发生。

3. 胸痛　胸痛作为 GERD 的常见症状，日渐受到临床的重视。可酷似心绞痛，对此有时单从临床很难作出鉴别。胸痛的程度与食管炎的轻重程度无平行关系。

4. 吞咽困难　指患者能感觉到食物从口腔到胃的过程发生障碍，吞咽困难可能与咽喉部的发胀感同时存在。引起吞咽困难的原因很多，包括与反流有关的食管痉挛、食管运动功能障碍、食管瘢痕狭窄及食管癌等。

5. 上腹痛　也可以是 GERD 的主要症状。

（二）食管外表现

1. 咽喉部表现　如慢性喉炎、慢性声嘶、发音困难、声带肉芽肿、咽喉痛、流涎过多、癔球症、颈部疼痛、牙周炎等。

2. 肺部表现 如支气管炎、慢性咳嗽、慢性哮喘、吸入性肺炎、支气管扩张、肺脓肿、肺不张、咯血及肺纤维化等。

四、辅助检查

(一) 上消化道内镜

对 GERD 患者，内镜检查可确定是否有 RE 及病变的形态、范围与程度；同时可取活体组织进行病理学检查，明确有无 BE、食管腺癌；还可进行有关的治疗。但内镜检查不能观察反流本身，内镜下的食管炎也不一定都由反流引起。

洛杉矶分级是目前国际上最为广泛应用的内镜 RE 分级方案，根据内镜下食管黏膜破损的范围和形状，将 RE 划分为 A~D 级（图 8-1）。

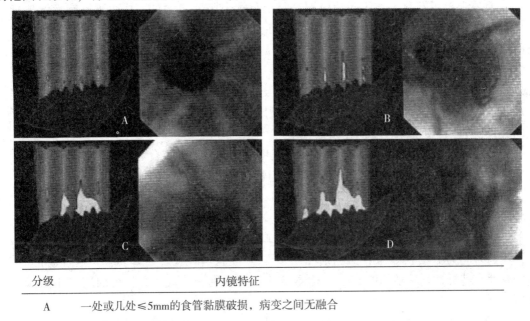

分级	内镜特征
A	一处或几处≤5mm的食管黏膜破损，病变之间无融合
B	一处或几处>5mm的食管黏膜破损，病变之间无融合
C	一处或几处食管黏膜破损，病变之间相互融合，但未超过食管环周的75%
D	一处或几处食管黏膜破损，病变之间相互融合，至少累及食管环周的75%

附加描述项目：有无食管狭窄、食管溃疡及BE

图 8-1 GERD 内镜分级

(二) 其他检查

1. 24 小时食管酸碱度 pH 监测 是最好的定量监测胃食管反流的方法，已作为 GERD 诊断的金标准。最常使用的指标是 pH<4 总时间（%）。该方法有助于判断反流的有无及其和症状的关系，以及疗效不佳的原因。其敏感性与特异性分别为 79%~90% 和 86%~100%。该检查前 3~5 天停用改变食管压力的药物（胃肠动力剂、抗胆碱能药物、钙通道阻断剂、硝酸盐类药物、肌肉松弛剂等）、抑制胃酸的药物。

近年无绳食管 pH 胶囊的应用使食管 pH 监测更为方便，易于接受，且可行食管多部位（远端、近端及下咽部等）及更长时间（48~72 小时）的监测。

2. 食管测压　可记录 LES 压力、显示频繁的 TLESR 和评价食管体部的功能。单纯用食管压力来诊断胃食管反流并不十分准确，其敏感性约 58%，特异性约 84%。因此，并非所有的 GERD 患者均需做食管压力测定，仅用于不典型的胸痛患者或内科治疗失败考虑用外科手术抗反流者。

3. 食管阻抗监测　通过监测食管腔内阻抗值的变化来确定是液体或气体反流。目前食管腔内阻抗导管均带有 pH 监测通道，可根据 pH 和阻抗变化进一步区分酸反流（pH<4）、弱酸反流（pH 在 4~7）以及弱碱反流（pH>7），用于 GERD 的诊断，尤其有助于对非酸反流为主的 NERD 患者的诊断、抗反流手术前和术后的评估、难治性 GERD 病因的寻找、不典型反流症状的 GERD 患者的诊断以及确诊功能性胃灼热患者。

4. 食管胆汁反流测定　用胆汁监测仪测定食管内胆红素含量，从而了解有无十二指肠胃食管反流。现有的 24 小时胆汁监测仪可得到胆汁反流次数、长时间反流次数、最长反流时间和吸收值≥0.14 的总时间及其百分比，从而对胃食管反流作出正确的评价。因采用比色法检测，必须限制饮食中的有色物质。

5. 上胃肠道 X 线钡餐　对观察有无反流及食管炎均有一定的帮助，还有助于排除其他疾病和发现有无解剖异常，如膈疝，有时上胃肠道钡餐检查还可发现内镜检查没有发现的、轻的食管狭窄，但钡餐检查的阳性率不高。

6. 胃-食管放射性核素闪烁显像　此为服用含放射性核素流食后以 γ 照相机检测放射活性反流的技术。本技术有 90% 的高敏感性，但特异性低，仅为 36%。

7. GERD 诊断问卷　让疑似 GERD 患者回顾过去 4 周的症状以及症状发作的频率，并将症状由轻到重分为 0~5 级，评估症状程度，总分超过 12 分即可诊断为 GERD。

8. 质子泵抑制剂（PPI）试验　对疑似 GERD 的患者，可服用标准剂量 PPI，每天 2 次，用药时间为 1~2 周。患者服药后 3~7 天，若症状消失或显著好转，本病诊断可成立。其敏感性和特异性均可达 60% 以上。但本试验不能鉴别恶性疾病，且可因用 PPI 而掩盖内镜所见。

9. 超声诊断　超声诊断直观性好，诊断敏感性高，并且对患者的损伤性小。B 超诊断 GERD 标准为至少在 2 次不同时间内观察到反流物充满食管下段和胃与食管间液体来回移动。

五、诊断

由于 GERD 临床表现多种多样，症状轻重不一，有的患者可能有典型的反流症状，但内镜及胃食管反流检测无异常；而有的患者以其他器官系统的症状为主要表现，给 GERD 的诊断造成一定的困难。因此，GERD 的诊断应结合患者的症状及实验室检查综合判断。

1. RE 的诊断　有胃食管反流的症状，内镜可见累及食管远端的食管炎，排除其他原因所致的食管炎。

2. NERD 的诊断　有胃食管反流的症状，内镜无食管炎改变，但实验室检查有胃食管反流的证据，如：①24 小时食管 pH 监测阳性。②食管阻抗监测、食管胆汁反流测定、静息放射性核素检查或钡餐检查显示胃食管反流。③食管测压示 LES 压力降低或 TLESR，或食管体部蠕动波幅降低。

六、治疗

胃食管反流病的治疗目标为充分缓解症状，治愈食管炎，维持症状缓解和胃镜检查的缓解，治疗或预防并发症。

1. GERD 的非药物治疗　非药物治疗指生活方式的指导，避免一切引起胃食管反流的因素等。如要求患者饮食不宜过饱；忌烟、酒、咖啡、巧克力、酸食和过多脂肪；避免餐后立即平卧。对仰卧位反流，抬高床头 10cm 就可减轻症状。对于立位反流，有时只要患者穿宽松衣服，避免牵拉、上举或弯腰就可减轻。超重者在减肥后症状会有所改善。某些药物能降低 LES 的压力，导致反流或使其加重，如抗胆碱能药物、钙通道阻断剂、硝酸盐类药物、肌肉松弛剂等，对 GERD 患者尽量避免使用这些药物。

2. GERD 的药物治疗

（1）抑酸药：抑酸药是治疗 GERD 的主要药物，主要包括 PPI 和 H_2 受体拮抗剂，PPI 症状缓解最快，对食管炎的治愈率最高。虽然 H_2RA 疗效低于 PPI，但在一些病情不是很严重的 GERD 患者中，采用 H_2RA 仍是有效的。

（2）促动力药：促动力药可用于经过选择的患者，特别是作为酸抑制治疗的一种辅助药物。对大多数 GERD 患者，目前应用的促动力药不是理想的单一治疗药物。

①多巴胺受体拮抗剂：此类药物能促进食管、胃的排空，增加 LES 的张力。此类药物包括甲氧氯普胺和多潘立酮，常用剂量为 10mg，每天 3~4 次，睡前和餐前服用。前者如剂量过大或长期服用，可导致锥体外系神经症状，故老年患者慎用；后者长期服用亦可致高催乳素血症，产生乳腺增生、泌乳和闭经等不良反应。

②非选择性 5-HT_4 受体激动剂：此类药能促进肠肌丛节后神经释放乙酰胆碱而促进食管、胃的蠕动和排空，从而减轻胃食管反流。目前常用的为莫沙必利，常用剂量为 5mg，每天 3~4 次，饭前 15~30 分钟服用。

③伊托必利：此类药可通过阻断多巴胺 D_2 受体和抑制胆碱酯酶的双重功能，起到加速胃排空、改善胃张力和敏感性、促进胃肠道动力的作用。该药消化道特异性高，对心脏、中枢神经系统、泌乳素分泌的影响小，在 GERD 治疗方面具有长远的优势。常用剂量为 50mg，每天 3~4 次，饭前 15~30 分钟服用。

（3）黏膜保护剂：对控制症状和治疗反流性食管炎有一定疗效。常用的药物有硫糖铝 1g，每天 3~4 次，饭前 1 小时及睡前服用；铝碳酸镁 1g，每天 3~4 次，饭前 1 小时及睡前服用，具有独特的网状结构，既可中和胃酸，又可在酸性环境下结合胆汁酸，对于十二指肠胃食管反流有较好的治疗效果。枸橼酸铋钾盐，480mg/d，分 2~4 次于饭前及睡前服用。

（4）γ-氨基丁酸（GABA）受体抑制剂：由于 TLESR 是发生胃食管反流的主要机制，因此 TLESR 成为治疗的有效靶点。对动物及人类研究显示，GABA 受体抑制剂巴氯芬可抑制 TLESR，可能是通过抑制脑干反射而起作用的。巴氯芬对 GERD 患者既有短期作用，又有长期作用，可显著减少反流次数和缩短食管酸暴露时间，还可明显改善十二指肠胃食管反流及其相关的反流症状，是目前控制 TLESR 发生率最有前景的药物。

（5）维持治疗：因为 GERD 是一种慢性疾病，持续治疗对控制症状及防止并发症是适当的。

3. GERD 的内镜抗反流治疗　为了避免 GERD 患者长期需要药物治疗及手术治疗风险大的缺点，内镜医师在过去的几年中在内镜治疗 GERD 方面做出了不懈的努力，通过这种方法改善 LES 的屏障功能，发挥其治疗作用。

（1）胃镜下腔内折叠术：该方法是将一种缝合器安装在胃镜前端，于直视下在齿状线下缝合胃壁组织，形成褶皱，增加贲门口附近紧张度、"延长腹内食管长度"及形成皱褶，以阻挡胃肠内容物的反流。包括黏膜折叠方法或全层折叠方法。

（2）食管下端注射法：指内镜直视下环贲门口或食管下括约肌肌层注射无活性低黏度膨胀物质，增加 LES 的功能。

（3）内镜下射频治疗：该方法是将射频治疗针经活检孔道送达齿状线附近，刺入食管下端的肌层进行热烧灼，使肌层"纤维化"，增加食管下端张力。

内镜治疗 GERD 的安全性及可能性已经多中心研究所证明，且显示大部分患者可终止药物治疗，但目前仍缺乏严格的大样本多中心对照研究。

4. GERD 的外科手术治疗　对 GERD 患者行外科手术治疗时，必须掌握严格的适应证，主要包括：①需长期用药维持，且用药后症状仍然严重者。②出现严重并发症，如出血、穿孔、狭窄等，经药物或内镜治疗无效者。③伴有严重的食管外并发症，如反复并发肺炎、反复发作的难以控制的哮喘、咽喉炎，经药物或内镜治疗无效者。④疑有恶变倾向的 BE。⑤严重的胃食管反流而不愿终生服药者。⑥仅对大剂量质子泵抑制剂起效的年轻患者，如有严重并发症（出血、狭窄、BE）。

临床应用过的抗反流手术方法较多。目前治疗 GERD 的手术常用 Nissen 胃底折叠术、Belsey 胃底部分折叠术。各种抗反流手术治疗的效果均应通过食管 24 小时的 pH 测定、内镜及临床表现进行综合评价。

近十几年来，腹腔镜抗反流手术得到了长足的发展。腹腔镜胃底折叠术是治疗 GERD 疗效确切的方法，是治疗 GERD 的主要选择之一，尤其对于年轻、药物治疗效果不佳、伴有裂孔疝的患者。与常规开放手术相比较，腹腔镜手术具有创伤小、术后疼痛轻和患者恢复快的优点，特别适用于年老体弱、心肺不佳的患者。但最近的研究显示，术后并发症高达 30%，包括吞咽困难、不能打嗝、腹泻及肛门排气等。约 62% 的患者在接受抗反流手术 10 年后仍需服用 PPI 治疗。因此，内科医师在建议 GERD 患者行腹腔镜胃底折叠术前应注意这些并发症，严格选择患者。

5. 并发症的治疗

（1）食管狭窄的治疗：早期给予有效的药物治疗是预防 GERD 患者食管狭窄的重要手段。内镜扩张疗法是治疗食管狭窄所致吞咽困难的有效方法。扩张疗法所需食管扩张器有各型探条、气囊、水囊及汞橡胶扩张器等。常将食管直径扩张至 14mm 或 44F。患者行有效的扩张食管治疗后，应用 PPI 或 H_2RA 维持治疗，避免食管再次狭窄。手术是治疗食管狭窄的有效手段。常在抗反流术前或术中同时使用食管扩张疗法。

（2）BE 的治疗

①药物治疗：长期 PPI 治疗不能缩短 BE 的病变长度，但可促进部分患者鳞状上皮再生，降低食管腺癌发生率。选择性 COX-2 抑制剂有助于减少患食管癌，尤其是腺癌的风险。

②内镜治疗：目前常采用的内镜治疗方法有各种方式的内镜消融治疗和内镜下黏膜切除

术等。适应证为伴有异型增生和黏膜内癌的 BE 患者，超声内镜检查有助于了解病变的深度，有助于治疗方式的选择。

③手术治疗：对已证实有癌变的 BE 患者，原则上应手术治疗。手术方法同食管癌切除术，胃肠道重建多用残胃或结肠，少数用空肠。

④抗反流手术：包括外科手术和内镜下抗反流手术。虽然能在一定程度上改善 BE 患者的反流症状，但不能影响其自然病程，远期疗效有待证实。

七、护理评估

（一）健康史

询问患者症状出现的时间、频率和严重程度；了解患者饮食习惯如有无进食高脂食物、含咖啡因饮料等；有无烟酒嗜好；有无肥胖及其他疾病，是否服用对下食管括约肌压力有影响的药物等。

（二）身体状况

胃食管反流病的临床表现多样，轻重不一。

1. 反流症状　反酸、反食、嗳气等。常于餐后特别是饱餐后、平卧时发生，有酸性液体或食物从胃及食管反流到口咽部。反酸常伴胃灼热，是胃食管反流病最常见的症状。

2. 反流物刺激食管引起的症状　胃灼热、胸痛、吞咽痛等。胃灼热是一种胸骨后发热、烧灼样不适，常于餐后（尤其是饱食或脂肪餐）1 小时出现，躯体前屈或用力屏气时加重，站立或坐位时或服用抗酸药物后可缓解。一般认为是由于酸性反流物刺激食管上皮下的感觉神经末梢所致。反流物也可刺激机械感受器引起食管痉挛性疼痛，严重者可放射到颈部、后背、胸部，有时酷似心绞痛症状。部分患者可有吞咽痛和吞咽困难，常为间歇性发作，系食管动力异常所致，晚期可呈持续性进行性加重，常提示食管狭窄。

3. 食管以外刺激的临床表现　如咽部异物感、咳嗽、咽喉痛、声音嘶哑等。部分患者以咳嗽、哮喘为主要症状，系因反流物吸入呼吸道，刺激支气管黏膜引起炎症和痉挛；或因反流物刺激食管黏膜感受器，通过迷走神经反射性引起支气管痉挛所致。

4. 并发症

（1）上消化道出血：由于食管黏膜炎症、糜烂和溃疡所致，多表现为黑便，呕血较少。

（2）食管狭窄：重度反流性食管炎可因食管黏膜糜烂、溃疡，使纤维组织增生，瘢痕形成致食管狭窄，患者表现为渐进性吞咽困难，尤以进食固体食物时明显。

（3）Barrett 食管：食管黏膜因受反流物的慢性刺激，食管与胃交界处的齿状线 2cm 以上的鳞状上皮被化生的柱状上皮替代，称为 Barrett 食管，是食管腺癌的主要癌前病变。

（三）心理-社会状况

重点评估患者的心理状况、工作及生活中的压力及其对生理心理状况的影响。如有无严重的焦虑或抑郁，对疾病知识的了解程度等。精神紧张、情绪变化和抑郁等均可影响食管动力和感觉功能，并影响患者对症状和疾病行为的感知能力，从而表现出焦虑、抑郁和躯体化精神症状。

八、护理措施

（一）指导患者改变不良生活方式和饮食习惯

1. 卧位时将床头抬高 10~20cm，避免餐后平卧和睡前 2 小时进食。

2. 少量多餐，避免过饱；食物以高蛋白、高纤维、低脂肪、易消化为主，应细嚼慢咽；避免进食可使下食管括约肌压降低的食物，如高脂肪、巧克力、咖啡、浓茶等；戒烟酒。

3. 避免剧烈运动以及使腹压升高的因素，如肥胖、紧身衣、束腰带等。

4. 避免使用使下食管括约肌压降低的药物，如 β 肾上腺素能激动剂、α 肾上腺素能受体阻断剂、抗胆碱能制剂、钙离子通道阻滞剂、茶碱等。

（二）用药指导

抑制胃酸是胃食管反流病治疗的主要手段，根据医嘱给患者进行药物治疗，注意观察疗效及不良反应。常用药物如下所述。

1. 抑制胃酸药物　质子泵抑制剂可有效抑制胃酸分泌，最快速地缓解症状。一天一次应用 PPI 的患者应该在早餐前服用，而睡前服用 PPI 可更好控制夜间酸分泌，通常疗程在 8 周以上，部分患者需要长期服药。也可选用 H_2 受体阻断剂，如西咪替丁、雷尼替丁、法莫替丁等，疗程 8~12 周。适用于轻、中症患者。

2. 促动力药物　可增加下食管括约肌压力，改善食管蠕动功能，促进胃排空，减少胃食管反流，改善患者症状，可作为抑酸剂的辅助用药。常用药物有甲氧氯普胺或多潘立酮，餐前半小时服用，服药期间注意观察有无腹泻、便秘、腹痛、恶心等不良反应。

3. 黏膜保护剂　可以在食管黏膜表面形成保护性屏障，吸附胆盐和胆汁酸，阻止胃酸、胃蛋白酶的侵蚀，防止其对食管黏膜的进一步损伤。常用药物包括硫糖铝、铋剂、铝碳酸镁等。硫糖铝片需嚼碎后成糊状，餐前半小时用少量温开水冲服，但长期使用可抑制磷的吸收而致骨质疏松。

（三）心理护理

关心体贴患者，告知疾病与治疗有关知识，消除患者紧张情绪，避免一些加重本病的刺激因素，使患者主动配合治疗，保持情绪稳定。

（郭梅花）

第二节　急性胃炎

急性胃炎指由各种原因引起的急性胃黏膜炎症，其病变可以仅局限于胃底、胃体、胃窦的任何一部分，病变深度大多局限于黏膜层，严重时则可累及黏膜下层、肌层，甚至达浆膜层。临床表现多种多样，可以有上腹痛、恶心、呕吐、上腹不适、呕血、黑粪，也可无症状，而仅有胃镜下表现。急性胃炎的病因虽然多样，但各种类型在临床表现、病变的发展规律和临床诊治等方面有一些共性。大多数患者通过及时诊治能很快痊愈，但也有部分患者其病变可以长期存在并转化为慢性胃炎。

一、护理评估

（一）健康史

评估患者既往有无胃病史，有无服用对胃有刺激的药物，如阿司匹林、保泰松、洋地黄、铁剂等，评估患者的饮食情况及睡眠。

（二）身体状况

1. 腹痛的评估 患者主要表现为上腹痛、饱胀不适。多数患者无症状，或症状被原发疾病所掩盖。

2. 恶心、呕吐的评估 患者可有恶心、呕吐、食欲不振等症状，注意观察患者呕吐的次数及呕吐物的性质、量的情况。

3. 腹泻的评估 食用沙门菌、嗜盐菌或葡萄球菌毒素污染食物引起的胃炎患者常伴有腹泻。评估患者的大便次数、颜色、性状及量的情况。

4. 呕血和（或）黑粪的评估 在所有上消化道出血的病例中，急性糜烂出血性胃炎所致的消化道出血占 10%~30%，仅次于消化性溃疡。

（三）辅助检查

1. 病理 主要表现为中性粒细胞浸润。

2. 胃镜检查 可见胃黏膜充血、水肿、糜烂、出血及炎性渗出。

3. 实验室检查 血常规检查：糜烂性胃炎可有红细胞、血红蛋白减少；大便常规检查：大便潜血阳性；血电解质检查：剧烈腹泻患者可有水、电解质紊乱。

（四）心理-社会状况

1. 生活方式 评估患者生活是否规律，包括学习或工作、活动、休息与睡眠的规律性，有无烟酒嗜好等。评估患者是否能得到亲人及朋友的关爱。

2. 饮食习惯 评估患者是否进食过冷、过热、过于粗糙的食物；是否食用刺激性食物，如辛辣、过酸或过甜的食物，以及浓茶、浓咖啡、烈酒等；是否注意饮食卫生。

3. 焦虑或恐惧 因出现呕血、黑粪或症状反复发作而产生紧张、焦虑、恐惧心理。

4. 认知程度 是否了解急性胃炎的病因及诱发因素，以及如何防护。

（五）腹部体征评估

上腹部压痛是常见体征，有时上腹胀气明显。

二、护理问题

1. 腹痛 由于胃黏膜的炎性病变所致。

2. 营养失调：低于机体需要量 由于胃黏膜的炎性病变所致的食物摄入、吸收障碍所致。

3. 焦虑 由于呕血、黑粪及病情反复所致。

三、护理目标

1. 患者腹痛症状减轻或消失。

2. 患者住院期间保证机体需热量，维持水电解质及酸碱平衡。

3. 患者焦虑程度减轻或消失。

四、护理措施

（一）一般护理

1. **休息** 患者应注意休息，减少活动，对急性应激造成者应卧床休息，同时应做好患者的心理疏导。

2. **饮食** 一般可给予无渣、半流质的温热饮食。如少量出血可给予牛奶、米汤等以中和胃酸，有利于黏膜的修复。剧烈呕吐、呕血的患者应禁食，可静脉补充营养。

3. **环境** 为患者创造整洁、舒适、安静的环境，定时开窗通风，保证空气新鲜及温湿度适宜，使其心情舒畅。

（二）心理护理

1. **解释症状出现的原因** 患者因出现呕血、黑粪或症状反复发作而产生紧张、焦虑、恐惧心理。护理人员应向其耐心说明出血原因，并给予解释和安慰。应告知患者，通过有效治疗，出血会很快停止；并通过自我护理和保健，可减少本病的复发次数。

2. **心理疏导** 耐心解答患者及家属提出的问题，向患者解释精神紧张不利于呕吐的缓解，特别是有的呕吐与精神因素有关，紧张、焦虑还会影响食欲和消化能力，而树立信心及情绪稳定则有利于症状的缓解。

3. **应用放松技术** 利用深呼吸、转移注意力等放松技术，减少呕吐的发生。

（三）治疗配合

1. **患者腹痛的时候** 遵医嘱给予局部热敷、按摩、针灸，或给予止痛药物等缓解腹痛症状，同时应安慰、陪伴患者以使其精神放松，消除紧张恐惧心理，保持情绪稳定，从而增强患者对疼痛的耐受性；非药物止痛方法还可以用分散注意力法，如数数、谈话、深呼吸等；行为疗法，如放松技术、冥想、音乐疗法等。

2. **患者恶心、呕吐、上腹不适** 评估症状是否与精神因素有关，关心和帮助患者消除紧张情绪。观察患者呕吐的次数及呕吐物的性质和量的情况。一般呕吐物为消化液和食物时有酸臭味。混有大量胆汁时呈绿色，混有血液呈鲜红色或棕色残渣。及时为患者清理呕吐物、更换衣物，协助患者采取舒适体位。

3. **患者呕血、黑粪** 排除鼻腔出血及进食大量动物血、铁剂等所致呕吐物呈咖啡色或黑粪。观察患者呕血与黑粪的颜色性状和量的情况，必要时遵医嘱给予输血、补液、补充血容量治疗。

（四）用药护理

1. 向患者讲解药物的作用、不良反应、服用时的注意事项，如抑制胃酸的药物多于饭前服用；抗生素类多于饭后服用，并询问患者有无过敏史，严密观察用药后的反应；应用止泻药时应注意观察排便情况，观察大便的颜色、性状、次数及量，腹泻控制时应及时停药；保护胃黏膜的药物大多数是餐前服用，个别药例外；应用解痉止痛药如654-2或阿托品时，会出现口干等不良反应，并且青光眼及前列腺肥大者禁用。

2. 保证患者每日的液体入量，根据患者情况和药物性质调节滴注速度，合理安排所用药物的前后顺序。

（五）健康教育

1. 应向患者及家属讲明病因，如是药物引起，应告诫今后禁止用此药；如疾病需要必须用该药，必须遵医嘱配合服用制酸剂以及胃黏膜保护剂。

2. 嗜酒者应劝告戒酒。

3. 嘱患者进食要有规律，避免食生、冷、硬及刺激性食物和饮料。

4. 让患者及家属了解本病为急性病，应及时治疗及预防复发，防止发展为慢性胃炎。

5. 应遵医嘱按时用药，如有不适，及时来院就医。

（郭梅花）

第三节　慢性胃炎

慢性胃炎系指不同病因引起的慢性胃黏膜炎性病变，其发病率在各种胃病中居位首。随着年龄增长而逐渐增高，男性稍多于女性。

一、护理评估

（一）健康史

评估患者既往有无其他疾病，是否长期服用 NSAID 类消炎药如阿司匹林、吲哚美辛等，有无烟酒嗜好及饮食、睡眠情况。

（二）身体状况

1. 腹痛的评估　评估腹痛发生的原因或诱因，疼痛的部位、性质和程度；与进食、活动、体位等因素的关系，有无伴随症状。慢性胃炎进展缓慢，多无明显症状。部分患者可有上腹部隐痛与饱胀的表现。腹痛无明显节律性，通常进食后较重，空腹时较轻。

2. 恶心、呕吐的评估　评估恶心、呕吐发生的时间、频率、原因或诱因，与进食的关系；呕吐的特点及呕吐物的性质、量；有无伴随症状，是否与精神因素有关。慢性胃炎的患者进食硬、冷、辛辣或其他刺激性食物时可引发恶心、反酸、嗳气、上腹不适、食欲不振等症状。

3. 贫血的评估　慢性胃炎并发胃黏膜糜烂者可出现少量或大量上消化道出血，表现以黑粪为主，持续 3~4 天停止。长期少量出血可引发缺铁性贫血，患者可出现头晕、乏力及消瘦等症状。

（三）辅助检查

1. 胃镜及黏膜活组织检查　这是最可靠的诊断方法，可直接观察黏膜病损。慢性萎缩性胃炎可见黏膜呈颗粒状、黏膜血管显露、色泽灰暗、皱襞细小；慢性浅表性胃炎可见红斑、黏膜粗糙不平、出血点（斑）。两种胃炎皆可见伴有糜烂、胆汁反流。活组织检查可进行病理诊断，同时可检测幽门螺杆菌。

2. 胃酸的测定　慢性浅表性胃炎胃酸分泌可正常或轻度降低，而萎缩性胃炎胃酸明显降低，其分泌胃酸功能随胃腺体的萎缩、肠腺化生程度的加重而降低。

3. 血清学检查　慢性胃体炎患者血清抗壁细胞抗体和内因子抗体呈阳性，血清胃泌素明显升高；慢性胃窦炎患者血清抗壁细胞抗体多呈阴性，血清胃泌素下降或正常。

4. 幽门螺杆菌检测　通过侵入性和非侵入性方法检测幽门螺杆菌。慢性胃炎患者胃黏膜中幽门螺杆菌阳性率的高低与胃炎活动与否有关，且不同部位的胃黏膜其幽门螺杆菌的检测率亦不相同。幽门螺杆菌的检测对慢性胃炎患者的临床治疗有指导意义。

（四）心理-社会状况

1. 生活方式　评估患者生活是否有规律；生活或工作负担及承受能力；有无过度紧张、焦虑等负性情绪；睡眠的质量等。

2. 饮食习惯　评估患者平时饮食习惯及食欲，进食时间是否规律；有无特殊的食物喜好或禁忌，有无食物过敏，有无烟酒嗜好。

3. 心理-社会状况　评估患者的性格及精神状态；患病对患者日常生活、工作的影响。患者有无焦虑、抑郁、悲观等负性情绪及其程度。评估患者的家庭成员组成，家庭经济、文化、教育背景，对患者的关怀和支持程度；医疗费用来源或支付方式。

4. 认知程度　评估患者对慢性胃炎的病因、诱因及如何预防的了解程度。

（五）腹部体征的评估

慢性胃炎的体征多不明显，少数患者可出现上腹轻压痛。

二、护理问题

1. 疼痛　由于胃黏膜炎性病变所致。
2. 营养失调：低于机体需要量　由于厌食、消化吸收不良所致。
3. 焦虑　由于病情反复、病程迁延所致。
4. 活动无耐力　由于慢性胃炎引起贫血所致。
5. 知识缺乏　缺乏对慢性胃炎病因和预防知识的了解。

三、护理目标

1. 患者疼痛减轻或消失。
2. 患者住院期间能保证机体所需热量、水分、电解质的摄入。
3. 患者焦虑程度减轻或消失。
4. 患者活动耐力恢复或有所改善。
5. 患者能自述疾病的诱因及预防保健知识。

四、护理措施

（一）一般护理

1. 休息　指导患者急性发作时应卧床休息，并可用转移注意力、做深呼吸等方法来减轻。

2. 活动　病情缓解时，进行适当的锻炼，以增强机体抵抗力。嘱患者生活要有规律，避免过度劳累，注意劳逸结合。

3. 饮食　急性发作时可予少渣半流食，恢复期患者指导其食用富含营养、易消化的食物，避免食用辛辣、生冷等刺激性食物及浓茶、咖啡等饮料。嗜酒患者嘱其戒酒。指导患者加强饮食卫生并养成良好的饮食习惯，定时进餐、少量多餐、细嚼慢咽。如胃酸缺乏者可酌情食用酸性食物如山楂、食醋等。

4. 环境　为患者创造良好的休息环境，定时开窗通风，保证病室的温湿度适宜。

（二）心理护理

1. 减轻焦虑　提供安全舒适的环境，减少患者的不良刺激。避免患者与其他有焦虑情绪的患者或亲属接触。指导其散步、听音乐等转移注意力的方法。

2. 心理疏导　首先帮助患者分析这次产生焦虑的原因，了解患者内心的期待和要求；然后共同商讨这些要求是否能够实现，以及错误的应对机制所产生的后果。指导患者采取正确的应对机制。

3. 树立信心　向患者讲解疾病的病因及防治知识，指导患者如何保持合理的生活方式和去除对疾病的不利因素。并可以请有过类似疾病的患者讲解采取正确应对机制所取得的良好效果。

（三）治疗配合

1. 腹痛　评估患者疼痛的部位、性质及程度。嘱患者卧床休息，协助患者采取有利于减轻疼痛的体位。可利用局部热敷、针灸等方法来缓解疼痛。必要时遵医嘱给予药物止痛。

2. 活动无耐力　协助患者进行日常生活活动。指导患者体位改变时动作要慢，以免发生直立性低血压。根据患者病情与患者共同制定每日的活动计划，指导患者逐渐增加活动量。

3. 恶心、呕吐　协助患者采取正确体位，头偏向一侧，防止误吸。安慰患者，消除患者紧张、焦虑的情绪。呕吐后及时为患者清理，更换床单位并协助患者采取舒适体位。观察呕吐物的性质、量及呕吐次数。必要时遵医嘱给予止吐药物治疗。

附：呕吐物性质及特点分析

1. 呕吐不伴恶心　呕吐突然发生，无恶心、干呕的先兆，伴明显头痛，且呕吐于头痛剧烈时出现，常见于神经血管头痛、脑震荡、脑出血、脑炎、脑膜炎及脑肿瘤等。

2. 呕吐伴恶心　多见于胃源性呕吐，例如胃炎、胃溃疡、胃穿孔、胃癌等，呕吐多与进食、饮酒、服用药物有关，吐后常感轻松。

3. 清晨呕吐　多见于妊娠呕吐和酒精性胃炎的呕吐。

4. 食后即恶心、呕吐　如果食物尚未到达胃内就发生呕吐，多为食管的疾病，如食管癌、食管贲门失弛缓症。食后即有恶心、呕吐伴腹痛、腹胀者常见于急性胃肠炎、阿米巴痢疾。

5. 呕吐发生于饭后 2~3 小时　可见于胃炎、胃溃疡和胃癌。

6. 呕吐发生于饭后 4~6 小时　可见于十二指肠溃疡。

7. 呕吐发生在夜间　呕吐发生在夜间，且量多有发酵味者，常见于幽门梗阻、胃及十二指肠溃疡、胃癌。

8. 大量呕吐　呕吐物如为大量，提示有幽门梗阻、胃潴留或十二指肠淤滞。

9. 少量呕吐　呕吐常不费力，每口吐出量不多，可有恶心，进食后可立即发生，吐完后可再进食，多见于神经官能性呕吐。

10. 呕吐物性质辨别

（1）呕吐物酸臭：呕吐物酸臭或呕吐隔日食物见于幽门梗阻、急性胃炎。

（2）呕吐物中有血：应考虑消化性溃疡、胃癌。

（3）呕吐黄绿苦水：应考虑十二指肠梗阻。

（4）呕吐物带粪便：见于肠梗阻晚期，带有粪臭味见于小肠梗阻。

（四）用药护理

1. 向患者讲解药物的作用、不良反应及用药的注意事项，观察患者用药后的反应。

2. 根据患者的情况进行指导，避免使用对胃黏膜有刺激的药物，必须使用时应同时服用抑酸剂或胃黏膜保护剂。

3. 有幽门螺杆菌感染的患者，应向其讲解清除幽门螺杆菌的重要性，嘱其连续服药两周，停药 4 周后再复查。

4. 静脉给药患者，应根据患者的病情、年龄等情况调节滴注速度，保证入量。

（五）健康教育

1. 向患者及家属介绍本病的有关病因，指导患者避免诱发因素。

2. 教育患者保持良好的心理状态，平时生活要有规律，合理安排工作和休息时间，注意劳逸结合，积极配合治疗。

3. 强调饮食调理对防止疾病复发的重要性，指导患者加强饮食卫生和饮食营养，养成有规律的饮食习惯。

4. 避免刺激性食物及饮料，嗜酒患者应戒酒。

5. 向患者介绍所用药物的名称、作用、不良反应，以及服用的方法剂量和疗程。

6. 嘱患者定期按时服药，如有不适及时就诊。

（郭梅花）

第四节　功能性消化不良

功能性消化不良（FD）是临床上最常见的一种功能性胃肠病，是指具有上腹痛、上腹胀、早饱、嗳气、食欲不振、恶心、呕吐等上腹不适症状，经检查排除了引起这些症状的胃肠、肝胆及胰腺等器质性疾病的一组临床综合征，症状可持续或反复发作，病程一般超过 1 个月或在 1 年中累计超过 12 周。

根据临床特点，FD 分为 3 型：①运动障碍型。以早饱、食欲不振及腹胀为主。②溃疡型。以上腹痛及反酸为主。③反流样型。

一、临床表现

1. 症状　FD 有上腹痛、上腹胀、早饱、嗳气、食欲不振、恶心、呕吐等症状，常以某一个或某一组症状为主，至少持续或累积 4 周/年以上，在病程中症状也可发生变化。

FD 起病多缓慢，病程常经年累月，呈持续性或反复发作，不少患者由饮食、精神等因素诱发。部分患者伴有失眠、焦虑、抑郁、头痛、注意力不集中等精神症状。无贫血、消瘦等消耗性疾病表现。

2. 体征　FD 的体征多无特异性，多数患者中上腹有触痛或触之不适感。

二、辅助检查

1. 三大常规和肝、肾功能均正常，血糖及甲状腺功能正常。
2. 胃镜、B 超、X 线钡餐检查。
3. 胃排空试验近 50% 的患者出现胃排空延缓。

三、治疗

主要是对症治疗，个体化治疗和综合治疗相结合。

1. 一般治疗　避免烟、酒及服用非甾体抗感染药，建立良好的生活习惯。注意心理治疗，对失眠、焦虑患者适当予以镇静药物。

2. 药物治疗

（1）抑制胃酸分泌药：H_2 受体阻滞剂或质子泵抑制剂，适用于以上腹痛为主要症状的患者。症状缓解后不需要维持治疗。

（2）促胃肠动力药：常用多潘立酮、两沙必利和莫沙必利，以后二者疗效为佳。适用于以上腹胀、早饱、嗳气为主要症状患者。

（3）胃黏膜保护剂：常用枸橼酸铋钾。

（4）抗幽门螺杆菌治疗：疗效尚不明确，对部分有幽门螺杆菌感染的 FD 患者可能有效，以选用铋剂为主的三联为佳。

（5）镇静剂或抗抑郁药：适用于治疗效果欠佳且伴有精神症状明显的患者，宜从小剂量开始，注意观察药物的不良反应。

四、护理问题

1. 舒适的改变　与腹痛、腹胀、反酸有关。
2. 营养失调：低于机体需要量　与消化不良、营养吸收障碍有关。
3. 焦虑　与病情反复、迁延不愈有关。

五、护理措施

1. 心理护理　本病为慢性反复发作的过程，因此，护士应做好心理疏导工作，尽量避免各种刺激及不良情绪，详细讲解疾病的性质，鼓励患者，提高认知水平，帮助患者树立战胜疾病的信心。教会患者稳定情绪，保持心情愉快，培养广泛的兴趣爱好。

2. 饮食护理　建立良好的生活习惯，避免烟、酒及服用非甾体抗感染药。强调饮食规律性，进食时勿做其他事情，睡前不要进食，利于胃肠道的吸收及排空。避免高脂油炸食物，忌坚硬食物及刺激性食物，注意饮食卫生。饮食适量，不宜极渴时饮水，一次饮水量不宜过多。不能因畏凉食而进食热烫食物。进食适量新鲜蔬菜水果，保持低盐饮食。少食易产气的食物及寒、酸性食物。

3. 合理活动　参加适当的活动，如打太极拳、散步或练习气功等，以促进胃肠蠕动及消化腺的分泌。

4. 用药指导　对于焦虑、失眠的患者可适当给予镇静剂，从小剂量开始使用，严密观察使用镇静剂后的不良反应。

六、健康教育

1. 一般护理 功能性消化不良患者在饮食中应避免油腻及刺激性食物、戒烟、戒酒、养成良好的生活习惯，避免暴饮暴食及睡前进食过量；可采取少食多餐的方法；加强体育锻炼；要特别注意保持愉快的心情和良好的心境。

2. 预防护理

（1）进餐时应保持轻松的心情，不要匆促进食，也不要囫囵吞食，更不要站着或边走边吃。

（2）不要泡饭或和水进食，饭前或饭后不要立即大量饮用液体。

（3）进餐时不要讨论问题或争吵，讨论应在饭后 1 小时以后进行。

（4）不要在进餐时饮酒，进餐后不要立即吸烟。

（5）不要穿着束紧腰部的衣裤就餐。

（6）进餐应定时。

（7）避免大吃大喝，尤其是辛辣和富含脂肪的饮食。

（8）有条件可在两餐之间喝 1 杯牛奶，避免胃酸过多。

（9）少食过甜、过咸食品，食入过多糖果会刺激胃酸分泌。

（10）进食不要过冷或过烫。

（郭梅花）

第五节　胃癌

胃癌是指发生在胃黏膜上皮的恶性肿瘤，是最常见的恶性肿瘤之一，在各种恶性肿瘤中胃癌居首位，好发年龄>50 岁，男女发病率之比为 2：1。

胃癌的发生是多因素长期作用的结果。环境因素在胃癌的发生中居支配地位，而宿主因素居从属地位。幽门螺杆菌感染、饮食、吸烟及宿主的遗传易感性是影响胃癌发生的重要因素。

一、临床表现

1. 症状

（1）早期胃癌：70%以上毫无症状，有症状者一般不典型，上腹轻度不适是最常见的初发症状，与消化不良或胃炎相似。

（2）进展期胃癌：既往无胃病史，但近期出现原因不明的上腹不适或疼痛；或既往有胃溃疡病史，近期上腹痛频率加快、程度加重。

①上腹部饱胀：常为老年人进展期胃癌的最早症状，有时伴有嗳气、反酸、呕吐。若癌灶位于贲门，可感到进食不通畅；若癌灶位于幽门，出现梗阻时，患者可呕吐出腐败的隔夜食物。

②食欲减退、消瘦乏力：据统计约 50%的老年患者有明显的食欲减退、日益消瘦、乏力，有 40%～60%的患者因消瘦而就医。

③消化道出血：呕血（10%）、黑便（35%）及持续粪便潜血（60%~80%）（量少，肉眼看无血但化验可发现）阳性。

（3）终末期胃癌死亡前的症状

①常明显消瘦、贫血、乏力、食欲缺乏、精神萎靡等恶病质症状。

②多有明显的上腹持续疼痛：癌灶溃疡、侵犯神经或骨膜引起疼痛。

③可能大量呕血、黑便等，常因胃穿孔、幽门梗阻致恶心、呕吐、吞咽困难或上腹饱胀加剧。

④腹部包块或左锁骨上可触及较多较大的质硬不活动的融合成团的转移淋巴结。

⑤有癌细胞转移的淋巴结增大融合压迫大血管致肢体水肿、心包积液；胸腹腔转移致胸、腹腔积液，难以消除的过多腹腔积液致腹部膨隆胀满。

⑥肝内转移或肝入口处转移淋巴结增大融合成团或该处脉管内有癌栓堵塞引起黄疸、肝大。

⑦常因免疫力差及肠道通透性增高引起肠道微生物移位入血致频繁发热，或胸腔积液压迫肺部引起排出不畅导致肺部感染，或严重时致感染性休克。

⑧因广泛转移累及多脏器，正常组织受压丧失功能，大量癌细胞生长抢夺营养资源使正常组织器官面临难以逆转的恶性营养不良，最终致多脏器功能障碍而死亡。

2. 体征

（1）早期胃癌无明显体征，进展期在上腹部可扪及肿块，有压痛。肿块多位于上腹部偏右，呈坚实可移动结节状。

（2）肝脏转移可出现肝大，并扪及坚硬结节，常伴黄疸。

（3）腹膜转移时可发生腹腔积液，移动性浊音阳性。

（4）远处淋巴结转移时可扪及 Virchow 淋巴结，质硬不活动。

（5）直肠指诊时在直肠膀胱间凹陷可触及一板样肿块。

（6）某些胃癌患者出现伴癌综合征，包括反复发作的浅表性血栓静脉炎、黑棘皮病（皮肤皱褶处有色素沉着，尤其在两腋）和皮肌炎等，可有相应的体征，有时可在胃癌诊断前出现。

3. 并发症

（1）出血：可出现头晕、心悸、呕吐咖啡色胃内容物、排柏油样便等。

（2）贲门或幽门梗阻：取决于胃癌的位置。

（3）穿孔：可出现腹膜刺激征。

二、辅助检查

1. 体格检查　可能有左锁骨上淋巴结增大（是进入血液全身播散的最后守卫淋巴结）、上腹包块，直肠指检发现盆腔底部有肿块（癌细胞脱落至盆腔生长）。

2. 实验室检查　早期血常规检查多正常，中、晚期可有不同程度的贫血、粪便潜血试验阳性。目前尚无对于胃癌诊断特异性较强的肿瘤标志物，但 CEA、CA50、CA72-4、CA19-9、CA242 等多个标志物的连续监测对于胃癌的诊疗和预后判断有一定价值。

3. 上消化道 X 线钡餐造影检查　有助于判断病灶范围。但早期病变仍需结合胃镜证实；进展期胃癌主要 X 线征象有龛影、充盈缺损、黏膜皱襞改变、蠕动异常及梗阻性改变。

4. 增强型 CT（计算机体层扫描）检查　可以清晰显示胃癌累及胃壁的范围、与周围组织的关系、有无较大的腹腔盆腔转移。

5. MRI（磁共振显像）检查　为判断癌灶范围提供信息，适用于 CT 造影剂过敏者或其他影像学检查怀疑转移者，有助于判断腹膜转移状态。

6. PET-CT 扫描检查　PET-CT 扫描是正电子发射体层扫描与计算机体层扫描合二为一的检查，对判断胃癌的准确性>80%（印戒细胞癌和黏液腺癌准确性约为 50%），并可了解全身有无转移灶。其没有痛苦，但费用昂贵。可用于胃癌术后进行追踪有无胃癌复发。

7. 胃镜或腹腔镜超声检查

（1）可测量癌灶范围及初步评估淋巴结转移情况，有助于术前临床分期，帮助选择治疗方法及判断疗效。

（2）胃镜病理活检（取活组织进行病理检验）明确为胃癌者，可做胃镜超声检查确定其是否为早期或进展期，单纯胃镜检查有时难以区分胃癌的早、晚期。

（3）胃镜发现可疑胃癌但病理活检又不能确诊，可用超声内镜判断，使患者免于进行反复胃镜检查活检。

（4）术前各种影像检查怀疑淋巴结广泛增大者或怀疑侵犯重要脏器不能切除者，条件许可时可行腹腔镜超声检查以了解是否癌灶与脏器间有界限能够切除、淋巴结是否转移融合到无法切除的程度、哪些淋巴结有可能转移。

8. 胃镜检查　可发现早期胃癌，鉴别良、恶性溃疡，确定胃癌的类型和病灶范围。发现胃溃疡或萎缩性胃炎，要病理活检评估其细胞异型增生程度，重度异型增生（不典型增生）者需要按早期癌对待。

9. 腹腔镜检查　有条件的医院可通过此检查达到类似于剖腹探查的效果，可细致了解癌灶与周围情况，尤其是可发现腹膜有无广泛粟粒状种植转移的癌灶，是其他检查难以发现的。若存在此种情况，则手术疗效很差，若患者高龄且身体很差，应考虑放弃手术而试用其他疗法。

三、治疗

1. 手术治疗　手术是目前唯一可能根除胃癌的手段。手术效果取决于胃癌的浸润深度和扩散范围。对早期胃癌，胃部分切除属首选。对进展期胃癌，若未发现远处转移，应尽可能手术切除，有些需做扩大根除手术。对远处已有转移者，一般不做胃切除，仅做姑息性手术，如胃造瘘术、胃空肠吻合术，以保证消化道畅通和改善营养。

2. 化学治疗　化学治疗（化疗）是指运用药物治疗疾病的方法，旨在杀伤扩散到全身的癌细胞。化疗目的：①治愈癌症，使癌灶消失。②若不能治愈，则控制癌灶进展。③若不能治愈或控制进展，则缓解症状。

多药联合化疗常比单药疗效好，且可降低人体对某种特定药物产生耐药性的可能。化疗药可口服、静脉/动脉注射、胸/腹腔注射等。

化疗药不能识别癌细胞，只非特异地杀伤增殖迅速的细胞。因此，骨髓细胞、消化道黏膜、毛发等增殖较快的正常细胞也可被杀伤，引起骨髓抑制、呕吐、腹泻、脱发等不良反应（化疗停止后多消失）。

（1）术后辅助化疗：根治术联合术后化疗比单纯根治术更能延长生存期。

（2）术前新辅助化疗：新辅助化疗是术前给予 3 个疗程左右的化疗，使手术对癌细胞活力低，不易播散；也可使不能切除的胃癌降期为可切除；也可为术后化疗提供是否敏感、是否需换药的信息。

（3）腹腔内化疗：癌灶若累及浆膜，癌细胞就可能脱落到腹腔内，引起腹腔种植；也有可能术中操作时癌细胞脱落。腹腔内化疗可减少或控制癌细胞在腹腔内复发或进展，应术中或术后尽早开始。

（4）动脉灌注化疗：局部癌灶药物浓度明显提高，全身循环药物浓度明显降低，不良反应明显减少。

3. 靶向治疗　利用癌细胞特有的分子结构作为药物作用靶点进行治疗，称靶向治疗。可减轻正常细胞损害，针对性损伤癌细胞。目前胃癌靶向治疗的药物种类及作用均有限，具有这些药物作用靶点的患者仅 20%～30%。与化疗药联合应用可提高 5 年生存率 5%～10%。

4. 内镜下治疗　早期胃癌可做内镜下黏膜切除、激光、微波治疗，特别适用于不能耐受手术的患者。中、晚期胃癌患者不能手术可经内镜做激光、微波或者局部注射抗癌药物，可暂时缓解病情。贲门癌所致的贲门狭窄可行扩张，放置内支架解除梗阻，改善患者生活质量。

5. 中药治疗　无法切除或复发的胃癌，若放化疗无效，可行中药治疗。虽不能缩小癌灶，但有些患者可有生活质量改善，少量报道显示，生存期不比化疗差。但目前国际上并不认可中药的疗效，有人认为晚期患者化疗或中药的疗效都很差，基本是自然生存期。故中药治疗的生存期是否比无治疗的患者自然生存期长，或不差于化疗所延长的生存期，或可加强化疗药疗效，尚需更多高级别的临床研究。

6. 支持治疗　旨在预防、减轻患者痛苦，改善生活质量，延长生存期。包括镇痛、纠正贫血、改善食欲、改善营养状态、缓解梗阻、控制腹腔积液、心理治疗等。对晚期无法切除的胃癌梗阻患者行内镜下放置自扩性金属支架，风险和痛苦均小。专科医师通过经皮经肝胆管引流（PTCD）或在胆总管被增大淋巴结压迫而狭窄梗阻处放置支架，可缓解黄疸避免缩短生存期。大出血时，可请专科医师进行血管栓塞止血。

四、护理评估

1. 一般情况　患者的年龄、性别、职业、婚姻状况、健康史、既往史、心理、自理能力等。

2. 身体状况　①疼痛情况：疼痛位置、性质、时间等情况。②全身情况：生命体征、神志、精神状态，有无衰弱、消瘦、焦虑、恐惧等表现。

3. 评估疾病状况　评估疾病的临床类型、严重程度及病变范围。

五、护理问题

1. 焦虑、恐惧　与对疾病的发展缺乏了解，担忧癌症预后有关。

2. 疼痛　与胃十二指肠黏膜受损、穿孔后胃肠内容物对腹膜的刺激及手术切口有关。

3. 营养失调：低于机体需要量　与摄入不足及消耗增加有关。

4. 有体液不足的危险　与急性穿孔后禁食、腹膜大量渗出，幽门梗阻患者呕吐导致水、电解质丢失有关。

5. 潜在并发症　出血、感染、吻合口瘘、消化道梗阻、倾倒综合征和低血糖综合征等。

6. 知识缺乏　缺乏与胃癌综合治疗相关的知识。

六、护理措施

1. 心理护理　关心患者，了解患者的紧张、恐惧情绪，告知有关疾病和手术的知识，消除患者的顾虑和消极心理，增强其对治疗的信心，使患者能积极配合治疗和护理。

2. 疼痛的护理　除了给予关心、疏导外，要给患者提供一个舒适、安静，利于休息的环境。遵医嘱给予镇痛药，并观察用药后的疗效。同时鼓励患者采用转移注意力，放松、分散疗法等非药物方法镇痛。

3. 饮食和营养护理　给予高热量、高蛋白、富含维生素、易消化、无刺激的饮食，并少量多餐。对于不能进食或禁食的患者，应从静脉补充足够能量，必要时可实施全胃肠外营养。

4. 并发症的护理　并发出血的患者应观察呕血、便血情况，定时监测生命体征、有无口渴及尿少等循环血量不足的表现，及时补充血用量；急性穿孔患者要严密观察腹膜刺激征、肠鸣音变化等，禁食及胃肠减压、补液以维持水电解质平衡等，必要时做好急诊手术的准备。

七、健康教育

1. 疾病预防指导　对健康人群开展卫生宣教，提倡多食富含维生素 C 的新鲜水果、蔬菜，多食肉类、鱼类、豆制品和乳制品；避免高盐饮食，少进咸菜、烟熏和腌制食品；食品贮存要科学，不食霉变食物。对胃癌高危人群，如中度或重度胃黏膜萎缩、中度或重度肠化、不典型增生或有胃癌家族史者应遵医嘱给予根除幽门螺杆菌治疗。对癌前状态者，应定期检查，以便早期诊断及治疗。

2. 疾病知识指导　指导患者生活规律，保证充足的睡眠，根据病情和体力，适量活动，增强机体抵抗力。注意个人卫生，特别是体质衰弱者，应做好口腔、皮肤黏膜的清洁，防止继发性感染。指导患者运用适当的心理防卫机制，保持乐观态度和良好的心理状态，以积极的心态面对疾病。

3. 用药指导与病情监测　指导患者合理使用镇痛药，发挥自身积极的应对能力，以提高控制疼痛的效果。嘱患者定期复诊，以监测病情变化和及时调整治疗方案。教会患者及家属如何早期识别并发症，及时就诊。

（郭梅花）

第六节　非酒精性脂肪性肝病

非酒精性脂肪性肝病（NAFLD）是指排除过量饮酒和其他明确的损肝因素，以弥漫性肝细胞大泡性脂肪变为病理特征的临床综合征。包括非酒精性单纯性脂肪肝（NAFL）、非酒精性脂肪性肝炎（NASH）及其相关肝硬化和肝细胞癌，其发病和胰岛素抵抗及遗传易感性关系密切。以 40~50 岁最多见，男女患病率基本相同。

NAFLD 的危险因素包括高脂肪高热量膳食结构、多坐少动的生活方式、代谢综合征及其他（肥胖、高血压、血脂紊乱和 2 型糖尿病）。全球脂肪肝的流行主要与肥胖症患病率迅速增长密切相关。我国近年发病率呈上升趋势，明显超过病毒性肝炎及酒精性肝病的发病率，成为最常见的慢性肝病之一。

一、临床表现

本病起病隐匿，发病缓慢。

1. 症状 NAFLD 常无症状。少数患者可有乏力、右上腹轻度不适、肝区隐痛或上腹胀痛等非特异症状。严重脂肪性肝炎可有食欲减退、恶心、呕吐等。发展至肝硬化失代偿期的临床表现与其他原因所致的肝硬化相似。

2. 体征 严重脂肪性肝炎可出现黄疸，部分患者可有肝大。

二、辅助检查

1. 血清学检查 血清转氨酶和 γ-谷氨酰转肽酶水平正常或轻、中度升高，通常以丙氨酸氨基转移酶（ALT）升高为主。

2. 影像学检查 B 超、CT 和 MRI 检查对脂肪性肝病的诊断有重要的实用价值，其中 B 超敏感性高，CT 特异性强，MRI 在局灶性脂肪肝与肝内占位性病变鉴别时价值较大。

3. 病理学检查 肝穿刺活组织检查是确诊 NAFLD 的主要方法。

三、诊断

1. 无饮酒史或每周饮酒折合乙醇量<40g。

2. 除病毒性肝炎、全胃肠外营养等可导致脂肪肝的特定疾病。

3. 血清转氨酶可升高，以 ALT 升高为主，常伴有谷酰转肽酶（GGT）和三酰甘油升高。

4. 除原发病临床表现外，可有乏力、腹胀、肝区隐痛等症状，体检可发现肝、脾大。

5. 影像学检查或肝活体组织学检查有特征性改变。

四、治疗

治疗主要针对不同的病因和危险因素，包括病因治疗、饮食控制、运动疗法和药物治疗。

1. 合理饮食，改善不良习惯，合理运动，提倡中等量的有氧运动。

2. 控制危险因素 控制饮食，控制体重在正常范围，改善胰岛素抵抗，调整血脂紊乱，合并高脂血症的患者可采用降血脂治疗，选择对肝细胞损害较小的降血脂药，如贝特类、他汀类或普罗布考类药。维生素 E 具抗氧化作用，可减轻氧化应激反应，建议常规用于脂肪性肝炎治疗。

3. 促进非酒精性脂肪性肝病的恢复。

4. 手术治疗 肝移植。

五、护理问题

1. 营养失调：高于机体需要量 与饮食失调、缺少运动有关。

2. 焦虑 与病情进展、饮食受限有关。

3. 活动无耐力　与肥胖有关。

六、护理措施

1. 饮食护理　调整饮食结构，低糖、低脂为饮食原则。在满足基础营养需求的基础上，减少热量的摄入，维持营养平衡，维持正常血脂、血糖水平，降低体重至标准水平。指导患者避免高脂肪食物，如动物内脏，甜食（包括含糖饮料），尽量食用含有不饱和脂肪酸的油脂（如橄榄油、菜籽油、茶油等）。多食青菜、水果和富含纤维素的食物，以及瘦肉、鱼肉、豆制品等；多食有助于降低血脂的食物，如燕麦、绿豆、海带、茄子、芦笋、核桃、枸杞、黑木耳、山楂、苹果、葡萄、猕猴桃等。不吃零食，睡前不加餐。避免辛辣刺激性食物。可制作各种减肥食谱小卡片给患者，以增加患者的健康饮食知识，提高其依从性。

2. 适当运动　适当增加运动可以有效地促进体内脂肪消耗。合理安排工作，做到劳逸结合，选择合适的锻炼方式，避免过度劳累。每天安排进行体力活动的量和时间，按减体重目标计算，对于需要亏空的能量，一般多采用增加体力活动量和控制饮食相结合的方法，其中50%应该由增加体力活动的能量消耗来解决，其他50%可由减少饮食总能量和减少脂肪的摄入量以达到需要亏空的总能量。不宜在饭后立即进行运动，也应避开凌晨和深夜运动，以免扰乱人体生物节奏；并发糖尿病者应于饭后1小时进行锻炼。

3. 控制体重　合理设置减肥目标，逐步接近理想体重，防止体重增加或下降过快。用体重指数（BMI）和腹围等作为监测指标，以肥胖度控制在0~10%［肥胖度＝（实际体重−标准体重）/标准体重×100%］为度。

4. 改变不良生活习惯　吸烟、饮酒均可致血清胆固醇升高，应督促患者戒烟、戒酒；改变长时间看电视、用计算机、上网等久坐的不良生活方式，增加有氧运动时间。

5. 病情监测　每半年监测体重指数、腹围、血压、肝功能、血脂和血糖，每年做肝、胆、脾B超检查。

七、健康教育

1. 疾病预防指导　让健康人群了解NAFLD的病因，建立健康的生活方式，改变各种不良的生活、行为习惯。

2. 疾病知识指导　教育患者保持良好的心理状态，注意情绪的调节和稳定，鼓励患者随时就相关问题咨询医护人员。让患者了解本病治疗的长期性和艰巨性，增强治疗信心，持之以恒，提高治疗的依从性。

3. 饮食指导　指导患者建立合理的饮食结构及习惯，戒除烟酒。实行有规律的一日三餐。无规律的饮食方式，如不吃早餐，或三餐饥饱不均，会扰乱机体的营养代谢。避免过量摄食、吃零食、夜食，以免引发体内脂肪过度蓄积。此外，进食过快不易发生饱腹感，常使能量摄入过度。适宜的饮食可改善胰岛素抵抗，促进脂质代谢和转运，对脂肪肝的防治尤为重要。

4. 运动指导　运动应以自身耐力为基础、循序渐进、保持安全心率（中等强度体力活动时心率为100~120次/分，低强度活动为80~100次/分）及持之以恒的个体化运动方案，采用中、低强度的有氧运动，如慢跑、游泳、快速步行等。睡前进行床上伸展、抬腿运动，可改善睡眠质量。每天运动1~2小时优于每周2~3次剧烈运动。

（郭梅花）

第七节　酒精性肝病

酒精性肝病（ALD）是长期大量饮酒所致的肝脏损害。初期通常表现为脂肪肝，进而可发展成酒精性肝炎、酒精性肝纤维化和酒精性肝硬化，严重酗酒时可诱发广泛肝细胞坏死甚至急性肝功能衰竭。本病在欧美等国多见，近年我国的发病率也有上升。多见于男性，我国发病率仅次于病毒性肝炎。

许多因素可影响嗜酒者肝病的发生和发展：①性别。②遗传易感性。③营养状态。④嗜肝病毒感染。⑤与肝毒物质并存。⑥吸烟和咖啡。

一、临床表现

患者的临床表现因饮酒的方式、个体对酒精的敏感性以及肝组织损伤的严重程度不同而有明显的差异。症状一般与饮酒的量和酗酒的时间长短有关，患者可在长时间内没有任何肝脏的症状和体征。

1. 酒精性脂肪肝　一般情况良好，常无症状或症状轻微，可有乏力、食欲缺乏、右上腹隐痛或不适。肝脏有不同程度的增大。患者有长期饮酒史。

2. 酒精性肝炎　临床表现差异较大，与组织学损害程度相关。常发生在近期（数周至数月）大量饮酒后，出现全身不适、食欲缺乏、恶心、呕吐、乏力、肝区疼痛等症状。可有发热（一般为低热），常有黄疸，肝大并有触痛。严重者可并发急性肝衰竭。

3. 酒精性肝硬化　发生于长期大量饮酒者，其临床表现与其他原因引起的肝硬化相似，可以门脉高压为主要表现。可伴有慢性酒精中毒的其他表现，如精神神经症状、慢性胰腺炎等。

二、辅助检查

1. 血常规及生化检查　酒精性脂肪肝可有血清天门冬氨酸氨基转移酶（AST）、丙氨酸氨基转移酶（ALT）轻度升高。酒精性肝炎具有特征性的酶学改变，即 AST 升高比 ALT 升高明显，AST/ALT 常>2，但 AST 和 ALT 值很少>500U/L，否则应考虑是否并发其他原因引起的肝损害。γ-谷氨酰转肽酶（GGT）、总胆红素（TBil）、凝血因子时间（PT）和平均红细胞容积（MCV）等指标也可有不同程度的改变，联合检测有助于诊断酒精性肝病。

2. 影像学检查　B 型超声检查可见肝实质脂肪浸润的改变，多伴有肝脏体积增大。CT平扫检查可准确显示肝脏形态改变及分辨密度变化。重度脂肪肝密度明显降低，肝脏与脾脏的 CT 值之比<1，诊断准确率高。影像学检查有助于酒精性肝病的早期诊断。发展至酒精性肝硬化时各项检查发现与其他原因引起的肝硬化相似。

3. 病理学检查　肝活组织检查是确定酒精性肝病及分期、分级的可靠方法，是判断其严重程度和预后的重要依据。但很难与其他病因引起的肝脏损害相鉴别。

三、诊断

1. 长期饮酒史　男性日平均饮酒折合乙醇量≥40g，女性≥20g，连续 5 年；或 2 周内有>80g/d 的大量饮酒史。

2. 禁酒后血清 ALT、AST 明显下降，4 周内基本恢复正常，即 2 倍正常上限值。如禁酒前 ALT、AST<2.5 倍正常上限值者禁酒后应降至 1.25 倍正常上限值以下。

3. 下列 2 项中至少 1 项阳性　①禁酒后增大的肝 1 周内缩小，4 周内基本恢复正常。②禁酒后 GGT 活性明显下降，4 周后降至 1.5 倍正常上限值以下，或小于禁酒前 40%。

4. 除病毒感染、药物、自身免疫、代谢等引起的肝损害。

四、治疗

1. 戒酒　戒酒是治疗酒精性肝病的关键。如果仅为酒精性脂肪肝，戒酒 4~6 周后脂肪肝可停止进展，最终可恢复正常。彻底戒酒可使轻、中度酒精性肝炎的临床症状、血清氨基转移酶升高乃至病理学改变逐渐减轻，而且酒精性肝炎、纤维化及肝硬化患者的存活率明显提高。但对临床上出现肝衰竭表现（凝血因子时间明显延长、腹腔积液、肝性脑病等）或病理学有明显的炎症浸润或纤维化者，戒酒未必可阻断病程发展。

2. 营养支持　长期嗜酒者酒精取代了食物所提供的热量，故蛋白质和维生素摄入不足引起营养不良。所以酒精性肝病患者需要良好的营养支持，在戒酒的基础上应给予高热量、高蛋白、低脂饮食，并补充多种维生素（如维生素 B、维生素 C、维生素 K 及叶酸）。

3. 药物治疗　多烯磷脂酰胆碱可稳定肝窦内皮细胞膜和肝细胞膜，降低脂质过氧化，减轻肝细胞脂肪变性及其伴随的炎症和纤维化。美他多辛有助于改善酒精中毒。糖皮质激素用于治疗酒精性肝病尚有争论，但对重症酒精性肝炎可缓解症状，改善生化指标。其他药物（如 S-腺苷甲硫氨酸）有一定的疗效。

4. 肝移植　严重酒精性肝硬化患者可考虑肝移植，但要求患者肝移植前戒酒 3~6 个月，并且无严重的其他脏器的酒精性损害。

五、护理评估

1. 健康史　评估患者饮酒的种类、每天摄入量、持续时间和饮酒方式等。

2. 身体状况　根据饮酒史、临床表现及有关实验室及其他检查的结果，评估患者是否患有酒精性肝病及其临床病理阶段，是否并发其他肝病等。

六、护理问题

1. 自我健康管理无效　与长期大量饮酒有关。

2. 营养失调：低于机体需要量　与长期大量饮酒、蛋白质和维生素摄入不足有关。

3. 焦虑　与病情进展、戒酒有关。

七、护理措施

1. 戒酒　戒酒是关键，戒酒能明显提高肝硬化患者 5 年生存率。酒精依赖者戒酒后可能会出现戒断综合征，应做好防治。

2. 心理疏导　调整心态，积极面对。

3. 饮食护理　以低脂肪、高蛋白、高维生素和易消化饮食为宜。做到定时、定量、有节制。早期可多食豆制品、水果、新鲜蔬菜，适当进食糖类、鸡蛋、鱼类、瘦肉；当肝功能显著减退并有肝昏迷征兆时，应避免高蛋白质摄入；忌辛辣刺激和坚硬生冷食物，不宜进食过热食物以防并发出血。

4. 动静结合　肝硬化代偿功能减退，并发腹腔积液或感染时应绝对卧床休息。代偿期时病情稳定可做轻松工作或适当活动，进行有益的体育锻炼，如散步、做保健操、太极拳等。活动量以不感觉疲劳为宜。

5. 重视对原发病的防治　积极预防和治疗慢性肝炎、血吸虫病、胃肠道感染，避免接触和应用对肝有毒的物质，减少致病因素。

八、健康教育

1. 提供宣传饮酒危害的教育片或书刊，供患者观看或阅读。

2. 宣传科学饮酒的知识，帮助患者认识大量饮酒对身体健康的危害。

3. 协助患者建立戒酒的信心，培养健康的生活习惯，积极戒酒和配合治疗。

（郭梅花）

第九章

泌尿系统疾病的护理

第一节　肾内科常见症状护理

一、尿路刺激征

尿频、尿急、尿痛合称为尿路刺激征。三者常合并存在，亦可单独存在。正常人白天排尿 3~5 次，夜间 0~1 次，每次尿量 200~400mL。若排尿次数增多，而每次尿量不多，且每日尿量正常，称为尿频。若一有尿意即要排尿，并常伴有尿失禁则称为尿急。若排尿时膀胱区和尿道有疼痛或灼热感称为尿痛。

（一）护理评估

1. 病因评估

（1）泌尿及生殖系统病变：如尿路感染、结石、肿瘤、前列腺增生等疾病。

（2）神经功能障碍：如神经性膀胱。

（3）精神心理因素：心理因素或情绪障碍时，可引起大脑皮质对排尿条件反射的调节发生紊乱，从而影响排尿功能，出现排尿异常。

2. 症状评估

（1）排尿次数增多是在白天还是在夜间；发病时间；尿频时是否伴有血尿或排尿困难。

（2）肾区有无压痛、叩击痛，输尿管行程有无压痛点，尿道口有无红肿。

（3）患者精神、心理状态、家庭及社会支持等。因尿路刺激征反复发作带来的不适，加之部分患者可能出现肾损害，因此，部分患者可出现紧张、焦虑等心理反应。

（二）护理措施

1. 鼓励患者多饮水，勤排尿　无水肿等禁忌证时，每天饮水 2 000~3 000mL，勿憋尿，以达到冲洗尿路，减少细菌在尿路停留时间。

2. 皮肤黏膜的清洁　教会患者正确清洁外阴部的方法，每天用流动水从前向后冲洗外阴，保持外阴清洁，穿全棉内裤。

3. 正确采集尿标本　尿液培养标本应在药物治疗前采集，留取中段尿，采集清晨第 1 次尿液以保证尿液在膀胱内停留 6~8 小时。

4. 疼痛护理　指导患者进行膀胱区热敷或按摩，以缓解疼痛。

5. 用药护理　遵医嘱使用抗生素，注意观察药物的治疗反应、有无不良反应，嘱患者按时、按量、按疗程用药，不可随意停药以达彻底治愈目的。

6. 心理护理　嘱患者于急性发作期间注意休息，心情尽量放松，因过分紧张会加重尿频。指导患者从事一些感兴趣的活动，如听轻音乐、欣赏小说、看电视、上网和室友聊天等，以分散其注意力，减轻患者焦虑，缓解尿路刺激症状。另外，各项护理、治疗及时实施，尽可能集中进行，减少对患者的干扰。

7. 健康教育

（1）多饮水、勤排尿是最实用和有效的方法。

（2）注意会阴部清洁。

（3）尽量避免使用尿路器械，确有必要，必须严格无菌操作。

（4）与性生活有关的反复发作的尿路感染，于性交后即排尿，并按常用量服用1次抗生素预防感染。

（5）膀胱输尿管反流患者，要养成"2次排尿"的习惯，即每次排尿后几分钟，再排尿1次。

（6）按时服药，彻底治疗，不应随意停药。个别症状严重者，可予阿托品、普鲁本辛等抗胆碱能药物对症治疗。

二、血尿

指新鲜清洁尿离心后尿沉渣镜检每高倍视野的红细胞超过3个。或尿红细胞计数超过1万个/毫升，或1小时尿红细胞计数超过10万个，或12小时尿红细胞计数超过50万，称为镜下血尿。外观呈洗肉水样、血样、酱油色或有凝块时，称为肉眼血尿。1000mL尿中含1mL血液，即呈现肉眼血尿。

（一）护理评估

1. 病因评估

（1）泌尿系统本身疾病：如各型肾炎、肾基底膜病、肾盂肾炎、肾结石、畸形、结核、肿瘤及血管病变等。

（2）全身性疾病：包括血液病（如白血病）、感染性疾病（如败血症、流行性出血热）、心血管疾病（如充血性心力衰竭）、结缔组织病（如系统性红斑狼疮）。

（3）泌尿系统邻近器官疾患：如盆腔炎、阑尾炎波及泌尿系统血管发生充血及炎症而出现镜下血尿。

（4）物理或化学因素：如食物过敏、放射线照射、药物（如磺胺类、吲哚美辛、汞剂、环磷酰胺等）、毒物、运动后等。

2. 症状评估

（1）多形性血尿、均一性血尿：无痛性的多形性血尿为肾小球源性，均一性血尿为非肾小球源性如结石、肿瘤、感染、外伤等，无痛性均一性血尿多见于肿瘤。肾小球源性血尿红细胞分布曲线呈非对称曲线，而非肾小球源性血尿呈对称曲线，混合性血尿同时具备以上两种曲线特征，呈双峰。

（2）伴随症状：伴尿路刺激征为尿路感染所致，伴肾绞痛多为泌尿系结石所致，伴较大量蛋白尿和（或）管型尿（特别是红细胞管型），多提示肾小球来源。

（3）血尿色泽：因含血量、尿pH值及出血部位而不同。来自膀胱的血尿或尿呈碱性时，色较鲜艳。来自肾、输尿管的血尿或尿呈酸性时，色泽较暗。来自膀胱的血尿如出血较多时，可伴有大小不等的不规则状血块，肾、输尿管排出的血块呈长条状。

（二）护理措施

1. 休息　血尿严重时应卧床休息，尽量减少剧烈的活动。

2. 心理护理　血尿时患者可极度恐惧，应向患者解释、安慰。说明 1 000mL 尿中有 1~3mL 血就为肉眼血尿，失血是不严重的。必要时可服用苯巴比妥、地西泮等镇静安眠药。

3. 密切观察病情　每日测量脉搏、血压等生命体征。观察尿色变化，观察出血性质并记录尿量。肉眼血尿严重时，应按每次排尿的先后依次留取标本，以便比色，并判断出血的发展。

4. 健康教育

（1）帮助患者及家属掌握有关疾病的知识，如病因、诱因、预防、治疗等，以取得合作、协助治疗，避免诱因，减少再度出血的危险。

（2）发病期严禁性生活，以防止发生和加重感染。

（3）合理安排生活起居：养成规律的生活习惯，避免长期精神紧张、过度劳累，应劳逸结合，保持乐观情绪，保证身心休息。在平时工作、生活中，养成多饮水、勿憋尿的习惯。

（4）饮食指导：以清淡蔬菜为主，如青菜、卷心菜、萝卜、冬瓜、番茄等。戒烟酒，少食刺激性食物，忌服辛辣、水产品（虾、蟹）、生葱、香菜、狗肉、马肉等。长期血尿者可致贫血，应多吃含铁丰富的食物，如牛肉、肝、蛋黄、海带等。多饮水，每天饮水量应不少于 2 000mL，大量饮水可减少尿中盐类结晶，加快药物和结石排泄。肾炎明显水肿者应少饮水。

（5）积极治疗相关疾病如痔疮、糖尿病及感冒等疾病，以免诱发本病。积极治疗泌尿系统炎症、结石等疾病。病情严重者，应尽早去医院检查确诊，进行彻底治疗。

（6）慎用可致血尿的药物，尤其是已患有肾脏病者。

三、蛋白尿

每日尿蛋白量持续超过 150mg 或尿蛋白定性试验持续阳性称为蛋白尿。若每天持续超过 $3.5g/1.75m^2$（体表面积）或每千克体重 50mg，称为大量蛋白尿。

（一）护理评估

1. 病因评估

（1）肾小球性蛋白尿：肾小球滤过屏障破坏导致肾小球滤出蛋白过多而肾小管又不能完全重吸收所致。特点为蛋白多，分子量大，见于肾小球疾病。

（2）肾小管性蛋白尿：肾小球滤过正常，肾小管重吸收功能下降所致。特点为蛋白较多，分子量小。

（3）溢出性蛋白尿：小管、小球功能正常，血液中出现异常蛋白经肾小球滤过、肾小管不能完全重吸收。见于异常免疫球蛋白血症、血红蛋白尿、肌红蛋白尿、溶菌酶血症等。

（4）混合性蛋白尿：常见于大、中、小分子量的蛋白质。较重的肾小球疾病或肾小管疾病。

（5）组织性蛋白尿：组织、细胞分解代谢和破坏所致。

（6）生理性蛋白尿：发热、剧烈运动等所致蛋白尿。

2. 症状评估

（1）尿液评估：排尿频率，每次量，尿中泡沫是否增多，以及尿液性状、气味、比重等。

（2）伴随症状：若高热，则提示病毒感染性疾病存在，如腮腺炎、水痘、腺病毒感染等；伴有尿频、尿急、尿痛、排尿困难为尿路感染；伴明显水肿、低蛋白血症、血尿则为肾脏疾病。

（3）心理状态：引起蛋白尿的疾病，多为慢性病，病程长，不易根治，预后较差，患者及家属对治疗信心不足，易产生焦虑、悲观及绝望等不良心理。

3. 辅助检查结果评估　尿常规、尿本周蛋白测定、24 小时尿蛋白定量、血常规、血生化、肾功能、电解质、血免疫球蛋白、人血白蛋白、人血白蛋白与球蛋白比值。

（二）护理措施

1. 保持病室空气新鲜　每天通风换气 2～3 次，每次 30 分钟，保持安静，减少探视人员。

2. 口腔护理　除早晚口腔清洁外，应每次进食后漱口，以清除口腔内食物残渣，保持清洁，预防继发感染。

3. 注意观察　尿液量、性状、颜色、排尿频率。尿中泡沫增多且不易消散，提示蛋白尿加重。

4. 皮肤护理　保持皮肤清洁。合并水肿的患者宜穿着宽大柔软的衣服，防止擦碰；床单位应干燥无皱褶；定时翻身，必要时对受压部位皮肤进行按摩、热敷，促进血液循环，预防压疮发生。

5. 饮食护理　根据患者肾功能及人血白蛋白结果，给予低盐低蛋白膳食，注意适量补充维生素和优质蛋白（如动物蛋白和豆类），维持营养平衡。

6. 心理护理　认真倾听患者诉说，给予心理支持，缓解焦虑状态。及时了解患者心理变化，鼓励患者说出自己的感受，使其不良情绪排泄，并给予情感支持，必要时教授一些缓解焦虑的方法；讲解疾病治疗最新进展，恢复患者对治疗疾病的信心和对医护人员的信任感，积极配合治疗。

7. 健康教育

（1）教会患者预防感染的方法，如居住环境清洁与消毒，如何保持空气新鲜等。

（2）养成良好的个人卫生习惯，如口腔、外阴清洁。

（3）饮食指导：指导患者及家属制定合理及个体化的饮食计划，保持营养供给。

（4）注意休息与活动，适度锻炼，可提高机体抗病能力，但活动量过大，能量消耗多，不利于疾病恢复。

四、肾性水肿

水肿是指人体组织间隙内有过量液体积聚使组织肿胀。由肾脏疾病造成的水肿称为肾性水肿。

（一）护理评估

1. 病因评估　水肿的诱因、原因，水肿的治疗经过尤其是患者用药情况。

（1）肾炎性水肿：由肾小球滤过率下降，而肾小管重吸收功能正常，从而导致"管-球失衡"，引起水、钠潴留，毛细血管静水压增高而出现水肿。常见于各型肾小球肾炎、急及慢性肾功能衰竭。

（2）肾病性水肿：由于大量蛋白尿造成血浆蛋白过低，血浆胶体渗透压降低，导致液体从血管内进入组织间隙而产生水肿。此外，部分患者因有效血容量减少，激活了肾素-血管紧张素-醛固酮系统，抗利尿激素分泌增多，从而进一步加重水肿。

（3）肾疾病时贫血、高血压、酸碱平衡和电解质平衡失调可导致心功能不全，加重水肿发展和持续存在。

2. 症状评估　水肿特点、程度、时间、部位、伴随症状等。

（1）水肿特点：肾炎性水肿常为全身性，以眼睑、头皮等组织疏松处为著；肾病性水肿一般较严重，多从下肢开始，由于增加的细胞外液量主要潴留在组织间隙，血容量常减少，故可无高血压及循环瘀血的表现。

（2）水肿程度

①轻度水肿：水肿局限于足踝、小腿。

②中度水肿：水肿涉及全下肢。

③重度水肿：水肿涉及下肢、腹壁及外阴。

④极重度水肿：全身水肿，即有胸、腹腔积液或心包积液。

（3）伴随症状：患者精神状况、心理状态、生命体征、尿量、体重、腹围的变化。有无头晕、乏力、呼吸困难、心跳加快、腹胀，心肺检查有无啰音、胸腔积液征、心包摩擦音，腹部有无膨隆、叩诊有无移动性浊音。

（4）实验室及其他检查：尿常规检查，尿蛋白定性和定量；血电解质有无异常，肾功能指标如 Ccr、血 BUN、血肌酐、浓缩与稀释试验结果有无异常。此外，患者有无做过静脉肾盂造影、B 超、尿路平片等检查，其结果如何。

（二）护理措施

1. 休息　严重水肿需卧床休息，平卧可增加肾血流量，减少水钠潴留。轻度水肿应根据病情适当活动。

2. 饮食护理　与患者共同制定饮食计划，一般应进含钠盐少，优质蛋白饮食。具体入量根据病情、病程、临床水肿程度、化验报告血 Na^+、K^+ 结果制定和调整。每日摄入水量 = 前一天尿量+500mL，保持出入量平衡。

3. 病情观察　准确记录 24 小时出入量，定时测量体重，必要时测量腹围，观察并记录患者生命体征，尤其是血压的变化。注意有无剧烈头痛、恶心、呕吐、视物模糊，甚至神志不清、抽搐等高血压脑病的表现。发现异常及时报告医生处理。

4. 遵医嘱给予利尿药，注意尿量及血钾变化。

5. 皮肤护理　水肿较严重患者应避免穿紧身衣服，卧床休息时宜抬高下肢，增加静脉回流，以减轻水肿。嘱患者经常变换体位，对年老体弱者可协助翻身，用软垫支撑受压部位，并适当予以按摩。对阴囊水肿者，可用吊带托起。协助患者进行全身皮肤清洁，嘱患者注意保护好皮肤，如清洗时勿过分用力，避免损伤皮肤、碰撞、跌伤等。严重水肿者应避免肌内注射，可采用静脉途径保证药物正确及时输入。注意无菌操作，防止感染。

6. 疾病知识指导　向患者介绍肾脏病引起水肿的原因、疾病相关知识、饮食及日常生活起居的注意事项。

五、肾区疼痛

是指脊肋角处（肾区）单侧或双侧持续性或间歇性隐痛、钝痛、剧痛或绞痛。

（一）护理评估

1. 病因评估　肾区痛多见于肾脏或附近组织炎症或肿瘤、积液等引起肾体积增大，牵拉包膜而致；肾绞痛是一种特殊的肾区痛，主要是由输尿管内结石、血块等移行所致。

2. 症状评估　钝痛或隐痛为肾包膜牵拉所致，见于间质性肾炎、肾盂肾炎、肾积水等；肾区剧痛见于肾动脉栓塞、深静脉血栓形成、肾周脓肿或肾周围炎等。肾结石等可发生绞痛，并向下腹部、会阴部发射。肾区胀痛多见于肾盂积水。肾区坠痛多见于肾下垂。

（二）护理措施

1. 准确评估疼痛的部位、程度、性质及伴随症状，并做好记录。
2. 肾绞痛时注意观察血压、脉搏、面色及皮肤湿冷情况，必要时用止痛剂。
3. 疾病急性期应卧床休息。
4. 肾盂肾炎者应多饮水冲洗尿道，按时给予抗生素控制炎症后疼痛会自然消失。

六、肾性高血压

高血压是指体循环动脉压的升高，即收缩压≥140mmHg和（或）舒张压≥90mmHg。可分为原发性高血压和继发性高血压。由肾脏病所致高血压称为肾性高血压。肾性高血压是继发性高血压的常见原因之一。

（一）护理评估

1. 病因评估

（1）按解剖因素评估

①肾血管性高血压：主要由肾动脉狭窄或堵塞引起，高血压程度较重，易进展为急进性高血压。

②肾实质性高血压：主要由急性或慢性肾小球肾炎、慢性肾盂肾炎、慢性肾衰竭等肾实质性疾病引起。

（2）按发生机制评估

①容量依赖型：因水钠潴留引起，用排钠利尿剂或限制水盐摄入可明显降低血压。

②肾素依赖型：由肾素-血管紧张素-醛固酮系统被激活引起，过度利尿常使血压更加升高，而应用血管紧张素转换酶抑制剂、钙通道阻滞剂可使血压下降。

2. 症状评估

（1）伴随症状：血压升高常有头晕、头痛、疲劳、心悸、失眠、记忆力下降、贫血、水肿等症状，是否呈持续性，在紧张或劳累后是否加重，可否自行缓解。是否出现视力模糊，鼻出血等较重症状。

（2）体格检查的结果：血压、脉搏、呼吸、神志情况，体重及其指数。

3. 相关因素评估

（1）患者的生活及饮食习惯：如摄入钠盐过多、大量饮酒、喝咖啡、摄入过多的脂肪酸；肥胖、剧烈运动、便秘、吸烟等。

（2）透析情况：透析不充分或透析间期体重增长过多致体内容量负荷过多。

（3）职业：是否从事高压力职业，经常有精神紧张等感觉。

（4）心理状况：情绪经常不稳定，个性脆弱，工作生活受到影响时情绪焦虑。

（二）护理措施

1. 减少压力，保持心理平衡 针对患者性格特征及有关心理-社会因素进行心理疏导。对易激动的患者，要调节紧张的情绪，避免过度兴奋，教会其训练自我控制能力，消除紧张压抑的心理。

2. 促进身心休息，提高机体活动能力

（1）注意休息：生活需规律，保证足够的睡眠，防止便秘。

（2）注意劳逸结合：但必须避免重体力活动，可安排适量的运动，1级高血压则不限制一般的体力活动，血压较高，症状过多或有并发症时需要卧床休息，嘱患者起床不宜太快，动作不可过猛。

（3）饮食要控制总热量：避免胆固醇含量高的食物，适当控制钠的摄入，戒烟，尽量少饮酒。

（4）沐浴时水温不宜过高。

3. 充分透析，控制透析间期体重 透析患者正确评估干体重，经充分透析达到干体重后，血压易于控制；2次透析间期体重增长<原体重的3%。

4. 病情观察

（1）观察血压：每日测量血压1~2次，测量前静息半小时，每次测量须在固定条件下进行。

（2）观察症状：如发现血压急剧增高，并伴有头痛、头晕、恶心、呕吐、气促、面色潮红、视力模糊和肺水肿、急性脑血管病等表现，应立即通知医生并同时备好降压药物及采取相应的护理措施。

（3）观察肾功能：定时检测血肌酐、尿素氮、内生肌酐清除率。肾功能障碍可影响降压药代谢，需及时调整患者用药，以防药物蓄积中毒导致血压骤降，危及生命。

5. 潜在并发症及高血压急症的护理

（1）潜在并发症的护理：指导患者摄取治疗饮食，避免情绪紧张，按医嘱服药；户外活动要有人陪伴；协助沐浴，水温不宜过热或过冷，时间不宜过长；注意对并发症征象的观察，有无夜间呼吸困难，咳嗽，咳泡沫痰，心悸，突然胸骨后疼痛等心脏受损的表现；头痛的性质，精神状况，眼花，失明，暂时性失语，肢体麻木，偏瘫等急性血管症的表现；尿量变化，昼夜尿量比例，有无水肿以及肾功能检查异常。

（2）高血压急症的护理：①绝对卧床休息，半卧床，少搬动患者，改变体位时要缓慢。②避免一切不良刺激和不必要的活动，并安定情绪。③吸氧，根据病情调节吸氧流量，保持呼吸道通畅，分泌物较多且患者自净能力降低时，应用吸引器吸出。④立即建立静脉通路，应用硝普钠静脉滴注时要避光，注意滴速，严密观察血压变化，如有血管过度扩张现象，应立即停止滴注；使用甘露醇时应快速静滴；静脉使用降压药过程中每 5~10 分钟测血压 1 次。⑤提供保护性护理，如患者意识不清时应加床栏等。⑥避免屏气，用力呼气或用力排便。⑦观察血压、脉搏、神志、瞳孔、尿量等变化，发现异常及时报告医师处理。

6. 用药护理

（1）掌握常用降压药物种类、剂量、给药途径、不良反应及适应证。

（2）指导患者按医嘱服用，不可自行增减或突然撤换药物。

（3）观察药物疗效，降压不宜过快过低，尤其对老年人。

7. 活动指导　嘱患者改变体位时动作宜缓慢，如出现头昏、眩晕、眼花、恶心时，应立即平卧，抬高下肢以增加回心血量。

8. 健康教育

（1）指导坚持非药物治疗：合理安排饮食，超重者应调节饮食、控制体重、参加适度体育运动。

（2）坚持服药：学会观察药物不良反应及护理。

（3）避免各种诱因，懂得自我控制情绪和妥善安排工作和生活。

（4）教会患者家属测量血压的方法，出现病情变化时立即就医。

（5）透析患者控制水盐摄入，避免透析间期体重增加大于原体重的 4%~5%。

（高　芳）

第二节　急性肾小球肾炎

急性肾小球肾炎简称急性肾炎，是以急性肾炎综合征为主要临床表现的一组疾病，起病急，以血尿、蛋白尿、水肿和高血压为主要表现，可伴有一过性氮质血症。本病常有前驱感染，多见于链球菌感染后，其他细菌、病毒和寄生虫感染后也可引起。好发于儿童，男性多见。前驱感染后常有 1~3 周（平均 10 天左右）的潜伏期，相当于致病抗原初次免疫后诱导机体产生免疫复合物所需时间。呼吸道感染的潜伏期较皮肤感染者短。本病大多预后良好，常在数月内临床自愈。

一、护理评估

1. 健康史　起病前有无上呼吸道感染如急性扁桃体炎、咽炎或皮肤感染如脓疱疮等。

2. 身体状况

（1）血尿：常为患者起病的首发症状和就诊原因，几乎所有患者均有血尿，40%~70% 患者有肉眼血尿，尿液呈浑浊红棕色，或洗肉水样，一般数天内消失，也可持续数周转为镜下血尿。

（2）水肿：多表现为晨起眼睑水肿，面部肿胀感，呈现所谓"肾炎面容"，一般不重。少数患者水肿较重进展较快，数日内遍及全身，呈可凹陷性。严重水、钠潴留会引起急性左心衰。

（3）高血压：多为轻、中度高血压，收缩压、舒张压均增高，经利尿后血压可逐渐恢复正常。少数出现严重高血压，甚至高血压脑病。患者表现为头痛、头晕、失眠，甚至昏迷、抽搐等。血压增高往往与水肿、血尿同时发生，也有在其后发生，一般持续 3~4 周，多在水肿消退 2 周降为正常。

（4）肾功能及尿量改变：起病初期可有尿量减少，尿量一般在 500~800mL，少尿时可有一过性氮质血症，大多数在起病 1~2 周后，尿量渐增，肾功能恢复，只有极少数可表现为急性肾功能衰竭，出现少尿。

（5）其他表现：原发感染灶的表现及全身症状，可有头痛、食欲减退、恶心、呕吐、疲乏无力、精神不振、心悸气促，甚至发生抽搐。部分患者有发热，体温一般在 38℃ 左右。

3. 实验室及其他检查　镜下血尿、蛋白尿、发病初期血清补体 C_3 及总补体下降。肾小球滤过率下降，血尿素氮和肌酐升高，B 超示双肾形状饱满，体积增大，肾活检组织病理类型为毛细血管增生性肾炎。

二、治疗

以休息及对症处理为主，少数急性肾功能衰竭患者应予透析治疗。一般于发病 2 周内可用抗生素控制原发感染灶。

三、护理措施

1. 饮食护理

（1）限制钠盐摄入：有水肿、高血压或心力衰竭时严格限制钠盐摄入（<3g/d），特别严重者禁盐，以减轻水肿和心脏负担。当病情好转，血压下降，水肿消退，尿蛋白减轻后，由低盐饮食逐渐过渡到普通饮食，防止长期低钠饮食及应用利尿剂引起水、电解质紊乱或其他并发症。

（2）控制水和钾的摄入：严格记录 24 小时出入量。量出为入，每天摄入水量＝前一天出量+500mL，摄入水量包括米饭、水果等食物含水量、饮水、输液等所含水的总量。注意见尿补钾。

（3）蛋白质：肾功能正常时，给予正常量的蛋白质 ［1g/（kg·d）］，出现氮质血症时，限制蛋白质摄入，优质动物蛋白占 50% 以上，如牛奶、鸡蛋、鱼等，以防止增加血中含氮代谢产物的潴留。此外，注意饮食热量充足、易于消化和吸收。

2. 休息和活动　一般起病 1~2 周不论病情轻重均应卧床休息，能够改善肾血流量和减少并发症发生。水肿消退，肉眼血尿消失，血压接近正常后，即可下床在室内活动或到户外散步。血沉正常时可恢复轻体力活动或上学，但应避免剧烈体力活动。一年后方可正常活动。鼓励患者及家属参与休息计划的制订。

3. 病情观察

（1）定期测量患者体重，观察体重变化和水肿部位、分布、程度和消长情况，注意有无胸腔、腹腔、心包积液的表现；观察皮肤有无红肿、破损、化脓等情况发生。

（2）监测生命体征，尤其血压变化，注意有无剧烈头痛、恶心、呕吐、视力模糊，甚至神志不清、抽搐等高血压脑病的表现，发现问题及时报告医师处理。

（3）皮肤护理

①水肿较严重的患者应穿着宽松、柔软的棉质衣裤、鞋袜。协助患者做好全身皮肤黏膜清洁，指导患者注意保护好水肿皮肤，如清洗时注意水温适当、勿过分用力；平时避免擦伤、撞伤、跌伤、烫伤。

②注射时严格无菌操作，采用5~6号针头，保证药物准确及时的输入，注射拔完针后，用无菌干棉球按压穿刺部位直至无液体从针口渗漏。严重水肿者尽量避免肌内和皮下注射。

（4）用药护理：遵医嘱给予利尿剂、降压药、抗生素。观察药物的疗效及可能出现的不良反应。如低钾、低氯等电解质紊乱。呋塞米等强效利尿剂有耳鸣、眩晕、听力丧失等暂时性耳毒性，也可发生永久性耳聋。密切观察血压、尿量变化，静脉给药者给药速度宜慢。

（5）心理护理：血尿可让患者感到恐惧，限制患者活动可使其产生焦虑、烦躁、抑郁等心理，鼓励其说出自己的感受和心理压力，使其充分理解急性期卧床休息及恢复期限制运动的重要性。患者卧床期间，护士尽量多关心、巡视，及时询问患者的需要并给予解决。

四、健康教育

1. 预防疾病教育　教育患者及家属了解各种感染可能导致急性肾炎，因此，锻炼身体，增强体质，避免或减少上呼吸道及皮肤感染是预防的主要措施，并可降低演变为慢性肾炎的发生率。嘱咐患者及家属一旦发生细菌感染及时使用抗生素，尽量治愈某些慢性病，如慢性扁桃体炎，必要时可手术治疗。

2. 急性肾炎的恢复期可能需1~2年，当临床症状消失后，蛋白尿、血尿等可能依然存在，因此应加强定期随访。

（高　芳）

第三节　急进性肾小球肾炎

急进性肾小球肾炎简称急进性肾炎，是指在肾炎综合征（血尿、蛋白尿、水肿、高血压）基础上，短期内出现少尿、无尿，肾功能急骤减退，短期内到达尿毒症的一组临床症候群，又称急进性肾炎综合征。本病病理特征表现为新月体肾小球肾炎。分为原发性和继发性两大类。一般将有肾外表现者或明确原发病者称为继发性急进性肾炎，如继发于过敏性紫癜、系统性红斑狼疮等，偶有继发于某些原发性肾小球疾病（如系膜毛细血管性肾炎及膜性肾病）者。病因不明者则称为原发性急进性肾炎，这里着重讨论原发性急进性肾炎。

我国急进性肾炎以Ⅱ型为多见，男性居多。

一、护理评估

1. 健康史　本病起病急，常有前驱呼吸道感染。

2. 身体状况

（1）迅速出现水肿，可以有肉眼血尿、蛋白尿、高血压等。

（2）短期内即有肾功能的进行性下降，以少尿或无尿较迅速地（数周至半年）发展为尿毒症。

（3）常伴有中度贫血，可伴有肾病综合征，如果得不到及时治疗，晚期出现慢性肾功能衰竭。部分患者也会出现急性左心衰竭、继发感染等并发症。

3. 实验室及其他检查

（1）尿常规：蛋白尿，血尿，也可有管型、白细胞。

（2）血液检查：白细胞轻度增高、血红蛋白、人血白蛋白下降、血脂升高。

（3）肾功能检查：血肌酐、血 BUN 进行性升高。

（4）免疫学检查：Ⅱ型可有血循环免疫复合物阳性，血清补体 C_3 降低，Ⅰ型有血清抗肾小球基底膜抗体阳性。

（5）B 超检查：双肾体积增大、饱满。

（6）肾活检组织病理检查：光学显微镜检查可见肾小囊内新月体形成是 RPGN 的特征性病理改变。

二、治疗

本病纤维化发展很快，故及时肾活检，早期诊断，及时以强化免疫抑制治疗，可改善患者预后。根据病情予血浆置换、肾脏替代治疗。

三、护理措施

1. 休息　一般要待病情得到初步缓解时，才开始下床活动，即使无任何临床表现，也不宜进行较重的体力活动。

2. 饮食护理　低盐优质蛋白饮食，避免进食盐腌制食品如咸菜、咸肉等，进食鸡蛋、牛奶、瘦肉、鱼等优质蛋白饮食。准确记录 24 小时出入量，量出为入。每日入液量＝前一日出液量+500mL，保持出入量平衡。

3. 病情观察　监测患者生命体征、尿量。尿量迅速减少，往往提示急性肾功能衰竭的发生。监测肾功能及血清电解质的变化，尤其是观察有无出现高钾血症，发现病情变化，及时报告医师处理。

4. 观察药物及血浆置换的不良反应　大剂量糖皮质激素治疗可致上消化道出血、精神症状、骨质疏松、股骨头无菌性坏死、水钠潴留、血压升高、继发感染、血糖升高等表现。环磷酰胺可致上腹部不适、恶心、呕吐、出血性膀胱炎、骨髓抑制等。血浆置换主要有出血、并发感染，特别是经血制品传播的疾病。

5. 用药护理　大剂量激素冲击治疗、使用免疫抑制剂、血浆置换等时，患者免疫力及机体防疫能力受到很大抑制，应对患者实行保护性隔离，加强口腔、皮肤护理，防止继发感染。服用糖皮质激素和细胞毒药物时应注意：口服激素应饭后服用，以减少对胃黏膜的刺激；长期用药者应补充钙剂和维生素 D，以防骨质疏松；使用 CTX 时注意多饮水，以促进药物从尿中排泄。

6. 心理护理　由于该疾病不易治愈，多数患者可能会转变为慢性肾功能衰竭。因此，患者会产生焦虑、恐惧及悲观等心理，做好心理疏导、提高患者战胜疾病的信心。

四、健康教育

1. 预防措施　本病有前驱感染的病史，预防感染是预防发病及防止病情加重的重要措施，避免受凉、感冒。

2. 对患者及家属强调遵医嘱用药的重要性，告知激素和细胞毒药物的作用、可能出现的不良反应和用药注意事项，鼓励患者配合治疗。服用激素及免疫抑制剂时，应特别注意交代患者及家属不可擅自增量、减量甚至停药。

3. 病情经治疗缓解后应注意长期追踪，防止疾病复发及恶化。

4. 预后 早期诊断、及时合理治疗，可明显改善患者预后。

（高　芳）

第四节　慢性肾小球肾炎

慢性肾小球肾炎简称慢性肾炎，是指以水肿、高血压、蛋白尿、血尿及肾功能损害为基本临床表现，起病方式不同、病情迁延、病情进展缓慢，最终将发展为慢性肾功能衰竭的一组肾小球疾病。多见于成年人，男性多于女性。仅少数患者是由急性肾炎发展而来，绝大多数患者的病因不明，起病即属慢性肾炎，与急性肾炎无关。

一、护理评估

1. 健康史

（1）既往史：既往有无肾炎病史，其发病时间及治疗后的情况；病前有无上呼吸道感染、皮肤感染等病史；对病情急骤的患者还应询问有无引起肾功能恶化的诱发因素；父母、兄弟、姐妹及子女的健康状况。

（2）生活习惯：询问患者生活是否规律，饮食是否合理，有无营养不良，水、钠盐摄入过多等情况，有无过度疲劳及烟酒等不良嗜好。

2. 身体状况

（1）水肿：由水钠潴留或低蛋白血症所致，早晨眼睑、颜面水肿明显，下午及晚上下肢明显，卧床休息后水肿减轻。重者可有胸腔或腹腔积液。

（2）蛋白尿：是慢性肾炎主要表现，患者排尿时泡沫明显增多，并且不易消失，尿蛋白越多，泡沫越多，个别患者尿中有异味。

（3）血尿：多为镜下血尿，也有肉眼血尿。

（4）高血压：由于水钠潴留使血容量增加，血中肾素、血管紧张素增加，导致阻力血管收缩而致血压升高。有时高血压症状表现较为突出。

（5）其他：患者可有贫血、电解质紊乱，病程中有应激情况（如感染）可导致慢性肾炎急性发作，类似急性肾炎表现。有些病例可自行缓解。

（6）并发症：慢性肾功能衰竭为慢性肾炎的终末期并发症，其他如继发感染、心脑血管疾病等。

3. 实验室及其他检查

（1）尿液检查：24 小时尿蛋白多在 1~3g，不超过 3.5g。尿蛋白电泳以大中分子蛋白为主，尿红细胞形态检查为多形性。

（2）血液检查：早期血常规检查多正常或轻度贫血，晚期可有红细胞及血红蛋白明显下降，尿素氮、肌酐增高。病情较重者血脂增高，人血白蛋白下降。

（3）B 超检查：双肾可有结构紊乱，皮质回声增强及缩小等改变。

（4）肾活检组织病理学检查：以弥漫系膜增生性肾炎、局灶/节段增生性肾炎、局灶/节段性肾小球硬化、系膜毛细血管性肾炎、膜性肾病、IgA 肾病等为常见，晚期导致肾小球纤维化、硬化等，称为硬化性肾炎。

4. 心理-社会状况 评估患者有无焦虑、恐惧、绝望等心理状况；评估社会及家庭对患者的经济及精神支持情况及其对患者病情的了解和关心程度。

二、治疗

有效控制血压以防止肾功能减退或使已经受损的肾功能有所改善，防止高血压的心血管并发症，从而改善长期预后。

三、护理措施

1. 一般护理

（1）休息：高度水肿、严重高血压伴心、肾功能不全时，应绝对卧床休息。

（2）饮食：给予低磷优质低蛋白饮食，当肾功能不全者血肌酐>350μmol/L时，应限制蛋白质摄入，一般为0.5~0.6g/（kg·d），其中60%以上为优质蛋白（如鸡蛋、牛奶、瘦肉等），极低蛋白饮食者可辅以α-酮酸或肾衰氨基酸治疗。以减轻肾小球高灌注、高压力、高滤过状态。由于每克蛋白质饮食中约含磷15mg，因此，限制蛋白质入量后即达到低磷饮食（少于600~800mg/d）。同时注意补充多种维生素及微量元素。有明显水肿和高血压时低盐饮食。饮食应根据患者的口味烹调，以增进食欲。

（3）口腔护理：肾功能受损，口腔内有氨臭味，进行口腔护理，可增进食欲，清洁口腔，抑制细菌繁殖。一般可于每日晨起饭后睡前用复方硼酸溶液漱口，以预防口腔炎和呼吸道感染。

（4）皮肤护理：晚期由于尿素刺激，皮肤瘙痒，应注意保持患者皮肤清洁，每天用温水擦洗，不用肥皂水和酒精，严防患者抓破皮肤和发生压疮。

（5）记录出入量：晚期发生肾功能不全时，可有尿少和尿闭，应密切注意尿量变化，准确记录出入水量，控制液体入量，入液量为前一日尿量另加500mL。

2. 药物治疗的护理

（1）降压药：治疗目标是力争把血压控制在理想水平，尿蛋白≥1g/d者，血压控制在125/75mmHg以下；尿蛋白<1g/d者，血压控制可放宽到130/80mmHg以下。

（2）抗血小板药：注意观察全身皮肤黏膜的出血情况。

（3）并发症的预防及护理：慢性肾炎患者易并发各种感染，对上呼吸道和尿路感染的预防更为重要。应加强环境和个人卫生预防措施，保持室内空气新鲜，每日开窗通风，紫外线消毒，或消毒剂喷雾一次，保持口腔和皮肤清洁，注意保暖，预防感冒，若有咽痛、鼻塞等症状，应卧床休息，并及时治疗。

四、健康教育

1. 休息与饮食　嘱咐患者加强休息，以延缓肾功能减退。生活要有规律，保持精神愉快，避免劳累，坚持合理饮食并解释优质低蛋白、低磷、低盐、高热量饮食的重要性，指导其根据自己的病情选择合适的食物和量。

2. 避免加重肾损害的因素　向患者及其家属讲解影响病情进展及避免加重肾损害的因素，注意适度锻炼身体，尽可能避免上呼吸道及其他部位感染；避免使用肾毒性药物如庆大霉素、磺胺药及非甾体消炎药；如有高脂血症、高血糖、高钙血症和高尿酸血症者应遵医嘱及时予以适当治疗；育龄妇女注意避孕，以免因妊娠导致肾炎复发和病情恶化。病情稳定，特别希望生育者，可在医生指导下怀孕，并定期随访。

3. 用药指导 介绍各类降压药的疗效、不良反应及使用时的注意事项。如告诉患者 ACEI 抑制剂可致血钾升高，以及高血钾的表现等。

4. 自我病情监测与随访指导 慢性肾炎病程长，需定期随访疾病的进展，包括肾功能、血压、水肿等的变化。发现尿异常（少尿、尿液浑浊、血尿）改变，及时就医治疗，定期复查尿常规和肾功能。

（高 芳）

第五节 肾病综合征

肾病综合征是指各种肾脏疾病引起的具有以下共同临床表现的一组综合征：包括大量蛋白尿（24 小时尿蛋白定量超过 3.5g）；低蛋白血症（人血白蛋白<30g/L）；水肿；高脂血症。其中大量蛋白尿及低白蛋白血症两项为诊断所必需。

一、护理评估

1. 健康史 患者有无发病诱因，病程长短，有无肾炎病史、感染、药物中毒或过敏史，有无系统性疾病、代谢性疾病、遗传性疾病、妊娠高血压综合征史，上呼吸道或其他部位的感染史及家族史等。

2. 身体状况

（1）大量蛋白尿：长期持续大量蛋白尿可导致营养不良，患者毛发稀疏、干脆及枯黄，皮肤苍白，消瘦或指甲上有白色横行的宽带条纹。

（2）低蛋白血症：长期低蛋白血症易引起感染、高凝、微量元素缺乏、内分泌紊乱和免疫功能低下等并发症。

（3）水肿：是最常见的症状，水肿部位随着重力作用而移动，久卧或清晨以眼睑、头枕部或骶部水肿为著，起床活动后则以下肢明显，呈可凹陷性，水肿程度轻重不一，严重者常伴浆膜腔积液和（或）器官水肿，表现为胸腔、腹腔、心包或阴囊积液和（或）肺水肿、脑水肿以及胃肠黏膜水肿。高度水肿时局部皮肤发亮、变薄。皮肤破损时可有组织液渗漏不止。胸膜腔积液可致胸闷、气短或呼吸困难等；胃肠黏膜水肿和腹腔积液可致食欲减退和上腹部饱胀、恶心、呕吐或腹泻等。

（4）高血压或低血压：血压一般为中度增高，常在（140~160）/（95~110）mmHg。水肿明显者多见，部分患者随水肿消退可降至正常，部分患者存在血容量不足（由于低蛋白血症、利尿等）而产生低血压。

（5）高脂血症：血中胆固醇、三酰甘油含量升高，低及极低密度脂蛋白浓度也增高。

（6）并发症

①继发感染：常见感染部位顺序为呼吸道、泌尿道、皮肤。感染是导致 NS 复发和疗效不佳的主要原因之一，甚至导致患者死亡，应予以高度重视。

②血栓和栓塞：以深静脉血栓最常见；此外，肺血管血栓、栓塞，下肢静脉、冠状血管血栓和脑血管血栓也不少见。血栓、栓塞并发症是直接影响 NS 治疗效果和预后的重要因素。

③急性肾衰竭：低蛋白血症使血浆胶体渗透压下降，水分从血管内进入组织间隙，引起有效循环血容量减少，肾血流量不足，易致肾前性氮质血症，经扩容、利尿可恢复；少数50岁以上的患者（尤以微小病变型肾病者居多）出现肾实质性肾衰竭。

④蛋白质及脂质代谢紊乱：长期低蛋白血症可导致营养不良、小儿生长发育迟缓；免疫球蛋白减少造成机体免疫力低下，易致感染；诱发内分泌紊乱（如低 T_3 综合征等）；高脂血症增加血液黏稠度，促进血栓、栓塞并发症发生，还将增加心血管系统并发症，并可促进肾小球硬化和肾小管，间质病变的发生，促进肾病变的慢性进展。

3. 实验室及其他检查

（1）尿液检查：24 小时尿蛋白定量超过 3.5g。尿中可查到免疫球蛋白、补体 C_3 红细胞管型等。

（2）血液检查：人血白蛋白<30g/L，血脂增高，以胆固醇增高为主，血 IgG 可降低。

（3）肾功能检查：可正常，也可异常。

（4）B 超检查：双肾大小正常或缩小。

（5）肾活检组织病理检查：不但可以明确肾小球病变类型，而且对指导治疗具有重要意义。

4. 心理状况　本病病程长，易反复发作，因而患者可能出现各种不良情绪如焦虑、悲观、失望等，应了解患者及家属的心理反应，评估患者及家属的应对能力及患者的社会支持情况。

二、治疗

根据病情使用免疫抑制剂、利尿剂及中医药治疗，利尿、降尿蛋白、升人血白蛋白，预防并发症。

三、护理措施

1. 休息与活动　全身严重水肿，合并胸腔积液、腹腔积液、严重呼吸困难者应绝对卧床休息，取半坐卧位，必要时予吸氧。因卧床可增加肾血流量，使尿量增加。为防止肢体血栓形成，应保持肢体适度活动。水肿消退、一般情况好转后，可起床活动，逐步增加活动量，以利于减少并发症的发生。对高血压患者，应限制活动量。老年患者改变体位时不可过快，防止直立性低血压。

2. 饮食护理　合理饮食构成能改善患者的营养状况和减轻肾脏负担，应特别注意蛋白质的合理摄入。长期高蛋白饮食会加重肾小球高灌注、高滤过、高压力，从而加重蛋白尿、加速肾脏病变进展，应予正常量 1.0g/（kg·d）的优质蛋白（富含必需氨基酸的动物蛋白）饮食。热量要保证充足，摄入能量应不少于 126～147kJ（30～35kcal）/（kg·d）。水肿时应低盐（3g/d）饮食。为减轻高脂血症，应少进食富含饱和脂肪酸（动物油脂）的食物，多吃富含不饱和脂肪酸（如植物油、鱼油）及富含可溶性纤维（如燕麦、米糠、豆类）的食物。注意补充各种维生素和微量元素。

3. 用药护理

（1）激素、免疫抑制剂和细胞毒药物：使用免疫抑制剂必须按医生所嘱时间及剂量用药，不可任意增减或停服。激素采取全日量顿服。

①糖皮质激素：可有水、钠潴留、血压升高、动脉粥样硬化、血糖升高、神经兴奋性增高、消化道出血、骨质疏松、继发感染、伤口不愈合，以及类肾上腺皮质功能亢进症的表现如满月脸、水牛背、多毛、向心性肥胖等，应密切观察患者的情况。大剂量冲击治疗时，患者免疫力及机体防御能力受到很大抑制，应对患者实行保护性隔离，防止继发感染。

②环孢素：注意服药期间检测血药浓度，观察有无不良反应如肝肾毒性、高血压、高尿酸血症、高钾血症、多毛及牙龈增生等。

③环磷酰胺：容易引起出血性膀胱炎、骨髓抑制、消化道症状、肝损害、脱发等，注意是否出现血尿，这类药物对血管和局部组织刺激性较大，使用时要充分溶解，静脉注射要确定针头在静脉内才可推注，防止药液漏出血管外，引起局部组织坏死。

（2）利尿剂：观察治疗效果及有无低血钾、低钠、低氯性碱中毒等不良反应。使用大剂量呋塞米时注意有无恶心、直立性眩晕、口干、心悸等。

（3）中药：如雷公藤制剂，注意其对血液系统、胃肠道、生殖系统等的不良反应。

（4）抗凝剂：观察有无皮肤黏膜、口腔、胃肠道等出血倾向，发现问题及时减药并给予对症处理，必要时停药。抗凝治疗中有明显的出血症状，应停止抗凝、溶栓治疗，并注射特效对抗剂，如肝素用同剂量的鱼精蛋白对抗，用药期间应定期监测凝血时间。低分子肝素皮下注射部位宜在腹壁，肝素静脉滴注时，速度宜慢。

4. 病情观察 观察并记录患者生命体征尤其是血压的变化。准确记录24小时出入量，监测患者体重变化及水肿消长情况。监测尿量变化，如经治疗尿量没有恢复正常，反而减少甚至无尿，提示严重的肾实质损害。定期测量血浆白蛋白、血红蛋白、D-二聚体、尿常规、肾小球滤过率、BUN、血电解质等指标的变化。

5. 积极预防和治疗感染

（1）指导患者预防感染：告知患者及家属预防感染的重要性，指导其加强营养，注意休息，保持个人卫生，指导或协助患者保持皮肤、口腔黏膜清洁，避免搔抓等导致损伤。尽量减少病区探访人次，限制上呼吸道感染者来访。寒冷季节外出注意保暖，少去公共场所等人多聚集的地方，防止外界环境中病原微生物入侵。定期做好病室的空气消毒，室内保持合适的温湿度，定时开窗通风换气。

（2）观察感染征象：注意有无体温升高、皮肤感染、咳嗽、咳痰、尿路刺激征等。出现感染征象后，遵医嘱采集血、尿、痰等标本及时送检。根据药敏实验结果使用有效抗生素并观察疗效。

6. 皮肤护理 因患者体内蛋白质长期丢失、浮肿及血循环障碍，致皮肤抵抗力降低弹性差容易受损，若病重者卧床休息更应加强皮肤护理。使用便器应抬高臀部，不可拖拉，以防损伤皮肤。高度水肿患者可用气垫床，床单要保持平整、干燥，督促或帮助患者经常更换体位，每日用温水擦洗皮肤，教育患者及其家属擦洗时不要用力太大，衣着宽大柔软，勤换内衣裤，每天会阴冲洗一次。注意皮肤干燥、清洁。有阴囊水肿时可用提睾带将阴囊提起，以免摩擦破溃。注射拔针后应压迫一段时间，以避免注射部位长期向外溢液，搬动患者时注意防止皮肤擦损。

四、健康教育

1. 休息活动指导 应注意休息，避免受凉、感冒，避免劳累和剧烈体育运动。适度活动，避免肢体血栓形成等并发症发生。

2. 心理指导　乐观开朗，对疾病治疗和康复充满信心。

3. 检查指导　密切监测肾功能变化，教会患者自测尿蛋白，了解其动态，此为疾病活动可靠指标。

4. 饮食指导　告诉患者优质蛋白、高热量、低脂、高膳食纤维和低盐饮食的重要性，并合理安排每天饮食。水肿时注意限制水盐，避免进食腌制食品。

5. 用药指导　避免使用肾毒性药物，遵医嘱用药，介绍各类药物的使用方法、使用时注意事项及可能的不良反应。服用激素不可擅自增减剂量或停药。在医生指导下调整用药剂量。

6. 自我病情监测与随访指导　监测水肿、尿蛋白、肾功能等的变化，注意随访，不适时门诊随诊。

（高　芳）

第六节　急性肾衰竭

急性肾衰竭（ARF）是由于各种病因引起的短期内（数小时或数日）肾功能急剧、进行性减退而出现的临床综合征。当肾衰竭发生时，原来应由尿液排出的废物，因为尿少或无尿而积存于体内，导致血肌酐（Cr）、尿素氮（BUN）升高，水、电解质和酸碱平衡失调，以及全身各系统并发症。

一、病因与发病机制

1. 病因　分三类：①肾前性，主要病因包括有效循环血容量减少和肾内血流动力学改变（包括肾前小动脉收缩或肾后小动脉扩张）等。②肾后性，肾后性肾衰竭的原因是急性尿路梗阻，梗阻可发生于从肾盂到尿道的任一水平。③肾性，肾性肾衰竭有肾实质损伤，包括急性肾小管坏死（ATN）、急性肾间质病变及肾小球和肾血管病变。其中急性肾小管坏死是最常见的急性肾衰竭类型，可由肾缺血或肾毒性物质损伤肾小管上皮细胞引起，其结局高度依赖于并发症的严重程度。如无并发症，肾小管坏死的死亡率为 $7\% \sim 23\%$，而在手术后或合并多器官功能衰竭时，肾小管坏死的死亡率高达 $50\% \sim 80\%$。在此主要以急性肾小管坏死为代表进行叙述。

2. 发病机制　不同病因、病理类型的急性肾小管坏死有不同的发病机制。中毒所致的急性肾小管坏死，是年龄、糖尿病等多种因素的综合作用。对于缺血所致急性肾小管坏死的发病机制，当前主要有三种解释。①肾血流动力学异常，主要表现为肾皮质血流量减少，肾髓质淤血等。目前认为造成以上结果最主要的原因为：血管收缩因子产生过多，舒张因子产生相对过少。②肾小管上皮细胞代谢障碍，缺血引起缺氧，进而影响到上皮细胞的代谢。③肾小管上皮脱落，管腔中管型形成，肾小管管型造成管腔堵塞，使肾小管内压力过高，进一步降低了肾小球滤过，加剧了肾小管间质缺血性障碍。

二、临床表现

临床典型病程可分为三期。

1. 起始期 此期急性肾衰竭是可以预防的，患者常有诸如低血压、缺血、脓毒病和肾毒素等病因，无明显的肾实质损伤。但随着肾小管上皮损伤的进一步加重，GFR 下降，临床表现开始明显，进入维持期。

2. 维持期 又称少尿期。典型持续 7~14 天，也可短至几日，长达 4~6 周。患者可出现少尿，也可没有少尿，称非少尿型急性肾衰竭，其病情较轻，预后较好。但无论尿量是否减少，随着肾功能减退，可出现一系列尿毒症表现。

（1）全身并发症

①消化系统症状：食欲降低、恶心、呕吐、腹胀、腹泻等，严重者有消化道出血。

②呼吸系统症状：除感染的并发症外，尚可因容量负荷增大出现呼吸困难、咳嗽、憋气、胸闷等。

③循环系统症状：多因尿少和未控制饮水，导致体液过多，出现高血压和心力衰竭；可因毒素滞留、电解质紊乱、贫血及酸中毒引起各种心律失常及心肌病变。

④其他：常伴有肺部、尿路感染，感染是急性肾衰竭的主要死亡原因之一，死亡率高达70%。此外，患者也可出现神经系统表现，如意识不清、昏迷等。严重患者可有出血倾向，如 DIC 等。

（2）水、电解质和酸碱平衡失调：其中高钾血症、代谢性酸中毒最为常见。

①高钾血症：其发生与肾排钾减少、组织分解过快、酸中毒等因素有关。高钾血症对心肌细胞有毒性作用，可诱发各种心律失常，严重者出现心室颤动、心搏骤停。

②代谢性酸中毒：主要因酸性代谢产物排出减少引起，同时急性肾衰竭常合并高分解代谢状态，又使酸性产物明显增多。

③其他：主要有低钠血症，由水潴留过多引起。还可有低钙、高磷血症，但远不如慢性肾衰竭明显。

3. 恢复期 肾小管细胞再生、修复，肾小管完整性恢复，肾小球滤过率逐渐恢复正常或接近正常范围。患者开始利尿，可有多尿表现，每日尿量可达 3 000~5 000mL，通常持续1~3 周，继而再恢复正常。少数患者可遗留不同程度的肾结构和功能缺陷。

三、辅助检查

1. 血液检查 少尿期可有轻、中度贫血；血肌酐每日升高 44.2~88.4μmol/L（0.5~1.0mg/dl），血 BUN 每日可升高 3.6~10.7mmol/L（10~30mg/dl）；血清钾浓度常大于5.5mmol/L，可有低钠、低钙、高磷血症；血气分析提示代谢性酸中毒。

2. 尿液检查 尿常规检查尿蛋白多为+~++，尿沉渣可见肾小管上皮细胞，少许红、白细胞，上皮细胞管型、颗粒管型等；尿比重降低且固定，多在 1.015 以下；尿渗透浓度低于350mmol/L；尿钠增高，多在 20~60mmol/L。

3. 其他 尿路超声显像对排除尿路梗阻和慢性肾功能不全很有帮助。如有足够理由怀疑梗阻所致，可做逆行性或下行性肾盂造影。另外，肾活检是进一步明确致病原因的重要手段。

四、诊断

患者尿量突然明显减少，肾功能急剧恶化（即血肌酐每天升高超过 44.2μmol/L 或在 24

~72 小时内血肌酐值相对增加 25%～100%），结合临床表现、原发病因和实验室检查，一般不难作出诊断。

五、治疗

1. 起始期治疗　治疗重点是纠正可逆的病因，预防额外的损伤。对于严重外伤、心力衰竭、急性失血等都应进行治疗，同时停用影响肾灌注或肾毒性的药物。

2. 维持期治疗　治疗重点为调节水、电解质和酸碱平衡、控制氮质潴留、供给足够营养和治疗原发病。

（1）高钾血症的处理：当血钾超过 6.5mmol/L，心电图表现异常变化时，应紧急处理如下。①10%葡萄糖酸钙 10～20mL 稀释后缓慢静注。②5% $NaHCO_3$ 100～200mL 静滴。③50%葡萄糖液 50mL 加普通胰岛素 10U 缓慢静脉注射。④用钠型离子交换树脂 15～30g，每日 3 次口服。⑤透析疗法是治疗高钾血症最有效的方法，适用于以上措施无效和伴有高分解代谢的患者。

（2）透析疗法：凡具有明显尿毒症综合征者都是透析疗法的指征，具体包括：心包炎、严重脑病、高钾血症、严重代谢性酸中毒及容量负荷过重对利尿剂治疗无效。重症患者主张早期进行透析。对非高分解型、尿量正常的患者可试行内科保守治疗。

（3）其他：纠正水、电解质和酸碱平衡紊乱，控制心力衰竭，预防和治疗感染。

3. 多尿期治疗　此期治疗重点仍为维持水、电解质和酸碱平衡，控制氮质血症，防治各种并发症。对已进行透析者，应维持透析，当一般情况明显改善后可逐渐减少透析，直至病情稳定后停止透析。

4. 恢复期治疗　一般无需特殊处理，定期复查肾功能，避免肾毒性药物的使用。

六、护理问题

1. 体液过多　与急性肾衰竭所致肾小球滤过功能受损、水分控制不严等因素有关。

2. 营养失调：低于机体需要量　与患者食欲低下、限制饮食中的蛋白质、透析、原发疾病等因素有关。

3. 有感染的危险　与限制蛋白质饮食、透析、机体抵抗力降低等有关。

4. 恐惧　与肾功能急骤恶化、症状重等因素有关。

5. 潜在并发症　高血压脑病、急性左心衰竭、心律失常、心包炎、DIC、多脏器功能衰竭等。

七、护理措施

1. 一般护理

（1）休息与活动：少尿期要绝对卧床休息，保持安静，以减轻肾脏的负担，对意识障碍者，应加床护栏。当尿量增加、病情好转时，可逐渐增加活动量，但应注意利尿后的过分代谢，患者会有肌肉无力的现象，应避免独自下床。患者若因活动使病情恶化，应恢复前一日的活动量，甚至卧床休息。

（2）饮食护理

①糖及热量：对发病初期因恶心、呕吐无法由口进食者，应由静脉补充葡萄糖，以维持

基本热量。少尿期应给予足够的糖类（150g/d）。若患者能进食，可将乳糖75g、葡萄糖和蔗糖各37.5g溶于指定溶液中，使患者在一日中饮完。多尿期可自由进食。

②蛋白质：对一般少尿期的患者，蛋白质限制为0.5g/（kg·d），其中60%以上应为优质蛋白，如尿素氮太高，则应给予无蛋白饮食。接受透析的患者予高蛋白饮食，血液透析患者的蛋白质摄入量为1.0~1.2g/（kg·d），腹膜透析为1.2~1.3g/（kg·d）。对多尿期的患者，如尿素氮低于8.0mmol/L时，可给予正常量的蛋白质。

③其他：对少尿期患者，尽可能减少钠、钾、磷和氯的摄入量。多尿期时不必过度限制。

（3）维持水平衡：急性肾衰竭少尿时，对于水分的出入量应严格测量和记录，按照"量出为入"的原则补充入液量。补液量的计算一般以500mL为基础补液量，加前一日的出液量。在利尿的早期，应努力使患者免于发生脱水，给予适当补充水分，以维持利尿作用。当氮质血症消失后，肾小管对盐和水分的再吸收能力改善，即不需要再供给大量的液体。

2. 病情观察　应对急性肾衰竭的患者进行临床监护。监测患者的神志、生命体征、尿量、体重，注意尿常规、肾功能、电解质及血气分析的变化。观察有无高血钾、低血钠或代谢性酸中毒的发生；有无严重头痛、恶心、呕吐及不同意识障碍等高血压脑病的表现；有无气促、端坐呼吸、肺部湿啰音等急性左心衰竭的征象；有无出现水中毒或稀释性低钠血症的症状，如头痛、嗜睡、意识障碍、共济失调、昏迷、抽搐等。

3. 用药护理　用甘露醇、呋塞米利尿治疗时应观察有无脑萎缩、溶血、耳聋等副作用；使用血管扩张剂时注意监测血压的变化，防止低血压发生；纠正高血钾及酸中毒时，要随时监测电解质；使用肝素或双嘧达莫要注意有无皮下或内脏出血；输血要禁用库血；抗感染治疗时避免选用有肾毒性的抗生素。

4. 预防感染　感染是急性肾衰竭少尿期的主要死亡原因，故应采取切实措施，在护理的各个环节预防感染的发生。具体措施为：①尽量将患者安置在单人房间，做好病室的清洁消毒，避免与有上呼吸道感染者接触。②避免任意插放保留导尿管，可利用每24~48小时导尿一次，获得每日尿量。③需留置尿管的患者应加强消毒、定期更换尿管和进行尿液检查以确定有无尿路感染。④卧床及虚弱的患者应定期翻身，协助做好全身皮肤的清洁，防止皮肤感染的发生。⑤意识清醒者，鼓励患者每小时进行深呼吸及有效排痰；意识不清者，定时抽取气管内分泌物，以预防肺部感染的发生。⑥唾液中的尿素可引起口角炎及腮腺炎，应协助做好口腔护理，保持口腔清洁、舒适。⑦对使用腹膜或血液透析治疗的患者，应按外科无菌技术操作。⑧避免其他意外损伤。

5. 心理护理　病情的危重会使患者产生对于死亡和失去工作的恐惧，同时因治疗费用的昂贵又会进一步加重患者及家属的心理负担。观察了解患者的心理变化及家庭经济状况，通过讲述各种检查和治疗进展信息，解除患者的恐惧，树立患者战胜疾病的信心；通过与社会机构的联系取得对患者的帮助，解除患者的经济忧虑。还应给予患者高度同情、安慰和鼓励，以高度的责任心认真护理，使患者具有安全感、信赖感及良好的心理状态。

八、健康教育

1. 生活指导　合理休息，劳逸结合、防止劳累；严格遵守饮食计划，并注意加强营养；注意个人清洁卫生，注意保暖。

2. 病情监测　学会自测体重、尿量；明确高血压脑病、左心衰竭、高钾血症及代谢性酸中毒的表现；定期门诊随访，监测肾功能、电解质等。

3. 心理指导　在日常生活中能理智调节自己的情绪，保持愉快的心境；遇到病情变化时不恐慌，能及时采取积极的应对措施。

4. 预防指导　禁用库血；慎用氨基糖苷类抗生素；避免妊娠、手术、外伤；避免接触重金属、工业毒物等；误服或误食毒物，立即进行洗胃或导泻，并采用有效解毒剂。

（高　芳）

第七节　慢性肾衰竭

慢性肾衰竭（CRF）简称肾衰，是在各种慢性肾脏病的基础上，肾功能缓慢减退至衰竭而出现的临床综合征。据统计，每1万人口中，每年约有1人发生肾衰。

随着病情的进展，根据肾小球滤过功能降低的程度，将慢性肾衰竭分为四期：①肾储备能力下降期，GFR减至正常的约50%~80%，血肌酐正常，患者无症状。②氮质血症期，是肾衰早期，GFR降至正常的25%~50%，出现氮质血症，血肌酐已升高，但小于450μmol/L，无明显症状。③肾衰竭期，GFR降至正常的10%~25%，血肌酐显著升高（约为450~707μmol/L），患者贫血较明显，夜尿增多及水电解质失调，并可有轻度胃肠道、心血管和中枢神经系统症状。④尿毒症期，是肾衰的晚期，GFR减至正常的10%以下，血肌酐大于707μmol/L，临床出现显著的各系统症状和血生化异常。

一、病因与发病机制

任何能破坏肾的正常结构和功能的泌尿系统疾病，均可导致肾衰。国外最常见的病因依次为：糖尿病肾病、高血压肾病、肾小球肾炎、多囊肾等；在我国则为：原发性慢性肾小球肾炎、糖尿病肾病、高血压肾病、多囊肾、梗阻性肾病等。有些由于起病隐匿、到肾衰晚期才就诊的患者，往往因双侧肾已固缩而不能确定病因。

肾功能恶化的机制尚未完全明了。目前多数学者认为，当肾单位破坏至一定数量，"健存"肾单位代偿性地增加排泄负荷，因此发生肾小球内"三高"，即肾小球毛细血管的高灌注、高压力和高滤过，而肾小球内"三高"会引起肾小球硬化、肾小球通透性增加，使肾功能进一步恶化。此外，血管紧张素Ⅱ、蛋白尿、遗传因素都在肾衰的恶化中起着重要的作用。尿毒症各种症状的发生与水电解质酸碱平衡失调、尿毒症毒素、肾的；内分泌功能障碍等有关。

二、临床表现

肾衰早期仅表现为基础疾病的症状，到残余肾单位不能调节适应机体的最低要求时，尿毒症使各器官功能失调的症状才表现出来。

1. 水、电解质和酸碱平衡失调　可表现为钠、水平衡失调，如高钠或低钠血症、水肿或脱水；钾平衡失调，如高钾或低钾血症；代谢性酸中毒；低钙血症、高磷血症；高镁血症等。

2. 各系统表现

（1）心血管和肺症状：心血管病变是肾衰最常见的死因，可有以下几个方面。

①高血压和左心室肥大：大部分患者存在不同程度的高血压，个别可为恶性高血压。高血压主要是由于水钠潴留引起的，也与肾素活性增高有关，使用重组人红细胞生成素（rHuEPO）、环孢素等药物也会发生高血压。高血压可引起动脉硬化、左心室肥大、心力衰竭，并可加重肾损害。

②心力衰竭：是常见死亡原因之一。其原因大多与水钠潴留及高血压有关，部分患者亦与尿毒症性心肌病有关。尿毒症心肌病的病因可能与代谢废物的潴留和贫血等有关。

③心包炎：主要见于透析不充分者（透析相关性心包炎），临床表现与一般心包炎相同，但心包积液多为血性，可能与毛细血管破裂有关。严重者有心包填塞征。

④动脉粥样硬化：本病患者常有高甘油三酯血症及轻度胆固醇升高，动脉粥样硬化发展迅速，是主要的死亡原因之一。

⑤肺症状：体液过多可引起肺水肿，尿毒症毒素可引起"尿毒症肺炎"。后者表现为肺充血，肺部 X 线检查出现"蝴蝶翼"征。

（2）血液系统表现

①贫血：尿毒症患者常有贫血，为正常色素性正细胞性贫血，主要原因如下。a. 肾脏产生红细胞生成激素（EPO）减少。b. 铁摄入不足；叶酸、蛋白质缺乏。c. 血透时失血及经常性的抽血检查。d. 肾衰时红细胞生存时间缩短。e. 有抑制血细胞生成的物质等因素。

②出血倾向：常表现为皮下出血、鼻出血、月经过多等。出血倾向与外周血小板破坏增多、出血时间延长、血小板聚集和黏附能力下降等有关。

③白细胞异常：中性粒细胞趋化、吞噬和杀菌的能力减弱，因而容易发生感染。部分患者白细胞减少。

（3）神经、肌肉系统表现：早期常有疲乏、失眠、注意力不集中等精神症状，后期可出现性格改变、抑郁、记忆力下降、谵妄、幻觉、昏迷等。晚期患者常有周围神经病变，患者可出现肢体麻木、深反射迟钝或消失、肌无力等。但最常见的是肢端袜套样分布的感觉丧失。

（4）胃肠道表现：食欲不振是常见的早期表现。另外，患者可出现口腔有尿味、恶心、呕吐、腹胀、腹泻、舌和口腔黏膜溃疡等。上消化道出血在本病患者也很常见，主要与胃黏膜糜烂和消化性溃疡有关，尤以前者常见。慢性肾衰竭患者的消化性溃疡发生率较正常人为高。

（5）皮肤症状：常见皮肤瘙痒。患者面色较深而萎黄，轻度浮肿，称尿毒症面容，与贫血、尿素霜的沉积等有关。

（6）肾性骨营养不良症：简称肾性骨病，是尿毒症时骨骼改变的总称。依常见顺序排列包括：纤维囊性骨炎、肾性骨软化症、骨质疏松症和肾性骨硬化症。骨病有症状者少见。早期诊断主要靠骨活组织检查。肾性骨病的发生与继发性甲状旁腺功能亢进、骨化三醇缺乏、营养不良、代谢性酸中毒等有关。

（7）内分泌失调：肾衰时内分泌功能出现紊乱。患者常有性功能障碍，小儿性成熟延迟，女性性欲差，晚期可闭经、不孕，男性性欲缺乏和阳痿。

（8）易于并发感染：尿毒症患者易并发严重感染，与机体免疫功能低下、白细胞功能异常等有关。以肺部和尿路感染常见，透析患者易发生动静脉瘘或腹膜入口感染、肝炎病毒感染等。

（9）其他：可有体温过低、碳水化合物代谢异常、高尿酸血症、脂代谢异常等。

三、辅助检查

1. 血液检查　血常规可见红细胞数目下降，血红蛋白含量降低，白细胞可升高或降低；肾功能检查结果为内生肌酐清除率降低，血肌酐增高；血清电解质增高或降低；血气分析有代谢性酸中毒等。

2. 尿液检查　尿比重低，为 1.010。尿沉渣中有红细胞、白细胞、颗粒管型、蜡样管型等。

3. B 超或 X 线平片　显示双肾缩小。

四、诊断

根据慢性肾衰竭的临床表现，内生肌酐清除率下降，血肌酐、血尿素氮升高、B 超等示双肾缩小，即可作出诊断。之后应进一步查明原发病。

五、治疗

1. 治疗原发疾病和纠正加重肾衰竭的因素　如治疗狼疮性肾炎可使肾功能有所改善，纠正水钠缺失、控制感染、解除尿路梗阻、控制心力衰竭、停止使用肾毒性药物等可使肾功能有不同程度的恢复。

2. 延缓慢性肾衰竭的发展　应在肾衰的早期进行。

（1）饮食治疗：饮食治疗可以延缓肾单位的破坏速度，缓解尿毒症的症状，因此，慢性肾衰竭的饮食治疗非常关键。要注意严格按照饮食治疗方案，保证蛋白质、热量、钠、钾、磷及水的合理摄入。

（2）必需氨基酸的应用：对于因各种原因不能透析、摄入蛋白质太少的尿毒症患者，为了使其维持良好的营养状态，必须加用必需氨基酸（EAA）或必需氨基酸与 α-酮酸混合制剂。α-酮酸可与氨结合成相应的 EAA，EAA 在合成蛋白过程中，可利用一部分尿素，故可减少血中的尿素氮水平，改善尿毒症症状。EAA 的适应证为肾衰晚期患者。

（3）控制全身性和（或）肾小球内高压力：肾小球内高压力会促使肾小球硬化，全身性高血压不仅会促使肾小球硬化，且能增加心血管并发症的发生，故必须控制。首选血管紧张素 Ⅱ 抑制药。

（4）其他：积极治疗高脂血症、有痛风的高尿酸血症。

3. 并发症的治疗

（1）水、电解质和酸碱平衡失调

①钠、水平衡失调：对单纯水肿者，除限制盐和水的摄入外，可使用呋塞米利尿处理；对水肿伴稀释性低钠血症者，需严格限制水的摄入；透析者加强超滤并限制钠水摄入。

②高钾血症：如血钾中度升高，主要治疗引起高钾的原因，并限制钾的摄入。如血钾>6.5mmol/L，心电图有高钾表现，则应紧急处理。

③钙、磷失调和肾性骨病：为防止继发性甲旁亢和肾性骨病，肾衰早期应积极限磷饮

食，并使用肠道磷结合物，如口服碳酸钙 2g，每日 3 次。活性维生素 D_3（骨化三醇）主要用于长期透析的肾性骨病患者，使用过程中要注意监测血钙、磷浓度，防止异位钙化的发生。对与铝中毒有关的肾性骨病，主要是避免铝的摄入，并可通过血液透析降低血铝水平。目前对透析相关性淀粉样变骨病还没有好的治疗方案。

④代谢性酸中毒：一般口服碳酸氢钠，严重者静脉补碱。透析疗法能纠正各种水、电解质、酸碱平衡失调。

（2）心血管和肺

①高血压：通过减少水和钠盐的摄入，及对尿量较多者选用利尿剂清除水、钠潴留，多数患者的血压可恢复正常。对透析者可用透析超滤脱水降压。其他的降压方法与一般高血压相同，首选 ACEI。

②心力衰竭：除应特别强调清除水、钠潴留外，其他与一般心力衰竭治疗相同，但疗效较差。

③心包炎：积极透析可望改善，当出现心包填塞时，应紧急心包穿刺或心包切开引流。

④尿毒症肺炎：透析可迅速获得疗效。

（3）血液系统：透析、补充叶酸和铁剂均能改善肾衰贫血。而使用 rHuEPO 皮下注射疗效更为显著，同时注意补充造血原料，如铁、叶酸等。

（4）感染：治疗与一般感染相同，但要注意在疗效相近时，尽量选择对肾毒性小的药物。

（5）其他：充分透析、肾移植、使用骨化三醇和 EPO 可改善肾衰患者神经、精神和肌肉系统症状；外用乳化油剂、口服抗组胺药及强化透析对部分患者的皮肤瘙痒有效。

4. 替代治疗　透析（血液透析、腹膜透析）和肾移植是替代肾功能的治疗方法。尿毒症患者经药物治疗无效时，便应透析治疗。血液透析和腹膜透析的疗效相近，各有优缺点，应综合考虑患者的情况来选用。透析一个时期后，可考虑是否做肾移植。

六、护理评估

询问本病的有关病史，如有无各种原发性肾脏病史；有无其他导致继发性肾脏病的疾病史；有无导致肾功能进一步恶化的诱因。评估患者的临床症状，如有无出现厌食、恶心、呕吐、口臭等消化道症状；有无头晕、胸闷、气促等缺血的表现；有无出现皮肤瘙痒，及鼻、牙龈、皮下等部位出血等症状；有无兴奋、淡漠、嗜睡等精神症状。评估患者的体征，如生命体征、精神意识状态有无异常；有无出现贫血面容，尿毒症面容；皮肤有无出血点、瘀斑、尿素霜的沉积等；皮肤水肿的部位、程度、特点，有无出现胸腔、心包积液，腹水征；有无心力衰竭、心包填塞征的征象；肾区有无叩击痛；神经反射有无异常等。判断患者的辅助检查结果，如有无血红蛋白含量降低；血尿素氮及血肌酐升高的程度；肾小管功能有无异常；血电解质和二氧化碳结合力的变化；肾影像学检查的结果。此外，应注意评估患者及其家属的心理变化及社会支持情况，如有无抑郁、恐惧、绝望等负性情绪；家庭、单位、社区的支持度如何等。

七、护理问题

1. 营养失调：低于机体需要量　与长期限制蛋白质摄入、消化功能紊乱、水电解质紊乱、贫血等因素有关。

2. 体液过多　与肾小球滤过功能降低导致水钠潴留，多饮水或补液不当等因素有关。

3. 活动无耐力　与心脏病变，贫血，水、电解质和酸碱平衡紊乱有关。

4. 有感染的危险　与白细胞功能降低、透析等有关。

5. 绝望　与病情危重及预后差有关。

八、护理目标

1. 患者能保持足够营养物质的摄入，身体营养状况有所改善。

2. 能遵守饮食计划，水肿减轻或消退。

3. 自诉活动耐力增强。

4. 住院期间不发生感染。

5. 能按照诊疗计划配合治疗和护理，对治疗有信心。

九、护理措施

1. 一般护理

（1）休息与活动：慢性肾衰竭患者以休息为主，尽量减少对患者的干扰，并协助其做好日常的生活护理，如对视力模糊的患者，将物品放在固定易取的地方，对因尿素霜沉积而皮肤瘙痒的患者，每日用温水擦澡。但对病情程度不同的患者还应有所区别，如症状不明显、病情稳定者，可在护理人员或亲属的陪伴下活动，活动以不出现疲劳、胸痛、呼吸困难、头晕为度；对症状明显、病情加重者，应绝对卧床休息，且应保证患者的安全与舒适，如对意识不清者，加床护栏，防止患者跌落；对长期卧床者，定时为患者翻身和做被动肢体活动，防止压疮或肌肉萎缩。

（2）饮食护理

①蛋白质：在高热量的前提下，应根据患者的 GFR 来调整蛋白质的摄入量。当 GFR<50mL/min 时，就应开始限制蛋白质的摄入，其中 50%～60% 以上的蛋白质必须是富含必需氨基酸的蛋白（即高生物价优质蛋白），如鸡蛋、鱼、牛奶、瘦肉等。当 GFR<5mL/min 时，每日摄入蛋白约为 20g（0.3g/kg），此时患者需应用 EAA 疗法；当 GFR 在 5～10mL/min 时，每日摄入的蛋白约为 25g（0.4g/kg）；GFR 在 10～20mL/min 者约为 35g（0.6g/kg）；GFR>20mL/min 者，可加 5g。尽量少摄入植物蛋白，如花生、豆类及其制品，因其含非必需氨基酸多。米、面中所含的植物蛋白也要设法去除，如可部分采用麦淀粉作主食。

静脉输入必需氨基酸应注意输液速度。输液过程中若有恶心、呕吐应给予止吐剂，同时减慢输液速度。切勿在氨基酸内加入其他药物，以免引起不良反应。

②热量与糖类：患者每日应摄取足够的热量，以防止体内蛋白质过度分解。每日供应热量至少 125.6kJ/kg（30kcal/kg），主要由碳水化合物和脂肪供给。低蛋白摄入会引起患者的饥饿感，这时可食芋头、马铃薯、苹果、马蹄粉等补充糖类。

③盐分与水分：肾衰早期，患者无法排出浓缩的尿液，需要比正常人摄入或排出更多的水分和盐分，才能处理尿中溶质。又因肾小管对钠的重吸收能力减退，而每日从尿中流失的钠增加，所以应增加水分和盐分的摄入。到肾衰末期，由于肾小球的滤过率降低，尿量减少，钠由尿的丢失已不明显，应注意限制水分和盐分的摄入。

④其他：低蛋白饮食时，钙、铁及维生素 B_{12} 含量不足，应注意补充；避免摄取含钾量高的食物，如白菜、萝卜、梨、桃、葡萄、西瓜等；低磷饮食，不超过 $600mg/d$；还应注意供给富含维生素 C、B 族维生素的食物。

2. 病情观察　认真观察身体症状和体征的变化；严密监测意识状态、生命体征；每日定时测量体重，准确记录出入水量。注意观察有无液体量过多的症状和体征：如短期内体重迅速增加、血压升高、意识改变、心率加快、肺底湿啰音、颈静脉怒张等；结合肾功能、血清电解质、血气分析结果，观察有无高血压脑病、心力衰竭、尿毒症性肺炎及电解质代谢紊乱和酸碱平衡失调等并发症的表现。观察有无感染的征象，如体温升高、寒战、疲乏无力、咳嗽、咳脓性痰，肺部湿啰音，尿路刺激征，白细胞增高等。

3. 预防感染　要注意慢性肾衰竭患者皮肤和口腔护理的特殊性。慢性肾衰竭患者由于尿素霜的刺激，常感皮肤瘙痒，注意勿用力搔抓，可每日用温水清洗后涂抹止痒剂。此外，慢性肾衰竭患者口腔容易发生溃疡、出血及口唇干裂，应加强口腔护理，保持口腔湿润，可增进食欲。

4. 用药护理　用红细胞生成激素纠正患者的贫血时，注意观察用药后副反应，如头痛、高血压、癫痫发作等，定期查血红蛋白和血细胞比容等。使用骨化三醇治疗肾性骨病时，要随时监测血钙、磷的浓度，防止内脏、皮下、关节血管钙化和肾功能恶化。用降压、强心、降脂等其他药物时，注意观察其副反应。

5. 心理护理　慢性肾衰患者的预后不佳，加上身体形象改变以及性方面的问题，常会有退缩、消极、自杀等行为。护理人员应以热情、关切的态度去接近他，使其感受到真诚与温暖。并应鼓励家属理解并接受患者的改变，安排有意义的知觉刺激环境或鼓励其参加社交活动，使患者意识到自身的价值，积极接受疾病的挑战。对于患者的病情和治疗，应使患者和家属都有所了解，因为在漫长的治疗过程中，需要家人的支持、鼓励和细心的照顾。

十、护理评价

1. 患者的贫血状况有无所好转，血红蛋白、人血白蛋白在正常范围。
2. 机体的水肿程度是否减轻或消退。
3. 自诉活动耐力是否增强。
4. 体温是否正常，有无发生感染。
5. 患者情绪稳定，生活规律，定时服药或透析。

十一、健康教育

1. 生活指导　注意劳逸结合，避免劳累和重体力活动。严格遵从饮食治疗的原则，注意水钠限制和蛋白质的合理摄入。
2. 预防指导　注意个人卫生，保持口腔、皮肤及会阴部的清洁。皮肤痒时避免用力搔抓。注意保暖，避免受凉。尽量避免妊娠。
3. 病情观察指导　准确记录每日的尿量、血压、体重。定期复查肾功能、血清电解质等。
4. 用药指导　严格遵医嘱用药，避免使用肾毒性较大的药物，如氨基糖苷类抗生素等。
5. 透析指导　慢性肾衰竭患者应注意保护和有计划地使用血管，尽量保留前臂、肘等部位的大静脉，以备用于血透治疗。已行透析治疗的患者，血液透析者应注意保护好动-静脉瘘管，腹膜透析者保护好腹膜透析管道。

6. 心理指导　注重心理调节，保持良好的心态，培养积极的应对能力。

（高　芳）

第十章

内分泌系统疾病的护理

第一节　甲状腺功能亢进症

一、概述

甲状腺功能亢进症（简称甲亢）可分为 Graves、继发性和高功能腺瘤三大类。Graves 甲亢最常见，指甲状腺肿大的同时，出现功能亢进症状。腺体肿大为弥漫性，两侧对称，常伴有突眼，故又称"突眼性甲状腺肿"。继发性甲亢较少见，由于垂体 TSH 分泌瘤分泌过多 TSH 所致。高功能腺瘤少见，多见于老人、病史有 10 多年，腺瘤直径多数大于 4~5cm，腺体内有单个的自主性高功能结节，结节周围的甲状腺呈萎缩改变，患者无突眼。

甲亢主要累及妇女，男女之比为 1：4，一般患者较年轻，年龄多在 20~40 岁之间。

二、病因与发病机制

病因迄今尚未完全明了，可能与下列因素有关。

（一）自身免疫性疾病

近来研究发现，Graves 甲亢患者血中促甲状腺激素（TSH）浓度不高甚至低于正常，应用促甲状腺释放激素（TRH）也不能刺激这类患者的血中 TSH 浓度升高，故目前认为 Graves 甲亢是一种自身免疫性疾病。患者血中有刺激甲状腺的自身抗体，即甲状腺刺激免疫球蛋白，这种物质属于 G 类免疫球蛋白，来自患者的淋巴细胞，与甲状腺滤泡的 TSH 受体结合，从而加强甲状腺细胞功能，分泌大量 T_3 和 T_4。

（二）遗传因素

可见同一家族中多人患病，甚至连续几代患病，单卵双生胎患病率高达 50%，本病患者家族成员患病率明显高于普通人群。目前发现与主要组织相容性复合物（MHC）相关。

（三）精神因素

可能是本病的诱发因素，许多患者在发病前有精神刺激史，推测可能因应激刺激情况下，T 细胞的监测功能障碍，使有免疫功能遗传缺陷者发病。

三、病理

甲状腺多呈不同程度弥漫性、对称性肿大，或伴峡部肿大。质脆软，包膜表面光滑、透亮，也可不平或呈分叶状。甲状腺内血管增生、充血，腺泡细胞增生肥大，滤泡间组织中淋巴样组织呈现不同程度的增生，从弥漫性淋巴细胞浸润至形成淋巴滤泡，或出现淋巴组织生发中心扩大。有突眼者，球后组织中常有脂肪浸润，眼肌水肿增大，纤维组织增多，黏多糖沉积与透明质酸增多，淋巴细胞及浆细胞浸润。眼外肌纤维增粗，纹理模糊，球后脂肪增多，肌纤维透明变性、断裂及破坏，肌细胞内黏多糖也有增多。骨骼肌、心肌也有类似眼肌的改变。病变皮肤可有黏蛋白样透明质酸沉积，伴多数带有颗粒的肥大细胞、吞噬细胞和含有内质网的成纤维细胞浸润。

四、护理评估

（一）健康史

评估患者的年龄、性别；询问患者是否曾患结节性甲状腺肿大；了解患者家族中是否曾有甲亢患者；询问患者近期是否有精神刺激或感染史。

（二）身体评估

1. 高代谢综合征　甲状腺激素分泌增多导致交感神经兴奋性增高和代谢加速。患者怕热、多汗、体重下降、疲乏无力、皮肤温暖湿润，可有低热，体温常在 38℃ 左右，糖类、蛋白质及脂肪代谢异常，出现消瘦软弱。

2. 神经系统　患者表现为神经过敏、烦躁多虑、多言多动、失眠、多梦、思想不集中、记忆力减退、有时有幻觉，甚至表现为焦虑症。少数患者出现寡言抑郁、神情淡漠（尤其是老年人），舌平伸及手举表现细震颤、腱反射活跃、反射时间缩短。

3. 心血管系统　患者的主要症状有心悸、气促，窦性心动过速，心率高达 100～120 次/分，休息与睡眠时心率仍快。血压收缩压增高，舒张压降低，脉压增大。严重者发生甲亢性心脏病，表现为心律失常，出现期前收缩、阵发性心房颤动或心房扑动、房室传导阻滞等。第一心音增强，心尖区心音亢进，可闻及收缩期杂音；长期患病的患者可出现心肌肥厚或心脏扩大，心力衰竭等。

4. 消化系统　患者出现食欲亢进，食量增加，但体重明显下降。少数患者（老人多见）表现厌食，消瘦明显，病程长者表现为恶病质。由于肠蠕动增加，患者大便次数增多或顽固性腹泻，粪便不成形，含较多不消化的食物。由于伴有营养不良、心力衰竭等原因，肝脏受损，患者可出现肝大和肝功能受损，重者出现黄疸。

5. 运动系统　肌肉萎缩导致软弱无力，行动困难。严重时称为甲亢性肌病，表现为浸润性突眼伴眼肌麻痹、急性甲亢性肌病或急性延髓麻痹、慢性甲亢性肌病、甲亢性周期性四肢麻痹、甲亢伴重症肌无力和骨质疏松。

6. 生殖系统　女性可出现月经紊乱，表现为月经量少，周期延长，久病可出现闭经、不孕，经抗甲状腺药物治疗后，月经紊乱可以恢复。男性性功能减退，常出现阳痿，偶可发生乳房发育、不育。

7. 内分泌系统　可以影响许多内分泌腺体，其中性腺功能异常，表现为性功能和性激素异常。本病早期肾上腺皮质可增生肥大，功能偏高，久病及病情加重时，功能相对减退，甚至功能不全。患者表现为色素轻度沉着和血 ACTH 及皮质醇异常。

8. 造血系统　因消耗增多，营养不良，维生素 B_{12} 缺乏和铁利用障碍，部分患者伴有贫血。部分患者有白细胞和血小板减少，淋巴细胞及单核细胞相对增加，其可能与自身免疫破坏有关。

9. 甲状腺肿大 甲状腺常呈弥漫性肿大（表10-1），增大2~10倍不等，质较柔软、光滑，随吞咽上下移动。少数为单个或多发的结节性肿大，质地为中等硬度或坚硬不平。由于甲状腺的血管扩张，血流量和流速增加，可在腺体上下极外侧触及震颤和闻及血管杂音。

表 10-1 甲状腺肿大临床分度

分度	体征
一度	甲状腺触诊可发现肿大，但视诊不明显
二度	视诊即可发现肿大
三度	甲状腺明显肿大，其外缘超过胸锁乳突肌外缘

10. 突眼 多为双侧性，可分为非浸润性和浸润性突眼两种。

（1）非浸润性突眼（良性突眼）：主要由于交感神经兴奋性增高，使眼外肌群和上睑肌兴奋性增高，球后眶内软组织改变不大，病情控制后，突眼常可自行恢复，预后良好。患者出现眼球突出，可不对称，突眼度一般小于18mm，表现为下列眼征：①凝视征（Darymple征），因上眼睑退缩，引起睑裂增宽，呈凝视或惊恐状。②瞬目减少征（Stellwag征），瞬目减少。③上睑挛缩征（Von Graefe征），上睑挛缩，双眼下视时，上睑不能随眼球同时下降，使角膜上方巩膜外露。④辐辏无能征（Mobius征），双眼球内聚力减弱，视近物时，集合运动减弱。⑤向上看时，前额皮肤不能皱起（Joffroy征）。

（2）浸润性突眼（恶性突眼）：目前认为其发生与自身免疫有关，在患者的血清中已发现眶内成纤维细胞结合抗体水平升高。患者除眼外肌张力增高外，球后脂肪和结缔组织出现水肿、淋巴细胞浸润，眼外肌显著增粗。突眼度一般在19mm以上，双侧多不对称。除上述眼征外，患者常有眼内异物感、畏光、流泪、视力减退、因眼肌麻痹而出现复视、斜视、眼球活动度受限。严重突眼者，可出现眼睑闭合困难，球结膜及角膜外露引起充血、水肿，易继发感染形成角膜溃疡或全角膜炎而失明。

（三）辅助检查

1. 基础代谢率测定 基础代谢率是指人体在清醒、空腹、无精神紧张和外界环境刺激的影响下的能量消耗。了解基础代谢率的高低有助于了解甲状腺的功能状态。基础代谢率的正常值为±10%，增高至+20%~+30%为轻度升高，+30%~+60%为中度升高，+60%以上为重度甲亢。检验公式可用脉率和脉压进行估计：基础代谢率=（脉率+脉压）−111。

做此检查前数日应指导患者停服影响甲状腺功能的药物，如甲状腺制剂、抗甲状腺药物和镇静剂等。测定前一日晚餐应较平时少进食，夜间充分睡眠（不要服安眠药）。护士应向患者讲解测定的过程，消除顾虑。检查日清晨嘱患者进食，可少量饮水，不活动，不多讲话，测定前排空大小便，用轮椅将患者送至检查室，患者卧床0.5~1小时后再进行测定。由于基础代谢率测定方法繁琐，受影响因素较多，临床已较少应用。

2. 血清甲状腺激素测定 血清游离甲状腺素（FT_4）与游离三碘甲腺原氨酸（FT_3）是循环血中甲状腺激素的活性部分，直接反映甲状腺功能状态，其敏感性和特异性高，正常值为FT_4 9~25pmol/L，FT_3为3~9pmol/L。血清中总甲状腺素（TT_4）是判断甲状腺功能最基本的筛选指标，与血清总三碘甲腺原氨酸（TT_3）均能反映甲状腺功能状态，正常值为TT_4

65~156nmol/L，TT$_3$ 1.7~2.3nmol/L。甲亢时血清甲状腺激素升高比较明显，测定血清甲状腺激素对甲状腺功能的诊断具有较高的敏感性和特异性。

3. TSH 免疫放射测定分析　血清 TSH 浓度的变化是反映甲状腺功能最敏感的指标。TSH 正常值为 0.3~4.8mIU/L，甲亢患者因 TSH 受抑制而减少，其血清高敏感 TSH 值往往< 0.1mIU/L。

4. 甲状腺摄^{131}I 率测定　给受试者一定量的^{131}I，再探测甲状腺摄取^{131}I 的程度，可以判断甲状腺的功能状态。正常人甲状腺摄取^{131}I 的高峰在 24 小时后，3 小时为 5%~25%，24 小时为 20%~45%。24 小时内甲状腺摄^{131}I 率超过人体总量的 50%，表示有甲亢。如果患者近期内食用含碘较多的食物，如海带、紫菜、鱼虾，或某些药物，如抗甲状腺药物、溴剂、甲状腺素片、复方碘溶液等，需停服两个月才能做此试验，以免影响检查的效果。

5. TSH 受体抗体（TRAb）　甲亢患者血中 TRAb 抗体阳性检出率可达 80%~95%，可作为疾病早期诊断、病情活动判断、是否复发及能否停药的重要指标。

6. TSH 受体刺激抗体（TSAb）　是诊断 Graves 病的重要指标之一。与 TRAb 相比，TSAb 反映了这种抗体不仅与 TSH 受体结合，而且这种抗体产生了对甲状腺细胞的刺激功能。

（四）心理-社会状况

患者的情绪因内分泌紊乱而受到不良的影响，心情可有周期性的变化，从轻微的欣快状态到活动过盛，甚至到谵妄的地步。过度的活动导致极度的疲倦和抑郁，接着又是极度的活动，如此循环往复。因患者纷乱的情绪状态，使其人际关系恶化，于是更加重了患者的情绪障碍。患者外形的改变，如突眼、颈部粗大，可造成患者自我形象紊乱。

五、护理问题

1. 营养失调：低于机体需要量　与基础代谢率升高有关。
2. 活动无耐力　与基础代谢过高而致机体疲乏、负氮平衡、肌肉萎缩有关。
3. 腹泻　与肠蠕动增加有关。
4. 有受伤的危险　与突眼造成的眼睑不能闭合、有潜在的角膜溃烂、角膜感染而致失明的可能有关。
5. 体温过高　与基础代谢率升高、甲状腺危象有关。
6. 睡眠形态紊乱　与基础代谢率升高有关。
7. 有体液不足的危险　与腹泻及大量出汗有关。
8. 自我形象紊乱　与甲状腺肿大及突眼有关。
9. 知识缺乏　与患者缺乏甲亢治疗、突眼护理及并发症预防的知识有关。
10. 潜在并发症　甲亢性肌病，心排出量减少，甲状腺危象，手术中并发症包括出血、喉上、喉返神经损伤，手足抽搐等。

六、护理措施

患者能够得到所需热量，营养需求得到满足，体重维持在标准体重的 90%~110%；眼结膜无溃烂、感染的发生；能够进行正常的活动，保证足够的睡眠；体温 37℃；无腹泻，出入量平衡，无脱水征象；能够复述出甲亢治疗、突眼护理及并发症预防的知识；正确对待自我形象，社交能力改善，与他人正常交往；护士能够及时发现并发症，通知医师及时处理。

（一）病情观察

护士每天监测患者的体温、脉搏、心率（律）、呼吸改变、出汗、皮肤状况、排便次数、有无腹泻、脱水症状、体重变化、突眼症状改变、甲状腺肿大情况及有无精神、神经、肌肉症状：如失眠、情绪不安、神经质、指震颤、肌无力、肌力消失等改变。准确记录每日饮水量、食欲与进食量、尿量及液体量出入平衡情况。

（二）提供安静轻松的环境

因患者常有乏力、易疲劳等症状，故需要充分的休息，避免疲劳，且休息可使机体代谢率降低。重症甲亢及甲亢并发心功能不全、心律失常、低钾血症等必须卧床休息。因而提供一个能够使患者身心均获得休息的环境，帮助患者放松和休息，对于患者疾病的恢复非常重要。病室要保持安静、室温稍低、色调和谐，避免患者精神刺激或过度兴奋，使患者得到充分休息和睡眠。必要时可给患者提供单间，以防止患者间的相互打扰。患者的被子不宜太厚，衣服应轻便宽松，定期沐浴，勤更换内衣。为患者提供一些活动，分散患者的注意力，如拼图，听轻松、舒缓的音乐，看电视等。

（三）饮食护理

为满足机体代谢亢进的需要，应为患者提供高热量、高蛋白、高维生素的均衡饮食。因患者代谢率高，常常会感到很饿，大约每天需 6 餐才能满足患者的需要，护士应鼓励患者吃高蛋白质、高热量、高维生素的食物，如瘦肉、鸡蛋、牛奶、水果等。不要让患者吃增加肠蠕动和易导致腹泻的食物，如味重刺激性食物、粗纤维多的食物。每天测体重，当患者体重降低 2kg 以上时需通知医师。在患者持续出现营养不良时，要补充维生素，尤其是 B 族维生素。由于患者出汗较多，应给饮料以补充出汗等所丢失的水分，忌饮浓茶、咖啡等对中枢神经有兴奋作用的饮料。

（四）心理护理

甲亢是与精神、神经因素有关的内分泌系统心身疾病，必须注意对躯体治疗的同时应进行心理、精神治疗。

甲亢患者常有神经过敏、多虑、易激动、失眠、思想不集中、烦躁易怒，严重时可抑郁或躁狂等，任何不良的外界刺激均可使症状加重，故医护人员应耐心、温和、体贴，建立良好的护患关系，解除患者焦虑和紧张心理，增强治愈疾病的信心。指导患者自我调节，采取自我催眠、放松训练、自我暗示等方法来恢复已丧失平衡的身心调节能力，必要时辅以镇静、安眠药。同时医护人员给予精神疏导、心理支持等综合措施。向患者介绍甲亢的治疗方法以减少因知识缺乏所造成的不安，常用治疗方法有抗甲状腺药物治疗、放射性碘治疗和手术治疗三种方法。同时护士应向患者家属、亲友说明患者任何怪异的、难懂的行为都是暂时性的，可随着治疗而获得稳定的改善。在照顾患者时，应保持一种安静和理解的态度，接受患者的烦躁不安及情绪的暴发，将之视为疾病的自然表现，通过家庭的支持促进甲亢患者的早日康复。

（五）突眼的护理

对严重突眼者应加强心理护理，多关心体贴，帮助其树立治疗的信心，避免烦躁焦虑。

加强眼部护理，对于眼睑不能闭合者必须注意保护角膜和结膜，经常点眼药，防止干燥、外伤及感染，外出戴墨镜或使用眼罩以避免强光、风沙及灰尘的刺激。睡眠时头部抬高，以减轻眼部肿胀。当患者不易或根本无法闭上眼睛时，应涂抗生素眼膏，并覆盖纱布或眼罩，预防结膜炎和角膜炎。结膜发生充血水肿时，用 0.5% 醋酸可的松滴眼，并加用冷敷。眼睑闭合严重障碍者可行眼睑缝合术。

配合全身治疗，给予低盐饮食，限制进水量，可减轻球后水肿。

突眼异常严重者，应配合医师做好手术前准备，做眶内减压术，球后注射透明质酸酶，以溶解眶内组织的黏多糖类，减轻眶内压力。

（六）用药护理

药物治疗较方便和安全，为甲亢的基础治疗方法，常用抗甲状腺药物分为硫脲类和咪唑类。硫脲类包括丙硫氧嘧啶和甲硫氧嘧啶。咪唑类包括甲巯咪唑和卡比马唑等。主要作用是阻碍甲状腺激素的合成，但对已合成的甲状腺激素不起作用，故须待体内储存的过多甲状腺激素消耗到一定程度才能显效。近年来发现此类药物可轻度抑制免疫球蛋白生成，使甲状腺中淋巴细胞减少，血循环中的 TRAb 抗体下降。此类药物适用于病情较轻、甲状腺肿大不明显、甲状腺无结节的患者。用药剂量区别对待，护士应告诉患者整个药物治疗需要较长时间，一般需要 1.5~2 年，分为初治期、减量期及维持期。按病情轻重决定药物剂量，疗程中除非有较严重的反应，一般不宜中断，并定期随访疗效。

该类药物存在一些不良反应，如粒细胞减少和粒细胞缺乏，变态反应如皮疹、发热、肝脏损害，部分患者出现转氨酶升高，甚至出现黄疸。护士应督促患者按时按量服药，告诉患者用药期间监测血常规及肝功能变化，密切观察有无发热、咽痛、乏力、黄疸等症状，发现异常及时告知医师，告诉患者进餐后服药，以减少胃肠反应。

（七）放射性碘治疗患者的护理

口服放射性[131]I 后，碘浓集在甲状腺中。[131]I 产生的 β 射线可以损伤甲状腺，使腺泡上皮细胞破坏而减少甲状腺激素的分泌，但很少损伤其他组织，起到药物性切除作用。同时，也可使甲状腺内淋巴细胞产生抗体减少，从而起到治疗甲亢的作用。

2007 年，中华医学会内分泌学会和核医学分科学会制定的《中国甲状腺疾病诊治指南》达成共识。放射性碘的适应证：①成人 Graves 甲亢伴甲状腺肿大二度以上。②对药物治疗有严重反应，长期治疗失效或停药后复发者。③甲状腺次全切除后复发者。④甲状腺毒症心脏病或甲亢伴其他病因的心脏病。⑤甲亢并发白细胞和/或血小板减少或全血细胞减少。⑥老年甲亢。⑦甲亢并发糖尿病。⑧毒性多结节性甲状腺肿。⑨自主功能性甲状腺结节并发甲亢。相对适应证：①青少年和儿童甲亢，使用抗甲状腺药物治疗失败，拒绝手术或有手术禁忌证。②甲亢并发肝、肾器官功能损害。③Graves 眼病，对轻度和稳定期的中、重度病例可单用[131]I 治疗，对病情处于进展期患者，可在[131]I 治疗前后加用泼尼松。

禁忌证：①妊娠或哺乳妇女。②有严重肝、肾功能不全。③甲状腺危象。④重症浸润性突眼。⑤以往使用大量碘使甲状腺不能摄碘者。

凡采用放射性碘治疗者，治疗前和治疗后一个月内避免使用碘剂及其他含碘食物及药物。[131]I 治疗本病的疗效较满意，缓解率达 90% 以上。一般一次空腹口服，于服[131]I 后 2~4 周症状减轻，甲状腺缩小，体重增加，于 3~4 个月后大多数患者的甲状腺功能恢复正常。

^{131}I治疗甲亢后的主要并发症是甲状腺功能减退。国内报告早期甲减发生率为10%，晚期达59.8%。^{131}I治疗的近期反应较轻微，由于放射性甲状腺炎，可在治疗后第一周有甲亢症状的轻微加重，护士应严密观察病情变化，注意预防感染和避免精神刺激。

（八）手术治疗患者的护理

甲状腺大部分切除是一种有效的治疗方法，其优点是疗效较药物治疗迅速，不易复发，并发甲状腺功能减退的机会较放射性碘治疗低，其缺点是有一定的手术并发症。

1. 术前护理

（1）术前评估：对于接受甲状腺手术治疗的患者，护士要在术前对患者进行仔细评估，包括甲状腺功能是否处于正常状态，甲状腺激素的各项检验是否处于正常范围内，营养状况是否正常。心脏问题是否得到控制，脉搏是否正常，心电图有无心律不齐，患者是否安静、放松，患者是否具有与手术有关的知识如手术方式、适应证、禁忌证、手术前的准备和手术后的护理及有哪些生理、心理等方面的需求。

（2）心理护理：甲亢患者性情急躁、容易激动，极易受环境因素的影响，对手术顾虑较重，存在紧张情绪，术前应多与患者交谈，给予必要的安慰，解释手术的有关问题。必要时可安排甲亢术后恢复良好的患者现身说法，以消除患者的顾虑。避免各种不良刺激，保持室内安静和舒适。对精神过度紧张或失眠者给予口服镇静剂或安眠药，使患者消除恐惧，配合治疗。

（3）用药护理：术前给药降低基础代谢率，减轻甲状腺肿大及充血是术前准备的重要环节，主要方法如下。①通常先用硫氧嘧啶类药物，待甲亢症状基本控制后减量继续服药，加服1~2周的碘剂，再进行手术。大剂量碘剂可使腺体减轻充血，缩小变硬，有利于手术。常用的碘剂是复方碘化钾溶液，每日3次，每次10滴，2~3周可以进行手术。由于碘剂可刺激口腔和胃黏膜，引发恶心、呕吐、食欲不振等不良反应，因此护士可指导患者于饭后用冷开水稀释后服用，或在用餐时将碘剂滴在馒头或饼干上一同服用。值得注意的是大剂量碘剂只能抑制甲状腺素的释放，而不能抑制其合成，因此一旦停药后，贮存于甲状腺滤泡内的甲状腺球蛋白分解，大量甲状腺素释放到血液，使甲亢症状加重。因此，碘剂不能单独治疗甲亢，仅用于手术前准备。②开始即用碘剂，2~3周后甲亢症状得到基本控制（患者情绪稳定，睡眠好转，体重增加，脉率稳定在每分钟90次以下），便可进行手术。少数患者服用碘剂2周后，症状减轻不明显者，可在继续服用碘剂的同时，加用硫氧嘧啶类药物，直至症状基本控制后，再停用硫氧嘧啶类药物，但仍继续单独服用碘剂1~2周，再进行手术。③对用上述药物准备不能耐受或不起作用的病例，主张单用普萘洛尔或与碘剂合用作术前准备，普萘洛尔剂量为每6小时给药1次，每次20~60mg，一般在4~7天后脉率即降至正常水平，可以施行手术。要注意的是普萘洛尔在体内的有效半衰期不到8小时，所以最末一次口服普萘洛尔要在术前1~2小时，术后继续口服4~7天。此外，术前不宜使用阿托品，以免引起心动过速。

（4）床单位准备：患者离开病房后，护士应做好床单位的准备，床旁备气管切开包、无菌手套、吸引器、照明灯、氧气和抢救物品。

（5）体位练习：术前要指导患者练习手术时的头、颈过伸体位和术后用于帮助头部转动的方法，以防止瘢痕挛缩，可指导患者点头、仰头，尽量伸展颈部，及向左向右转动头部。

2. 术后护理

（1）术后评估：患者返回病室后，护士应仔细评估患者的生命体征，伤口敷料，观察患者有无出血、喉返神经及甲状旁腺损伤等并发症，观察有无呼吸困难、窒息、手足抽搐等症状。

（2）体位：术后患者清醒和生命体征平稳后，取半卧位，有利于渗出液的引流和保持呼吸道通畅。

（3）饮食护理：术后1~2天，进流质饮食，随病情的恢复逐渐过渡到正常饮食，但不可过热，以免引起颈部血管扩张，加重创口渗血。患者如有呛咳，可给静脉补液或进半固体食物，协助患者坐起进食。

（4）指导颈部活动：术前护士已经教会患者颈部活动的方法，术后护士应提醒并协助患者做点头、仰头，及向左向右转动头部，尽量伸展颈部。

（5）并发症的观察与护理

①术后呼吸困难和窒息：是术后最危急的并发症，多发生在术后48小时内。常见原因为：a. 切口内出血压迫气管，主要是手术时止血不彻底、不完善，或因术后咳嗽、呕吐、过频活动或谈话导致血管结扎滑脱所引起。b. 喉头水肿，手术创伤或气管插管引起。c. 气管塌陷，气管壁长期受肿大的甲状腺压迫，发生软化，切除大部分甲状腺体后，软化的气管壁失去支撑所引起。d. 痰液阻塞。e. 双侧喉返神经损伤，患者发生此并发症时，务必及时采取抢救措施。

患者临床表现为进行性呼吸困难、烦躁、发绀，甚至发生窒息。如因切口内出血所引起者，还可出现颈部肿胀，切口渗出鲜血等。护士在巡回时应严密观察呼吸、脉搏、血压及伤口渗血情况，有时血液自颈侧面流出至颈后，易被忽视，护士应仔细检查。如发现患者有颈部紧压感、呼吸费力、气急烦躁、心率加速、发绀等应及时处理，包括立即检查伤口，必要时剪开缝线，敞开伤口，迅速排除出血或血肿压迫。如血肿清除后，患者呼吸仍无改善，应果断施行气管切开，同时吸氧。术后痰多而不易咳出者，应帮助和鼓励患者咳痰，进行雾化吸入以保持呼吸道通畅。护士应告诉患者术后48小时内避免过于频繁的活动、谈话，若患者有咳嗽、呕吐等症状时，应告知医务人员采取对症措施，并在咳嗽、呕吐时保护好伤口。

②喉返神经损伤：患者清醒后，应诱导患者说话，以了解有无喉返神经损伤。暂时性损伤可由术中钳夹、牵拉或血肿压迫神经引起，永久性损伤多因切断、结扎神经引起。喉返神经损伤的患者术后可出现不同程度的声嘶或失音，喉镜检查可见患侧声带外展麻痹。对已有喉返神经损伤的患者，护士应认真做好安慰解释工作，告诉患者暂时性损伤经针刺、理疗可于3~6个月内逐渐恢复；一侧的永久性损伤也可由对侧代偿，6个月内发音好转。双侧喉返神经损伤会导致两侧声带麻痹，引起失音或严重呼吸困难，需做气管切开，护士应做好气管切开的护理。

③喉上神经损伤：手术时损伤喉上神经外支会使环甲肌瘫痪，引起声带松弛，音调降低。如损伤其内支，则喉部黏膜感觉丧失，表现为进食时，特别是饮水时发生呛咳，误咽。护士应注意观察患者进食情况，如进水及流质时发生呛咳，要协助患者坐起进食或进半流质饮食，并向患者解释该症状一般在治疗后自行恢复。

④手足抽搐：手术时甲状旁腺被误切、挫伤或其血液供应受累，均可引起甲状旁腺功能低下，出现低血钙，从而使神经肌肉的应激性显著增高。症状多发生于术后1~3天，轻者

只有面部、口唇周围和手、足针刺感和麻木感或强直感，2~3周后由于未损伤的甲状旁腺代偿增生而使症状消失，重症可出现面肌和手足阵发性痛性痉挛，甚至可发生喉及膈肌痉挛，引起窒息死亡。

护士应指导患者合理饮食，限制含磷较高的食物，如牛奶、瘦肉、蛋黄、鱼类等。症状轻者可口服碳酸钙1~2g，每日3次；症状较重或长期不能恢复者，可加服维生素D_3，每日5万~10万IU，以促进钙在肠道内的吸收。最有效的治疗是口服二氢速固醇（ATIO）油剂，有迅速提高血中钙含量的特殊作用，从而降低神经肌肉的应激性。抽搐发作时，立即用压舌板或匙柄垫于上下磨牙间，以防咬伤舌头，并静脉注射10%葡萄糖酸钙或氯化钙10~20mL，并注意保证患者安全，避免受伤。

⑤甲状腺危象：是由于甲亢长期控制不佳，涉及心脏、感染、营养障碍、危及患者生命的严重并发症，而手术、感染、电解质紊乱等的应激会诱发危象。危象先兆症状表现为甲亢症状加重，患者严重乏力、烦躁、发热（体温39℃以下）、多汗、心悸、心率每分钟在120~160次，伴有食欲不振、恶心、腹泻等。甲状腺危象临床表现为高热（体温39℃以上）脉快而弱、大汗、呕吐、水泻、谵妄，甚至昏迷，心率每分钟常在160次以上。如处理不及时或不当，患者常很快死亡。因此护士应严密观察病情变化，一旦发现上述症状，应立即通知医师，积极采取措施。

甲状腺危象处理包括以下几方面：a. 吸氧，以减轻组织的缺氧。b. 降温，使用物理降温、退热药物、冬眠药物等综合措施，使患者的体温保持在37℃左右。c. 静脉输入大量葡萄糖溶液。d. 碘剂，口服复方碘化钾溶液3~5mL，紧急时用10%碘化钠5~10mL加入10%葡萄糖溶液500mL中做静脉滴注，以降低循环血液中甲状腺素水平，或抑制外周T_4转化为T_3。e. 氢化可的松，每日200~400mg，分次做静脉滴注，以拮抗应激。f. 利血平1~2mg肌内注射，或普萘洛尔5mg，加入葡萄糖溶液100mL中做静脉滴注，以降低周围组织对儿茶酚胺的反应。g. 镇静剂，常用苯巴比妥100mg，或冬眠合剂Ⅱ号半量肌内注射，6~8小时一次。h. 有心力衰竭者，加用洋地黄制剂。护士应密切观察用药后的病情变化，病情一般于36~72小时逐渐好转。

（焦玉荣）

第二节　甲状腺功能减退症

甲状腺功能减退症（简称甲减）是由各种原因导致的低甲状腺激素血症或甲状腺激素抵抗而引起的全身性低代谢综合征。按起病年龄分为三型，起病于胎儿或新生儿，称为呆小病；起病于儿童者，称为幼年性甲减；起病于成年，称为成年性甲减。前两者常伴有智力障碍。

一、病因

1. 原发性甲状腺功能减退　由于甲状腺腺体本身病变引起的甲减，占全部甲减的95%以上，且90%以上原发性甲减是由自身免疫、甲状腺手术和甲亢[131]I治疗所致。

2. 继发性甲状腺功能减退症　由下丘脑和垂体病变引起的促甲状腺激素释放激素（TRH）或者促甲状腺激素（TSH）产生和分泌减少所致的甲减，垂体外照射、垂体大腺瘤、颅咽管瘤及产后大出血是其较常见的原因；其中由于下丘脑病变引起的甲减称为三发性甲减。

3. 甲状腺激素抵抗综合征　由于甲状腺激素在外周组织实现生物效应障碍引起的综合征。

二、临床表现

1. 一般表现　易疲劳、怕冷、体重增加、记忆力减退、反应迟钝、嗜睡、精神抑郁、便秘、月经不调、肌肉痉挛等。体检可见表情淡漠，面色苍白，皮肤干燥发凉、粗糙脱屑，颜面、眼睑和手皮肤水肿，声音嘶哑，毛发稀疏、眉毛外 1/3 脱落。由于高胡萝卜素血症，手脚皮肤呈姜黄色。

2. 肌肉与关节　肌肉乏力，暂时性肌强直、痉挛、疼痛，嚼肌、胸锁乳突肌、股四头肌和手部肌肉可有进行性肌萎缩。腱反射的弛缓期特征性延长，超过 350 毫秒（正常为 240~320 毫秒），跟腱反射的半弛缓时间明显延长。

3. 心血管系统　心肌黏液性水肿导致心肌收缩力损伤、心动过缓、心排血量下降。ECG 显示低电压。由于心肌间质水肿、非特异性心肌纤维肿胀。左心室扩张和心包积液导致心脏增大，有学者称之为甲减性心脏病。冠心病在本病中高发。10%患者伴发高血压。

4. 血液系统　由于下述四种原因发生贫血：①甲状腺激素缺乏引起血红蛋白合成障碍。②肠道吸收铁障碍引起铁缺乏。③肠道吸收叶酸障碍引起叶酸缺乏。④恶性贫血是与自身免疫性甲状腺炎伴发的器官特异性自身免疫病。

5. 消化系统　厌食、腹胀、便秘，严重者出现麻痹性肠梗阻或黏液水肿性巨结肠。

6. 内分泌系统　女性常有月经过多或闭经。长期严重的病例可导致垂体增生、蝶鞍增大。部分患者血清催乳素（PRI）水平增高，发生溢乳。原发性甲减伴特发性肾上腺皮质功能减退和 1 型糖尿病者，属自身免疫性多内分泌腺体综合征的一种。

7. 黏液性水肿昏迷　本病的严重并发症，多在冬季寒冷时发病。诱因为严重的全身性疾病、甲状腺激素替代治疗中断、寒冷、手术、麻醉和使用镇静药等。临床表现为嗜睡、低体温（T<35℃）、呼吸徐缓、心动过缓、血压下降、四肢肌肉松弛、反射减弱或消失，甚至昏迷、休克、肾功能不全危及生命。

三、辅助检查

1. 血常规　多为轻、中度正细胞正色素性贫血。

2. 生化检查　血清三酰甘油、总胆固醇、LDL-C 增高，HDL-C 降低，同型半胱氨酸增高，血清 CK、LDH 增高。

3. 甲状腺功能检查　血清 TSH 增高、T_4、FT_4 降低是诊断本病的必备指标。在严重病例血清 T_3 和 FT_3 减低。亚临床甲减仅有血清 TSH 增高，但是血清 T_4 或 FT_4 正常。

4. TRH 刺激试验　主要用于原发性甲减与中枢性甲减的鉴别。静脉注射 TRH 后，血清 TSH 不增高者提示为垂体性甲减；延迟增高者为下丘脑性甲减；血清 TSH 在增高的基值上进一步增高，提示原发性甲减。

5. X 线检查　可见心脏向两侧增大，可伴心包积液和胸腔积液，部分患者有蝶鞍增大。

四、治疗

1. 替代治疗 左甲状腺素（L-T$_4$）治疗，治疗的目标是将血清 TSH 和甲状腺激素水平恢复到正常范围内，需要终身服药。治疗的剂量取决于患者的病情、年龄、体重和个体差异。补充甲状腺激素，重新建立下丘脑-垂体-甲状腺轴的平衡一般需要 4~6 周，所以治疗初期，每 4~6 周测定激素指标。然后根据检查结果调整 L-T$_4$ 剂量，直到达到治疗的目标。治疗达标后，需要每 6~12 个月复查 1 次激素指标。

2. 对症治疗 有贫血者补充铁剂、维生素 B$_{12}$、叶酸等胃酸低者补充稀盐酸，并与 TH 合用疗效好。

3. 黏液水肿性昏迷的治疗

（1）补充甲状腺激素：首选 TH 静脉注射，直至患者症状改善，至患者清醒后改为口服。

（2）保温、供氧、保持呼吸道通畅，必要时行气管切开、机械通气等。

（3）氢化可的松 200~300mg/d 持续静滴，患者清醒后逐渐减量。

（4）根据需要补液，但是入水量不宜过多。

（5）控制感染，治疗原发病。

五、护理措施

1. 观察病情 监测生命体征变化，观察精神、神志、语言状态、体重、乏力、动作、皮肤情况，注意胃肠道症状，如大便的次数、性状、量的改变，腹胀、腹痛等麻痹性肠梗阻的表现有无缓解等。

2. 用药护理 甲状腺制剂从小剂量开始，逐渐增加，注意用药的准确性。用药前后分别测脉搏、体重及水肿情况，以便观察药物疗效；用药后若有心悸、心律失常、胸痛、出汗、情绪不安等药物过量的症状时，要立即通知医师处理。

3. 对症护理 对于便秘患者，遵医嘱给予轻泻剂，指导患者每天定时排便，适当增加运动量，以促进排便。注意皮肤防护，及时清洗并用保护霜，防止皮肤干裂。适量运动，注意保护，防止外伤的发生。

4. 黏液性水肿昏迷的护理

（1）保持呼吸道通畅，吸氧，备好气管插管或气管切开设备。

（2）建立静脉通道，遵医嘱给予急救药物，如 L-T$_3$，氢化可的松静滴。

（3）监测生命体征和动脉血气分析的变化，观察神志，记录出入量。

（4）注意保暖，主要采用升高室温的方法，尽量不给予局部热敷，以防烫伤。

（焦玉荣）

第三节　糖尿病

一、概述

糖尿病是一组由遗传和环境因素相互作用而引起的临床综合征。由于胰岛素相对或绝对不足及靶组织细胞对胰岛素敏感性降低而引起糖、蛋白质、脂肪、水和电解质代谢的紊乱。以葡萄糖耐量减低、血糖增高和糖尿为特征，临床表现有多饮、多尿、多食、疲乏及消瘦等，并可并发心血管、肾、视网膜及神经的慢性病变，病情严重或应激时可发生急性代谢紊乱。

据世界卫生组织（WHO）估计，全球目前有超过1.5亿糖尿病患者，到2025年这一数字将增加一倍。西方发达国家糖尿病患病率为5%。我国糖尿病调查于1979—1980年调查成人糖尿病患病率为1%，1994—1995年调查成人糖尿病患病率为2.5%，1995—1996年调查成人糖尿病患病率为3.21%。随着经济发展和生活方式改变，糖尿病患病率正在逐渐上升。估计我国现有糖尿病患者超过4 000万，居世界第2位。本病多见于中老年，患病率随年龄而增长，自45岁后明显上升，至60岁达高峰，年龄在40岁以上者患病率高达40‰，年龄在40岁以下者患病率低于2‰，男女患病率无明显差别。国内各地区患病率相差悬殊，以宁夏最高（10.94‰），北京次之，贵州最低（1.15‰）。职业方面，干部、知识分子、退休工人、家庭妇女较高，农民最低，脑力劳动者高于体力劳动者，城市高于农村。体重超重者（身体体重指数BMI≥24）患病率是体重正常者的3倍。民族方面以回族最高，汉族次之。我国糖尿病绝大多数属2型糖尿病（非胰岛素依赖性糖尿病）。

（一）胰腺的分泌功能

胰腺横卧于L_{1-2}腰椎前方，前面被后腹膜所覆盖，固定于腹后壁，它既是外分泌腺，也是内分泌腺。胰腺的外分泌功能是由腺泡细胞和导管壁细胞来完成的，这些细胞分泌出能消化蛋白质、糖类和脂肪的消化酶；内分泌来源于胰岛，胰岛是大小不一、形态不定的细胞集团，散布在腺泡之间，在胰体、尾部较多。胰岛有多种细胞，其中以β细胞较多，产生胰岛素，有助于蛋白质、糖类和脂肪的代谢；α细胞产生胰高血糖素，通过促进肝糖分解成葡萄糖来升高血糖。

（二）影响糖代谢的激素

影响糖代谢作用的激素包括胰岛素、胰高血糖素、促肾上腺皮质激素（ACTH）、皮质激素、肾上腺素及甲状腺激素。

1. 胰岛素和胰高血糖素　胰岛素和胰高血糖素是控制糖代谢的两种主要激素，均属小分子蛋白质。胰岛素是体内降血糖的唯一激素，并有助于调节脂肪和蛋白质的新陈代谢。

（1）刺激葡萄糖主动运输进入肌肉及脂肪组织细胞内，为能穿过细胞膜，葡萄糖必须与胰岛素结合，而且必须与细胞上的受体连接在一起。有些糖尿病患者虽然有足够的胰岛素，但是受体减少，因此减少了胰岛素送入细胞的量。其他的人则是胰岛素分泌不足，当胰岛素分泌不足时，葡萄糖就留在细胞外，使血糖浓度升高，超过正常值。

（2）调节细胞将糖类转变成能量的速率。

（3）促进葡萄糖转变成肝糖原贮存起来，并抑制肝糖原转变成葡萄糖。

（4）促进脂肪酸转变成脂肪，形成脂肪组织贮存起来，且能抑制脂肪的破坏、脂肪的利用及脂肪转换成酮体。

（5）刺激组织内的蛋白质合成作用，且能抑制蛋白质转变成氨基酸。

总之，正常的胰岛素可主动地促进以上过程，以降低血糖，抑制血糖升高。

胰岛β细胞分泌胰岛素的速率是由血中葡萄糖的量来调节的，当血糖升高时，胰岛细胞就分泌胰岛素进入血中，从而使葡萄糖进入细胞内，并将葡萄糖转变成肝糖原；当血糖降低时，胰岛分泌胰岛素的速率降低；当食物消化吸收后，胰岛细胞再分泌胰岛素。

当胰岛素分泌不足时，血糖浓度便高于正常值；当胰岛素过量时，如体外补充胰岛素过量时，血糖过低会发生胰岛素诱发的低血糖反应（胰岛素休克）。

胰高血糖素的作用与胰岛素相反，当血糖降低时，刺激胰高糖素分泌，胰高糖素通过促进肝糖原转化为葡萄糖的方式来升高血糖。糖尿病患者常常同时有胰岛素与胰高血糖素分泌异常的情况，单独影响胰岛 α 细胞的疾病（胰高血糖素的分泌过量或不足）非常罕见。下面通过进餐后血糖的变化，来说明胰岛素与胰高血糖素相反而互补的作用。

如当一个人早上 7：00 用早餐，血糖开始升高，胰岛素约在 7：15 开始分泌，大约在上午 9：30 血糖升到最高值，稍后胰岛素的分泌将减少，到了上午 11：00，因为胰岛素促进葡萄糖进入到细胞内，因此机体会利用这些葡萄糖作为两餐间的能量来源。胰岛素与胰高血糖素的合成及释放依赖以下三种要素。

（1）健全的胰脏：具有正常功能的 α 细胞及 β 细胞。

（2）含有充分蛋白质饮食：胰岛素和胰高血糖素都是蛋白质物质。

（3）正常的血钾浓度：低血钾会使胰岛素分泌减少，当胰岛素或胰高血糖素分泌不足时，患者可由胃肠以外的途径补充。因为胃肠中的蛋白溶解酶可使它们失去活性，注射胰高血糖素可逆转因注射过量胰岛素导致的低血糖。

2. 其他激素的作用

（1）肾上腺皮质所分泌的糖皮质激素刺激蛋白质转换成葡萄糖，使血糖升高。在身体处于应激情况下，或血糖非常低时，这些激素便可分泌。

（2）肾上腺素在人体处于应激时，可将肝糖原转换成葡萄糖而使血糖升高。

（3）甲状腺素和生长激素也可使血糖升高。

（三）糖尿病分型

目前国际上通用 WHO 糖尿病专家委员会提出的病因学分型标准。此标准将糖尿病分成四大类型，包括 1 型糖尿病（胰岛素依赖性糖尿病）、2 型糖尿病（非胰岛素依赖性糖尿病）、其他特殊类型糖尿病和妊娠期糖尿病。

二、病因与发病机制

糖尿病的病因和发病机制目前尚未完全阐明，不同类型的糖尿病其病因也不相同。

（一）1 型糖尿病

1. 遗传易感性　糖尿病病因中遗传因素可以肯定，1 型糖尿病患者的父母患病率为 11%，三代直系亲属中遗传 6%，这主要是因为基因异常所致人类白细胞组织相容抗原（HLA）与自身免疫相关的这些抗原是糖蛋白，分布在全身细胞（红细胞和精子除外）的细胞膜上。研究发现，携带 HLA-DR$_3$ 和/或 HLA-DR$_4$ 的白种人和携带 HLA-DR$_3$、HLA-DR$_9$ 的中国人易患糖尿病。

2. 病毒感染　1 型糖尿病与病毒感染有明显关系。已发现的病毒有柯萨奇 B 病毒、腮腺炎病毒、风疹病毒、巨细胞病毒。病毒感染可直接损伤胰岛组织引起糖尿病，也可能损伤胰岛组织后，诱发自身免疫反应，进一步损伤胰岛组织引起糖尿病。

3. 自身免疫　目前发现 90% 新发生的 1 型糖尿病患者，其循环血中有多种胰岛细胞自身抗体。此外，细胞免疫在发病中也起重要作用。临床观察 1 型患者常伴有其他自身免疫病，如 Graves 病、桥本病、重症肌无力等。

总之，HIA-D 基因决定了 1 型糖尿病的遗传易感性，易感个体在环境因素的作用下，通过直接或间接的自身免疫反应，引起胰岛 β 细胞破坏，体内可检测出各种胰岛细胞抗体，胰岛 β 细胞数目开始减少，但仍能维持糖耐量正常。当胰岛 β 细胞持续损伤达一定程度（通常只残存 10% β 细胞），胰岛素分泌不足，糖耐量降低或出现临床糖尿病，需用胰岛素治疗，最后胰岛 β 细胞完全消失，需依赖胰岛素维持生命。

（二）2 型糖尿病

2 型糖尿病与遗传和环境因素的关系更为密切，其遗传方式与 1 型糖尿病患者不同，不存在特殊的 HLA 单型的优势。中国人与 2 型糖尿病关联的基因有 4 个，即胰岛素受体基因载脂蛋白 A_1 和 B 基因、葡萄糖激酶基因。不同的糖尿病患者可能与不同的基因缺陷有关此为 2 型糖尿病的遗传异质性特点。2 型糖尿病有明显的家族史，其父母糖尿病患病率达 85%，单卵双生子中，两人同患糖尿病的比例达 90% 以上。环境因素中，肥胖是 2 型糖尿病发病的重要诱因，肥胖者因外周靶组织细胞膜胰岛素受体数目减少，亲和力降低，周围组织对胰岛素敏感性降低，即胰岛素抵抗，胰岛 β 细胞长期超负荷，其分泌功能将逐渐下降一旦胰岛 β 细胞分泌的胰岛素不足以代偿胰岛素抵抗，即可发生糖尿病。此外，感染、应激、缺乏体力活动、多次分娩均可能是 2 型糖尿病的诱因。胰高血糖素、肾上腺素等胰岛素拮抗激素分泌过多，对糖尿病代谢紊乱的发生也有重要作用。2 型糖尿病早期存在胰岛素抵抗而胰岛 β 细胞代偿性分泌胰岛素增多时，血糖可维持正常；当 β 细胞功能出现缺陷而对胰岛素抵抗不能代偿时，可进展为葡萄糖调节受损和糖尿病。

三、病理

1 型患者胰腺的病理改变明显，β 细胞数量减少，仅为正常的 10% 左右，50%~70% 可出现胰岛 β 细胞周围淋巴细胞和单核细胞浸润，另外还有胰岛萎缩和 β 细胞变形。2 型的主要病理改变有胰岛玻璃样变，胰腺纤维化，β 细胞空泡变性和脂肪变性。

糖尿病患者的大、中血管病变主要是动脉粥样硬化，微血管的基本病变为毛细血管基底膜增厚。神经病变的患者有末梢神经纤维轴突变性，继以节段性或弥漫性脱髓鞘改变，病变可累及神经根、椎旁交感神经节和颅神经。糖尿病控制不良时，常见的病理改变为肝脏脂肪沉积和变性。

由于胰岛素生物活性作用绝对或相对不足而引起糖、脂肪和蛋白质代谢的紊乱，葡萄糖在肝、肌肉和脂肪组织的利用减少，肝糖输出增多，因而发生高血糖。升高的血糖使细胞内液进入血液，从而导致细胞内液不足，当血糖浓度升高超过 10mmol/L 时，便超过肾糖阈，葡萄糖进入尿中，而引起糖尿。尿中葡萄糖的高渗透作用，阻止肾小管对水分的再吸收，引起细胞外液不足。脂肪代谢方面，因胰岛素不足，脂肪组织摄取葡萄糖及血浆清除甘油减少，脂肪合成减少，脂蛋白酶活性低下，使血浆游离脂肪酸和三酰甘油浓度升高。在胰岛素极度缺乏时，储存脂肪动员和分解加速，可使血游离脂肪酸浓度更高。脂肪代谢障碍，可产生大量酮体（包括乙酰乙酸、β 羟丁酸、丙酮酸）。当酮体生成超过组织利用和排泄能力时，大量酮体堆积形成酮症或进一步发展为酮症酸中毒。蛋白质代谢方面，肝、肌肉等组织摄取氨基酸减少，蛋白质合成减少，分解代谢加速，而出现负氮平衡。血浆中生糖氨基酸浓度降低，同时血中生酮氨基酸水平增高，导致肌肉摄取氨基酸合成蛋白质的能力下降，患者表现为消瘦、乏力，组织修复能力和抵抗力降低，儿童生长发育障碍、延迟。1 型患者和 2 型患者在物质代谢紊乱方面是相同的，但 2 型患者一般症状较轻，不少患者可在相当长时期内无代谢紊乱，有的患者基础胰岛素分泌正常，有的患者进食后胰岛素分泌高峰延迟。

四、护理评估

（一）健康史

评估患者家族中糖尿病的患病情况，详细询问患者的生活方式、饮食习惯、食量、妊娠次数、新生儿出生体重、身高等。

（二）身体评估

1. 代谢紊乱症状群　本病典型症状是"三多一少"，即多饮、多尿、多食及体重减轻，此外还有糖尿病并发症的症状。

（1）多尿：由于血糖升高，大量葡萄糖从肾脏排出，引起尿渗透压增高，阻碍水分在肾小管被重吸收，大量水分伴随葡萄糖排出，形成多尿，患者的排尿次数和尿量明显增多，每日排尿量 2~10L。血糖越高，排糖越多，尿量也越多。

（2）烦渴多饮：多尿使机体失去大量水分，因而口渴，饮水量增多。

（3）易饥多食：葡萄糖是体内能量及热量的主要来源，由于胰岛素不足，摄入的大量葡萄糖不能被利用而随尿丢失，机体处于半饥饿状态，为补偿失去的葡萄糖，大多患者有饥饿感，从而导致食欲亢进，易饥多食。

（4）消瘦（体重减轻）、乏力：由于机体不能充分利用葡萄糖，故需用蛋白质和脂肪来补充能量和热量，使体内蛋白质和脂肪消耗增多，加之水分的丧失，患者体重减轻，消瘦乏力。1 型糖尿病患者体型均消瘦，2 型糖尿病患者发病前多有肥胖，病后虽仍较胖，但较病前体重已有减轻。

（5）其他：患者常有皮肤疖肿及皮肤瘙痒，由于尿糖浓度较高和尿糖的局部刺激，患者外阴部瘙痒较常见，有时因局部湿疹或真菌感染引起。此外还可见腰背酸痛，视物模糊，月经失调等。

2. 并发症

（1）酮症酸中毒：为最常见的糖尿病急症。糖尿病加重时，脂肪分解加速，大量脂肪酸在肝脏经 β 氧化产生酮体（包括乙酰乙酸、β 羟丁酸、丙酮酸），血酮升高时称酮血症，尿酮排出增多时称酮尿，统称酮症。乙酰乙酸和 β 羟丁酸的酸性较强，故易产生酸中毒。病情严重时可出现糖尿病昏迷，1 型糖尿病患者多见，2 型糖尿病患者在一定诱因作用下也可发生酮症酸中毒，尤其是老年人常因并发感染而易患此症。

酮症酸中毒的诱发因素很多，如急、慢性感染，以呼吸道、泌尿系、胃肠感染最常见。胰岛素突然中断或减量过多、饮食失调、过多摄入甜食和脂肪的食物或过分限制糖类，应激如外伤、手术麻醉、精神创伤、妊娠分娩均可诱发此病。

酮症酸中毒时患者可表现出糖尿病症状加重，如明显的软弱无力，极度口渴，尿量较前更多，食欲减退，恶心呕吐以至不能进水和食物。当 pH 值<7.2 或血浆 CO_2 结合力低于

15mmol/L 时，呼吸深大而快（Kussmaul 呼吸），患者呼气中含丙酮，故有烂苹果味。失水加重可致脱水表现，如尿量减少，皮肤干燥无弹性，眼球下陷，严重者出现休克，表现为心率加快，脉细速，血压下降，四肢厥冷等。患者早期有头晕、头痛、精神萎靡，继而嗜睡，烦躁不安，当病情恶化时，患者反应迟钝、消失，最后陷入昏迷。

（2）高血糖高渗状态：是糖尿病急性代谢紊乱的另一临床类型。多见于老年 2 型糖尿病患者。发病前多无糖尿病史或症状轻微未引起注意，患者有严重高血糖、脱水及血渗透压增高而无显著的酮症酸中毒，可表现为突然出现神经精神症状，表现为嗜睡、幻觉、定向障碍、昏迷等，病死率高达 40%。

（3）大血管病变：大、中动脉粥样硬化主要侵犯主动脉、冠状动脉、脑动脉、肾动脉和肢体外周动脉等，引起冠心病、缺血性或出血性脑血管病，肾动脉硬化、肢体动脉硬化等。

（4）微血管病变：微血管病变是糖尿病的特异性并发症，其典型改变是微循环障碍和微血管基底膜增厚。其主要病变主要表现在视网膜、肾、神经和心肌组织，其中尤以糖尿病肾病和视网膜病为重要。

①糖尿病肾病：常见于病史超过 10 年的患者。包括肾小球毛细血管间硬化症、肾动脉硬化病和慢性肾盂肾炎。糖尿病肾损害的发生、发展分为 I～V 五期，患者可表现为蛋白尿、水肿和高血压，晚期伴氮质血症、肾衰竭。

②糖尿病视网膜病变：大部分病程超过 10 年的患者可并发不同程度的视网膜病变，是失明的主要原因之一。视网膜病变可分为六期，I～Ⅲ 期为背景性视网膜病变，Ⅳ～Ⅵ 期为增殖性视网膜病变。出现增殖性病变时常伴有糖尿病肾病及神经病变。

（5）神经病变：多发性周围神经病变最常见，患者出现对称性肢体隐痛、刺痛或烧灼样痛，夜间及寒冷时加重，一般下肢比上肢明显。肢端呈手套、袜子状分布的感觉异常。自主神经损害表现为瞳孔改变、排汗异常、便秘、腹泻、尿潴留、尿失禁、直立性低血压、持续心动过速、阳痿等。

（6）糖尿病足：与下肢远端神经异常和不同程度周围血管病变相关的足部溃疡、感染和/或深层组织破坏。轻者表现为足部皮肤干燥苍白和发凉，重者可出现足部溃疡、坏疽。糖尿病足是糖尿病患者截肢、致残的主要原因。

（7）感染：糖尿病患者易感染疖、痈等皮肤化脓性疾病，皮肤真菌的感染也较常见，如足癣、甲癣、体癣等。女性患者常并发真菌性阴道炎、肾盂肾炎和膀胱炎等常见的泌尿系感染，常反复发作，多转为慢性肾盂肾炎。

（8）其他：糖尿病患者还容易出现白内障、青光眼、屈光改变和虹膜睫状体病变等其他眼部并发症。皮肤病变也很常见，大多数为非特异性，但临床表现和自觉症状较重。

（三）辅助检查

1. 尿糖测定　轻症患者空腹尿糖可阴性，但饭后尿糖均为阳性。每日尿糖总量一般与病情平行，因而是判断治疗控制程度的指标之一。但患有肾脏病变者血糖虽高但尿糖可为阴性，妊娠时血糖正常，但尿糖可阳性。

2. 尿酮体　并发酮症酸中毒时，尿酮体阳性。

3. 血糖测定　空腹及饭后 2 小时血糖是诊断糖尿病的主要依据，同时也是判断糖尿病病情和疗效的主要指标。血糖值反映的是瞬间血糖状态。当空腹血糖 ≥ 7.0mmoL/L

（126mg/dl）和/或餐后 2 小时血糖≥11.1mmol/L（200mg/dl）时，可确诊为糖尿病。酮症酸中毒时，血糖可达 16.7~33.3mmol/L（300~600mg/dl）；高血糖高渗状态时，血糖高至 33.3mmol/L（600mg/dl）。空腹静脉血血糖正常值为 3.9~6.4mmol/L（70~115mg/dl）。诊断糖尿病时必须用静脉血浆测定血糖，随访血糖控制情况可用便携式血糖仪。

4. 口服葡萄糖耐量试验（OGTT）　对怀疑患有糖尿病，而空腹或饭后血糖未达到糖尿病诊断标准者，应进行本试验。OGTT 应在清晨进行。目前葡萄糖负荷量成人为 75g，溶于 250~300mL 水中，5 分钟内饮完，2 小时后测静脉血浆糖。儿童为 1.75g/kg，总量不超过 75g。

5. 糖化血红蛋白测定（GHbA1）　糖化血红蛋白的量与血糖浓度呈正相关，分为 A、B、C 三种，其中以 GHbA1C 最为主要，正常人 A1C 占血红蛋白总量的 3%~6%，可反映近 8~12 周内血糖总的水平，为糖尿病控制情况的主要监测指标之一。

6. 病情未控制的患者，常见血三酰甘油、胆固醇、β 脂蛋白增高。并发肾脏病变者尿常规可见不同程度的蛋白质、白细胞、红细胞、管型等，并可有肾功能减退；并发酮症酸中毒时，血酮阳性，重者可>4.8mmol/L（50mg/dl），CO_2 结合力下降，可至 13.5~9.0mmol/L（40~20vol%）或以下，血 pH 值在 7.35 以下，外周血中白细胞增高。高血糖高渗状态者血钠可达 155mmol/L，血浆渗透压达 330~460mOsm/（kg·H_2O）。

（四）心理-社会状况

1. 评估患者对疾病的反应　如否认、愤怒、悲伤。

2. 评估家庭成员情况　是否有家庭、社区的支持，家庭成员是否协助患者进行饮食控制，督促患者按时服药，胰岛素注射，定期进行血尿糖检验。

3. 评估家庭的经济状况　是否能够保证患者的终生用药。

4. 评估患者对疾病治疗的态度　有的患者认识不到糖尿病的危害，不注意饮食控制。继续吸烟、饮酒等不良生活习惯。对于 1 型糖尿病患者，能否坚持餐前胰岛素注射，2 型糖尿病患者是否按时服药，自觉地自测血糖、尿糖等。

五、护理问题

1. 知识缺乏　与缺乏糖尿病疾病及治疗、护理知识有关。

2. 营养失调：低于机体需要量　与胰岛素分泌绝对或相对不足引起糖、蛋白质、脂肪代谢紊乱有关。

3. 有感染的危险　与糖、蛋白质、脂肪代谢紊乱所致的机体抵抗力下降和微循环障碍有关。

4. 潜在并发症　糖尿病酮症酸中毒、低血糖。

5. 焦虑　与疾病的慢性过程有关。

六、护理措施

通过治疗与护理，患者情绪状态稳定，焦虑程度减轻，患者能够遵循医嘱按时用药，控制饮食、有运动计划。患者多饮、多尿、多食的症状缓解，体重增加，血糖正常或趋于正常。患者在健康教育之后，能够进行自我照顾、病情监测，如进行足部护理、胰岛素注射、正确测量血糖、尿糖等，护士能够及时发现并发症，及时通知医师，使并发症得到及时处理。患者顺利接受手术，术后无感染的发生。

（一）用药护理

护士在患者用药过程中应指导患者按时按量服药，不可随意增量或减量；用药后注意观察药物疗效，监测血糖、尿糖、尿量、体重变化，并观察药物不良反应。护士应给患者讲解胰岛素和口服降糖药对糖尿病控制的重要性，药物的作用及不良反应，演示胰岛素注射方法，说明用药与其他因素的关系，如饮食、锻炼等，保证患者及家属了解低血糖症状和治疗方法及持续高血糖、酮症酸中毒的处理方法。指导的对象包括患者及其家庭成员。

1. 胰岛素治疗患者的护理

（1）胰岛素治疗的适应证：①1 型糖尿病患者尤其是青少年、儿童，无论有否酮症酸中毒，都必须终身坚持用胰岛素替代治疗。②显著消瘦的成年糖尿病患者，与营养不良相关的糖尿病患者，及生长发育迟缓者，均应采用胰岛素治疗。③2 型糖尿病患者经严格饮食控制，适当运动及口服降糖药物未获良好控制者，可补充胰岛素治疗，以便减轻 β 细胞负担，尽快控制临床症状和高血糖。但胰岛素用量不宜过大，以免发生胰岛素抵抗性。④2 型糖尿病患者在严重感染、创伤、手术、结核病等消耗性疾病以及应激状态如急性心肌梗死等情况下，为预防酮症酸中毒或其他并发症的发生，宜用胰岛素治疗，待病情好转后可停用。⑤糖尿病伴有酮症酸中毒，高血糖高渗状态或乳酸性酸中毒等急性并发症的患者，都必须使用胰岛素治疗。⑥妊娠期糖尿病或糖尿病妇女妊娠期间，为了纠正代谢紊乱，保证胎儿正常发育，防止出现胎儿先天性畸形，宜采用胰岛素治疗。⑦糖尿病患者伴有视网膜病变、肾脏病变、神经病变、心脏病变或肝硬化、肝炎、脂肪肝、下肢坏疽等，宜采用胰岛素治疗。⑧外科手术前后患者，须采用胰岛素治疗。⑨成年或老年糖尿病患者起病很急，体重明显减轻，可采用胰岛素治疗。⑩伴重度外阴瘙痒，宜暂时用胰岛素治疗，有继发性糖尿病如垂体性糖尿病、胰源性糖尿病时，亦应采用。

（2）胰岛素制剂类型及作用时间：按作用快慢和维持作用时间，胰岛素制剂可分为速（短）效、中效、长（慢）效三类。短效胰岛素可皮下、肌内、静脉注射，注射后吸收快、作用迅速，维持时间短。中效胰岛素又称中性鱼精蛋白锌胰岛素，只能皮下注射，其作用较慢，维持时间较长，可单独使用，也可与短效胰岛素合用。长效胰岛素又称鱼精蛋白锌胰岛素，只供皮下注射，不能做静脉注射，吸收速度慢，维持时间长。

（3）胰岛素贮存：胰岛素的贮存温度为 2~3℃，贮存时间不宜过长，过期会影响胰岛素的效价，不能存放冰冻层，同时要避免剧烈晃动，不要受日光照射，短效胰岛素如不清亮或中、长效胰岛素呈块状时，不能使用。

（4）胰岛素的抽吸：我国常用胰岛素制剂的浓度有每毫升 40IU 或 100IU，使用时应看清浓度。一般用 1mL 注射器抽取胰岛素以保证剂量准确，当患者需要长、短效胰岛素混合使用时，应先抽短效，再抽长效胰岛素，然后轻轻混匀，不可反向操作，以免将长效胰岛素混入短效胰岛素瓶内，影响其疗效。某些患者需混用短、中效胰岛素，现有各种比例的预混制作，最常用的是含30%短效和70%中效的制剂。胰岛素"笔"型注射器使用装满预混胰岛素笔芯，使用方便且便于携带。目前经肺、口腔黏膜和鼻腔黏膜吸收的 3 种胰岛素吸入剂已开始上市。

（5）给药时间：生理性胰岛素分泌有两种模式，包括持续性基础分泌和进餐后胰岛素分泌迅速增加，胰岛素治疗应力求模拟生理性胰岛素分泌的模式。使用短效胰岛素，每次餐前半小时皮下注射一次，有时夜宵前再加一次，每日 3~4 次。使用中效胰岛素，早餐前 1 小时皮下注射一次，或早餐及晚餐前分别皮下注射一次。使用长效胰岛素，每日于早餐前 1 小时皮下注射一次。

（6）胰岛素强化治疗：即强化胰岛素治疗法，目前较普遍应用的方案是餐前多次注射短效胰岛素加睡前注射中效或长效胰岛素。采用胰岛素强化治疗的患者有时早晨空腹血糖仍高，可能原因为夜间胰岛素作用不足、"黎明"现象和"苏木杰"效应，夜间多次测定血糖有助于鉴别上述原因。另外采用胰岛素强化治疗时，低血糖症发生率增加，应注意预防、早期识别和及时处理。

（7）常见不良反应及护理：①低血糖反应，由于胰岛素使用剂量过大、饮食失调或运动过量，患者可出现低血糖反应，表现为饥饿、头昏、心悸多汗甚至昏迷。对于出现低血糖反应的患者，护士应及时检测血糖，根据患者的具体情况给患者进食糖类食物，如糖果、饼干、含糖饮料，或静脉推注 50% 葡萄糖 40~100mL，随时观察病情变化。②变态反应，胰岛素变态反应是由 IgE 引起，患者首先出现注射部位瘙痒，随之出现荨麻疹样皮疹，可伴有恶心、呕吐、腹泻等胃肠症状。如出现变态反应，应立即更换胰岛素制剂的种类，使用抗组胺药物和糖皮质激素及脱敏疗法等，严重变态反应者需停止或暂时中断胰岛素治疗。③局部反应，胰岛素注射后可出现局部脂肪营养不良，在注射部位呈皮下脂肪萎缩或增生，停止该部位注射后自然恢复。护士在进行胰岛素注射时，应注意更换注射部位。另外，通过使用高纯度胰岛素制剂可明显减少脂肪营养不良。胰岛素注射部位包括前臂、大腿前侧、外侧、臀部和腹部（脐周不要注射），两周内同一个注射部位不能注射两次，每个注射点相隔 2cm。

（8）护士应教会患者进行自我胰岛素注射方法，自我监测注射后的反应，讲解注意事项。先指导患者准确抽吸药液，注射前，用左蹑指及示指将皮肤夹住提起，右手持注射器与皮肤成 45°~60° 角的方向，迅速刺进皮肤，抽吸回血，确定无回血后，注入胰岛素。注射完毕后，用棉签轻压穿刺点，以防止少量胰岛素涌出，但不要按摩局部。

2. 口服降糖药患者的护理

（1）促胰岛素分泌剂

①磺脲类：此类药物作用机制为通过作用于胰岛 β 细胞表面的受体，促进胰岛素释放。主要适用于通过饮食治疗和体育活动不能很好控制病情的 2 型糖尿病患者。1 型糖尿病、有严重并发症或晚期 β 细胞功能很差的 2 型糖尿病、对磺脲类过敏或有严重不良反应等是本药的禁忌证或不适应证。药物主要的不良反应为低血糖反应，当剂量过大、饮食过少、使用长效制剂或同时应用增强磺脲类降血糖的药物时，可发生低血糖反应。患者还可出现胃肠反应，如恶心、呕吐、消化不良等，偶尔可出现药物变态反应如荨麻疹、白细胞减少等。常见的第二代药物有：a. 格列本脲（优降糖），具有较强而迅速的降糖作用，剂量范围为 2.5~20mg/d，分 1~2 次餐前半小时口服。b. 格列吡嗪（美吡达），剂量范围为 2.5~30mg/d，分 1~2 次口服，于餐前半小时口服。c. 格列齐特（达美康），剂量范围为 80~240mg/d，分 1~2 次口服，于餐前半小时口服。d. 格列喹酮（糖适平），剂量范围为 30~180mg/d，分 1~2 次服用，于餐前半小时口服，肾功能不全时仍可使用。

②格列奈类：此类药物的作用机制、禁忌证或不适应证与磺脲类大致相同。降血糖作用快而短，主要用于控制餐后高血糖。低血糖症发生率低、程度较轻。较适用于餐后高血糖为主的老年 2 型糖尿病患者。常用药物为瑞格列奈（每次 0.5~4mg）和那格列奈（每次 60~

120mg)，于餐前或进餐时口服。

（2）双胍类：此类药物的作用机制为通过促进肌肉等外周组织摄取葡萄糖加速无氧酵解、抑制葡萄糖异生、抑制或延缓葡萄糖在胃肠道吸收等作用改善糖代谢，与磺脲类联合使用，可增强降血糖作用。此类药物适用于肥胖或超重的 2 型糖尿病患者，常见的不良反应是胃肠反应，服药后患者出现口干苦、金属味、厌食、恶心、呕吐、腹泻等，偶见皮肤红斑、荨麻疹等。常用药物为甲福明（又称二甲双胍），每日剂量 500~1 500mg，分 2~3 次服，进餐中口服。

（3）α-葡萄糖苷酶抑制剂：此类药物的作用机制为通过抑制小肠黏膜上皮细胞表面的α 葡萄糖苷酶，延缓糖类的吸收，从而降低餐后高血糖。常见药物有阿卡波糖，开始服用剂量为 25mg。每日 3 次，进食第一口饭时服药，若无不良反应，剂量可增至 50mg，每日 3 次。最大剂量可增至 100mg，每日 3 次。常见的不良反应有腹胀、腹泻、肠鸣音亢进、排气增多等胃肠反应。

（4）噻唑烷二酮：格列酮类药物。其作用机制是增强靶组织对胰岛素的敏感性，减轻胰岛素抵抗，被视为胰岛素增敏剂。此类药物有罗格列酮，用法为 4~8mg/d，每日 1 次或分次服用；吡格列酮，剂量为 15mg，每日 1 次。

（二）饮食护理

糖尿病治疗除采用必要的口服降糖药或胰岛素注射外，饮食治疗是治疗糖尿病的重要措施。适当节制饮食可减轻胰岛 β 细胞的负担。对于老年人，肥胖者而无症状或轻型患者，尤其是空腹及餐后血浆胰岛素不低者，饮食控制非常重要。护士可组织患者、家属、营养师共同参与制定饮食计划，在制定计划过程中，要考虑患者的种族、宗教、文化背景及饮食习惯。

糖尿病患者的饮食原则是在合理控制热量的基础上，合理分配糖类、脂肪、蛋白质的进量，以纠正糖代谢紊乱引起的血糖、尿糖、血脂异常等。

1. 合理控制总热量　人体所需总热量由基础代谢、体力劳动及食物在消化吸收代谢过程所需热量三部分组成。

总热量＝基础代谢热量＋体力劳动热量＋食物消化吸收代谢所需热量

患者总热量的摄入以能维持标准体重为宜，热量的需要应根据患者的具体情况而定。肥胖者应先减少热量的摄入，减轻体重；消瘦者应提高热量的摄入，增加体重，使之接近标准体重；孕妇、乳母、儿童需增加热量摄入，维持其特殊的生理需要和正常生长发育。

糖尿病患者每日所需总热量应根据标准体重和每日每千克体重所需热量来计算。标准体重由身高来定，而每日每千克所需热量与患者的体型和活动性质有关。

标准体重（kg）＝身高（cm）－105

每日所需总热量（kJ）＝标准体重（kg）×热量（kJ/kg 体重）

2. 糖尿病患者所需三大营养素量及其分配比例

（1）糖类：应根据患者的实际情况限制糖类的摄入量，但不能过低。饮食中糖类太少，患者不易耐受。大量实验和临床观察表明，在控制热能的基础上提高糖类进量，不但可以改善葡萄糖耐量，而且还可以提高胰岛素的敏感性。机体因少糖而利用脂肪代谢供给能量，更易发生酸中毒。对于空腹血糖高于 11.2mmol/L（200mL/dl）的患者，不宜采用高糖类饮食，但每日摄入量不应少于 150g；对于空腹血糖正常或同时应用磺脲类降糖药患者，及某些使用胰岛素的患者，糖类的供给量应占总热量的 50%~65%，折合主食 250~400g/d。

有利于患者血糖控制的糖类食品有：燕麦片、莜麦粉、荞麦粉、玉米渣、白芸豆饭、绿豆、海带、粳米、二合一面或三合一面窝头。

（2）蛋白质：蛋白质是人体细胞的重要组成部分，对人体的生长发育、组织的修补和更新起着极为重要的作用。在糖尿病患者的饮食中，蛋白质摄入量应比正常人高一些。这主要因为糖尿病患者蛋白质代谢紊乱，如果蛋白质摄入不足，出现负氮平衡，会出现消瘦、乏力、抵抗力差、易感染、创口不易愈合、小儿生长发育受阻等。蛋白质摄入量成人按每日每千克体重 0.8~1.2g 供给，占总热量的 15%~20%；孕妇、乳母、营养不良及消耗性疾病患者，酌情加至 1.5g/（kg·d），个别可达 2.0g/（kg·d）；小儿 2~4g/（kg·d）。

蛋白质食物的选择包括动物性和植物性两类。其中至少应选用 1/3 的优质蛋白质，优质蛋白质的主要来源有瘦肉、鱼、虾、鸡、鸭、鸡蛋、牛奶、豆类等。

（3）脂肪：脂肪是人体结构的重要材料，在体内起着保护和固定作用，是体内热量的储存部分，有利于维生素 A、维生素 D、维生素 E 的吸收。脂肪可增加饱腹感，但可导致动脉粥样硬化。糖尿病患者每日进食脂肪量为每千克体重 1.0g，占总热量的 30%~35%。饮食中要限制动物性脂肪如羊、牛、猪油的进量，少吃胆固醇含量高的食物，如肝、肾、脑、蛋黄、鱼子等，偏向选用植物油。

3. 糖尿病患者的食物选择和禁忌　糖尿病患者主食可选用大米、白面、玉米面、小米、莜面，每日控制在 250~450g。副食可选用富含蛋白质的食物，如瘦肉、鸡蛋、鱼、鸡、牛奶、豆类等。烹调油宜用豆油、菜籽油、花生油、玉米油、芝麻油、葵花子油等，这类植物油含不饱和脂肪酸较高，有预防动脉粥样硬化的作用，但也不能大量食用。如按膳食单的标准吃完后，仍有饥饿感，可加食含糖 3% 以下的蔬菜，如芹菜、白菜、菠菜、韭菜、黄瓜、西红柿、生菜等。

糖尿病患者禁止食用含糖过高的甜食如红糖、白糖、冰激凌、甜饮料、糖果、饼干、糕点、蜜饯、红薯等。如想吃甜味食品可采用木糖醇、山梨醇或甜叶菊等调味品；如想吃土豆、藕粉、胡萝卜等，则需从主食中相应减量。

（三）运动指导

体力活动或体力锻炼是糖尿病治疗的重要组成部分。运动可使身体强壮，改善机体的代谢功能，促进能量消耗，减少脂肪组织的堆积，提高机体对胰岛素的敏感性，增加肌肉对血糖的利用，改善血液循环，从而降低血糖，使肥胖者减轻体重，减少糖尿病并发症的发生。同时运动使糖尿病患者保持良好的心态，树立战胜疾病的信心，从而提高生存质量。

适用于糖尿病患者的锻炼方式多种多样，如散步、步行、健身操、太极拳、打球、游泳、滑冰、划船、骑自行车等。选择运动的方式应根据患者的年龄、性别、性格、爱好及糖尿病控制程度、身体状况和是否有并发症等具体情况而定。运动的强度应掌握在运动后收缩压不超过 24.0kPa，中青年心率达 130~140 次/分，老年人不超过 120 次/分。运动每天可进行 1~2 次，每周不少于 5 天。

糖尿病患者运动时要做好自我防护，如穿厚底防滑运动鞋、戴护膝、保护足跟等，随手携带易吸收的糖类食品，如糖果、饮品等，若感觉血糖过低，立即进食。运动宜在饭后 1 小时左右开始，可从短时间的轻微活动开始，逐渐增加运动量。切忌过度劳累，每次活动以 15~30 分钟为宜。不适合运动的情况包括：血糖太高、胰岛素用量太大、病情波动较大；

有急性感染、发热；有酮症酸中毒，严重的心、肾病变，高血压，腹泻，反复低血糖倾向等。

（四）病情监测

1. 四次尿、四段尿糖　四次尿即早、午、晚餐前和睡觉前的尿液，做尿糖定性检查。应注意留尿前 30 分钟先把膀胱排空，然后收集半小时的尿液，这样才能根据每次尿糖多少，比较真实地反映和推测血糖水平。四段尿糖是指将 24 小时分为四段。

（1）第一段：早饭后到午饭前（7：30am～11：30am）。

（2）第二段：午饭后到晚饭前（11：30am～5：30pm）。

（3）第三段：晚饭后到晚睡前（5：30pm～10：30pm）。

（4）第四段：睡觉后到次日早饭前（10：30pm～次日 7：30am）。

每段尿不论排尿几次，全放在一个容器内混匀，四段尿分别留在四个瓶子里，分别记录，做尿量定性检查，并将结果详细记录。

烧尿糖的方法用滴管吸班氏液 20 滴，放于玻璃试管中，再滴 2 滴尿，将试管放沸水中煮沸 5 分钟后，观察颜色改变。不要用火烧液面以上的试管，防止将试管烧裂。

2. 使用尿糖试纸法和酮体试纸法　①尿糖试纸法，将纸浸入尿液中，湿透（约 1 分钟）后取出，1 分钟后观察试纸颜色，并与标准色板对照，即能测得结果。使用时注意试纸的有效期，把一次所需的试纸取出后，立即将瓶盖紧，保存于阴凉干燥处，以防受潮变质。②酮体试纸法，将酮体试纸浸于新鲜尿中后当即取出，多余尿液于容器边缘除去，3 分钟后在白光下与标准色板比较判断结果。

3. 血糖自测　①血糖仪的种类，目前血糖仪的类型较多，较具代表性的新产品有德国 BM 公司血糖仪。BM 公司产品准确、可靠、便携、简便。测试时间仅 12 秒，测试血糖范围 0.33～27.75mmol/L。美国强生公司生产的 ONE TOUCH Ⅱ 血糖仪，液晶显示，不需擦血，经济实惠，患者可根据自身情况进行选择。②自测血糖注意事项，采血前用温水、肥皂清洁双手，用酒精消毒手指，待酒精完全挥发后，方可采血。采血前手臂下垂 10～15 秒使局部充血，有利于采血，每次更换采血部位。采血量要严格控制，血滴一定要全部覆盖试纸垫或试纸孔。

试纸拿出后随时盖紧瓶盖，不要使用过期或变质的试纸，采血针不可重复使用，用后加针帽再丢弃。

（五）足部护理

1. 每日检查足部是否有水泡、裂口、擦伤及其他改变。细看趾间及足底有无感染征象，一旦发现足部有伤口，特别是当足部出现水泡、皮裂和磨伤、鸡眼和胼胝及甲沟炎时，要及时进行有效处理，以预防糖尿病足的发生。

2. 每日晚上用温水（不超过 40℃）及软皂洗脚，并用柔软且吸水性强的毛巾轻柔地擦干双脚，特别要擦干足趾缝间，但注意不要擦得太重以防任何微小创伤，每次洗脚不要超过 10 分钟。

3. 将脚擦干后，用羊毛脂或植物油涂抹，轻柔而充分地按摩皮肤，以保持皮肤柔软，清除鳞屑，防止干燥。

4. 汗多时，可用少许滑石粉放在趾间、鞋里及袜中。

5. 不要赤足行走，以免受伤。

6. 严禁使用强烈的消毒药物如碘酒等，不要用药膏抹擦鸡眼及胼胝，以免造成溃疡。

7. 禁用热水袋温热足部，不用电热毯或其他热源，避免暴晒于日光下，足冷时可多穿一双袜子。

8. 糖尿病患者早晚起床或晚睡前可穿拖鞋，平时不穿，最好不穿凉鞋。鞋要合脚，鞋尖宽大且够长，使脚在鞋内完全伸直，并可稍活动。鞋的透气性要好，以布鞋为佳，不穿高跟鞋。最好有两双鞋轮换穿用，保证鞋的干爽。袜子要穿吸水性好的毛袜或线袜，袜子要软、合脚，每日换洗，汗湿后及时更换。不要穿有松紧口的袜子，以免影响血液循环。不穿有洞或修补不平整的袜子，袜子尖部不要太紧。糖尿病患者应禁止吸烟。

（六）心理护理

糖尿病的慢性病程及疾病的治疗过程中，会给患者造成许多心理问题，如精神紧张、忧虑、发怒、恐惧、孤独、绝望、忧郁、沮丧等，而这些不良的心理问题使病情加重，甚至发生酮症酸中毒。相反，当消除紧张情绪时，血糖下降，胰岛素需要量也减少。因此糖尿病患者保持乐观稳定的情绪，对糖尿病的控制是有利的。护士应鼓励患者说出自己的感受，支持其恰当的应对行为。为了摆脱不良情绪的困扰，糖尿病患者可采用以下几种方法。

1. 加强健身运动 现代研究证实，人在运动之后，由于大脑血液供应的改善及血中电解质的不断置换，使人的精神状态趋向安逸、宁静，不良情绪得到发泄。运动引起舒畅心情的作用，是药物所达不到的。所以糖尿病患者在病情允许的情况下，在医师指导下，可根据自己的爱好去选择运动方式，如散步、慢跑、打太极拳、骑车、游泳等。每日一次，每次至少30分钟，以不感到明显疲劳为标准。

2. 观赏花草 许多研究表明，花香有益于健康，利于精神调节。糖尿病患者在心情烦闷时多到公园散步，多看看大自然的景色。若条件允许，也可自己栽培花卉以供观赏。

3. 欣赏音乐疗法 糖尿病的音乐保健必须根据不同的年龄、病情和情绪而有所选择。

4. 多接触自然光线 人的心态受着自然光线照射的影响，自然光线照射太少令人缺乏生气，照射充分令人充满朝气和信心。故居室要明亮，多采用自然光线。要多到野外，室外活动，多沐浴阳光，这样可使患者心情舒畅，有利于疾病的治疗。

5. 进行自我安慰法 当糖尿病患者因患病而感到烦恼时，可想一想遭受更多不幸的人们，或许会感到一些安慰，进而从"精神胜利法"中增添治疗和战胜疾病的信心。

6. 培养有益的兴趣与爱好 有益的兴趣与爱好可消除不良情绪，使人愉快乐观、豁达、遇事心平气和，有利于心身健康。糖尿病患者尤其是老年患者，可根据自己的爱好，听听京剧，欣赏音乐，练习书法、绘画，养鸟，培育花草，或散步、打太极拳等，生活增添了乐趣，精神上有了寄托，心情愉快，情绪稳定，以利于糖尿病的康复。

7. 外出旅游 旅游是调剂精神的最好办法，但糖尿病患者外出旅游必须注意以下几点。

（1）胰岛素必须随身携带：胰岛素有效时间通常在24小时以内，所以注射胰岛素的患者必须坚持每天定时注射，否则会产生严重的后果，即使是病情稳定的患者，1~2天不注射，血糖也会上升。因此糖尿病患者外出旅游，应该随身携带足够的胰岛素，胰岛素是比较稳定的激素，在室温25℃以下不会影响其性能，即使温度稍高也不影响太大。旅途中没有冰箱冷藏也没有关系，可放在随身携带的皮包或行李箱内。

（2）携带甜食以备低血糖：在旅游时必须把握饮食定时定量的原则。最好在平时进食时间的 30 分钟以前，就找好用餐场所。患者可随身携带面包、饼干等，以备错过吃饭时间时随时补充。吃饭时间不得已需要延迟时，以每延误 1 小时，摄食 20g 食物为原则，如半个苹果、半个香蕉或 6 片全麦饼干等。还应随身准备巧克力或糖果等，以便在轻微低血糖时食用。另外，需根据活动量，随时补充些食物，以减少低血糖的发生。

（3）携带病历卡：患者外出旅游，最好随身携带病历卡，联络电话，目前所使用的药物及使用剂量，及"一旦意识障碍，请目击者即送医院急诊"的字条，以备一旦发生意外，可立即送往医院，及时得到救治。

（4）准备好舒适的鞋袜：旅游时比平时走路时间长得多，为防止足部的损伤，应准备适宜的鞋袜。为了确保途中不出问题，绝对不要穿新鞋上路，即使穿新鞋，也应在旅行前至少 2 周开始试穿。袜子最好买没有松紧带的袜子，以免阻碍下肢的血流。在旅途中，如有机会就把鞋袜脱掉，光着足抬高摆放，使足部血流通畅。

（七）密切观察病情，及时发现并处理并发症

密切观察患者有无酮症酸中毒的表现，如恶心、呕吐、疲乏、多尿、皮肤干燥或潮红、黏膜干燥、口渴、心动过速、嗜睡等。定时监测呼吸、血压、心率，准确记录出入量。如怀疑酮症酸中毒，立即通知医师，协助医师做好各项检查，定时留血、尿标本，送检血糖、尿糖、尿酮体、血电解质及 CO_2 结合力。嘱患者绝对卧床休息，注意保暖，使体内消耗能量达到最低水平，以减少脂肪、蛋白质分解。昏迷患者按照昏迷护理常规进行，定时翻身、拍背，预防压疮及继发感染，并保持口腔、皮肤、会阴的清洁卫生。及时准确执行医嘱，保证液体、胰岛素输入。

（八）接受手术的糖尿病患者护理

1. 术前及术中护理　糖尿病患者手术前的护理目标是，在进手术室之前，尽量控制好血糖。1 型糖尿病患者在择期手术前数天甚至数周即需住院调节血糖，以减少手术的危险性。有时会遇到 1 型糖尿病患者在血糖控制不好的情况下必须进行急诊手术，那么该努力将血糖、电解质、血气和血压等情况控制好，术中与术后需严密监测患者的生命体征，做好实验室检查。2 型糖尿病患者，在血糖控制好的情况下，其手术的危险性仅比没有糖尿病的手术患者稍大一些。手术尽量安排在清晨，使患者的饮食及胰岛素疗法中断时间尽量减少。

术前护士需协助医师做好各种实验室及其他辅助检查，包括空腹血糖及餐后血糖、尿糖及尿酮体检查，CO_2 结合力，血中尿素氮，心电图及胸部 X 线等。

在手术日晨，患者需禁食一切食物、水、胰岛素、口服降糖药，长效降糖药物需在术前两天停药。手术前 1 小时要测血糖，并告知医师，以确保患者在术中不会发生低血糖。如果患者血糖值低，应在麻醉诱导前给患者静脉滴注葡萄糖。手术开始之后，所有的措施需根据糖尿病的严重程度及手术范围大小而定，轻微糖尿病且接受小手术的患者，在回恢复室之前，通常不需胰岛素或静脉注射葡萄糖。假如患者接受的是大手术，或患者中度甚至严重的糖尿病时，术中应给予患者葡萄糖静脉输入，同时给予正常剂量一半的胰岛素并严密监测血糖。

2. 手术后护理　术后的护理目标是稳定患者的生命体征，重建糖尿病控制，预防伤口感染，促进伤口愈合。护士应遵医嘱静脉输入 5% 葡萄糖及胰岛素直到患者能经口进食。患者能进食后，除一天正常的三餐外，还要依据血糖控制的情况，餐间加点心。每天查三次血

糖值，留尿查尿糖及尿酮体。一旦血糖控制，应给予术前所规定的胰岛素种类及剂量。尽量避免导尿，防止膀胱感染。换药时严格无菌操作，以防伤口感染。

（焦玉荣）

第四节　皮质醇增多症

皮质醇增多症又称库欣综合征，是由多种原因引起肾上腺皮质分泌过量糖皮质激素所致疾病的总称。其中垂体促肾上腺皮质激素（ACTH）分泌亢进所引起者称为库欣病。库欣综合征可发生于任何年龄，但以 20~40 岁最多见，女性多于男性。主要临床表现为满月脸、多血质、向心性肥胖、皮肤紫纹、痤疮、血压升高、糖尿病倾向、骨质疏松、抵抗力下降等。

一、病因与发病机制

1. 垂体分泌 ACTH 过多　ACTH 过多可导致双侧肾上腺增生，分泌大量的皮质醇，Cushing 病最常见，约占 70%，如垂体瘤或下丘脑-垂体功能紊乱等。

2. 异位 ACTH 综合征　是由于垂体以外的癌瘤产生 ACTH 刺激肾腺皮质增生，分泌过量的皮质类固醇，最常见的是肺癌（约占 50%），其次为胸腺癌、胰腺癌等。

3. 不依赖 ACTH 的 Cushing 综合征　不依赖 ACTH 的双侧小结节性增生或小结节性发育不良，此类患者多为儿童或青年。

4. 肾上腺皮质病变　如原发性肾腺皮质肿瘤等。

5. 医源性皮质醇增多　长期或大量使用 ACTH 或糖皮质激素所致。

二、临床表现

本病的临床表现主要由于皮质醇分泌过多，引起代谢障碍、多器官功能障碍和对感染抵抗力降低。

1. 脂肪代谢障碍　皮质醇增多能促进脂肪的动员和合成，引起脂肪代谢紊乱和脂肪重新分布而形成本病特征性向心性肥胖，表现为面如满月，胸、腹、颈、背部脂肪甚厚，四肢相对瘦小，与面部、躯干形成明显对比。

2. 蛋白质代谢障碍　大量皮质醇促进蛋白分解，抑制蛋白合成。表现为皮肤菲薄、毛细血管脆性增加、皮肤紫纹，甚至肌萎缩。

3. 糖代谢障碍　大量皮质醇抑制葡萄糖进入组织细胞，影响外周组织对葡萄糖的利用，同时促进肝糖原异生，使血糖升高，有部分患者继发类固醇性糖尿病。

4. 电解质紊乱　大量皮质醇有潴钠排钾作用，低血钾可加重乏力，并引起肾脏浓缩功能障碍，部分患者因潴钠而有水肿。

5. 心血管病变　高血压常见，长期高血压可并发心脏损害、肾脏损害和脑血管意外。

6. 性功能异常　女性患者大多出现月经减少、不规则或停经，轻度多毛，痤疮，明显男性化者少见，但如出现要警惕为肾上腺癌；男性患者性欲减退，阴茎缩小，睾丸变软，与大量皮质醇抑制垂体促腺激素有关。

7. 造血系统　皮质醇刺激骨髓，使红细胞计数和血红蛋白含量增高，加以患者皮质变薄，故面容呈多血质、面红等表现。

8. 感染　长期大量皮质醇，可以抑制免疫功能，使机体抵抗力下降，易发生感染。多见于肺部感染、化脓性细菌感染，且不易局限化，可发展为蜂窝组织炎、菌血症、败血症。

9. 其他　如骨质疏松、皮肤色素沉着等。

10. 心理表现　常有不同程度的精神、情绪变化，表现为失眠、易怒、焦虑、注意力不集中等。因体形、外貌的改变，往往产生悲观情绪。

三、辅助检查

1. 血液检查　红细胞计数和血红蛋白含量偏高，白细胞总数及中性粒细胞增多，淋巴细胞和嗜酸粒细胞绝对值可减少。血糖高、血钠高、血钾低。

2. 皮质醇测定　血浆皮质醇浓度升高且昼夜规律消失。24 小时尿 17-羟皮质类固醇、尿游离皮质醇含量升高。

3. 地塞米松抑制试验　①小剂量地塞米松抑制试验，17-羟皮质类固醇不能被抑制到对照值的 50% 以下。②大剂量地塞米松试验，能被抑制到对照值的 50% 以下者，病变大多为垂体性，不能被抑制者，可能为原发性肾上腺皮质肿瘤或异位 ACTH 综合征。

4. ACTH 试验　垂体性 Cushing 病和异位 ACTH 综合征者有反应，高于正常；原发性肾上腺皮质肿瘤则大多数无反应。

5. 影像学检查　包括肾上腺超声检查、蝶鞍区断层摄片、CT、MRI 等，可显示病变部位属于定位检查。

四、诊断

典型病例可根据临床表现及实验室检查等作出诊断，但应注意与单纯性肥胖症、Ⅱ型糖尿病肥胖者进行鉴别。

五、治疗

治疗以病因治疗为主，病情严重者应先对症治疗以避免并发症。

1. 对症治疗　如低钾时给予补钾，糖代谢紊乱时用降糖药治疗。

2. 肾上腺皮质病变　以手术治疗为主。

3. 库欣病治疗　主要有手术切除、垂体放射、药物治疗 3 种方法。经蝶窦切除垂体微腺瘤为近年治疗本病的首选方法。临床上几乎没有特效药物能有效治疗本病。

4. 异位 ACTH 综合征　以治疗原发性癌肿为主，根据具体病情做手术、放疗及化疗。

六、护理问题

1. 自我形象紊乱　与库欣综合征引起身体外形改变有关。

2. 体液过多　与糖皮质激素过多引起水钠潴留有关。

3. 有感染的危险　与皮质醇增多导致机体免疫力下降有关。

4. 有受伤的危险　与代谢异常引起钙吸收障碍导致骨质疏松有关。

5. 无效性性生活型态　与体内激素水平变化有关。

6. 有皮肤完整性受损的危险　与皮肤干燥、水肿有关。

7. 潜在并发症　心力衰竭、脑卒中、类固醇性糖尿病。

七、护理措施

1. 一般护理

（1）环境与休息：给予安静、舒适的环境，促进患者休息。取平卧位，抬高双下肢，以利于静脉回流，避免水肿加重。

（2）饮食护理：给予高蛋白、高钾、高钙、低钠、低热量、低糖类饮食，以纠正因代谢障碍所致机体负氮平衡和补充钾、钙，鼓励患者食用柑桔、香蕉等含钾高的水果。有糖尿病症状时应限制进食量，按糖尿病饮食给予。避免刺激性食物，戒烟、戒酒。

2. 病情观察　注意患者水肿情况，记录 24 小时液体出入量，观察有无低钾血症的表现，如出现恶心、呕吐、腹胀、乏力、心律失常等表现，应及时测血钾和心电图，并与医师联系和配合处理。观察体温变化，定期检查血常规，注意有无感染征象。注意观察患者有无糖尿病表现，必要时及早做糖耐量试验或测空腹血糖，以明确诊断。观察患者有无关节痛或腰背痛等情况。

3. 感染的预防和护理　对患者的日常生活进行保健指导，保持皮肤、口腔、会阴等清洁卫生；注意保暖，预防上呼吸道感染；保持病室通风，温湿度适宜，并定期进行紫外线照射消毒，保持被褥清洁、干燥。

4. 用药护理　注意观察药物的疗效和不良反应。在治疗过程中若发现有 Addison 病症状等不良反应发生应及时通知医生进行处理。

5. 心理护理　患者因身体外形的改变，产生焦虑和悲观情绪，应予耐心解释和疏导，对出现精神症状者，应多予关心照顾，尽量减少情绪波动。

八、健康教育

1. 向患者及家属介绍本病有关知识，以利自我适应，教会患者自我护理，避免感染，防止摔伤、骨折、保持心情愉快。

2. 指导患者和家属有计划地安排力所能及的生活活动，让患者独立完成，增强自信心和自尊感。

3. 指导患者遵医嘱用药，并详细介绍用法和注意事项，用药过程中要观察药物疗效及不良反应，应定期复查有关化验指标。

（许风华）

第五节　垂体前叶功能减退

一、护理关键点

1. 垂体激素减退症群。

2. 潜在并发症　垂体危象。

3. 活动无耐力。

4. 便秘。

5. 体温过低。

6. 身体意象紊乱。

7. 性功能障碍。

8. 用药观察。

9. 教育需求。

二、护理评估

1. 生命体征。

2. 体重和营养状况。

3. 症状体征评估

（1）性腺功能减退：女性产后无乳、乳房萎缩、闭经、性毛脱落、性欲减退、不育、性交痛等；检查有阴道分泌物减少、外阴、子宫和阴道萎缩，毛发脱落，尤以阴毛、腋毛为甚。成年男性胡须减少、阳痿、性欲减退、勃起功能障碍，检查睾丸松软缩小，胡须、腋毛和阴毛稀少，无男性气质，皮质分泌减少，骨质疏松。

（2）甲状腺功能减退：促甲状腺激素不足症群，畏寒、嗜睡、思维迟钝、精神淡漠，皮肤干而粗、苍白少汗、甚至黏液性水肿、食欲减退、便秘、抑郁、精神失常。

（3）肾上腺功能减退：极度疲乏、虚弱、畏食、体重减轻、脉搏细弱、血压偏低，因黑色素细胞刺激素减少可有皮肤色素减退、面色苍白，乳晕色素减淡，生长激素缺乏可加重低血糖发作。

（4）生长激素不足：成人一般无特殊症状，儿童可引起侏儒症。

（5）垂体内或其附近肿瘤压迫症候群：视野缺损、眼外肌麻痹、视力减退、头痛、嗜睡、多饮多尿、多食，偏盲甚至失明等。

（6）垂体功能减退危象（简称垂体危象）：在全垂体功能减退症基础上，各种应激如感染、败血症、腹泻、呕吐、失水、饥饿、寒冷、急性心肌梗死、脑血管意外、手术、外伤、麻醉及使用镇静药、安眠药、降糖药等均可诱发垂体危象。临床呈现：①高热型（>40℃）。②低温型（<30℃）。③低血糖型。④低血压、循环虚脱型。⑤水中毒型。⑥混合型。各种类型可伴有相应的症状，突出表现为消化系统、循环系统和神经精神方面的症状，诸如高热、循环衰竭、休克、恶心、呕吐、头痛、神志不清、谵妄、抽搐、昏迷等严重垂危状态。

4. 心理状况。

5. 对疾病的认知程度。

6. 辅助检查垂体及靶腺兴奋试验。

7. 治疗用药情况。

三、护理措施

1. 饮食　注意营养，给予高热量、高蛋白、高维生素饮食；提供钠钾平衡饮食，避免过多饮水。

2. 休息　避免过度劳累与情绪激动，保持身心健康，生活规律。

3. 心理护理　解除患者焦虑情绪，保持良好的心态。患者患此病后，阴毛、腋毛及眉毛脱落，头发稀疏伴性功能低下，故长期心情抑郁，思想负担重，羞于与人交谈，对疾病存在恐惧心理和悲观情绪，同时认为自己给家人及社会造成麻烦和经济负担。护士注意与患者交谈的方式、方法及语音技巧，尽量避免使用简短、生硬、冷漠的语言。治疗之余，经常与患者交谈病情以外的事情，既改善护患关系，又转移了对疾病的注意力。又由于长期药物治疗，可有明显的体像失调，如满月脸、水牛背、向心性肥胖、痤疮、多毛、男性化等，应指导患者克服心理障碍，逐步适应体像变化，重建体像。并根据病情和提供的可能条件，促进患者的康复。

4. 用药护理 多采用靶腺激素替代治疗，需要长期，甚至终身维持治疗。治疗过程中应先补给糖皮质激素，然后补充甲状腺激素，以防肾上腺危象的发生。激素替代治疗，从小剂量开始，剂量应个体化，并观察药物的不良反应，以免发生危象。

（1）肾上腺皮质激素：用药期间要注意观测体重指数、腰围、血压、血糖、血脂等。

（2）甲状腺激素：对于老年人、冠心病、骨密度低的患者，宜从最小剂量开始，并缓慢递增剂量，以免增加代谢率而加重肾上腺皮质负担，诱发危象。

（3）性激素：病情较轻的育龄女性需采用人工月经周期，可维持第二性征和性功能，促进排卵和生育。男性患者用丙酸睾酮治疗，可促进蛋白质合成、增强体质、改善性功能和性生活，但不能生育。

5. 病因治疗 垂体瘤可手术治疗或放疗。

6. 垂体危象的抢救

（1）首先给予50%葡萄糖液40～60mL静脉推注，以抢救低血糖，然后用10%葡萄糖盐水，每500～1 000mL中加入氢化可的松50～100mg静脉滴注，以解除急性肾上腺功能减退危象。

（2）循环衰竭者按休克原则治疗，感染性败血症者应积极抗感染治疗，有水中毒者应加强利尿，可给予氢化可的松或泼尼松。

（3）低温与甲状腺功能减退有关，可给予小剂量甲状腺激素，并用保暖毯逐渐加温。

（4）禁用或慎用麻醉剂、镇静剂、催眠药或降糖药等，以防止诱发昏迷。

7. 垂体危象观察及护理

（1）严密观察生命体征，随时评估患者的意识状态。注意有无低血糖、低血压、低体温等情况。

（2）评估患者神经系统体征以及瞳孔大小、对光反射的变化。

（3）避免诱发因素：如感染、失水、饥饿、寒冷、外伤、手术、不恰当用药等。

（4）保持呼吸道通畅，给予氧气吸入。

（5）建立静脉通道，补充适当的水分，保证激素类药的及时准确使用。

（6）高热者予降温，低温者注意保暖。

（7）低温者予以保温，病房应保持温度。

（8）做好口腔护理及皮肤护理，保持排尿通畅，防止尿路感染。

（9）准备好抢救药物，配合医生做好抢救工作。

四、健康教育

1. 饮食 进食高热量、高蛋白、高维生素，易消化的饮食，少量多餐，以增强机体抵抗力。

2. 避免诱因 保持情绪稳定，注意生活规律，保证充分的休息，避免过度劳累。保持心情愉快，避免压力过大或情绪激动。冬天注意保暖，更换体位时动作应缓慢，以免发生晕厥。平时注意皮肤的清洁，预防外伤，少到公共场所或人多之处，以防发生感染。

3. 用药指导 认识所服药物的名称、剂量、用法及不良反应，如肾上腺糖皮质激素过量易致欣快感、失眠；服甲状腺激素应注意心率、心律、体温、体重变化等。指导患者认识到随意停药的危险性，必须严格遵医嘱按时按量服用药物，不得随意增减药物剂量。

4. 观察与随访 识别垂体危象的征兆，若有感染、发热、外伤、腹泻、呕吐、头痛等情况发生时，应立即就医。教育患者预防发生意外，避免长途旅行，外出时携带识别卡，以备发生意外时紧急处理。

5. 加强产妇围生期的监护，及时纠正产科病理状态。积极预防产后大出血及产褥热。

（许风华）

第十一章

普外科疾病的护理

第一节　腹外疝

腹外疝是由腹腔内某一脏器或组织连同腹膜壁层，经腹壁薄弱点或空隙向体表突出所形成。常见腹股沟斜疝、腹股沟直疝、股疝、脐疝及切口疝。临床表现为患者站立、行走、劳动或腹内压突然增高时疝内容物向体表突出，平卧时可推送回纳至腹腔，患者多无自觉症状。若疝内容物不能还纳入腹腔可造成嵌顿或绞窄性疝，出现剧烈疼痛、机械性肠梗阻表现。治疗上常采用疝修补手术。

一、护理措施

（一）术前护理

1. 观察有无引起腹内压力增高。避免重体力劳动和活动。

2. 遵医嘱行术前检查，有慢性基础疾病者应积极治疗。

3. 嵌顿疝和绞窄疝应禁食、补液、胃肠减压、抗生素治疗等术前准备。

4. 手术前嘱患者排尿，以免术中损伤膀胱。

5. 术前指导患者进行床上排尿练习，避免术后出现尿潴留。

（二）术后护理

1. 预防血肿　一般选择合适的沙袋在伤口处加压24小时左右，减少伤口出血。腹股沟疝修补术后可用绷带托起阴囊，并密切观察阴囊肿胀情况。

2. 术后取平卧位　膝下垫一软枕使髋关节屈曲，以减少局部张力。2~3天后可取半卧位。术后3~5天可考虑下床活动，无张力疝修补术患者可以早期下床活动。年老体弱、复发性疝、绞窄疝、巨大疝患者应适当延迟下床活动时间。

3. 术后1天进流质饮食，次日进高热量、高蛋白、高维生素的软食或普食，多食蔬菜、水果、多饮水，以防便秘。行肠切除术者暂禁食，待肠蠕动恢复后方可进流质饮食。

4. 避免腹内压过高，预防感冒、咳嗽，避免活动过度、便秘等。

5. 按医嘱应用抗生素，保持敷料清洁，严格无菌操作，防止切口感染。

二、健康教育

1. 注意避免增加腹腔压力的各种因素。

2. 手术后 14 天可恢复一般性工作，3 个周避免重体力劳动。

3. 复发应及早诊治。

（王　奇）

第二节　腹部损伤

腹部损伤在平时和战时都较多见，其发病率在平时约占各种损伤的 0.4%～1.8%。战时发生率明显增高，占各种损伤的 50%。近年来随着我国交通运输业的发展，事故增多，各种创伤有增加的趋势，其中腹部伤亦增多。根据腹壁有无伤口可分为开放性和闭合性两大类。其中，开放性损伤根据腹壁伤口是否穿破腹膜分为穿透伤（多伴内脏损伤）和非穿透伤（偶伴内脏损伤）。穿透伤又可分为致伤物既有入口又有出口的贯通伤和仅有入口的非贯通伤。闭合性损伤可能仅局限于腹壁，也可同时兼有内脏损伤。

开放性损伤的致伤物常为各种锐器，如刀刺、弹丸或弹片等，闭合性损伤的致伤因素常为钝性暴力，如撞击、挤压、冲击、拳打脚踢、坠落或突然减速等。无论开放性或闭合性损伤，都可导致腹部内脏损伤。开放性损伤中受损部位以肝、小肠、胃、结肠及大血管多见，闭合性损伤以脾、小肠、肝、肠系膜受损居多。

腹部损伤的严重程度很大程度上取决于暴力的强度、速度、着力部位和作用方向等外在因素，以及受损器官的解剖特点、原有病理情况和功能状态等内在因素的影响。

一、护理评估

1. 术前评估

（1）健康史：询问伤者或现场目击者及护送人员，了解受伤具体经过，包括受伤时间、地点、致伤因素，以及伤情、伤后病情变化、就诊前的急救措施等。

（2）身体状况：了解腹膜刺激征的程度和范围；有无伴随的恶心、呕吐；腹部有无移动性浊音，肝浊音界有否缩小或消失；肠蠕动有否减弱或消失，直肠指检有无阳性发现。了解生命体征及其他全身变化，通过全面细致的体格检查判断有无并发胸部、颅脑、四肢及其他部位损伤。了解辅助检查结果，评估手术耐受性。

（3）心理-社会状况：了解患者的心理变化，以及了解患者和家属对损伤后的治疗和可能发生的并发症的认知程度和家庭经济承受能力。

2. 术后评估　了解手术的种类、术中患者情况，麻醉方式，手术后放置引流种类及位置，患者手术耐受程度，评估术后患者康复情况。

二、护理问题

1. 体液不足　与损伤致腹腔内出血、渗出及呕吐致体液丢失过多有关。

2. 疼痛　与腹部损伤、出血刺激腹膜及手术切口有关。

3. 有感染的危险　与脾切除术后免疫力降低有关。

4. 焦虑/恐惧　与意外创伤的刺激、出血及内脏脱出等视觉刺激等有关。

5. 潜在并发症　腹腔感染、腹腔脓肿。

三、护理目标

1. 患者体液平衡能得到维持。
2. 疼痛缓解。
3. 体温得以控制，未出现继发感染的症状。
4. 焦虑/恐惧程度缓解或减轻。
5. 护士能及时发现并发症的发生并积极配合处理。

四、护理措施

1. 现场急救　腹部损伤常并发多发性损伤，急救时应分清轻重缓急。首先检查呼吸情况，保持呼吸道通畅；包扎伤口，控制外出血，将伤肢妥善外固定；有休克表现者应尽快建立静脉通路，快速输液。开放性腹部损伤者，妥善处理，伴有肠管脱出者，可覆盖保护，勿予强行回纳。

2. 非手术治疗患者的护理

（1）一般护理：①患者绝对卧床休息，给予吸氧，床上使用便盆；若病情稳定，可取半卧位。②患者禁食，防止加重腹腔污染。怀疑空腔器官破裂或腹胀明显者应进行胃肠减压。禁食期间全量补液，必要时输血，积极补充血容量，防止水、电解质及酸碱平衡失调。待肠蠕动功能恢复后，可开始进流质饮食。

（2）严密观察病情：每15~30分钟监测脉搏、呼吸、血压一次。观察腹部体征的变化，尤其注意腹膜刺激征的程度和范围，肝浊音界范围，移动性浊音的变化等。有下列情况之一者，考虑有腹内器官损伤：①受伤后短时间内即出现明显的失血性休克表现。②腹部持续性剧痛且进行性加重伴恶心、呕吐者。③腹部压痛、反跳痛、肌紧张明显且有加重的趋势者。④肝浊音界缩小或消失，有气腹表现者。⑤腹部出现移动性浊音者。⑥有便血、呕血或尿血者。⑦直肠指检盆腔触痛明显、波动感阳性，或指套染血者。

观察期间需特别注意：①尽量减少搬动，以免加重伤情。②诊断不明者不予注射止痛剂，以免掩盖伤情。③怀疑结肠破裂者严禁灌肠。

（3）用药护理：遵医嘱应用广谱抗生素防治腹腔感染，注射破伤风抗毒素。必要时，进行肠外营养支持。

（4）术前准备：除常规准备外，还应包括交叉配血试验，有实质性器官损伤时，配血量要充足；留置胃管；补充血容量，血容量严重不足的患者，在严密监测中心静脉压的前提下，可在15分钟内输入液体1 000~2 000mL。

（5）心理护理：主动关心患者，提供人性化服务。向患者解释腹部损伤后可能出现的并发症、相关的治疗和护理知识，缓解其焦虑和恐惧，稳定情绪，积极配合各项治疗和护理。

3. 手术治疗患者的护理　根据手术种类做好术后患者的护理，包括监测生命体征、观察病情变化、禁食、胃肠减压、口腔护理。遵医嘱静脉补液、应用抗生素和进行营养支持，保持腹腔引流的通畅，积极防治并发症。

五、健康教育

1. 加强安全教育　宣传劳动保护、安全行车、遵守交通规则的知识，避免意外损伤的发生。

2. 普及急救知识　在意外事故现场，能进行简单的急救或自救。

3. 出院指导　适当休息，加强锻炼，增加营养，促进康复。若有腹痛、腹胀、肛门停止排气排便等不适，应及时到医院就医。

六、护理评价

1. 患者体液平衡能否得以维持，生命体征是否稳定，有无水电解质紊乱征象。

2. 腹痛有无缓解或减轻。

3. 体温是否正常，有无感染发生。

4. 焦虑/恐惧程度是否得到缓解或减轻，情绪是否稳定，能否配合各项治疗和护理。

5. 有无腹腔感染或脓肿发生，有无得到及时发现和处理。

（王　奇）

第三节　急性阑尾炎

急性阑尾炎是外科常见病，是最多见的急腹症之一，多发生于青壮年，男性发病率高于女性。

一、护理评估

1. 术前评估

（1）健康史：了解患者既往病史，尤其注意有无急性阑尾炎发作史，了解有无与急性阑尾炎鉴别的其他器官病变如胃十二指肠溃疡穿孔、右侧输尿管结石、胆石症及妇产科疾病等。了解患者发病前是否有剧烈活动、不洁饮食等诱因。

（2）身体状况：了解患者发生腹痛的时间、部位、性质、程度及范围等，了解有无转移性右下腹痛、右下腹固定压痛、压痛性包块及腹膜刺激征等。了解患者的精神状态、饮食、活动及生命体征等改变，有无乏力、脉速、寒战、高热、黄疸及感染性休克等表现。查看血、尿常规检查结果，了解其他辅助检查结果如腹部X线、B超等。

（3）心理-社会状况：本病发病急，腹痛明显，需急诊手术治疗，患者常感突然而焦虑、不安。应了解患者的心理状态、患者和家属对疾病及治疗的认知和心理承受能力，了解家庭的经济承受能力。

2. 术后评估　了解麻醉和手术方式、术中情况、病变情况，对放置腹腔引流管的患者，应了解引流管放置的位置及作用。了解术后切口愈合情况、引流管是否通畅及引流液的颜色、性状及量等；有无并发症发生。患者对于术后康复知识的了解和掌握程度。

二、护理问题

1. 疼痛　与阑尾炎炎症刺激、手术切口等有关。

2. 体温过高　与急性阑尾炎有关。

3. 焦虑　与突然发病、缺乏术前准备及术后康复等相关知识有关。

4. 潜在并发症　出血、切口感染、粘连性肠梗阻、腹腔脓肿等。

三、护理目标

1. 患者主诉疼痛程度减轻或缓解。

2. 体温逐渐降至正常范围。

3. 焦虑程度减轻或缓解，情绪平稳。

4. 护士能及时发现并发症的发生并积极配合处理。

四、护理措施

（一）术前护理

1. 病情观察　加强巡视、观察患者精神状态，定时测量体温、脉搏、血压和呼吸；观察患者的腹部症状和体征，尤其注意腹痛的变化。患者体温一般低于38℃，高热则提示阑尾穿孔；若患者腹痛加剧，出现腹膜刺激征，应及时通知医师。

2. 对症处理　疾病观察期间，通知患者禁食；按医嘱静脉输液、保持水电解质平衡，应用抗生素控制感染。为减轻疼痛，患者可取右侧屈曲被动体位，屈曲可使腹肌松弛。禁服泻药及灌肠，以免肠蠕动加快，增高肠内压力，导致阑尾孔或炎症扩散。诊断未明确之前禁用镇静止痛剂，如吗啡等，以免掩盖病情。

3. 术前准备　做好血、尿、便常规、出凝血时间及肝、肾、心、肺功能等检查，清洁皮肤，遵医嘱行手术区备皮。做好药物过敏试验并记录。嘱患者术前禁食12小时，禁水4小时。按手术要求准备麻醉床、氧气及监护仪等用物。

4. 心理护理　在与患者和家属建立良好沟通的基础上，做好解释安慰工作，稳定患者的情绪，减轻其焦虑；向患者和家属介绍有关急性阑尾炎的知识，讲解手术的必要性和重要性，提高他们的认识，消除不必要的紧张和担忧，使之积极配合治疗和护理。

（二）术后护理

1. 一般护理

（1）休息与活动：患者回室后，应根据不同麻醉，选择适当卧位休息，全身麻醉术后清醒、连续硬膜外麻醉患者可取平卧位，6小时后，血压脉搏平稳者，改为半卧位，利于呼吸和引流。鼓励患者术后在床上翻身、活动肢体，术后24小时可起床活动，促进肠蠕动恢复，防止肠粘连，同时可增进血液循环，加速伤口愈合。老年患者术后注意保暖，协助咳嗽咳痰，预防坠积性肺炎。

（2）饮食护理：患者手术当天禁食，经静脉补液。术后第1天可进少量清流质，待肠蠕动恢复，第3~4天可进易消化的普食。少数病情重的坏疽、穿孔性阑尾炎，术后饮食恢复较缓慢。

2. 病情观察　密切监测生命体征及病情变化遵医嘱定时测量体温、脉搏、血压及呼吸；加强巡视，倾听患者的主诉，观察患者腹部体征的变化，尤其注意观察有无粘连性肠梗阻、腹腔感染或脓肿等术后并发症的表现，及时发现异常，通知医生并积极配合治疗。

3. 切口和引流管的护理 保持切口敷料清洁、干燥，及时更换渗血、渗液污染的敷料；观察切口愈合情况，及时发现出血及切口感染的征象。对于腹腔引流的患者，应妥善固定引流管，防止扭曲、受压，保持通畅；经常从近端至远端方向挤压引流管，防止因血块或脓液而堵塞；观察并记录引流液的量、颜色、性状等。当引流液量逐渐减少、颜色逐渐变淡至浆液性，患者体温及血常规正常，可考虑拔管。

4. 用药护理 遵医嘱术后应用有效抗生素，控制感染，防止并发症发生。术后 3~5 天禁用强泻剂和刺激性强的肥皂水灌肠，以免增加肠蠕动，而使阑尾残端结扎线脱落或缝合伤口裂开，如术后便秘可口服轻泻剂。

5. 并发症的预防和护理

（1）切口感染：是阑尾术后最常见的并发症。多见于化脓或穿孔性急性阑尾炎，表现为术后 2~3 天体温升高，切口胀痛或跳痛，局部红肿、压痛等，可先行试穿抽出脓汁，或于波动处拆除缝线，排出脓液，放置引流，定期换药。手术中加强切口保护、彻底止血、消灭无效腔等措施可预防切口感染。

（2）粘连性肠梗阻：较常见的并发症。病情重者须手术治疗。早期手术，早期离床活动可适当预防此并发症。

五、健康教育

1. 对于非手术治疗的患者，应向其解释禁食的目的和重要性，教会患者自我观察腹部症状和体征变化的方法。

2. 对于手术治疗的患者，指导患者术后饮食的种类及量，鼓励患者循序渐进，避免暴饮暴食；向患者介绍术后早期离床活动的意义，鼓励患者尽早下床活动，促进肠蠕动恢复，防止术后肠粘连。

3. 出院指导，若出现腹痛、腹胀等不适，应及时就诊。

六、护理评价

1. 患者的疼痛程度是否减轻或消失，腹壁切口是否愈合。

2. 体温是否恢复到正常范围。

3. 焦虑程度是否缓解，情绪是否稳定。

4. 术后并发症是否被及时发现并积极处理。

（王　奇）

第四节　肠梗阻

肠内容物不能正常、顺利通过肠道称为肠梗阻，是常见的外科急腹症之一。发病后不但可引起肠管本身解剖和功能的改变，并可导致全身性的生理紊乱，可出现腹痛、呕吐、腹胀、肛门停止排便排气等症状。临床表现复杂多变，病情变化比较快，在临床外科中具有特殊的重要性。

一、护理措施

（一）非手术治疗的护理

1. 禁食，胃肠减压　口服液状石蜡（有胃管者给予胃管内注入，注入后夹管半小时）。
2. 无休克者可取半卧位。
3. 禁食期间，严格记录出入量，静脉补充液体及营养，纠正水、电解质紊乱和酸碱失衡。
4. 密切观察生命体征及腹部症状的变化　了解有无脱水及休克症状，如发生绞窄性肠梗阻应立即手术。
5. 给予心理护理，减轻焦虑。

（二）术后护理

1. 病情观察　密切观察生命体征的变化。监测腹部体征。
2. 卧位　全身麻醉清醒后取半卧位。
3. 管道护理　做好胃肠减压及腹腔引流管护理。
4. 切口护理　观察腹部切口有无渗血、渗液及感染征象，如有渗血应及时换药。
5. 活动　鼓励患者早期活动，预防皮肤并发症及肠粘连的发生。
6. 饮食　禁食期间遵医嘱给予营养支持，注意补液原则。观察尿量，维持水、电解质平衡。肠蠕动恢复以后，可进食少量流汁，根据患者情况逐渐过渡为半流质至普食。
7. 并发症的观察及护理　如术后出现腹部胀痛、持续发热、白细胞计数增高，腹壁切口红肿或腹腔引流管周围流出粪臭味液体时应警惕腹腔内、切口感染及肠瘘的可能。

二、健康教育

1. 注意饮食卫生，多吃易消化的食物，少食多餐，避免暴饮暴食。
2. 避免腹部受凉或饭后剧烈活动；保持大便通畅。
3. 有腹痛等不适时要及时就诊。

（张淑丽）

第五节　急性胰腺炎

急性胰腺炎是常见的急腹症之一，是胰酶激活后引起胰腺组织自身消化所致的急性炎症。病变程度轻重不等，分单纯性（水肿性）和出血坏死性（重症）胰腺炎两种。临床表现为急性上腹痛、发热、恶心、呕吐、血和尿淀粉酶增高，重症患者还可出现脉搏细速、血压下降、手足抽搐、消化道出血、精神症状乃至休克、急性呼吸衰竭、DIC 等。

一、护理评估

（一）术前评估

1. 患者既往有无胆管疾病、十二指肠病变，有无酗酒及暴饮暴食的习惯。
2. 腹痛的诱因、部位、性质、程度及放射部位。

3. 生命体征及意识状态变化，有无恶心、呕吐、腹胀、排气、排便异常等消化道症状。

4. 有无重症胰腺炎的征兆。

5. 各种化验及检查结果　血、尿淀粉酶增高及增高程度，血糖、电解质等其他生化指标，腹部 B 超与 CT 检查结果。

6. 患者及家属对疾病的认知程度、心理状态及家庭支持状况。

（二）术后评估

1. 麻醉、手术方式、术中出血、用药、补液情况。

2. 生命体征及意识状态，手术切口愈合和敷料情况。

3. 各种引流管情况。

4. 腹部体征的改变。

5. 各种检查及化验结果。

6. 进食及营养状况。

二、护理问题

1. 疼痛。

2. 体温过高。

3. 糖代谢紊乱。

4. 水电解质紊乱。

5. 营养失调　低于机体需要量。

6. 潜在并发症　急性呼吸衰竭、急性肾衰竭、心力衰竭与心律失常、消化道出血、胰性脑病、败血症及真菌感染、胰腺脓肿、假性囊肿、慢性胰腺炎。

7. 健康知识缺乏。

8. 焦虑。

三、护理措施

（一）一般护理

1. 急性发作期应绝对卧床休息，无休克者取半卧位。协助患者做好生活护理，保持口腔、皮肤清洁。

2. 禁饮食，腹胀严重者给予胃肠减压。禁食期间给予胃肠外营养支持，如患者口渴可含漱口液或湿润口唇。待症状好转逐渐给予清淡流质、半流质软食。恢复期仍禁止高脂饮食。

3. 密切观察生命体征变化、尿量及意识状态，及早发现脏器衰竭或休克。记录 24 小时出入量。动态观察腹痛情况，如腹痛的部位、疼痛程度、伴随症状，并做好详细记录。

4. 观察患者的呼吸型态，必要时给予氧气吸入。指导患者深呼吸和有效咳嗽，协助翻身、排痰或给予雾化吸入，如出现严重呼吸困难或缺氧情况，应给予气管插管或气管切开，应用呼吸机辅助呼吸。

5. 定时留取标本，监测血生化及电解质、酸碱平衡情况。

6. 严格执行医嘱，用药时间、剂量准确，必要时可使用微量泵输液。根据病情调节输液速度。发生低血钙抽搐时可静脉注射葡萄糖酸钙。血糖升高时可应用胰岛素降糖，注意监测血糖变化。

7. 多与患者交流，消除不良情绪，指导患者使用放松技术，如缓慢地深呼吸，使全身肌肉放松。

8. 积极做好抗休克治疗，病情危急需行手术治疗时应积极做好手术准备。

（二）症状护理

1. 疼痛的护理

（1）剧烈疼痛时可取弯腰、屈膝侧卧位以减轻腹痛，注意安全，必要时加用床档。

（2）遵医嘱给予镇痛、解痉、胰酶抑制剂。但禁用吗啡，以防引起 Oddi 括约肌痉挛加重病情。

（3）观察用药后腹痛有无减轻，疼痛的性质及特点有无改变，及时发现腹膜炎或胰腺脓肿。

（4）腹胀严重者做好胃肠减压的护理。记录 24 小时出入量，作为补液依据。

2. 体温过高的护理

（1）监测体温及血常规变化，注意热型及体温升高的程度。

（2）采用物理降温并观察降温效果，体温下降过程中须防止大量出汗引起的脱水。

（3）合理应用抗生素及降温药物，严格执行无菌操作。

（4）并发症的观察及护理

①急性呼吸窘迫综合征（ARDS）：监测血氧饱和度及呼吸型态、动脉血气分析，应用糖皮质激素，必要时行机械通气。

②急性肾衰竭（ARF）：记录 24 小时出入量，每小时观察记录尿量，合理补液，必要时行透析治疗。

③休克：密切观察生命体征、意识状态及末梢循环，静脉补液，必要时应用血管活性药物。

④DIC：评估皮肤黏膜出血点，检查凝血功能，遵医嘱抗凝治疗。

⑤心功能衰竭：进行心电监护和血流动力学监测，严格记录出入液量。输液时严格控制滴速。

⑥胰腺假性囊肿：必要时行手术治疗。

⑦出血：急性胰腺炎易引起应激性胃溃疡出血，使用 H_2 受体拮抗剂和抗酸药物可预防和治疗胃出血。如有腹腔出血者应做好急诊手术准备。

（三）术后护理

1. 多种管道的护理　患者可能同时有胃管、尿管、氧气管、输液管、肠道造瘘管、"T"管以及腹腔引流管等，护理时要注意以下几点。

（1）了解每根导管的作用。

（2）妥善固定：保持有效引流，严格无菌操作，定期更换引流袋。

（3）准确记录各种引流物的性状、颜色、量。

2. 伤口的护理　观察有无渗血、渗液、伤口裂开；并发胰瘘时要注意保持负压引流通畅，并保护瘘口周围皮肤。

3. 维持营养需要　完全胃肠外营养的同时，采用经空肠造瘘管灌注要素饮食。

4. 防治休克，维持水、电解质平衡　准确记录 24 小时出入量，监测水、电解质状况；建立两条静脉输液通路，注意输液顺序及调节输液速度。

5. 控制感染，降低体温　监测体温和血白细胞计数变化，根据医嘱给予抗生素。协助并鼓励患者定时翻身、深呼吸、有效咳嗽及排痰，加强口腔和尿道口护理，预防口腔、肺部和尿路感染。

6. 并发症的观察与护理

（1）术后出血：按医嘱给予止血药物，定时监测血压、脉搏，出血严重者应行手术。

（2）胰腺或腹腔脓肿：急性胰腺炎患者术后两周如出现发热、腹部肿块，应检查并确定有无胰腺脓肿或腹腔脓肿的发生。

（3）胰瘘：保持负压引流通畅，保护创口周围皮肤，防止胰液对皮肤的浸润和腐蚀。

（4）肠瘘：腹部出现明显的腹膜刺激征，有含粪便的内容物流出即可明确诊断应注意保持局部引流通畅。保持水、电解质平衡。加强营养支持。

7. 心理护理　患者由于发病突然，病情重，病程长，常会产生恐惧、悲观情绪。应为患者提供安静舒适的环境，耐心解答患者的问题，帮助树立战胜疾病的信心。

四、护理评价

1. 患者是否明确腹痛的原因，腹痛能否逐渐缓解及有无腹膜炎等并发症的发生。

2. 胃肠减压引流有无通畅，有无明显失水征，血生化检查结果显示水、电解质和酸碱度是否在正常范围。

3. 是否发生休克和严重的全身并发症，或发生时被及时发现和抢救。

4. 体温是否恢复到正常范围。

五、健康教育

1. 养成规律的饮食习惯，避免暴饮暴食。禁食刺激性强、产气多、高脂肪和高蛋白饮食，以防复发。

2. 戒烟禁酒。

3. 积极治疗胆管疾病。

4. 定期门诊复查，出现紧急情况，及时到医院就诊。

（张淑丽）

第六节　急性化脓性腹膜炎

腹膜受到细菌、化学性刺激或损伤所引起的腹膜急性炎症性病变，称为急性腹膜炎。主要表现为急性腹痛、恶心、呕吐、腹膜刺激征和全身感染症状。

一、解剖

腹膜是一层很薄的浆膜，分相互连续的脏腹膜和壁腹膜两部分。壁腹膜贴附于腹壁内面；脏腹膜覆盖在腹腔脏器的表面，成为内脏的浆膜层。腹膜腔是壁腹膜和脏腹膜之间的潜在腔隙，是人体最大的体腔。腹膜腔分大、小腹膜腔两部分，即大腹膜腔和网膜囊，两者经网膜孔相连。男性腹膜腔是密闭的，女性腹膜腔经输卵管、子宫、阴道与外界相通。

腹膜具有润滑、吸收和渗出、防御和修复等生理功能，能吸收大量积液、血液、空气和毒素，腹膜能渗出大量液体稀释毒素和减少刺激，当大量毒素需要腹膜吸收时可导致感染性休克。

二、病因与病理

腹膜受到细菌或胃肠道内容物的刺激后迅速发生充血、水肿等反应，并失去原有光泽；继而产生大量浆液性渗出液，以稀释腹膜腔内的毒素；渗出液中的吞噬细胞、中性粒细胞及坏死组织、细菌和凝固的纤维蛋白原使渗出液变浑浊。以大肠埃希菌为主的脓液呈黄绿色，常与其他致病菌混合感染而变得稠厚，并有粪臭味。

腹膜炎的转归与患者全身情况和腹膜局部防御能力有关外，还取决于污染细菌的性质、数量和污染的持续时间。腹膜的严重充血水肿可引起机体水、电解质紊乱；腹腔内大量渗出液浸泡肠管可导致麻痹性肠梗阻，肠管扩张使膈肌上移影响心肺功能，肠腔内大量积液又使血容量明显减少，细菌入侵和毒素吸收导致感染性休克。严重者可致死亡。病变轻者，病变经大网膜包裹或填塞而被局限，形成局限腹膜炎。

三、临床表现

(一)急性腹膜炎

根据病因不同，腹膜炎的症状可以是突然发生，也可以是逐渐出现的。空腔脏器损伤破裂或穿孔引起的腹膜炎发病较突然。

1. 症状

(1)腹痛：是最主要的临床表现，疼痛的性质与发病的原因、炎症的轻重、年龄、身体素质等有关。剧烈腹痛，难以忍受，呈持续性。深呼吸、咳嗽、改变体位是疼痛加重。腹痛先从原发病变部位开始，随炎症扩散而波及全腹。

(2)恶心、呕吐：腹膜受到刺激，可引起反射性恶心、呕吐，呕吐物为胃内容物，发生麻痹性肠梗阻时呕吐物为黄绿色胆汁，甚至是褐色粪水样内容物。

(3)体温、脉搏：骤然发病的病例，体温由正常逐渐升高、脉搏逐渐加快；年老体弱者体温可不升高，多数患者脉搏加速与体温成正比，若脉搏快体温反而下降，常提示病情恶化。

(4)感染中毒表现：患者可相继出现寒战、高热、脉速、呼吸浅快及口干；随着病情进展，可出现面色苍白、口唇发绀、肢端发冷、呼吸急促、血压下降、神志恍惚等全身感染、中毒表现。严重者可出现代谢性酸中毒及感染性休克。

2. 体征　腹胀，腹式呼吸减弱或消失。腹部压痛、腹肌紧张和反跳痛是腹膜炎的标志性体征。腹胀加重是病情恶化的重要标志。胃肠或胆囊穿孔引起强烈的腹肌紧张，甚至呈"木板样"强直。婴幼儿、老年人或极度虚弱的患者腹肌紧张不明显，易被忽视。

(二)腹腔脓肿

1. 膈下脓肿　脓液积聚于膈肌以下、横结肠及其系膜以上的间隙内，统称为膈下脓肿。

膈下脓肿的临床特点是出现明显的全身症状，发热初为弛张热，脓肿形成后呈持续性高热。脓肿刺激膈肌可引起呃逆。感染波及胸膜时可出现胸腔积液、气促、咳嗽和胸痛等表现。

2. 盆腔脓肿　盆腔处于腹腔最低位置，腹膜炎时，腹腔内炎性渗出物及脓液易积聚于此而形成盆腔脓肿。因盆腔腹膜面积较小，吸收能力较低，故盆腔脓肿的特点是局部症状明显而全身中毒症状较轻。

四、辅助检查

1. 实验室检查　血常规检查示白细胞计数及中性粒细胞比例增高，可出现中毒颗粒。病情危重或机体反应能力低下者，白细胞计数不升高反而降低，仅有中性粒细胞比例增高。

2. 影像学检查

（1）腹部 X 线检查：立、卧位平片见小肠普遍胀气并有多个小液平；胃肠穿孔时，立位平片多数可见膈下游离气体；膈下脓肿时，患侧膈肌升高，肋膈角模糊或胸腔积液。

（2）B 超检查：显示腹腔内积液量，但不能鉴别液体性质。

（3）CT 检查：对腹腔内实质性脏器的病变有诊断价值，也可明确脓肿的大小及部位。

3. 诊断性腹腔穿刺或腹腔灌洗　根据抽出液性状、气味、浑浊度，涂片、细菌培养以及淀粉酶测定等有助于诊断。

五、治疗

1. 非手术治疗　对病情较轻或病程较长已超过 24 小时、腹部体征已减轻或炎症已局限以及原发性腹膜炎者可行非手术治疗。

（1）禁食和胃肠减压。

（2）静脉输液、纠正水、电解质紊乱；补充热量或提供营养支持。

（3）合理应用抗菌药。

（4）对症处理：镇静、止痛和吸氧等。

（5）物理治疗：盆腔脓肿未形成或较小时，可辅助热水坐浴、温盐水保留灌肠等治疗。

2. 手术治疗

（1）手术适应证：经非手术治疗 6~8 小时后（一般不超过 12 小时），腹膜炎症状加重和体征器官破裂等；腹腔内炎症较重，出现严重的肠麻痹或中毒症状，并发休克；腹膜炎病因不明且无局限趋势者。

（2）手术处理：剖腹探查，明确病因，处理原发病灶；清理腹腔，充分引流；引流以形成的腹腔脓肿。

六、护理评估

1. 术前评估

（1）健康史和相关因素：询问既往史，尤其注意有无胃、十二指肠溃疡病史，慢性阑尾炎发作史，其他腹腔内脏器官疾病和手术史；近期有无腹部外伤史。儿童应注意近期有无呼吸道、泌尿道感染史、营养不良或其他导致抵抗力低下的原因。

（2）身体状况：了解患者腹痛的性质、程度、是否周期性发作；是否有呕血、黑便等症状；是否有腹部刺激征、程度及范围。患者的生命体征是否平稳、有无感染或休克的表现。便血前后是否有心悸、头晕、目眩、甚至晕厥。患者是否有恶心、呕吐及发生的时间，了解呕吐物的性质。患者是否有水、电解质失衡及营养不良。

（3）心理-社会状况：了解患者对疾病的态度；情绪是否稳定；对疾病、检查、治疗及护理是否配合；对医院环境是否适应；对手术是否接受及程度；是否了解康复知识及掌握程度。了解家属及亲友的心理状态；家庭经济承受能力等。

2. 术后评估

（1）向手术医生、麻醉师了解患者手术经过、生命体征的平稳、手术方式，腹腔炎症情况，发病类型及输液情况。

（2）了解患者术后留置各种引流管的位置、用途，引流情况。切口渗血情况，引流液的颜色、性质和量。

（3）了解患者术后伤口疼痛程度，腹部肠蠕动情况，食欲、康复知识掌握程度及功能锻炼完成情况，以及家属、亲友的配合情况等。

七、护理问题

1. 体温过高　与腹膜炎毒素吸收有关。
2. 腹痛、腹胀　与腹膜炎炎症反应和刺激、毒素吸收有关。
3. 体液不足　与腹膜腔大量渗出、高热或体液丢失有关。
4. 潜在并发症　腹腔脓肿或切口感染。

八、护理目标

1. 患者体温逐渐降至正常范围。
2. 患者腹痛、腹胀等不适症状减轻或缓解。
3. 患者水、电解质平衡得以维持，未发生酸碱失衡。
4. 并发症得到预防或及时处理。

九、护理措施

（一）术前护理

1. 心理护理　安慰患者，减轻腹胀、腹痛，促进患者舒适。

2. 体位　患者取半卧位，促进腹腔内渗出液流向盆腔，以减少毒素吸收、减轻中毒症状、利于引流和局限感染。避免腹胀所致的膈肌抬高，减轻腹胀对呼吸循环的影响。休克患者应取中凹卧位。

3. 禁食、胃肠减压　吸出胃肠道内容物和气体，改善胃、肠壁的血液循环和减少消化道内容物继续流入腹腔，减轻腹胀和腹痛。

4. 止痛　明确诊断的患者，可用哌替啶类止痛剂镇痛。诊断不明或需要继续观察的患者，慎用止痛药物，以免掩盖真实病情。做好急诊手术的准备工作。

（二）控制感染，加强支持治疗

1. 合理应用抗生素　继发性腹膜炎多为混合性感染，应根据细菌培养及药敏结果选择广谱抗生素。但抗生素的使用不能完全替代手术治疗。

2. 降温　高热患者，应给予药物降温协同物理降温。

3. 支持治疗　急性腹膜炎的患者由于炎症、机体应激反应和长时间禁食的原因所致营养不良及贫血，应给予肠内外营养支持，提高机体防御能力和愈合能力。

（三）维持体液平衡与生命体征平稳

1. 输液　迅速建立静脉通路，补充液体和电解质等，纠正电解质及酸碱失衡。尽量选择上肢粗大血管穿刺，必要时留置中心静脉。根据病情输入全血或血浆提高胶体渗透压，维持有效循环血量。

2. 准确记录出入量　维持每小时尿量 30~50mL。

3. 抗休克治疗　患者发生休克时，加快补液速度的同时应定时监测中心静脉压、血气分析、肾功、离子血糖等指标。

（四）术后护理

1. 一般护理　全身麻醉清醒或硬膜外麻醉患者去枕平卧，术后 6 小时后，生命体征平稳改半卧位。若患者病情允许，鼓励患者早期活动，活动量因人而异。

2. 术后并发症的预防和护理

（1）严密观察病情：术前或术后密切观察心率、血压、血氧饱和度、中心静脉压数值等。

（2）术后 6 小时鼓励患者尽早下床活动，预防肠管粘连。

（3）妥善固定胃管、尿管、引流管等，保持引流通畅，避免管路扭曲、受压、打折、脱出。每 24 小时更换负压引流器、尿袋、引流袋一次，严格无菌操作，防止管路逆行感染。准确记录引流液的颜色、性状、引流量。

（4）遵医嘱为患者做雾化吸入，稀释痰液，及时为患者叩背，预防肺部感染。

（5）遵医嘱应用血液循环治疗仪，预防下肢静脉血栓的形成。

（6）做好口腔护理、尿管护理、皮肤护理，预防感染。

（7）密切观察切口敷料情况，如有渗出及时通知医生更换敷料。保持切口敷料清洁干燥。

十、护理评价

1. 恐惧（焦虑）是否减轻或缓解，情绪是否稳定。

2. 疼痛是否减轻或缓解，睡眠状况是否改善。

3. 营养状况是否改善，体重是否稳定或增加，低蛋白血症及贫血是否得到纠正。

4. 水、电解质是否维持平衡，生命体征是否平稳，皮肤弹性是否良好。

5. 术后并发症是否得到预防，是否及时发现和处理并发症。

十一、健康教育

1. 有消化系统疾病者及时就诊。

2. 告知患者注意休息、避免过劳，保持乐观的情绪，同时劝告患者放弃喝酒、吸烟等对身体有危害性的不良习惯。

3. 告知患者及家属有关手术后期可能出现的并发症的相关知识。

（张淑丽）

第七节　胃及十二指肠溃疡

胃、十二指肠局限性圆形或椭圆形的全层黏膜缺损，称为胃十二指肠溃疡。因溃疡的形成与胃酸-蛋白酶的消化作用有关，也称为消化性溃疡。纤维内镜技术的不断完善、新型制酸剂和抗幽门螺杆菌（HP）药物的应用使得溃疡病诊断和治疗发生了很大改变。外科治疗主要用于急性穿孔、出血、幽门梗阻或药物治疗无效的溃疡患者以及胃溃疡恶性变等情况。

一、胃及十二指肠解剖生理

（一）胃的解剖

1. **胃的位置和分区**　胃位于食管和十二指肠之间，上端与食管相连的入口部位称贲门，距离门齿约40cm，下端与十二指肠相连接的出口为幽门。腹段食管与胃大弯的交角称贲门切迹，该切迹的黏膜面形成贲门皱襞，有防止胃内容物向食管逆流的作用。幽门部环状肌增厚，浆膜面可见一环形浅沟，幽门前静脉沿此沟的腹侧面下行，是术中区分胃幽门与十二指肠的解剖标志。将胃小弯和胃大弯各做三等份，再连接各对应点可将胃分为三个区域，上1/3为贲门胃底部U区；中1/3是胃体部M区，下1/3即幽门部L区。

2. **胃的韧带**　胃与周围器官有韧带相连接，包括胃膈韧带、肝胃韧带、脾胃韧带、胃结肠韧带和胃胰韧带，胃凭借韧带固定于上腹部。

3. **胃的血管**　胃的动脉血供丰富，来源于腹腔动脉。胃小弯动脉弓供血胃小弯。胃大弯的动脉弓供血胃大弯。胃短动脉供应胃底。胃后动脉分布于胃体上部与胃底的后壁。胃有丰富的黏膜下血管丛，静脉回流汇集到门静脉系统。胃的静脉与同名动脉伴行，胃短静脉、胃网膜左静脉均回流入脾静脉；胃网膜右静脉则回流入肠系膜上静脉；胃左静脉（即冠状静脉）的血液可直接注入门静脉或汇入脾静脉；胃右静脉直接注入门静脉。

4. **胃的淋巴引流**　胃黏膜下淋巴管网丰富，并经贲门与食管、经幽门与十二指肠交通。胃周淋巴结，沿胃的主要动脉及其分支分布，淋巴管回流逆动脉血流方向走行，经多个淋巴结逐步向动脉根部聚集。胃周共有16组淋巴结。按淋巴的主要引流方向可分为以下四群。①腹腔淋巴结群：引流胃小弯上部淋巴液。②幽门上淋巴结群：引流胃小弯下部淋巴液。③幽门下淋巴结群：引流胃大弯右侧淋巴液。④胰脾淋巴结群：引流胃大弯上部淋巴液。

5. **胃的神经**　胃受自主神经支配，支配胃的运动神经包括交感神经与副交感神经。胃的交感神经主要抑制胃的分泌和运动并传出痛觉；胃的副交感神经主要促进胃的分泌和运动。交感神经与副交感神经纤维共同在肌层间和黏膜下层组成神经网，以协调胃的分泌和运动功能。

6. **胃壁的结构**　胃壁从外向内分为浆膜层、肌层、黏膜下层和黏膜层。胃壁肌层外层是沿长轴分布的纵行肌层，内层由环状走向的肌层构成。胃壁肌层由平滑肌构成，环行肌纤维在贲门和幽门处增厚形成贲门和幽门括约肌。黏膜下层为疏松结缔组织，血管、淋巴管及神经丛丰富。由于黏膜下层的存在，使黏膜层与肌层之间有一定的活动度，因而在手术时黏膜层可以自肌层剥离开。

（二）胃的生理

胃具有运动和分泌两大功能，通过其接纳、储藏食物，将食物与胃液研磨、搅拌、混匀，初步消化，形成食糜并逐步分次排入十二指肠为其主要的生理功能。此外，胃黏膜还有吸收某些物质的功能。

（三）十二指肠的解剖与生理

十二指肠是幽门和十二指肠悬韧带（Treitz 韧带）之间的小肠，长约 25cm，呈 C 形，是小肠最粗和最固定的部分。十二指肠分为四部分。①球部：长约 4~5cm，属腹膜间位，活动度大，黏膜平整光滑，球部是十二指肠溃疡好发部位。胆总管、胃十二指肠动脉和门静脉在球部后方通过。②降部：与球部呈锐角下行，固定于后腹壁，腹膜外位，仅前外侧有腹膜遮盖，内侧与胰头紧密相连，胆总管和胰管开口于此部中下 1/3 交界处内侧肠壁的十二指肠乳头，距幽门 8~10cm，距门齿约 75cm。从降部起十二指肠黏膜呈环形皱襞。③水平部：自降部向左走行，长约 10cm，完全固定于腹后壁，属腹膜外位，横部末端的前方有肠系膜上动、静脉跨越下行。④升部：先向上行，然后急转向下、向前，与空肠相接，形成十二指肠空肠曲，由十二指肠悬韧带（Treitz 韧带）固定于后腹壁，此韧带是十二指肠空肠分界的解剖标志。整个十二指肠环抱在胰头周围。十二指肠的血供来自胰十二指肠上动脉和胰十二指肠下动脉，两者分别起源于胃十二指肠动脉与肠系膜上动脉。胰十二指肠上、下动脉的分支在胰腺前后吻合成动脉弓。

十二指肠接受胃内食糜以及胆汁、胰液。十二指肠黏膜内有 Brunner 腺，分泌的十二指肠液含有多种消化酶如蛋白酶、脂肪酶、蔗糖酶、麦芽糖酶等。十二指肠黏膜内的内分泌细胞能够分泌胃泌素、抑胃肽、胆囊收缩素、促胰液素等肠道激素。

二、胃与十二指肠溃疡急性穿孔

急性穿孔是胃十二指肠溃疡严重并发症，为常见的外科急腹症。起病急、病情重、变化快，需要紧急处理，若诊治不当可危及生命。近来溃疡穿孔的发生率呈上升趋势，发病年龄渐趋高龄化。十二指肠溃疡穿孔男性患者较多，胃溃疡穿孔则多见于老年妇女。

（一）病因与病理

90% 的十二指肠溃疡穿孔发生在球部前壁，而胃溃疡穿孔 60% 发生在胃小弯，40% 分布于胃窦及其他各部。急性穿孔后，有强烈刺激性的胃酸、胆汁、胰液等消化液和食物溢入腹腔，引起化学性腹膜炎。导致剧烈的腹痛和大量腹腔渗出液，约 6~8 小时后细菌开始繁殖并逐渐转变为化脓性腹膜炎。病原菌以大肠埃希菌、链球菌为多见。由于强烈的化学刺激、细胞外液的丢失以及细菌毒素吸收等因素，患者可出现休克。胃十二指肠后壁溃疡，可穿透全层并与周围组织包裹，形成慢性穿透性溃疡。

（二）临床表现

多数患者既往有溃疡病史，穿孔前数日溃疡病症状加剧。情绪波动、过度疲劳、刺激性饮食或服用皮质激素药物等常为诱发因素。

1. 症状　穿孔多在夜间空腹或饱食后突然发生，表现为骤起上腹部刀割样剧痛，迅速波及全腹，患者疼痛难忍，可有面色苍白、出冷汗、脉搏细速、血压下降等表现。常伴恶心、呕吐。当胃内容物沿右结肠旁沟向下流注时，可出现右下腹痛，疼痛也可放射至肩部。当腹腔有大量渗出液稀释漏出的消化液时，腹痛可略有减轻。由于继发细菌感染，出现化脓性腹膜炎，腹痛可再次加重。偶尔可见溃疡穿孔和溃疡出血同时发生。溃疡穿孔后病情的严重程度与患者的年龄、全身情况、穿孔部位、穿孔大小和时间以及是否空腹穿孔密切有关。

2. **体征** 体检时患者表情痛苦，仰卧微屈膝，不愿移动，腹式呼吸减弱或消失；全腹压痛、反跳痛，腹肌紧张呈"板样"强直，尤以右上腹最明显。叩诊肝浊音界缩小或消失，可有移动性浊音；听诊肠鸣音消失或明显减弱。患者有发热，实验室检查示白细胞计数增加，血清淀粉酶轻度升高。在站立位 X 线检查时，80% 的患者可见膈下新月状游离气体影。

（三）治疗

1. **非手术治疗** 适用于一般情况好，症状体征较轻的空腹穿孔；穿孔超过 24 小时，腹膜炎已局限者；或是经水溶性造影剂行胃十二指肠造影检查证实穿孔已封闭的患者。非手术治疗不适用于伴有出血、幽门梗阻、疑有癌变等情况的穿孔患者。治疗措施主要包括：①持续胃肠减压，减少胃肠内容物继续外漏。②输液以维持水、电解质平衡并给予营养支持。③全身应用抗生素控制感染。④经静脉给予 H_2 受体阻断剂或质子泵拮抗剂等制酸药物。非手术治疗 6~8 小时后病情仍继续加重，应立即转手术治疗。非手术治疗少数患者可出现膈下或腹腔脓肿。痊愈的患者应胃镜检查排除胃癌，根治幽门螺杆菌感染并采用制酸剂治疗。

2. **手术治疗**

（1）**单纯穿孔缝合术**：单纯穿孔修补缝合术的优点是操作简便，手术时间短，安全性高。一般认为：穿孔时间超出 8 小时，腹腔内感染及炎症水肿严重，有大量脓性渗出液；以往无溃疡病史或有溃疡病史未经正规内科治疗，无出血、梗阻并发症，特别是十二指肠溃疡患者；有其他系统器质性疾病不能耐受急诊彻底性溃疡手术，为单纯穿孔缝合术的适应证。穿孔修补通常采用经腹手术，穿孔以丝线间断横向缝合，再用大网膜覆盖，或以网膜补片修补；也可经腹腔镜行穿孔缝合大网膜覆盖修补。对于所有的胃溃疡穿孔患者，需做活检或术中快速病理检查除外胃癌，若为恶性病变，应行根治性手术。单纯穿孔缝合术术后溃疡病仍需内科治疗，HP 感染阳性者需要抗 HP 治疗，部分患者因溃疡未愈仍需行彻底性溃疡手术。

（2）**彻底性溃疡手术**：优点是一次手术同时解决了穿孔和溃疡两个问题，如果患者一般情况良好，穿孔在 8 小时内或超过 8 小时，腹腔污染不严重；慢性溃疡病特别是胃溃疡患者，曾行内科治疗，或治疗期间穿孔；十二指肠溃疡穿孔修补术后再穿孔，有幽门梗阻或出血史者可行彻底性溃疡手术。手术方法包括胃大部切除术外，对十二指肠溃疡穿孔可选用穿孔缝合术加高选择性迷走神经切断术或选择性迷走神经切断术加胃窦切除术。

胃溃疡常用的手术方式是远端胃大部切除术（图 11-1），胃肠道重建以胃十二指肠吻合的 Billroth I 式（图 11-2）为宜。I 型胃溃疡通常采用远端胃大部切除术，胃的切除范围在 50% 左右，行胃十二指肠吻合；II、III 型胃溃疡宜采用远端胃大部切除加迷走神经干切断术，Billroth I 式吻合，如十二指肠炎症明显或是有严重瘢痕形成，则可行 Billroth II 式胃空肠吻合；IV 型，即高位小弯溃疡处理困难。根据溃疡所在部位的不同可采用切除溃疡的远端胃大部切除术，可行 Billroth II 式（图 11-3）胃空肠吻合，为防止反流性食管炎也可行 Roux-en-Y 胃空肠吻合。溃疡位置过高可以采用旷置溃疡的远端胃大部切除术或近端胃大部切除术治疗。术前或术中应对溃疡做多处活检以排除恶性溃疡的可能。对溃疡恶变病例，应行胃癌根治术。

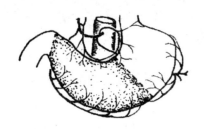

图 11-1　胃大部切除范围

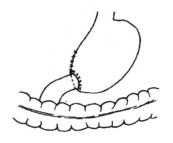

图 11-2　Billroth Ⅰ 式胃切除示意图

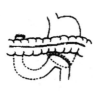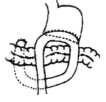

A.结肠后胃肠吻合　　B.结肠前胃空肠吻合

图 11-3　Billroth Ⅱ 式胃切除术

三、胃与十二指肠溃疡大出血

胃十二指肠溃疡患者有大量呕血、柏油样黑便，引起红细胞、血红蛋白和血细胞比容明显下降，脉率加快，血压下降，出现为休克前期症状或休克状态，称为溃疡大出血。胃十二指肠溃疡出血，是上消化道大出血中最常见的原因，约占50%以上。

（一）病因与病理

溃疡基底部的血管壁被侵蚀并导致破裂出血。胃溃疡大出血好发于胃小弯，出血源自胃左、右动脉及其分支。十二指肠溃疡大出血好发于球部后壁，出血源自胰十二指肠上动脉或胃十二指肠动脉及其分支。大出血后血容量减少、血压降低、血流缓慢、可在血管破裂处形成凝血块而暂时止血。由于胃肠道蠕动和胃十二指肠内容物与溃疡病灶的接触，暂时停止的出血可能再次出血。

（二）临床表现

胃十二指肠溃疡大出血的临床表现取决于出血量和出血速度。患者的主要症状是呕血和解柏油样黑便，多数患者只有黑便而无呕血，迅猛的出血则为大量呕血与紫黑血便。呕血前常有恶心，便血前后可有心悸、眼前发黑、乏力、全身疲软，甚至出现晕厥。患者过去多有典型溃疡病史，近期可有服用阿司匹林等情况。如出血速度缓慢则血压、脉搏改变不明显。短期内失血量超过800mL，可出现休克症状。患者焦虑不安、四肢湿冷、脉搏细速、呼吸急促、血压下降。如血细胞比容在30%以下，出血量已超过1 000mL。大出血通常指的是每分钟出血量超过1mL且速度较快的出血。患者可呈贫血貌、面色苍白，脉搏增快；腹部体征不明显，腹部稍胀，上腹部可有轻度压痛，肠鸣音六进。腹痛严重的患者应注意有无伴发溃疡穿孔。大量出血早期，由于血液浓缩，血常规变化不大，以后红细胞计数、血红蛋白值、血细胞比容均呈进行性下降。

（三）治疗

治疗原则是补充血容量防治失血性休克，尽快明确出血部位并采取有效止血措施。

1. 补充血容量　建立可靠畅通的静脉通道，快速滴注平衡盐液，作输血配型试验。同时严密观察血压、脉搏、尿量和周围循环状况，并判断失血量指导补液。失血量达全身总血量的20%时，应输注羟乙基淀粉、右旋糖酐或其他血浆代用品，用量在1 000mL左右。出血量较大时可输注浓缩红细胞，也可输全血，并维持血细胞比容不低于30%。输入液体中晶体与胶体之比以3∶1为宜。监测生命体征，测定中心静脉压、尿量，维持循环功能稳定和良好呼吸、肾功能十分重要。

2. 留置鼻胃管　用生理盐水冲洗胃腔，清除血凝块，直至胃液变清，持续低负压吸引，动态观察出血情况。可经胃管注入200mL含8mg去甲肾上腺素的生理盐水溶液，每4~6小时一次。

3. 急诊纤维胃镜检查　可明确出血病灶，还可同时施行内镜下电凝、激光灼凝、注射或喷洒药物等局部止血措施。检查前必须纠正患者的低血容量状态。

4. 止血、制酸、生长抑素等药物的应用　经静脉或肌内注射巴曲酶；静脉给予H_2受体拮抗剂（西咪替丁等）或质子泵抑制剂（奥美拉唑等）；静脉应用生长抑素（善宁、施他宁等）。

5. 急症手术止血　多数胃十二指肠溃疡大出血，可经非手术治疗止血，约10%的患者需急症手术止血。手术指征：①出血速度快，短期内发生休克，或较短时间内（6~8小时）需要输入较大量血液（>800mL）方能维持血压和血细胞比容者。②年龄在60岁以上伴动脉硬化症者自行止血机会较小，对再出血耐受性差，应及早手术。③近期发生过类似的大出血或并发穿孔或幽门梗阻。④正在进行药物治疗的胃十二指肠溃疡患者发生大出血，表明溃疡侵蚀性大，非手术治疗难以止血。⑤纤维胃镜检查发现动脉搏动性出血，或溃疡底部血管显露再出血危险很大。急诊手术应争取在出血48小时内进行，反复止血无效，拖延时间越长危险越大。胃溃疡较十二指肠溃疡再出血机会高3倍，应争取及早手术。

四、胃与十二指肠溃疡瘢痕性幽门梗阻

胃、十二指肠溃疡患者因幽门管、幽门溃疡或十二指肠球部溃疡反复发作形成瘢痕狭窄，并发幽门痉挛水肿可以造成幽门梗阻。

（一）病因与病理

溃疡引起幽门梗阻的机制有痉挛、炎症水肿和瘢痕三种，前两种情况是暂时的、可逆性的，在炎症消退、痉挛缓解后幽门恢复通畅。瘢痕造成的梗阻是永久性的，需要手术方能解除。瘢痕性幽门梗阻是由于溃疡愈合过程中瘢痕收缩所致，最初是部分性梗阻，由于同时存在痉挛或是水肿使部分性梗阻渐趋完全性。初期，为克服幽门狭窄，胃蠕动增强，胃壁肌层肥厚，胃轻度扩大。后期，胃代偿功能减退，失去张力，胃高度扩大，蠕动消失。胃内容物滞留，使胃泌素分泌增加，使胃酸分泌亢进，胃黏膜呈糜烂、充血、水肿和溃疡。由于胃内容物不能进入十二指肠，因吸收不良患者有贫血、营养障碍；呕吐引起的水电解质丢失，导致脱水、低钾低氯性碱中毒。

（二）临床表现

腹痛与反复呕吐是幽门梗阻的主要表现。早期，患者有上腹部膨胀不适、阵发性胃收缩痛，伴有嗳气、恶心与呕吐。呕吐多在下午或夜间发生，量大一次可达 1 000~2 000mL，呕吐物含大量宿食有腐败酸臭味，但不含胆汁。呕吐后自觉胃部饱胀改善，故患者常自行诱发呕吐以减轻症状。患者常有少尿、便秘、贫血等慢性消耗表现。体检时，患者营养不良性消瘦、皮肤干燥、弹性消失、上腹部隆起可见胃型和蠕动波，上腹部可闻及振水声。

（三）治疗

怀疑幽门梗阻患者可先行盐水负荷试验，空腹情况下置胃管，注入生理盐水 700mL，30分钟后经胃管回吸，回收液体超过 350mL 提示幽门梗阻。经过一周包括胃肠减压、全肠外营养以及静脉给予制酸药物的治疗后，重复盐水负荷试验。如幽门痉挛水肿明显改善，可以继续保守治疗；如无改善则应考虑手术。瘢痕性梗阻是外科手术治疗的绝对适应证。术前需要充分准备，包括禁食，留置鼻胃管以温生理盐水洗胃，直至洗出液澄清。纠正贫血与低蛋白血症，改善营养状况；维持水、电解质平衡，纠正脱水、低钾低氯性碱中毒。手术目的在于解除梗阻，消除病因。术式以胃大部切除为主，也可行迷走神经干切断术加胃窦部切除术。如老年患者、全身情况极差或并发其他严重内科疾病者可行胃空肠吻合加迷走神经切断术治疗。

五、护理

（一）护理评估

1. 术前评估

（1）健康史：了解患者的年龄、性别、职业及饮食习惯等；了解患者发病过程、治疗及用药情况，特别是非甾体消炎药加阿司匹林、吲哚美辛，以及肾上腺皮质激素、胆汁酸盐等。了解患者既往是否有溃疡病史及胃手术病史等。

（2）身体状况：了解患者是否有上消化道症状；评估患者腹痛的性质、程度、是否周期性发作；是否有呕血、黑便等症状；是否有腹部刺激征、程度及范围。患者的生命体征是否平稳、有无感染或休克的表现。便血前后是否有心悸、头晕、目眩甚至晕厥。患者是否有恶心、呕吐及发生的时间，了解呕吐物的性质。患者是否有水、电解质失衡及营养不良。

（3）心理-社会状况：了解患者对疾病的态度；情绪是否稳定；对疾病、检查、治疗及护理是否配合；对医院环境是否适应；对手术是否接受及程度；是否了解康复知识及掌握程度。了解家属及亲友的心理状态；家庭经济承受能力等。

2. 术后评估

（1）了解患者麻醉方式，手术方法，术中出血量、补液量及性质，放置引流管位置、数量、目的，麻醉及手术经过是否顺利。

（2）了解生命体征、切口、胃肠减压及引流情况；肠蠕动恢复及进食情况；是否发生并发症。

（3）了解患者术后各种不适的心理反应。患者和家属是否配合术后治疗、护理、饮食、活动及相关的康复知识的掌握情况。

（二）护理问题

1. 恐惧、焦虑　与疾病知识缺乏、环境改变及担心手术有关。

2. 疼痛　与胃十二指肠黏膜受侵蚀或胃肠内容物对腹膜的刺激及手术创伤有关。

3. 营养失调：低于机体需要量　与摄入不足及消耗增加有关。

4. 有体液不足的危险　与禁食、穿孔后大量腹腔渗出液、幽门梗阻患者呕吐而致水、电解质丢失等有关。

5. 潜在并发症　出血、感染、吻合口破裂或瘘、术后梗阻、倾倒综合征等。

（三）护理目标

1. 患者恐惧（焦虑）减轻或缓解。

2. 疼痛减轻或缓解。

3. 营养状况得到改善。

4. 体液维持平衡。

5. 并发症得到预防、及时发现与处理。

（四）护理措施

1. 术前护理

（1）一般护理：急症患者立即禁食、禁饮；择期手术患者给予高蛋白、高热量、富含维生素、易消化、无刺激的食物；穿孔患者取半卧位；休克患者取休克体位。

（2）病情观察：密切监测生命体征、腹痛、腹膜刺激征及肠鸣音等变化。若患者有休克症状，根据医嘱及时补充液体和应用抗生素，维持水、电解质平衡和抗感染治疗；做好急症手术前的准备工作。

（3）用药护理：严格遵医嘱使用解痉及抗酸的药物，减少胃酸分泌，并观察药物疗效，防止并发症的发生。

（4）溃疡大出血患者的护理：严密观察呕血、便血情况，并判断记录出血量；监测生命体征变化，观察有无口渴、四肢发冷、尿少等循环血量不足的表现；患者应取平卧位；禁食、禁饮；若患者过度紧张，应给予镇静剂；遵医嘱，及时输血、补液、应用止血药物，以纠正贫血和休克；同时，做好急症手术前的准备工作。

（5）幽门梗阻患者的护理：完全性梗阻患者禁食、禁饮，不完全性梗阻者，给予无渣半流质，以减少胃内容物潴留。遵医嘱输血补液，改善营养状况，纠正低氯、低钾性碱中毒。做好术前准备，术前3天，每晚用300～500mL温生理盐水洗胃，以减轻胃壁水肿和炎症，以利于术后吻合口愈合。

（6）对拟行迷走神经切除术患者的护理：术前测定患者的胃酸，包括夜间12小时分泌量、最大分泌量及胰岛素试验分泌量，以供选择手术方法参考。

（7）术前准备：包括皮肤准备、药物敏感试验、术前插胃管、尿管等。

（8）心理护理：及时安慰患者，缓解紧张、恐惧情绪，解释相关的疾病和手术的知识。

2. 术后护理

（1）患者术后取平卧位：严密监测生命体征，血压平稳后取低半卧位。卧床期间，协助患者翻身。若患者病情允许，鼓励患者早期活动，活动量因人而异。对年老体弱或病情较重者，活动量适当减少。

（2）术后禁食：待肠功能恢复拔除胃管当日进食。注意维持水、电解质平衡；及时应用抗生素；准确记录24小时出入水量，以便保证合理补液；若患者营养状况差或贫血，应补充血浆或全血，以利于吻合口和切口的愈合。

（3）饮食饮水方法：患者拔除胃管当日可饮少量水或米汤，第2天进半量流质饮食，若患者无腹痛、腹胀等不适，第3天进全量流质，第4天可进半流质饮食，以稀饭为好，第10~14天可进软食。少进食牛奶、豆类等产气食物，忌生、冷、硬及刺激性食物。进食应少量多餐，循序渐进，每日5~6餐，逐渐减少进餐次数并增加每次进餐量，逐渐过渡为正常饮食。拔除胃管当日可少量饮水，每次4~5汤勺，每1~2小时一次。

（4）妥善固定胃肠减压管和引流管，保持通畅，尤其是胃管应保持负压状态。观察并记录胃管和引流管引流液体的颜色、性质和量。

（5）安全管理：加强风险评估，根据需要给予保护措施及警示标识。

（6）并发症的观察和护理

①吻合口出血常在术后24小时内发生，可从胃管不断吸出新鲜血液，患者有脉搏增快、血压下降等低血容量的表现。应立即报告医生，加快输液。遵医嘱应用止血药物和输新鲜血。通过非手术治疗止血效果不佳或出血量大于500mL/h，应行手术止血。

②十二指肠残端破裂多发生于术后3~6天，是毕罗Ⅱ式胃切除术后早期最严重的并发症。原因一是患者术前营养不良未有效纠正；二是术中处理不当；三是术后胃管引流不畅。患者表现为突发上腹部剧痛，发热、腹膜刺激征及白细胞计数增加，腹腔穿刺可有胆汁样液体。一旦诊断，应立即手术治疗。并加强营养支持，局部引流。

③吻合口破裂或瘘多发生于术后5~7天。贫血、水肿、低蛋白血症的患者更易发生。如患者出现高热、脉速、腹痛及弥漫性腹膜炎的表现，应及时通知医生。

④胃排空障碍胃切除术后，患者出现上腹持续性饱胀、钝痛、伴呕吐含有食物和胆汁的胃液。X线上消化道造影检查显示：残胃扩张，无张力，蠕动波少而弱，胃肠吻合口通过欠佳。

多数患者经保守治疗而好转，包括禁食、胃肠减压，肠外营养，纠正低蛋白，维持水、电解质和酸碱平衡，应用促胃动力药物等。若患者经保守治疗，症状不改善，应考虑可能并发机械性梗阻。

⑤术后梗阻主要原因有吻合口缝合组织内翻过多、肠系膜间隙处理不当、局部粘连和水肿。根据梗阻部位分吻合口梗阻、输入襻梗阻和输出襻梗阻，后两者见于毕罗Ⅱ式胃切除术后。

A. 输入襻梗阻：完全梗阻，表现上腹部剧烈疼痛、频繁呕吐伴上腹部压痛，呕吐物量少，多不含胆汁，上腹部有时可扪及包块。急性完全性输入襻梗阻属于闭襻性肠梗阻易发生肠绞窄，病情不缓解者应行手术解除梗阻。慢性不完全性输入襻梗阻，也称"输入襻综合征"，表现为餐后半小时左右上腹胀痛或绞痛，伴大量呕吐，呕吐物为胆汁，几乎不含食物，呕吐后症状缓解消失。不完全性输入襻梗阻应采取保守治疗，包括：禁食、胃肠减压、营养支持等方法。若无缓解，可行手术治疗。

B. 输出襻梗阻：进食后患者上腹部饱胀、呕吐含胆汁的胃内容物。若保守治疗无效，应行手术治疗。

C. 吻合口梗阻：吻合口过小或吻合口的胃壁或肠壁内翻太多，或因术后吻合口炎症水肿出现暂时性梗阻。若非手术治疗无效，应行手术解除梗阻。

⑥倾倒综合征：根据症状出现的早晚而分两种类型。

A. 早期倾倒综合征：多于进食后 30 分钟内，患者出现心悸、心动过速、出汗、无力、面色苍白等表现，伴有恶心、呕吐、腹部绞痛、腹泻等消化道症状。多数患者经调整饮食后，症状能减轻或消失。处理方法：少量多餐，避免过甜、过咸、过浓流质食物，宜进食低糖类、高蛋白饮食。进餐时限制饮水。进餐后平卧 10~20 分钟。饮食调整后症状不缓解，应用生长抑素治疗。手术治疗应慎重。

B. 晚期倾倒综合征：又称低血糖综合征。患者表现为餐后 2~4 小时出现头晕、心慌、无力、出冷汗、脉细弱甚至晕厥，也可导致虚脱。处理方法：饮食调整、食物中加入果胶延缓糖类吸收等措施，症状即可缓解。症状严重者，可应用生长抑素奥曲肽 0.1mg 皮下注射，每日 3 次，能改善症状。

⑦碱性反流性胃炎患者表现为上腹或胸骨后烧灼痛、呕吐胆汁样液体及体重减轻。抑酸剂治疗无效，较顽固。一般应用胃黏膜保护剂、胃动力药及胆汁酸结合药物。症状严重者，应考虑手术治疗。

⑧溃疡复发患者再次出现溃疡病症状、腹痛、出血等症状。可采取保守治疗，无效者可再次手术。

⑨营养性并发症：患者表现为体重减轻、营养不良、贫血等症状。患者应调节饮食，给予高蛋白、低脂饮食，补充铁剂和丰富的维生素。饮食调整结合药物治疗，营养状况可改善。

⑩残胃癌：胃十二指肠溃疡患者行胃大部切除术后 5 年以上，残留胃发生的原发癌，好发于术后 20~25 年。患者表现为上腹部疼痛不适、进食后饱胀、消瘦、贫血等症状，纤维胃镜可明确诊断。

（五）护理评价

1. 恐惧（焦虑）是否减轻或缓解，情绪是否稳定。

2. 疼痛是否减轻或缓解，睡眠状况是否改善。

3. 营养状况是否改善，体重是否稳定或增加，低蛋白血症及贫血是否得到纠正。

4. 水、电解质是否维持平衡，生命体征是否平稳，皮肤弹性是否良好。

5. 术后并发症是否得到预防，是否及时发现和处理并发症。

（六）健康教育

1. 告诉患者术后一年内胃容量受限，饮食应定时，定量，少量多餐，营养丰富，逐步过渡为正常饮食。少食腌、熏制食品，避免进食过冷、过硬、过烫、过辣及油煎炸的食物。

2. 告知患者注意休息、避免过劳，保持乐观的情绪，同时劝告患者放弃喝酒、吸烟等对身体有危害性的不良习惯。

3. 遵医嘱指导患者服用药物时间、方法、剂量及药物不良反应。避免服用对胃黏膜有损害性的药物，如阿司匹林、吲哚美辛、皮质类固醇等药物。

4. 告知患者及家属有关手术后期可能出现的并发症，如有不适及时就诊。

（刘宝珠）

第八节 结、直肠癌

大肠癌包括结肠癌及直肠癌，是常见的消化道恶性肿瘤，仅次于胃癌、食管癌，好发年龄41~50岁。在我国直肠癌比结肠癌发生率高，约1.5∶1。随着饮食结构、生活习惯的改变，我国尤其是大都市，发病率明显上升，且有超过直肠癌的趋势。

一、病因

根据流行病学调查和临床观察分析，可能与以下因素有关。

1. 饮食习惯　大肠癌的发生与高脂肪、高蛋白和低纤维素饮食有一定相关性；过多摄入腌制食品可增加肠道中致癌物质，诱发大肠癌；而维生素、微量元素及矿物质的缺乏均可能增加大肠癌的发病率。

2. 遗传因素　有20%~30%的大肠癌患者存在家族史，常见的有家族性多发性息肉病及家族性无息肉结肠癌综合征，此类人发生大肠癌的机会远高于正常人。

3. 癌前病变　多数大肠癌来自腺瘤癌变，其中以绒毛状腺瘤及家族性肠息肉病癌变率最高；而近年来大肠的某些慢性炎症病变，如溃疡性结肠炎、克罗恩病及血吸虫性肉芽肿也已被列入癌前病变。

二、病理与分期

1. 根据肿瘤的大体形态分型

（1）肿块型：肿瘤向肠腔生长，易发生溃疡。恶性程度较低，转移较晚。好发于右侧结肠，尤其是回盲部。

（2）浸润型：肿瘤沿肠壁呈环状浸润，易致肠腔狭窄或梗阻；转移较早。好发于左侧结肠，特别是乙状结肠。

（3）溃疡型：肿瘤向肠壁深层生长并向四周浸润；早期可有溃疡，边缘隆起，中央凹陷；表面糜烂、易出血、感染或穿孔；转移较早，恶性程度高，是结肠癌最常见类型。

显微镜下组织学分类较常见的是：①腺癌，占结肠癌的大多数。②黏液癌，预后较腺癌差。③未分化癌，预后最差。

2. 临床病理分期　结肠癌的分期普遍采用Dukes法。

A期癌肿局限于肠壁，可分为三个分期：A_1，癌肿侵及黏膜或黏膜下层；A_2，癌肿侵及肠壁浅肌层；A_3，癌肿侵及肠壁深肌层。

B期癌肿穿透肠壁或侵及肠壁外组织、器官，尚可整块切除，无淋巴结转移。

C期癌肿侵及肠壁任何一层，但有淋巴结转移。

D期有远处转移或腹腔转移，或广泛侵及邻近器官无法切除。

3. 扩散和转移方式　结肠癌主要转移途径是淋巴转移。首先转移到结肠壁和结肠旁淋巴结，再到肠系膜血管周围和肠系膜血管根部淋巴结。血行转移多见肝，其次为肺、骨等。结肠癌也可直接浸润邻近器官和腹腔种植。

三、临床表现

1. 结肠癌 早期多无明显症状，随着病程的发展可出现一系列症状。

（1）排便习惯和粪便性状改变：常为最早出现的症状，多表现为大便次数增多、粪便不成形或稀便；当出现部分肠梗阻时，可出现腹泻与便秘交替现象。由于癌性溃疡可致出血及感染，故常表现为血性、脓性或黏液性便。

（2）腹痛：也是早期症状。疼痛部位常不确切，程度多较轻，为持续性隐痛或仅为腹部不适、腹胀感；当癌肿并发感染或肠梗阻时腹痛加重，甚至出现阵发性绞痛。

（3）腹部肿块：肿块较硬似粪块，位于横结肠或乙状结肠的癌肿可有一定的活动度。若癌肿穿透肠壁并发感染，可表现为固定压痛的肿块。

（4）肠梗阻：多为晚期症状。一般呈慢性、低位、不完全性肠梗阻，表现为便秘、腹胀，有时伴腹部胀痛或阵发性绞痛，进食后症状加重。当发生完全性梗阻时，症状加剧，部分患者可出现呕吐，呕吐物为粪汁样。

（5）全身症状：由于长期慢性失血、癌肿溃破、感染以及毒素吸收等，患者可出现贫血、消瘦、乏力、低热等全身性表现。部分结肠癌穿透肠壁后，引起肠内瘘和营养物质的流失，致使患者出现水、电解质、酸碱失衡和营养不良，乃至恶病质。

由于癌肿病理类型和部位不同，临床表现也各异。一般右侧结肠癌以全身症状、贫血、腹部肿块为主要表现；左侧结肠癌则以肠梗阻、腹泻、便秘、便血等症状为显著。

2. 直肠癌 早期仅有少量便血或排便习惯改变，易被忽视。当病情严重时才出现显著症状。

（1）直肠刺激症状：癌肿刺激直肠产生频繁便意，便前常有肛门下坠、里急后重和排便不尽感；晚期可出现下腹部痛。

（2）黏液血便：为直肠癌患者最常见的临床症状，多数患者在早期即出现便血。癌肿溃破后，可出现血性和（或）黏液性大便，多附于粪便表面；严重感染时可出现脓血便。

（3）粪便形状变细和排便困难：癌肿增大引起肠腔缩窄，表现为肠蠕动亢进，腹痛、腹胀、粪便形状变细和排便困难等慢性肠梗阻症状。

（4）转移症状：当癌肿侵犯前列腺、膀胱时可发生尿道刺激征、血尿、排尿困难等；侵及骶前神经则发生骶尾部、会阴部时续性剧痛、坠胀感；女性直肠癌可侵及阴道后壁，引起白带增多，若穿透阴道后壁，则可导致直肠阴道瘘，可见粪质及血性分泌物从阴道排出。

四、辅助检查

1. 直肠指检 是诊断直肠癌的最直接和主要的方法。女性直肠癌患者应行阴道检查及双合诊检查。

2. 实验室检查

（1）大便隐血试验：可作为高危人群的初筛级普查的方法。持续阳性者应进一步检查。

（2）血液检查：癌胚抗原（CEA）测定对大肠癌的诊断有一定的价值，但特异度不高，有助于判断患者疗效及预后。

3. 影像学检查

（1）X线钡剂灌肠或气钡双重对比造影检查：是诊断结肠癌的重要检查，可观察到结肠壁僵硬、皱襞消失、存在充盈缺损及小龛影。但对直肠癌诊断价值不大。

（2）B超和CT检查：有助于了解直肠癌的浸润深度及淋巴转移情况，以及提示有无腹腔种植转移、是否侵犯邻近组织器官或肝、肺转移灶等。

4. 内窥镜检查　可通过直肠镜、乙状结肠镜或结肠镜，观察病灶的部位、大小、形态、肠腔狭窄程度等。并可在直视下获取活组织行病理学检查，是诊断结直肠癌最有效、可靠的方法。

五、治疗

手术切除是治疗大肠癌的主要方法，同时辅以放疗、化疗等综合治疗。

（一）手术治疗

手术方式的选择应根据癌肿的部位、大小、病理类型等因素来考虑。

1. 结肠癌

（1）结肠癌根治手术切除范围包括癌肿所在的肠襻及其系膜和区域淋巴结。术式包括右半结肠切除术、横结肠切除术、左半结肠切除术及乙状结肠切除术（图11-4）。

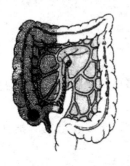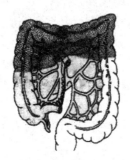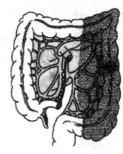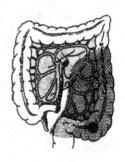

图11-4　结肠癌根治术切除范围示意图

（2）结肠癌并发急性肠梗阻的手术：左半结肠癌发生梗阻是右半结肠的9倍。右半结肠癌梗阻较适合做一期切除肠吻合术；若患者全身情况差，可先行切除肿瘤、肠道造瘘或短路手术；待病情稳定后，再行二期手术。分期手术常适用于左半结肠癌致完全性肠梗阻的患者。

2. 直肠癌

凡能切除的直肠癌，又无其他手术禁忌证，都应尽早施行直肠癌根治术。手术方式的选择根据癌肿所在部位、大小、活动度等因素综合判断。

（1）局部切除术：适用于早期瘤体小、局限于黏膜或黏膜下层、分化程度高的直肠癌。

（2）腹会阴联合直肠癌根治术（Miles手术）：主要适用于腹膜返折以下的直肠癌（图11-5）。

（3）经腹腔直肠癌切除术（直肠前切除术，Dixon手术）适用于直肠癌下缘距肛缘5cm以上的直肠癌（图11-6）。

（4）经腹直肠癌切除、近端造口、远端封闭手术（Hartmann手术）适用于身体状况差，不能耐受Miles手术或因急性肠梗阻不宜行Dixon手术的患者（图11-7）。

（5）姑息性手术：晚期直肠癌患者若排便困难或发生肠梗阻，可行乙状结肠双腔造口。

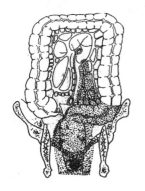

图 11-5　Miles 手术

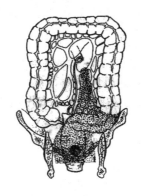

图 11-6　Dixon 手术

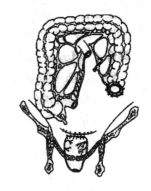

图 11-7　Hartmann 手术

（二）非手术治疗

1. 放疗　术前放疗可缩小癌肿、降低癌肿细胞活力及淋巴结转移，提高手术切除率及生存率。术后放疗多用于晚期癌肿、手术无法根治或局部复发者，以降低局部复发率。

2. 化疗　用于处理残存癌细胞或隐性病变，以提高术后生存率。目前，常采用以氟尿嘧啶为基础的联合化疗方案。给药途径包括区域动脉灌注、门静脉给药、静脉给药、术后腹腔留置管灌注给药等方法。

3. 局部介入等治疗　对于不能手术切除且发生肠管缩窄的大肠癌患者，可局部放置金属支架扩张肠腔；对直肠癌患者亦可用电灼、液氮冷冻和激光烧灼等治疗。

4. 其他治疗　中医治疗、基因治疗、导向治疗、免疫治疗等方法。

六、护理评估

（一）术前评估

1. 健康史　了解患者年龄、性别、饮食习惯。既往是否患过结、直肠慢性炎性疾病，结、直肠腺瘤；以及手术治疗史。有无家族性结肠息肉病，家族中有无患大肠癌或其他恶性肿瘤者。

2. 身体状况　了解疾病的性质、发展程度、重要器官状态及营养状况等。患者是否有大便习惯和粪便形状的改变；是否有大便表面带血及黏液或脓血便；是否有腹痛、腹胀、肠鸣音亢进等症状；腹部是否有肿块等。患者有无贫血、消瘦、乏力、低热、恶病质等症状；有无腹腔积液、肝大、黄疸等肝转移的症状。大便潜血试验、直肠指诊、内镜检查、影像学检查及 CEA 测定等结果是否阳性。

3. 心理-社会状况　患者和家属是否了解疾病和手术治疗的相关知识；患者及家属对有关结肠、直肠癌的健康指导内容了解和掌握程度等。患者和家属是否接受手术及手术可能导致的并发症；了解患者和家属的焦虑和恐惧程度。家庭对患者手术及进一步治疗的经济承受能力。

（二）术后评估

评估患者实施手术方式、麻醉方式、术中情况、术后恢复情况、并发症及预后的情况。

七、护理问题

1. 焦虑　与恐惧癌症、手术及担心造口影响生活、工作等有关。
2. 知识缺乏　与缺乏疾病和手术的相关知识有关。
3. 自理能力缺陷综合征　与手术创伤、术后引流及结肠造口有关。
4. 自我形象紊乱　与结肠造口的建立和排便方式改变有关。
5. 潜在并发症　出血、感染、吻合口瘘、造口缺血坏死或狭窄及造口周围皮炎等并发症。

八、护理目标

1. 患者焦虑缓解或减轻。
2. 了解疾病、手术及康复的相关知识。
3. 能自理或自理能力提高。
4. 能适应自我形象的变化。
5. 术后并发症能得到预防或及时发现和处理。

九、护理措施

（一）术前护理

1. 心理护理

（1）通过交流，针对患者的特殊心理进行状态评估，并行有效性的心理疏导。

（2）讲解治疗过程，术后护理技巧，消除手术顾虑。必要时请患者现身说法。

（3）需做永久性人工肛门时，会给患者带来工作和生活上的不便，会因自我形象的改变而自卑。应耐心倾听关心患者，使能以最佳心理状态接受手术。

2. 饮食　加强营养，纠正贫血，增强机体抵抗力。补充高蛋白、高热量、丰富维生素、易消化的少渣饮食。对于贫血、低蛋白血症的患者，应给予少量多次输血。对于脱水明显的患者，应注意纠正水、电解质及酸、碱平衡的紊乱，以提高患者对手术的耐受力。

3. 肠道准备　术前大量不保留清洁灌肠，是大肠手术必不可少的重要准备，目的是避免术中污染、术后腹胀和切口感染等。

（1）传统肠道准备法

①控制饮食术前3日进少渣半流质饮食，术前2日起进流质饮食。

②清洁肠道术前3日番泻叶6g泡茶饮用或术前2日口服泻剂硫酸镁15~20g或蓖麻油30mL，每日上午服用。术前2日每晚用1%~2%肥皂水灌肠1次，术前1日晚清洁灌肠。

③使用肠道抗生素：可抑制肠道细菌，减少术后感染。如卡那霉素1g，每日2次，甲硝唑0.4g，每日4次。

④补充肠道维生素：因控制饮食及服用肠道杀菌剂，使维生素K的合成及吸收减少，故患者术前应补充维生素K。

⑤需行肛管直肠全切的患者，术前3天用1:5 000的高锰酸钾温水坐浴，每天2次。

（2）全肠道灌洗法：患者手术前12~14小时开始服用37℃左右等渗平衡电解质液（由氯化钠、氯化钾、碳酸氢钠配制），造成容量性腹泻，以达到清洁肠道目的。一般3~4小时完成灌洗全过程，灌洗液量不少于 6 000mL。可根据情况，在灌洗液中加入抗生素。对于年老体弱，心肾等器官功能障碍和肠梗阻者，不宜使用。

（3）口服甘露醇肠道准备法：患者术前 1 日午餐后 0.5~2 小时内口服 5%~10%的甘露醇 1 500mL 左右。高渗性甘露醇，口服后可吸收肠壁水分，促进肠蠕动，起到有效腹泻而达到清洁肠道的效果。此方法可不改变患者饮食或术前 2 日进少渣半流质饮食。另外，甘露醇在肠道内被细菌酵解，因此术中使用电刀，能产生易引起爆炸的气体。对于年老体弱，心、肾功能不全者禁用。

4. 其他 术日晨放置胃管和留置导尿管，若患者有梗阻症状，应早期放置胃管，减轻腹胀。如癌肿已侵及女患者的阴道后壁，患者术前 3 日每晚应行阴道冲洗。

（二）术后护理

1. 体位 病情平稳者取半卧位，以利于呼吸和腹腔引流。

2. 饮食 患者术后禁食水，行胃肠减压，由静脉补充水和电解质。2~3 日后肛门排气或造口开放后即可停止胃肠减压，进流质饮食。若无不良反应，进半流质饮食，1 周后改进少渣饮食，2 周左右可进普食。食物应以高热量、高蛋白、丰富维生素、低渣饮食为主。

3. 病情观察 每半小时监测血压、脉搏、呼吸一次，病情平稳后延长监测的间隔时间；观察腹部及会阴部切口敷料，若渗血较多，应估计量，做好记录，并通知医生给予处理。

4. 引流管的护理 保持腹腔及骶前引流管通畅，妥善固定，避免扭曲、受压、堵塞及脱落；观察记录引流液的颜色、质、量；及时更换引流管周围渗湿和污染的敷料。骶前引流管一般保持 5~7 天，引流液量减少、色变淡，方考虑拔除。

5. 结肠造口的护理 结肠造口又称人工肛门，是近端结肠固定于腹壁外而形成的粪便排出通道。

（1）造口开放前护理

①保护外露肠管：用生理盐水纱布或凡士林纱布敷在外露肠管表面，及时更换外层渗湿的敷料，防止感染。

②保持造口通畅：置造口引流者，术后及时将引流管接引流装置，保持通畅。

③注意观察：观察外露肠管有无肠段回缩、出血、苍白、淤血、坏死等现象。

（2）造口开放护理：造口一般于术后 2~3 天，肠蠕动恢复后开放。

①患者应取造口侧卧位，防止造口流出物污染腹部切口敷料。用塑料薄膜隔开造口与腹壁切口，保护腹壁切口。

②保持造口周围皮肤清洁、干燥，及时用中性皂液或 0.5%氯己定（洗必泰）溶液清洁造口周围皮肤，再涂上氧化锌软膏。

③观察造口周围皮肤有无红、肿、破溃等现象。每次造口排便，以凡士林纱布覆盖外翻的肠黏膜，外盖厚敷料，起到保护作用。

（3）正确使用人工肛门袋（图 11-8）

①选择袋口合适的造口袋。

②及时更换造口袋，造口袋内充满 1/3 排泄物，应更换造口袋。

③除使用一次性造口袋外，患者可备 3~4 个造口袋用于更换。

④每次换袋，注意观察有无肠黏膜颜色变暗、发紫、发黑等异常，防止造口肠管坏死、感染。

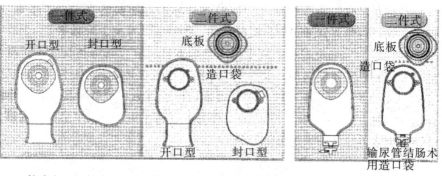

一件式人工肛门袋　　两件式人工肛门袋（底盘）　两件式人工肛门袋（肛门袋）

图 11-8　人工肛门袋

（4）造口并发症的观察与预防

①造口狭窄术后由于瘢痕挛缩，可致造口狭窄。因此，造口处拆线愈合后，每日扩肛 1 次。方法：戴上指套，外涂液状石蜡，沿肠腔方向逐渐深入，动作轻柔，避免暴力，以免损伤造口或肠管。

②肠梗阻观察患者有无恶心、呕吐、腹痛、腹胀、停止排气排便等症状。

③便秘患者术后 1 周后，应下床活动，锻炼定时排便习惯。若进食后 3~4 天未排便或因粪块堵塞发生便秘，可将粗导尿管插入造口，一般深度不超过 10cm 灌肠，常用液状石蜡或肥皂水，但注意压力不能过大，以防肠道穿孔。

6. 饮食　避免进食胀气性、刺激性气味、腐败及易引起便秘的食物。

7. 帮助患者接受造口现实，提高自护能力

（1）帮助患者及家属逐渐接受造口，并参与造口护理。

（2）鼓励患者逐渐适应造口，恢复正常生活，参加适量的运动和社交活动。

（3）护理过程中保护患者的隐私和自尊。

（4）指导患者自我护理的步骤，使能尽快回归家庭和社会。

8. Miles 手术护理　不宜过早半卧位，以免致脏器下垂。胃管、尿管待功能恢复后拔出。做好会阴部和患者的基础护理。

9. 并发症的预防和护理

（1）切口感染：①监测体温变化及局部切口情况。②及时应用抗生素。③保持切口周围清洁、干燥，尤其会阴部切口。④会阴部切口可于术后 4~7 天用 1∶5 000 高锰酸钾温水坐浴，每日 2 次。

（2）吻合口瘘：①观察有无吻合口瘘。②术后 7~10 天不能灌肠，以免影响吻合口的愈合。③一旦发生吻合口瘘，应行盆腔持续滴注、吸引，同时患者禁食，胃肠减压，给予肠外营养支持。

十、护理评价

1. 患者焦虑是否缓解或减轻，如情绪是否稳定，食欲、睡眠状况是否改善。

2. 是否掌握与疾病有关的知识，能否主动配合治疗和护理工作。

3. 能否自理，或自理能力是否提高，能否正确护理造口。

4. 对造口的态度，能否接受造口，及有无不良情绪反应。

5. 术后并发症是否得到预防，是否及时发现和处理并发症。

十一、健康教育

1. 帮助患者及家属了解结、直肠癌的癌前期病变，如结直肠息肉、腺瘤、溃疡性结肠炎等；改变高脂肪、高蛋白、低纤维的饮食习惯。维持均衡的饮食，定时进餐，避免生、冷、硬及辛辣等刺激性食物；避免进食易引起便秘的食物，如芹菜、玉米、核桃及煎的食物；避免进食易引起腹泻的食物，如洋葱、豆类、啤酒等。

2. 对疑有结、直肠癌或有家族史及癌前病变者，应行筛选性及诊断性检查。鼓励参加适量活动和一定社交活动，保持心情舒畅。

3. 做好造口护理的健康宣教　①介绍造口护理方法和护理用品。②指导患者出院后扩张造口，每1~2周一次，持续2~3个月。③若出现造口狭窄，排便困难，及时就诊。④指导患者养成习惯性的排便行为。

4. 出院后，3~6个月复查一次。指导患者坚持术后化疗。注意观察造口排便通畅情况。避免过度增加腹压，以免引起人工肛门的黏膜脱出。Miles 手术后排便次数会增多，排便控制功能较差者，指导做缩肛运动。

（刘宝珠）

第十二章

骨科疾病的护理

第一节　颈椎骨折与脱位

颈椎骨折脱位常同时伴有脊髓的损伤，且损伤平面较高，易发生四肢瘫痪，如果膈肌和肋间肌瘫痪，可发生呼吸困难，常致迅速死亡。因此，及时救治，妥善固定，采取正确的护理措施是防止二次损伤及保护脊髓功能的重要手段。

一、院前急救

对疑似颈椎损伤病人的救治应从受伤现场开始。首先，应人工保持病人头部稳定直至给其佩戴硬质颈围，不可强行复位。严禁盲目搬动或活动伤员头部，绝对禁止一人扶肩、二人抬腿的搬运方法或一人背拖的方法。颈椎外固定支具有很多种，但所有支具都应带有前部窗孔以便容纳气管切开套管及易于经此行紧急环甲膜切开术。

其次，保持呼吸道通畅和维持血流动力学平稳对保证病人生命极为重要，可给予面罩通气。非紧急情况下气管插管通常在急诊室进行。气管插管时需要人工保持颈部稳定在躯干正中线上，以免造成不稳定性颈椎骨折或加重原有的颈椎脱位，直至气管插管完成。对于高度怀疑存在颈椎不稳的病人，环甲膜切开是保持病人通气最安全的选择。

如果颈椎损伤病人戴有头盔时，应注意在进行损伤初期评估，头颈固定时应保持头盔位置不变，直至完成颈椎影像学检查，可先取下口罩、眼镜等物品，方便观察其眼、鼻和口腔情况。

二、院内救治

病人到达医院后需进行初期的通气、呼吸和循环评价，以及进行必要的急救。搬运病人或暂时去除病人颈围时需注意不可移动颈椎的位置，采用硬质的过床板在担架及病床间搬运病人。气管插管时要动作轻柔，避免过度粗暴操作，以免导致原有的颈椎骨折脱位或神经损伤进一步加重。

脊髓损伤病人常会出现神经源性休克。神经源性休克在导致血压下降的同时伴有心率减慢，这是由于交感神经对低血压的发射调节丧失所致。此时，可通过调节体位（头低足高位）、适量补液及联合使用血管升压药物等维持血压稳定。切勿将神经源性休克当成低血容量性休克进行治疗，导致输液过多造成循环血量负荷过重，出现肺水肿与其他系统反应。

对清醒的病人进行全面检查，询问既往病史、受伤过程及疼痛部位。对于昏迷的病人，其损伤机制应询问事故目击者和到达事故现场的急诊医护人员。随后是对病人的脊柱进行全面系统的检查。对清醒的病人进行详细的神经系统功能检查，包括所有肌节和皮节分布区域的运动、感觉和反射检查。

三、护理措施

（一）生命体征的观察

给予持续心电监护，持续吸氧 3L/min，监测血压、心率、心律，特别是观察呼吸的频率、深浅度及呼吸的音调有无异常，有无憋气、呼吸困难等；观察口唇、甲床、耳郭有无发绀缺氧表现，注意血氧饱和度是否在正常范围内；必要时记录 24 小时尿量，评估出入量是否平衡，观察有无血容量不足征象，发现异常及时汇报，及时处理。

其他观察措施详见颈椎手术术后护理相关内容。

（二）脊髓神经功能观察

术前、术后密切观察病人四肢感觉、运动、肌力及大小便情况，评估感觉平面有无上升、下降的进展情况。

（三）保持呼吸道通畅

持续监测 SpO_2，观察呼吸的频率、节律、深浅，有无异常呼吸音，有无呼吸困难表现等。备吸氧装置、吸痰装置、气管切开包等急救物品，以及药品。有痰及时吸出，记录排出痰液量、性状。鼓励病人咳嗽、咳痰，定时翻身叩背，促进痰液排出。若为不稳定性颈椎骨折，则需在外固定保护装置下进行叩背排痰，力量适当。若病人呼吸频率>22 次/分、鼻翼扇动、摇头挣扎、嘴唇发绀等，则应立即吸氧，寻找和解除原因，必要时协助医生行气管插管、气管切开或呼吸机辅助通气等。气管切开者按气管切开术后常规护理。

1. 妥善固定气管插管　固定导管的纱带要松紧适当，以容纳一手指为宜。

2. 适当支撑与呼吸机相连处的管道，以免重力作用于导管，引起气管受压而造成气管黏膜受损。

3. 气管插管气囊的护理　适当充气，防止漏气或因压力过高而影响气管黏膜血液供应。气囊充气后可使导管和气管之间不漏气，从而避免口鼻分泌物、胃内容物误吸入气道，并能防止气体由上呼吸道反流，从而保证有效通气量。由于气囊压力是决定气囊是否损伤气管黏膜的重要因素，因此调整气囊压力就显得非常重要。气囊压一般为 2.26~2.66kPa，当没有压力表不能测气囊压时可向气囊注入空气 3~5mL，以手触之如鼻尖硬度。现临床上大多采用压力表来测定，其测压更为准确。以往认为，气管切开套管气囊应常规定期放气、充气，即每 2~3 小时放气 1 次，每次放气 5~10 分钟，其目的是防止气囊压迫导致气管黏膜损伤。目前认为气囊定期放气是不需要的，主要理论依据：①气囊放气后 1 小时气囊压迫区的黏膜毛细血管血流也难以恢复。②气囊放气导致肺泡充气不足，危重病人通常不能耐受。③常规的定期气囊放气、充气，常使医务人员忽视充气容积或压力调整，反而易出现充气过多和压力过高情况。虽不需常规放气、充气，但非常规性放气和调整仍然十分必要，放气前，应吸净口腔和咽部的分泌物；放气后，气囊以上的分泌物可流入气管，应经导管吸出。

4. 气管切开后切口护理　气管切开后由于受周围皮肤细菌和呼吸道分泌物的污染，气管切口很容易形成感染。可采用碘伏对切口周围皮肤进行消毒，再使用生理盐水清洗，每日2次，清洗后在气管切口处放置一无菌纱布套管垫的方法来预防感染，当纱布块被分泌物污染或浸湿时应及时更换。现临床也采用新型切口敷料——抗感染气管垫，能更有效地预防切口感染。文献报道还可对气管切口采用氧疗法，即每天2次消毒清洗切口后，用45%的氧气距离切口1cm处，对准切口直吹20分钟，同样也可以较好地预防和治疗切口感染，且经济方便，无任何反应和不良作用。经常检查切口及周围皮肤有无感染、湿疹等；局部涂抗生素软膏或凡士林纱布；若使用金属内套导管，其内套导管须每日取出，煮沸消毒2次。

5. 拔除气管导管后，及时清除窦道内分泌物，经常更换纱布，使窦道逐渐愈合。

（四）体位护理

搬运病人时注意保持颈部中立位，需专人固定头部，沿纵轴线上略加牵引，使头、颈、躯干一起搬运，切忌扭转、过屈或过伸，防止加重颈脊髓损伤。翻身时保持头、颈、胸成一条直线。病情允许时，可遵医嘱取坐位或站立位，但必须佩戴护具，限制颈部的活动度，初次活动应有医护人员在旁指导和保护。

（五）牵引护理

颅骨牵引的作用是固定与复位，通过牵引力和反牵引力之间的相互平衡，使头颈部相对固定于生理曲线状态，从而使颈椎曲线不正的现象逐渐改变。适用于颈椎骨折和脱位，特别是骨折脱位伴有脊髓压迫症状者。

牵引期间应注意：严格执行无菌操作原则；牵引重量要根据伤情、年龄、体质等决定；定期复查X线，以了解牵引复位情况；牵引针孔每日检查，清洁消毒，避免感染；抬高床头，并保持床固定，以免滑动；牵引方向一般与脊柱轴线一致；非经医生同意，不可任意取下牵引锤，不可自行改变重量；牵引绳要确实定位在滑轮沟内；牵引绳、牵引锤保持悬空，勿任意摆动牵引锤。

其他护理措施详见颅骨牵引术、头环牵引术相关内容。

（六）并发症护理

1. 颈部血肿的观察 颈部血肿是颈前路手术较危急的并发症，处理不及时可造成病人窒息死亡。主要由于血管结扎不牢固、止血不彻底、术后引流不畅、病人凝血功能不良所致的创口出血而引起的血肿。因此在手术后48小时，尤其是在12小时内，除严密观察生命体征外，应密切注意颈部外形是否肿胀，引流管是否通畅，引流量，有无呼吸异常，另外要认真听取病人主诉，严密观察，及时巡视。对有高血压病史者，因为本身血管弹性低下，应注意控制血压，预防和减少创口出血。若发现有颈部逐渐肿胀增粗的表现，需警惕是否有颈部血肿的发生，应严密动态观察并及时报告医生，做好血肿压迫气管引起呼吸困难的防护。

2. 睡眠型窒息的观察 是一种罕见并发症，常于术后48小时内发生。主要表现为睡眠时出现呼吸障碍，甚至窒息，伴有紧急从睡眠中清醒。其原因为术中牵拉气管或刺激咽喉部出现水肿，上呼吸道阻力增加所致；另外与腭垂、扁桃体肥大引起上呼吸道阻塞或气道壁塌陷有关。术后48小时，尤其是24小时内要加强巡视，注意观察呼吸变化，确保睡眠安全。加强呼吸道管理，保持呼吸道通畅是十分重要的。

3. 预防肺部并发症 颈椎骨折并截瘫后，病人长期卧床，活动减少，抵抗力下降，且由于颈脊髓功能受损，呼吸肌力量减弱，通常病人采取腹式呼吸为主，导致肺部活动度减弱，自主排痰力量减弱，易引发坠积性肺炎。呼吸困难行气管插管、气管切开、呼吸机辅助治疗的病人，由于气管开放，细菌可直接侵犯气管、肺脏，而更易引起肺部感染。

（1）定期进行室内空气消毒，通风透气，保持室内清洁卫生，严格控制陪护及探视人数。

（2）指导病人进行呼吸功能训练，如腹式呼吸训练、吹气球、床上扩胸运动、利用呼吸训练器进行呼吸功能训练等方法。

（3）促进有效排痰：进行有效咳嗽、咳痰训练，利于肺部扩张，增加肺活量，预防肺部感染。有效咳嗽的方法：尽力进行深呼吸，收缩腹部，在吸气末屏气片刻，然后喷射状进行咳嗽，这样，可以使痰液从气道深部向大气道移动，而后咳出。每 2 小时协助病人咳嗽排痰一次。

（4）协助排痰的方法

①方法 1：双手打开，双手大拇指相对，手掌沿双肋弓下缘方向，置于病人上腹部，嘱病人做咳嗽动作，在咳嗽的同时双手同时向下、向上方用力，推压膈肌，使腹腔容量缩小，膈肌上升，形成一股爆发力，每次冲击可以形成一定的气量挤压肺脏，促使肺下部痰液向上排出。

②方法 2：叩击胸背部，注意叩击时手掌应保持空心状击打背部，沿着从下向上的方向叩击背部。叩击震动背部，间接地使附着在肺泡周围及支气管壁的痰液松动脱落而排出，操作时须面对病人，观察病人面色、呼吸状况，有无窒息等情况。

③方法 3：使用排痰机促进排痰，但需注意调节好颤动的强度，预防肺部感染。

（5）变换体位与体位引流：长时间采取一种体位，可引起肺低垂部位淤血，分泌物潴留，应每 1~2 小时给病人翻身 1 次，防止肺泡萎缩及肺不张，翻身期间配合叩背排痰，可采用头低足高床尾抬高 15°~30°的平卧位。

（6）如有呼吸困难、痰多黏稠者，可予雾化吸入，遵医嘱应用化痰药。吸痰是保持呼吸道通畅，预防肺部并发症的重要措施。必要时行气管切开，人工呼吸机辅助通气。

（7）对于高位颈脊髓损伤或颈椎骨折行前路手术后的病人，应评估吞咽功能，防止进食时误吸引起肺部感染或窒息。

（8）注意冬季保暖，在翻身、做检查及进行护理操作时应注意遮盖病人，并保持被单衣服干燥，避免着凉而诱发呼吸道感染。

（9）保持口腔清洁，协助进食后漱口，口腔护理 2 次/日，以清除口腔内食物残渣和致病微生物。

4. 预防泌尿系感染与结石

（1）妥善管理尿管

①选择粗细适宜的尿管，太粗易压迫尿道黏膜，阻碍尿道腺体分泌物的排泄，日久易发生溃疡或炎症，太细会被尿沉渣堵塞而引流不畅。尿袋应低于膀胱水平，以免引流受阻或发生尿液反流，使用抗反流尿袋。

②定期更换尿管，根据尿管材质不同，留置时间不同，更换尿管时应在上午排空尿液后拔出，这样有利于分泌物的流出，使尿道黏膜得以恢复。上午减少饮水量，待下午膀胱有胀满感时再行插管更换。导尿时严格遵守无菌操作。

（2）正确进行膀胱冲洗：一般不推荐常规进行膀胱冲洗，但怀疑有感染或尿沉渣较多，发生堵管情况时，可考虑使用膀胱冲洗。冲洗的目的是把膀胱内积存的沉渣冲洗出来和局部使用抗感染治疗。常用的有两种：密闭式和开放式。密闭式冲洗污染概率低，但冲击力和吸引力较缓和，沉渣较多者不易冲洗干净；开放式即用注射器冲洗，压力和抽吸力较大，容易将混悬的沉渣抽吸出来。

（3）尽早拔除尿管：防止尿路感染的最好办法是不插尿管。对于脊髓损伤病人给予间歇性清洁导尿康复护理，有利于改善病人膀胱肌肉萎缩，加速膀胱反射性收缩功能的恢复，促进其自主排尿，对减少泌尿系统感染等并发症的发生，改善病人生活质量、促进病人尽快回归社会具有重要的意义。间歇性清洁导尿前可给予病人半小时自主排尿时间，采取按摩、热敷病人腹部等方式促使病人自主排尿。

（4）预防尿路结石：注意经常变换体位，进行力所能及的主动和被动锻炼，减少摄入含钙量高的食物，如乳类，并自觉减少食盐量，增加饮水量，保持尿管通畅，控制泌尿系感染，防止尿路结石发生。

5. 深静脉血栓预防与护理　深静脉血栓（DVT）是指血液非正常地在深静脉内凝结，属于下肢静脉回流障碍性疾病。致病因素有血流缓慢、静脉壁损伤和高凝状态三大因素。血栓形成后，除少数能自行消融或局限于发生部位外，大部分会扩散至整个肢体的深静脉主干，若不能及时诊断和处理，多数会演变为血栓形成后遗症，长时间影响病人的生活质量；还有一些病人可能并发肺栓塞，造成极为严重的后果。

（1）早期进行肢体功能锻炼：指导病人卧床期间定时进行下肢的主动活动及被动活动，包括踝泵运动、股四头肌等长收缩、屈膝、屈髋等活动。对于 DVT 风险评估高的病人，应按医嘱予抗凝药物治疗，或者气压泵等物理治疗。病情允许后尽早下床活动。

（2）长期输液或经静脉给药者，应避免同一部位、同一静脉反复穿刺。

（3）观察双下肢有无色泽改变、水肿、浅静脉怒张和肌肉有无深压痛，重视病人主诉，若病人站立后下肢有沉重、胀痛感，应警惕下肢深静脉血栓形成。

（4）饮食宜清淡、低脂，忌辛辣、刺激，多纤维素丰富的食物。

（5）保持大便通畅，避免因排便困难引起腹压增高，影响静脉回流。

（6）衣服宽松，勿过紧，避免淤滞，以利于静脉回流。

（7）戒烟：烟中尼古丁可刺激血管收缩，影响静脉回流。

6. 预防体温失调　颈脊髓损伤时，因自主神经系统功能紊乱，对周围环境温度的变化丧失了调节和适应的能力，病人常产生高热（体温>40℃）或低体温（体温<35℃），体温异常是病情危险的征兆。治疗主要针对高热，采取物理降温，如冰敷、醇浴、冰水灌肠等，也可采取药物降温，持续高温时还可使用降温毯控制体温。同时应调节室温，治疗并发症，使用抗生素，也可应用激素或氯丙嗪一类药物进行降温。体温过低时，常伴有低血压，可采取加盖棉被、调节室温、按摩、加温输注液体等措施，对于截瘫的肢体禁止使用热水袋保温。

7. 保持大便通畅

（1）术前进行床上排便训练，指导病人进食高膳食纤维的食物。少量多次饮水，每次200~300mL，每天2 000~3 000mL。合理选用镇静镇痛药及缓泻药，如开塞露、麻仁软胶囊、番泻叶等。

（2）截瘫病人因长期卧床，肠蠕动减弱或消失，易出现便秘。指导病人及家属进行腹部按摩（顺结肠走向），促进肠蠕动，必要时应用缓泻剂。每天让病人坐立，按压下腹部，帮助病人定时扩张肛门，通过适当刺激，训练反射性排便。

8. 防止关节僵直　将功能锻炼的方法教会家属及病人，以帮助完成训练。防止肢体关节挛缩僵硬和肌肉萎缩，保持各个关节的功能位。功能锻炼包括瘫痪与未瘫痪部位肌肉和关节的活动，特别强调未瘫痪部分的主动活动。早期鼓励病人进行主动或被动的各大关节活动和按摩肌肉，每日 3 次，每次 15~30 分钟，保持各个关节的功能位，双足用枕头垫起，防止足下垂，避免发生肢体关节挛缩僵硬和肌肉萎缩，急性期病人术后 2~3 个月可坐起后用哑铃或拉簧锻炼上肢及胸背肌，以后逐步练习站立扶行。

（侯晓岚）

第二节　胸腰椎损伤

12 个胸椎和 4 个腰椎组成胸腰椎脊柱。椎体之间借椎间盘、前纵韧带、后纵韧带相连，椎弓之间则借黄韧带、棘间韧带、横突韧带相连。胸廓由胸椎脊柱与两则肋骨和胸骨构成，使胸椎的稳定性增加，同时使胸椎的伸屈活动相对较小，旋转活动度也相对较小。相反腰椎由于其结构特点，如椎体大而厚，因而腰椎既有良好的稳定性，又有较好的活动性，活动范围大，且可做屈伸、侧屈、旋转运动，故腰椎损伤发病率高于胸椎。

胸腰段，此为临床骨科的习惯用词，一般是指 T_{12}~L_1 或 T_{11}~L_1，也有指 T_{11}~L_2 者。此处是较固定的胸椎向较活动的腰椎的转换点，是胸椎后突向腰椎前突的转换点，也是胸椎的关节突关节面向腰椎的关节突关节面的转换之处。研究表明，关节突关节面由冠状面转为矢状面处容易遭受旋转负荷的破坏，因此胸腰段在胸椎、腰椎损伤中发病率最高。

骨折是指由于外力造成胸腰椎骨质连续性的破坏。由于生物力学的原因，脊柱骨折经常位于胸腰椎交界处。胸腰段（T_{11}~L_2）脊柱骨折脱位是最常见的脊柱损伤，L_1 最易受损，其次是 T_{12}；约有 50% 的椎体骨折和 40% 的脊髓损伤发生于 T_{11}~L_2 节段。在青壮年病人中，高能量损伤是其主要致伤因素，占 65% 以上，如车祸，高处坠落伤等。老年病人由于本身存在骨质疏松，致伤因素多为低暴力损伤，如滑倒、跌倒等，约 60% 为跌倒造成。15%~20% 胸腰椎骨折病人常合并神经功能损伤。胸腰椎骨折男女发生比例为 2 : 1，好发年龄为 20~40 岁。

一、病因

脊柱受到外力时，可能有多种外力共同作用，但多数情况下，只是其中一种或两种外力产生脊柱损害。作用于胸腰椎的外力包括压缩、屈曲、侧方压缩、屈曲-旋转、剪切、屈曲-分离、伸展。胸腰椎骨折损伤常见，原因很多，主要有下述几种。

（一）间接暴力

绝大多数是间接暴力所致，如高处坠落，足、臀部着地，使躯干猛烈前屈，产生屈曲型暴力，也可因弯腰工作时重物打击背、肩部，同样产生胸腰椎突然屈曲，所以屈曲型损伤最为常见。也有少数为伸直型损伤，身体自高空落下，中途背部因阻挡物而使脊柱过伸，属于伸直型损伤，但极为少见。

（二）直接暴力

直接暴力所致的胸腰椎损伤很少，如工伤、交通事故中直接撞伤胸腰部，或枪弹伤等。

（三）肌肉拉力

横突骨折或棘突骨折或棘突撕脱性骨折，是因肌肉突然收缩所致。

（四）病理性骨折

脊椎原有肿瘤或其他骨病，其坚固性减弱，轻微外力即可造成骨折。

二、胸腰椎损伤的分类

胸腰椎是人体的中枢支柱，胸腰椎交界处活动较多，是最易产生损伤的部位，维持其稳定性是首要的，没有稳定性就没有脊柱的正常功能，因此在胸腰椎损伤发生后是否能够维持稳定是必须认识的问题，从而为选择合理而有效的治疗提供依据，尤其是院前处理，根据损伤后的稳定性，可决定采取何种临时处理手段及转运方式，避免发生人为的二次损伤。

胸腰椎损伤的分类方法很多，其目的是为选择合适的治疗方法，估计其预后，因此任何分类方法均应包括临床、病理和损伤机制，目前虽然分类方法很多，但都不够完善。

（一）单纯压缩性骨折

单纯压缩性骨折常发生于一个或两个椎体的前上方或侧方。由于传导的屈曲暴力，椎体被压缩成程度不等的楔形。前纵韧带多完整，属于稳定性骨折。后柱承受张力，严重时可导致棘上韧带、棘间韧带撕裂，而中柱不受累，神经损伤较为少见。

（二）爆裂性骨折

在垂直压缩性暴力或垂直压缩合并屈曲压缩暴力的作用下，使脊柱突然向前极度屈曲，使椎体受压后变宽变扁，或向四周膨出，呈粉碎爆裂状。前柱、中柱均受累。椎体后方的骨折块连同椎间盘组织挤入椎管造成椎管狭窄，引起脊髓或马尾神经损伤。

1. 脊柱的稳定性与 Denis 三柱概念　早在 1949 年 Nicoll 首先提出将胸腰椎损伤分为稳定性和不稳定性两种类型。1963 年 Holdsworth 修改和补充了 Nicoll 的分类方法，主张胸腰椎损伤的暴力分为屈曲型、屈曲旋转型、伸直型和压缩型，每型可以独立也可以两种以上同时存在，是否稳定视后方韧带复合结构的完整性而定。这种观点成为之后新的分类方法的基础。随着 CT 技术和病理机制研究的发展，出现了三柱分类学说，1983 年 Denis 根据 400 多例胸腰椎损伤的治疗经验，提出三柱分类概念，其前提是脊椎的稳定性决定于中柱的状况，而非决定于后方韧带复合结构。三柱分类即将胸椎椎体分成前、中、后三柱，前柱包括前纵韧带、椎体前半部、椎间盘的前部；中柱包括后纵韧带、椎体后半部、椎间盘的后部；后柱包括椎弓、黄韧带、椎间小关节和棘间韧带（图 12-1）。脊柱的稳定有赖于中柱的完整，当前柱遭受压缩暴力，产生椎体前方压缩者为稳定性，而爆裂性骨折、韧带损伤及脊椎骨折-脱位，因其三柱均损伤，则属不稳定性损伤。

2. Denis 将胸腰椎爆裂性骨折分为 5 个亚型

（1）严重的完全垂直应力所致：椎体上下终板均破裂，多见于腰椎，一般不引起后凸成角畸形。

（2）垂直并略带前屈的应力所致：椎体上终板破裂，导致向后成角畸形，是胸腰椎爆裂性骨折中最常见的一种。

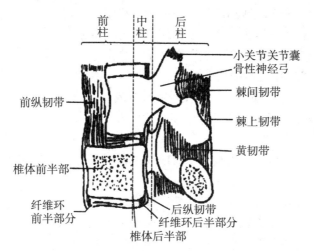

图 12-1 胸腰椎 Denis 三柱分类结构示意图

（3）损伤机制与第 2 型相同，但椎体下终板破裂，较第 2 型少见。

（4）垂直合并旋转应力所致：为压缩性骨折，多见于腰椎。此型不稳定，可导致骨折脱位。

（5）垂直合并侧方屈曲应力所致：椎体压缩侧的骨块常突入椎管内。

1984 年 Ferguson 进一步完善了 Denis 的三柱概念，认为前柱包括椎体和椎间盘的前 2/3 和前纵韧带；中柱包括后 1/3 的椎体、椎间盘和后纵韧带；后柱包括上、下棘间韧带、黄韧带、关节突和关节囊。然而，Roy-Canille、Saillant 的三柱概念略有不同，主张椎体前 2/3 是前柱，而中柱除椎体和椎间盘的后 1/3 以外，还包括椎弓根、关节突，后柱则指关节突后方的椎弓、椎板、横突、棘突，并且其概念较广泛，包括颈椎在内。同样认为中柱损伤属不稳定性，只是中柱的范围较大。至此三柱概念及其分类逐步完善，中柱损伤者属不稳定性已是一致的意见。

McAfee、Chapman 则将前中柱爆裂骨折而后柱完整者，称为稳定性骨折；合并后柱断裂者，称为不稳定性爆裂骨折。

（三）安全带型损伤

安全带型损伤为牵张性水平剪切力所致的损伤。好发于 $L_1 \sim L_4$ 椎体。其中柱、后柱呈张力损伤性改变，棘上、棘间、黄韧带甚至后纵韧带可发生断裂。由于前柱呈枢纽作用，故可无损伤，但也可由于承重过重而发生断裂。骨折线通过椎体腰部者（棘突、椎板、椎弓根、横突等），称为 Chance 骨折。

（四）骨折脱位损伤

此型最为严重。由屈曲旋转、剪切或屈曲牵张等综合暴力作用所致，其中以屈曲旋转骨折脱位最为常见。由于三柱同时受累，故最不稳定，常合并不同程度神经损伤。

（五）脊椎的稳定性分类

虽然经过多年的临床和基础研究，脊椎稳定性的概念仍有争议。有学者认为，神经功能已有或有潜在的危险者为不稳定性，有学者按照脊柱结构破坏的程度判断稳定性，也有学者将可导致椎体晚期塌陷和慢性腰痛的损伤判断为不稳定性。按照三柱学说，脊椎稳定性的关键是中柱，因此凡中柱破坏者为不稳定性，而非后方韧带复合结构。单纯的后方韧带损伤并非不稳定性，但若合并有后纵韧带破裂，则属于不稳定性。

按照 Denis 的意见，稳定性损伤是指：

1. 所有的轻度骨折，如横突骨折、关节突骨折或棘突骨折。

2. 椎体轻或中等度压缩性骨折。

不稳定性损伤分为下述 3 度。

Ⅰ度：在生理负荷下可能发生脊柱弯曲或成角者属于机械性不稳定，包括严重的压缩性骨折和安全带骨折。

Ⅱ度：未复位的爆裂骨折继发的晚期神经损伤。

Ⅲ度：骨折脱位和严重爆裂骨折合并有神经损伤者。

此外与损伤的部位也有关，胸椎损伤多为稳定性，若同样损伤发生在腰椎，则可能属于不稳定性。

（六）常用的胸腰椎损伤分类

1987 年饶书城将 Denis、Ferguson 等分类方法归纳为以下 5 种类型。

1. 屈曲压缩骨折　在临床上最为多见。前柱在压力下崩溃，后柱受到牵张，中柱作为活动枢纽，椎体后缘的高度保持不变。Ferguson 提出把屈曲压缩骨折分为下述 3 类。

Ⅰ类：为单纯椎体前方楔形变，压缩不超过 50%，中柱和后柱完好。

Ⅱ类：是椎体楔形变伴椎后韧带复合结构破裂，并有棘突间距离加宽、关节突骨折或半脱位等。

Ⅲ类：为前椎、中椎、后椎均破裂，椎体后壁虽不受压缩，但椎体后上缘骨折，骨折片旋转进入椎管，侧位 X 线片上可见此骨折片位于上椎与骨折椎的椎弓根之间。

2. 爆裂性骨折　此为垂直压缩暴力所致，受伤的瞬间脊柱处于直立位。伤椎前柱与中柱均崩溃，椎体后壁高度降低并向四周裂开，两侧椎弓根的距离加大，椎体后壁骨片膨出或倾斜进入椎管，常导致硬脊膜前方受压，但后纵韧带有时仍完整。其后柱亦可受累，椎板发生纵行骨折。爆裂性骨折可表现为一个椎体的全面破碎，或只是椎体的上半部或下部粉碎，也可能合并旋转移位，或表现为椎体一侧严重压缩。

3. 屈曲牵张型损伤　此类损伤常见于乘坐高速汽车腰系安全带，在撞车的瞬间病人躯体上部急剧向前移动并前屈，以前柱为枢纽，后柱与中柱受到牵张力而破裂张开，即典型的 Chance 骨折。骨折线横行经过伤椎棘突、椎板、椎弓根与椎体，骨折线后方裂开。亦可能是经过韧带结构破裂，即棘上韧带、棘间韧带与黄韧带断裂，关节突分离，椎间盘后部破裂。此型损伤也可见于高处坠落者。

4. 屈曲旋转型骨折脱位　屈曲旋转型骨折脱位较常见，其前柱受到压缩力与旋转力，中柱与后柱受到牵张力和旋转力，常导致关节突骨折或脱位。下一椎体的上缘常有薄片骨折随上椎体向前移位，前纵韧带从下椎体前面剥离，后纵韧带亦常破裂，椎体后方骨折片可进椎管。此型极不稳定，几乎都伴有脊髓或马尾神经损伤，常发生进行性畸形加重。

5. 剪力型脱位　剪力型脱位也称为平移性损伤，椎体可向前、后或侧方移位。常因过伸使前纵韧带断裂，椎间盘前方撕裂，发生脱位而无明显椎体骨折。移位超过 25% 则脊椎的所有韧带均断裂，常有硬脊膜撕裂和瘫痪。

三、临床表现

胸腰椎损伤是严重的外伤，但损伤的部位、程度、范围及个体特性不同，临床症状与体征通常有较大的差别，应仔细鉴别诊断。

（一）有严重的伤病史

例如，从高空坠下，或弯腰工作时头颈及胸背部被重物打击，或有严重的交通、工作事故等。

（二）局部疼痛

外伤后局部疼痛剧烈，多不能站立，翻身困难，搬动时疼痛感加剧。

（三）骨折部位有明显的压痛或叩击痛

若棘突骨折、棘间韧带断裂，而局部有血肿形成者，压痛尤为明显，同时有损伤部位的肿胀；若单纯椎体骨折，其压痛通常稍轻，但一般叩击痛较为明显。

（四）腰背部活动受限、肌肉痉挛

重者病人不能站立或坐起，轻者也有明显的活动受限，腰背部肌肉痉挛。

（五）腹胀、腹痛

胸腰椎损伤后，常因后腹膜血肿刺激自主神经，致肠蠕动减弱，常出现损伤后数日内腹胀、腹痛、大便秘结等症状。

（六）神经损害的表现

胸腰椎损伤病人可能同时损伤脊髓和马尾。主要症状是损伤平面以下的感觉、运动，以及膀胱、直肠功能出现障碍，其程度随脊髓损伤的程度和平面而不同，可以是部分性的，也可以是完全性的，也可以单纯马尾损伤的。伤后躯干及双下肢感觉麻木，无力，或者刀割样疼痛，损伤马尾神经可出现大小便功能障碍（无法自行排便或者大、小便失禁），严重者可以双下肢感觉运动完全消失，截瘫。

（七）辅助检查

病人行X线、CT或MRI检查有明确的骨折影像学表现。

四、辅助检查

（一）X线表现

1. 单纯压缩性骨折　X线侧位片显示损伤的椎体呈现楔形改变，特别是椎体上缘的压缩性骨折。除了椎体的楔形变外，椎体前缘的骨皮质可发生皱褶、中断、嵌入、呈台阶状隆起。在胸段，由于其屈曲程度后凸，故可发生多节段的椎体压缩。

根据椎体的压缩程度，可将骨折分为三型。

轻度：压缩骨折为椎体的压缩部分不超过椎体高度的1/3。

中度：为压缩部分不超过1/2。

重度：为压缩部分超过椎体高度的1/2或椎体全部粉碎。

轻中度者，脊柱的成角畸形不明显，脊髓多无受压；重度的压缩骨折，常合并多处附件骨折或粉碎骨折，脊柱后凸成角畸形，当椎体的后上角向后突出时，可压迫脊髓。合并有脱位时，上端椎体向前移位，棘突间裂开，间距增大，或向侧方脱位。棘突、关节突关节、椎弓根可错向一侧。

2. 椎体爆裂性骨折　受伤椎体除有楔形变外，还可出现程度不一的碎骨折片分离移位。正位 X 线片可见两侧椎弓根间距增宽。骨折块向椎管内移位可通过体层摄片展示。侧位片上可见椎体后缘线的旋转、后移或中断消失，提示有后缘终板的骨折。棘间分离常提示后部复合韧带撕裂的可能性。Geekward 认为爆裂性骨折多合并有椎管的受累，约 50%，后纵韧带破裂，致脊髓严重损伤。其他还常有关节突关节的骨折脱位、椎弓、椎板、棘突等的粉碎性骨折。

Daffner 分析了 491 例脊柱骨折认为，后突的骨折碎片是鉴别单纯压缩性骨折和爆裂性骨折的主要依据，但在常规 X 线检查中，有时难以发现。故国内学者认为爆裂性骨折和单纯压缩性骨折有时难以区别，特别是中度、重度的压缩性骨折，需要 CT 扫描进一步证实。

3. Chance 骨折　骨折线呈水平走行，由椎体前缘向后经椎弓根至棘突，发生水平骨折或棘间韧带的断裂。骨折的移位不大，脊髓损伤少见，典型的 Chance 骨折常累及一个椎体。

4. 骨折脱位　主要表现为附件骨折和椎体脱位，而椎体的压缩变形常不明显。其程度可分为：

（1）脱位。表现为下关节突向上移位超过正常限度。

（2）跳跃。下关节突正架于下位椎体的上关节突上。

（3）交锁。下关节突移位于下位椎体的上关节突前方。

（二）CT 与 MRI 表现

1. CT 检查　压缩性骨折为胸腰椎最常见的骨折类型，主要表现为椎体前部受压缩变扁。CT 可以发现 X 线片显示不清的改变，如椎体骨折移位，特别是椎体后缘的骨折块，即 Denis 中柱的损伤，向椎管内移位的程度、关节突关节的骨折移位、椎板骨折下陷突入椎管的程度，均可清晰显示，并可测量椎管狭窄的程度。爆裂性骨折为一种不稳定型骨折，与其他压缩性骨折不同的是，受损椎间盘嵌入粉碎的椎体内，椎体前后径明显增大，其椎体后上部常突入椎管，常伴椎弓根、椎板骨折和关节脱位。

2. MRI 检查　MRI 可以各方向成像，可显示脊椎的立体关系，还具有软组织分辨率高、成像参数多等优点，对于脊柱外伤急性期损伤的定位、定量诊断具有其他影像学诊断无可比拟的优势。

压缩性骨折表现为典型的楔形变。椎体上、下的椎间盘常受累，T_1WI 呈中等或偏低信号强度，T_2WI 呈高信号，这是由于椎间盘损伤后水肿及渗出所致。

椎体发生爆裂骨折时，椎体失去正常的轮廓，呈粉碎性，骨皮质的低信号失去完整性，并可见碎片嵌入松质骨中。急性期由于脊髓的水肿，渗出，导致 T_1、T_2 延长，在 T_1WI 呈低信号，T_2WI 呈高信号；在骨折的后期，T_1WI、T_2WI 信号强度降低，这与骨折后椎体的修复有关。

后纵韧带由于椎体骨折碎片和血肿的影响而剥脱，表现为矢状面上椎体后缘条状低信号的连续中断，常伴有椎体严重变形压缩脱位及脊髓离断伤。棘间韧带的撕裂表现为 T_2WI 矢状面上棘间区域的高信号，而 50% 的爆裂性骨折可见前纵韧带的撕脱或松动。

MRI 还可以显示脊髓的异常损伤、硬膜内外的血肿和椎间盘情况。

五、治疗

胸腰椎骨折的治疗应该为骨及软组织愈合提供良好的生物学和生物力学环境。不论采取手术治疗还是非手术治疗，治疗的首要目标除恢复脊柱的稳定性外，还要防止和减少神经损伤；次要目标包括矫正畸形，最大限度地减少运动功能的丧失，促进病人快速康复。对于不稳定型骨折和神经损伤病人，通常采取早期恢复稳定性并融合的治疗方法。对于相对稳定，中度畸形和无神经损伤病人最佳治疗方法的选择，目前缺少科学依据，仍存在争议。

（一）非手术治疗

越来越多的数据显示，手术和非手术疗法同样重要。保守治疗主要方法是支具外固定或卧床休息治疗，也可以先卧床休息一段时间后，待全身症状缓解，再应用支具外固定 10~12 周，并逐步进行功能锻炼。

非手术治疗指征：无神经损伤者；脊柱三柱中至少两柱未受到损伤；后凸角度小于 20°；椎管侵占小于 30%；椎体压缩不超过 50%。非手术治疗有 3 种不同方式：复位并石膏塑形固定、未复位的应用支具功能性治疗、无支具的功能性治疗。

（二）手术治疗

不稳定性骨折普遍倾向手术治疗，主要是因为可以通过外科手术获得脊柱的稳定性，从而实现病人早期活动、减轻疼痛、易于护理（多发创伤病人）、尽早恢复工作及避免后期神经损伤并发症等目的。

1. 后路手术　后路手术是指经脊椎后侧入路的手术，具有手术显露好，出血少等优点，使用最广泛。后路复位固定是最常见的手术技术，可实现骨折的复位和稳定的固定。

（1）后路手术治疗的适应证

①绝对适应证：不完全瘫痪；神经损伤进行性加重；脊髓压迫伴或不伴神经症状；骨折脱位；严重的节段性后凸畸形（>30°）；重要韧带受损。

②相对适应证：单纯骨性损伤；主观希望尽早恢复正常活动；为避免继发脊柱后凸；合并损伤（胸、脑部）；便于瘫痪病人的护理。

（2）后路手术常用的方法

①椎弓根内固定技术。

②椎间盘摘除植骨融合内固定技术。

2. 前路手术　前路手术是指通过适当的手术入路，在椎体的前方和侧方进行手术。因椎体解剖部位深，故与后路手术不同，前路手术创伤大，出血也较多，技术也较复杂。

前路手术治疗的适应证：目前尚不统一，大多数学者表示，前路手术创伤较大，无脊髓损伤症状者应以后路手术为首选。前路手术适用于合并脊髓损伤者，但并非每例椎管压迫者都适用，如对合并完全性截瘫者是否进行前路手术仍有争议，因此，只有掌握好适应证，才能获得较好的疗效。

前路手术适应证：

（1）不完全性脊髓损伤，经放射线诊断确有前方压迫，而后方无骨块进入椎管者。

（2）有前脊髓综合征者，不论椎管是部分或完全梗阻。

（3）前柱损伤严重或爆裂性骨折，而后部结构未完全破坏的不全瘫者。

（4）某些瘫痪逐渐发生的晚期病例或陈旧性爆裂性骨折者。

（5）疼痛性进行性后凸畸形，伴有或不伴有神经功能障碍者。

（6）前柱、中柱骨不连者。

（7）已施行后路手术，但减压不彻底，仍有前方受压者。

六、护理措施

（一）院前急救护理

1. 迅速、准确地做全身检查，明确是否存在危及生命的紧急情况。处理严重的合并伤，以挽救生命。

2. 将病人尽快搬离可能再次发生意外的现场，避免重复或加重损伤。

3. 搬运伤员时，动作轻柔。胸腰椎损伤病人尽量平抬平放，应用木板床或无弹性担架进行搬运。运送途中密切观察生命体征变化。明确脊柱损伤部位及瘫痪平面，作为搬运的依据。

（二）心理护理

胸腰椎骨折病人多为青壮年，平时活动量较大，大多为家中的主要经济来源，伤后需绝对卧床，来自家庭及经济的压力，由此病人心理产生巨大的落差，加上对疾病的不了解、手术的未知性及不确定性、手术的高额费用、术后疼痛等，均可使得病人产生紧张、焦虑，甚至恐惧的心理，给疾病的治疗带来了困难。术前，医护人员应主动、充分与病人进行积极沟通，鼓励病人，详细讲述骨折的治疗原则、手术目的、手术时间、手术方法、手术并发症、术后康复计划、手术费用、围手术期营养要求等相关事项，对病人进行人文关怀和心理疏导，解除思想压力，帮助其尽快完成角色转化，提高其对手术治疗的依从性与耐受性。同时做好家属及陪护人员的工作，以取得配合，指导及协助家属做好护理工作，解除病人对生活、工作的后顾之忧，使之安心治疗。有脊髓损伤并截瘫的病人应帮助树立正确的人生观，发挥残存身体的最大功能。

（三）神经功能损伤的观察

胸腰椎爆裂性骨折，50%的病人合并有脊髓或马尾功能受损，及时彻底的减压，会对脊髓神经根功能的恢复产生良好的作用，但手术创伤或刺激脊髓，可出现血肿压迫或水肿而致肢体感觉、运动、括约肌功能障碍，术后应密切观察记录下肢感觉、运动及括约肌功能，了解症状缓解的程度，及早发现感觉和运动障碍，防止并发症的发生，为病人和医生赢得时间。

（四）胸腰椎损伤手术前护理

胸腰椎损伤手术前护理详见胸腰椎手术术前准备相关内容。

（五）胸腰椎损伤并脊髓损伤截瘫术后的护理

1. 体位　平卧位或侧卧位，术后第2天可摇高床头10°~30°，但时间不可过长，以不超过10~20分钟为宜。术后4周可取半坐位，时间以病人能耐受为度。

2. 生命体征监测　详见胸腰椎手术术后护理的术后生命体征监测的相关内容。

3. 手术后切口部位观察及术后引流管的管理 详见胸腰椎手术术后护理的术后引流管的管理相关内容。

4. 饮食指导 详见颈椎手术术后护理的术后饮食指导的相关内容。

5. 预防并发症 详见本章颈椎骨折与脱位的并发症护理相关内容。

（六）康复护理

手术治疗是康复治疗的基础，术后正确的康复锻炼能巩固疗效，改善症状。胸腰椎骨折，特别伴有脊髓损伤的病人，功能锻炼是一个非常重要而且漫长的过程，应根据病人截瘫平面不同施于不同的功能锻炼，注意持之以恒。

康复锻炼的目的是促进肿胀消退，减少肌肉萎缩程度，促进骨折愈合，恢复脊柱的稳定性和柔韧性，防止胸腰椎畸形及关节僵直，保留和发挥残存肢体的最大功能。

康复锻炼遵循的原则：在早期治疗中，应着重于脊髓功能的恢复；在维持残存功能的基础上，对神经系统的指令和控制功能进行再训练，对残存肌肉原有功能进行再训练，对关节原有屈伸、旋转、"锁止"功能进行再训练，以达到代偿丧失部分的功能；根据解剖生理基础和损伤水平、程度，进行循序渐进的训练。

非截瘫病人康复以主动活动为主，被动活动为辅。主动活动是锻炼的根本，被动活动则是前者的准备和补充。被动活动不应该也不可能代替主动活动。在主动运动能力基本恢复之前，必须经常给患肢各关节做被动功能锻炼，以保持关节活动度，避免关节僵硬、肌肉萎缩。

经过康复锻炼争取让病人可以做到自己翻身、起床、下床、上下轮椅等。同时指导病人做腰背肌锻炼，通常有挺胸、背伸、五点支撑法、三点支撑法、四点支撑法。练习时要循序渐进，每次练习不可过多、过累。不完全瘫痪者，短期内可在床下活动；对完全性瘫痪者，指导并帮助他们练习上下轮椅；对截瘫病人还要注意防止跌倒。康复训练中还应加强日常生活能力训练，如穿脱衣服动作、进餐动作、个人卫生等。教会家属掌握基本康复知识和技能，说明训练的重要性，防止并发症的发生。为日后病人回归家庭做好准备。

康复锻炼的具体方法详见胸腰椎手术术后护理的胸腰椎手术术后神经功能观察与功能锻炼相关内容。

（七）健康教育

病人出院时，对病人及家属进行宣教：卧硬板床休息；坐立或下床活动时，需佩戴护具保护；3个月内避免重体力劳动，不可背负或搬动重物；腰部活动不可过大，避免腰部过伸或过屈；继续加强功能康复锻炼及日常活动能力锻炼，逐渐增加活动量；定期复查。

（侯晓岚）

第三节 脊柱畸形

一、心理护理

脊柱畸形病人自卑心理严重，缺乏自信心，渴望得到手术矫正脊柱畸形，同时对手术又有担忧和恐惧心理。手术前应向病人讲解脊柱侧弯的有关知识、手术方式，针对性地介绍手术方案及手术成功的例子，并且多与病友交流，以减轻心理负担，增强手术治疗的积极性，增加病人对手术的信心，调整好心情，减轻紧张情绪给手术带来的风险。

由于脊柱畸形病人通常年龄小，不能较好地理解疾病治疗过程及结果，部分病人术前需经较长时间的保守治疗，应向病人及家属进行耐心地解释，取得配合，争取取得良好的治疗效果。

二、完善术前特殊检查

1. 肺功能检测　严重的胸廓畸形和躯干塌陷造成的膈肌抬高可导致肺功能的降低，检查包括肺总量、肺活量，第 1 秒肺活量和残气量。肺活量用预测正常值的百分比表示，脊柱侧凸的肺总量和肺活量减少，与侧凸的严重程度相关，当减少至预计值的 60% 时即有意义。残气量正常者随着侧凸程度的进展，可能残气量也会不正常。严重侧凸的病人术前应做动脉血气分析。

2. 测量角度　用测角器检测后凸体表角度及身高。

3. 神经系统检查　检查深浅感觉，注意有无感觉分离、感觉障碍，检查肌力及括约肌功能，检查生理及病理反射，必要时行诱发电位检查。

三、饮食指导

脊柱侧凸病人因脊柱畸形致内脏扭曲或受压迫，以致胃肠功能不全，以及矫形手术时间长、创伤大，因此术前病人需加强营养，多进食高蛋白、高维生素饮食，必要时请营养科会诊协助调整营养状况。

四、呼吸功能锻炼

脊柱侧凸病人都存在胸廓畸形，有不同程度的呼吸功能受限导致限制性肺通气不足，肺活量低，甚至导致心脏功能差，常表现为跑步、上楼梯甚至稍微走快一点就会感到气短。因此，术前加强呼吸功能锻炼尤其重要，可改善肺活量。具体锻炼方法如下所述。

1. 吹气球法　给病人准备普通加厚型气球，指导鼓励病人一次性将气球吹得尽可能大，放松 5~10 秒，然后重复上述动作，每次 10~15 分钟，3~4 次/天。

2. 深呼吸运动　深吸气后屏气数秒后再用力呼气（尽量延长呼气时间），3 组/天，50 次/组。

3. 有效咳嗽　鼓励、指导病人深吸气，在吸气末屏气片刻再行爆破性咳嗽，将气道内的分泌物排出。

4. 扩胸运动　3 组/天，50 次/组。

5. 呼吸功能锻炼　用呼吸训练器进行呼吸功能锻炼。

6. 戒烟宣教　对吸烟病人进行戒烟宣教，劝导病人戒烟。

五、牵引护理

病人行牵引治疗时需家人在旁陪同，注意安全，防跌倒及保持有效牵引，并随时观察和倾听病人的主诉，如有不适，立即报告医生，进行处理。

1. 枕颌带牵引　头部制动。注意观察病人呼吸形态，佩戴枕颌带时避免压迫气管，影响呼吸。因枕颌带大部分是以魔术贴固定，行枕颌带牵引时需随时关注魔术贴的粘合程度，避免突然断开造成脊髓损伤。另外需注意皮肤保护，避免引起颌面部的压力性损伤。

2. 悬吊牵引　是以枕颌带进行站立位牵引，枕颌带固定于高度高于病人身高的门框或支架上，佩戴好枕颌带后，病人双足离地，双手悬空，以病人自身身体重量进行牵引，反向拉伸脊柱。

牵引时需注意必须有人陪同。根据病人身高体重选择牵引绳的粗细及悬挂高度。不得随意增减牵引时间，如有不适，应立即停止牵引。牵引时需双足离地，双手悬空，保持有效牵引。

3. 头环牵引护理　日间在牵引专用轮椅车上进行坐位或站立的牵引，牵引时需保持上身直立（不弯腰、不倚靠在轮椅背上，双手不撑在轮椅扶手上）与头环上的牵引绳在同一直线上，并放松全身肌肉，以确保最大限度地利用身体重量进行牵引。

夜间进行卧位牵引，卧位时，头枕部应垫置特殊枕头，防止头环与床垫接触，引起疼痛及螺钉松动。牵引重量要根据年龄、体质等决定；牵引针孔每日检查，清洁消毒，避免感染；抬高床头，并保持床固定，以免滑动；牵引方向一般与脊柱轴线相一致；非经医生同意，不可任意取下牵引锤，不可自行改变牵引重量；牵引绳要确保定位在滑轮沟内；牵引绳、牵引锤保持悬空，勿任意摆动牵引锤。

其他护理措施同头环牵引术相关内容。

六、护理措施

1. 术前护理要点　同胸腰椎手术术前准备相关内容。
2. 术后护理要点　同胸腰椎手术术后护理相关内容。

脊柱侧凸矫形手术时间长、难度大、创伤大、出血多，易发生血容量不足，因此术后需严密观察血压、脉搏、神志的变化，以及伤口敷料有无渗血和引流液的量及性状，防止严重并发症的发生。

3. 术后并发症的观察

（1）脊髓神经功能观察：脊柱侧凸手术矫形过程中，脊髓可能被牵拉或因缺血而受损，或者硬膜外血肿直接压迫脊髓，出现神经症状，甚至瘫痪，故病人麻醉完全清醒后，应立即指导病人活动双下肢，密切关注双下肢的感觉、运动情况，耐心倾听病人主诉，若病人主诉困倦、肢体发沉、肢端剧烈疼痛麻木，应立即报告医生行相应处理，以预防不可逆的神经损伤。一般情况下手术所致脊神经损伤在麻醉清醒后即有所表现。

（2）胃肠道症状观察：重度侧凸病人多有内脏扭曲或受压迫，使胃肠功能不全，加上全身麻醉或术中牵拉，刺激、震荡，可致肠蠕动减慢、肠道梗阻、肠内积气，消化系统功能减退，但大多在48小时内肠蠕动恢复后可消失。若72小时后仍有腹胀、胀痛、恶心、呕吐等症状加重，应警惕肠系膜上动脉综合征，及时对症处理，如禁食水、胃肠减压、肠外营养补充、腹部按摩等。

一旦病人胃肠自主神经调节功能恢复正常，可先饮水，若病人无不适反应后，给予流食→半流食→软食→普食进食方案，进食遵循少量多餐原则，多进食高热量、高蛋白、多维生素、清淡易消化食物，指导家属在病人脐周顺时针方向予以环行按摩5~10分钟，禁忌进食牛奶、豆浆、含糖量高或甜类食物，多食水果、蔬菜。

（3）疼痛护理：侧凸手术切口大、创伤大、内固定植入物多，术后疼痛明显时，应及时进行疼痛评估，适当加强镇痛治疗，同时做好心理护理和指导。

4. 支具护理　脊柱侧凸矫形手术术后下床活动需佩戴支具保护。支具必须在床上佩戴，将支具松紧调节好后才可下床活动，上床后再将支具除去。佩戴支具位置要准确，松紧适度，使支具能与躯体紧密接触，建议内穿套头全棉内衣，利于汗液吸收，增加舒适感和保持支具内衬的清洁。佩戴期间，要注意倾听病人主诉，并经常检查局部有无压迫等不适，有不适的部位需进行局部修整，以病人合适为宜。支具佩戴时间不少于 3 个月。

下床活动时必需佩戴支具，适当增加活动量，同时进行深呼吸训练以增加肺活量，改善肺功能。加强营养，进食含蛋白质、维生素 C、钙、铁丰富和高热量的食物，以改善疾病消耗及手术创伤所引起的消瘦、乏力、贫血等症状，以利于术后恢复。

长期随访，侧弯矫形后随着病人年龄的增长，有可能发生矫形的丢失，侧凸的加重等并发症，需要告知病人术后进行长期的随访。一般术后 3 个月、6 个月、1 年拍片复查，有异常时及时复诊。

（侯晓岚）

第四节　强直性脊柱炎

强直性脊柱炎（AS）是一类原因未完全明了，以中轴脊柱受累为主，可伴发关节外表现，可影响多器官、多系统的自身免疫性疾病。强直性脊柱炎是脊柱本身及其附属组织的一种慢性进行性炎症疾病，受累脊柱有发生屈曲畸形骨性强直的趋势。病变主要累及骶髂关节，病人有下腰痛，晨起腰部僵硬，弯腰受限。随着病程发展，疼痛逐渐加剧，病变也由腰骶部向上朝胸、颈段发展，脊柱活动越来越困难，最后发展为驼背畸形。同时伴有脊柱侧弯，严重者颈部也呈现屈曲性强直，病人不能抬头前视，不仅不能下地行走，甚至日常生活如起坐、躺下、穿鞋袜等也非常困难。

一、病因

强直性脊柱炎虽然确切的发病机制尚不明确，但与感染、遗传和自身免疫功能障碍及环境因素（寒冷潮湿地区等）有关。在遗传因素方面，病人亲属的发病率比正常人群高 20~30 倍。强直性脊柱炎主要发病于 15~40 岁的男性病人，男女比例为 2∶1~7∶1。1973 年 Sohlosstein 等发现强直性脊柱炎与人体组织相容性抗原 HLA-B27 有关。强直性脊柱炎在早期通常没有明确的症状。在后期，本病的胸椎和腰椎炎症表现比较明显。

二、临床表现

强直性脊柱炎一般起病比较隐匿，早期可无任何临床症状，全身表现多数较轻，有些病人在早期可表现为轻度的全身症状，如乏力、消瘦、长期或间断低热、厌食、轻度贫血等。由于病情较轻和全身症状隐匿，病人大多不能早期发现，致使病情延误，失去最佳治疗时机。

少数重症者有高热、疲倦、消瘦、贫血或其他器官受累，可侵犯全身多个系统，包括心脏、肺、眼、耳及神经系统，可并发 IgA 肾病和淀粉样变性，并发慢性前列腺炎较对照组增高。部分病人初期临床表现为急性风湿热，或出现大关节肿痛，或伴有长期低热、体重减轻、以高热和外周关节急性炎症为首发症状的也不少见，此类病人多见于青少年，也容易被长期误诊。

（一）关节病变表现

绝大多数侵犯骶髂关节，之后上行至颈椎，少数病人先由颈椎或几个脊柱段同时受侵犯，可侵犯周围关节。

1. 骶髂关节炎 约90%的病人最先表现为骶髂关节炎。之后上行发展至颈椎，表现为反复发作的腰痛，腰骶部僵硬感，间歇性或两侧交替出现腰痛和两侧臀部疼痛，可放射至大腿，无阳性体征，但直接按压或伸展骶髂关节可引起疼痛。有些病人 X 线检查发现有异常改变。

2. 腰椎病变 病人多数表现为下背痛和腰部活动受限。腰部前屈、后伸、侧弯和转动均可受累。体检可发现腰椎棘突压痛、腰椎旁肌肉痉挛，后期可有腰肌萎缩。

3. 胸椎病变 胸椎受累时，表现为背痛、前胸和侧胸痛，最后呈驼背畸形。肋椎关节、胸骨柄体关节、胸锁关节及肋软骨间关节受累时，则呈侧束带状胸痛、胸廓扩张受限、吸气咳嗽或打喷嚏时胸痛加重。严重者胸廓保持在呼气状态，胸廓扩张度较正常人降低50%以上，因此，只能靠腹式呼吸辅助。由于胸腹腔容量缩小，造成心肺功能和消化功能障碍。

4. 颈椎病变 30%的病人表现为颈椎炎，先有颈椎部疼痛，沿颈部向头部和背部放射。颈部肌肉开始时痉挛，以后萎缩，病变进展可发展至颈胸椎后凸畸形。头部活动明显受限，常固定于前屈位，不能上仰、侧弯或转动。严重者仅能见自己足尖前面的小范围视野，不能抬头平视。

5. 周围关节病变 约半数病人有短暂的急性周围关节炎，约25%的病人有永久性周围关节损害。病变多发生于大关节，下肢多于上肢。肩关节受累时，关节活动受限较疼痛更为明显，梳头、抬手等活动均受限。侵犯膝关节时则关节呈代偿性弯曲，使行走、坐立等日常生活更为困难。极少侵犯肘、腕和足部关节，侵犯手部关节者更为罕见。

此外，耻骨联合亦可受累，骨盆上缘、坐骨结节、股骨大粗隆及足跟部可有骨炎症状，早期表现为局部软组织肿、痛，晚期有骨性粗大。一般周围关节炎可发生在脊柱炎之前或以后，局部症状与类风湿关节炎不易区别，但遗留畸形者较少。

（二）关节外表现

关节外病变大多出现在脊柱炎后，偶有在骨骼肌肉症状之前数月或数年发生关节外症状。强直性脊柱炎可侵犯全身多个系统，并伴发多种疾病。

1. 心脏病变 心脏病变以主动脉瓣病变较为多见，据尸检发现，约25%的病人有主动脉根部病变，心脏受累在临床上可无症状，也可有明显表现。临床有不同程度主动脉瓣关闭不全者约1%；约8%发生心脏传导阻滞，可与主动脉瓣关闭不全同时存在或单独发生，严重者因完全性房室传导阻滞而发生阿-斯综合征。当病变累及冠状动脉口时可发生心绞痛。少数发生主动脉瘤、心包炎和心肌炎。合并心脏病的强直性脊柱炎病人，一般年龄较大，病史较长，脊柱炎及外周关节病变较多，全身症状较明显。

2. 眼部病变 长期随访，25%的病人有结膜炎、虹膜炎、眼色素层炎或葡萄膜炎，后者偶发可并发自发性眼前房出血。虹膜炎易复发，病情越长发生率越高，但与脊柱炎的严重程度无关，有周围关节病者较常见，少数可先于脊柱炎发生。眼部疾病常为自限性，有时需用糖皮质激素治疗，有的未经恰当治疗可致青光眼或失明。

3. 耳部病变　强直性脊柱炎病人发生慢性中耳炎的概率是正常人的 4 倍，而且，在发生慢性中耳炎的强直性脊柱炎病人中，关节外表现明显多于无慢性中耳炎的强直性脊柱炎病人。

4. 肺部病变　少数病人后期可并发上肺叶斑点状不规则的纤维化病变，表现为咳痰、气喘，甚至咯血，并可能伴有反复发作的肺炎或胸膜炎。X 线检查显示双侧肺上叶弥漫性纤维化，可有囊肿形成与实质破坏，类似结核，需加以鉴别。

5. 神经系统病变　由于脊柱强直及骨质疏松，易发生颈椎脱位和脊柱骨折，而引起脊髓压迫症，如发生椎间盘炎则引起剧烈疼痛；强直性脊柱炎后期可侵犯马尾，发生马尾综合征，而导致下肢或臀部神经根性疼痛、骶神经分布区感觉丧失、跟腱反射减弱及膀胱和直肠等运动功能障碍。

6. 淀粉样变　淀粉样变为强直性脊柱炎少见的并发症。有报道 35 例强直性脊柱炎病人中，常规直肠黏膜活检发现 3 例有淀粉样蛋白的沉积，大多无特殊临床表现。

7. 肾及前列腺病变　与类风湿关节炎相比，强直性脊柱炎极少发生肾功能损害，但有发生 IgA 肾病的报道。强直性脊柱炎并发慢性前列腺炎较对照组增高，其意义不明。

此外，由于脊柱强直，中度外伤极易造成骨折，头颈部外伤，尤其易引发颈椎骨折。脊柱骨折的发病率在 5% 左右，并且随着年龄增长不断增加。

三、治疗

与其他风湿性疾病一样，强直性脊柱炎的治疗主要以保守治疗为主，早期主要是控制症状，改善全身健康状况，减缓疾病进程和关节强直强度，防止畸形产生和发展；晚期对于严重屈曲畸形的病人可选择适当的手术治疗。常规治疗目标是炎症进程得到控制、疼痛缓解、预防疾病升级加重、保持脊柱平衡、保持脊柱活动性、改善生活质量。

（一）非手术治疗

已经证明，早期治疗能改善临床进程和总体治疗效果。非手术治疗的目的是改善临床症状，减轻炎症反应，并推迟疾病的进展，方法包括一般治疗和药物治疗。

1. 一般治疗　一般治疗主要有休息，适当运动锻炼，定期做背部伸展运动，注意保持良好的体位和姿势，主张睡硬板床并去枕平卧，建议取仰卧或伸背俯卧，避免卷曲侧卧。

2. 药物治疗　药物治疗包括非甾体抗炎药物，糖皮质激素，病情缓解药物，如柳氮磺胺吡啶、甲氨蝶呤、帕米磷酸盐、阿米替林及沙立度等。

3. 物理治疗　物理治疗的主要目的是减轻疼痛，预防受累的脊柱节段出现低活动性，以及改善日常生活。理疗一般可用热疗，如热水浴、水盆浴或淋浴、矿泉温泉浴等，以增加局部血液循环，使肌肉放松，减轻疼痛，有利于关节活动，保持正常功能，防止畸形。在临床治疗当中，物理治疗扮演着重要角色。应该采用持续的物理治疗，而且应为病人制订一个日常家庭锻炼计划。病人高度的行动性和依丛性能从实质上改善治疗结果。研究结果表明，在有指导下的集体的物理治疗优于病人单独在家锻炼的方式，而单独在家中锻炼优于不进行物理治疗。

4. 体育疗法　体育疗法可保持脊柱的生理弯曲，防止畸形；保持胸廓活动度，维持正常的呼吸功能；保持骨密度和强度，防止骨质疏松和肢体失用性萎缩等。

（1）深呼吸：每天早晨及睡前常规做深呼吸运动，可以维持胸廓最大的活动度，保持良好的呼吸功能。

（2）颈椎运动：头颈部可做向前、向后、向左、向右转动，以及头部旋转运动，以保持颈椎的正常活动度。

（3）腰椎运动：每天做腰部运动，前屈、后伸、侧弯和左右旋转肢体，使腰部脊柱保持正常的活动度。

（4）肢体运动：既有利于四肢运动，又有助于增加肺功能和使脊柱保持生理曲度，是最佳的全身运动。

根据个人情况采取适当的运动方式和运动量，开始时可出现肌肉关节酸痛或不适，但经短时间休息即可恢复。若新的疼痛持续2小时以上不能恢复，则表明运动过度，应适当减少运动量或调整运动方式。

（二）手术治疗

强直性脊柱炎引起的驼背畸形较为常见，手术矫形是唯一有效的治疗方法。外科手术的基本目标是重建脊柱平衡，把颌-眉垂直角矫正到能让病人重新向前方注视的程度，或者解决下颌-胸部碰撞的问题。近年来，随着脊柱外科的迅猛发展，各种内固定材料与方法相继问世，给以矫正畸形为目的的手术治疗方法提出了新课题。手术不仅为矫正脊柱畸形，更应考虑如何最大限度地减少手术并发症，如脊髓损伤、神经根损伤、大血管损伤、脊柱不稳滑脱等，以提高病人的生存质量，即在安全的前提下最大限度地、有效地矫正脊柱后凸畸形才是理想的手术方法。

常用的手术有脊柱截骨术。脊柱截骨术的目的：减轻脊柱后凸畸形，使病人直立，双目能直视前方；解除胸腹腔压迫，改善呼吸、循环和消化三大系统功能；从美学观点出发，改善外观，纠正病人体态，解除心理压力。

手术绝对适应证：脊柱不稳定性骨折，与脊柱后凸有关的渐进性的脊髓病，进展性椎间盘炎。相对适应证：矢状面上的脊柱失衡，不能水平注视，下颌-胸部碰撞，伴随骨延迟愈合的脊柱稳定性骨折，节段性不稳定。

手术禁忌证：心、肺、肝、肾功能差，严重贫血和高血压，体弱消瘦及高龄病人，无法耐受手术者。主动脉硬化及脊柱结核，有可能发生大血管与脊柱粘连，血管伸缩性差，此类病人不宜手术，腹部做过大手术者，禁忌手术。

四、护理措施

（一）心理护理

强直性脊柱炎好发于15~40岁的男性青年，以20岁左右多见，此时病人正处于生长发育的重要阶段，过度的关注自己的身体状况，容易出现心理问题，如恐慌、烦躁、焦虑、抑郁等，甚至对治疗失去信心，情绪的波动可以使身体的免疫功能降低，从而易引起强直性脊柱炎反复发作。因此护理人员要做到多关心、多理解病人，多与病人交流，及时给予心理疏导，指导病人相互鼓励，使病人保持积极、乐观的心态，树立战胜疾病的信心，坚持长期、正规的治疗非常重要。

(二) 术前护理

1. 呼吸功能训练　强直性脊柱炎病人由于肋椎关节融合、膈肌抬高，胸廓的扩张受到限制，使病人的呼吸储备功能降低，为了提高病人对手术的耐受性，提高有效通气，改善肺功能，减少和避免术后并发症的发生，进行呼吸功能训练十分必要。训练方法有深吸气、呼气训练：病人平卧，护士将双手放在距离病人胸壁 1cm 处，病人用鼻深吸气，努力用胸壁去靠近护士的手，然后用口缓慢呼气，每日完成 2 组，每组深呼吸 15~30 次。有效咳嗽训练：病人先缓慢吸气，咳嗽时将腹肌收缩，腹壁内收，咳嗽训练一般控制在 5 分钟以内，并避免餐后或饮水时进行。进行呼吸功能评估及训练：术前进行肺功能检查，了解肺部通气功能。还可指导病人借助呼吸训练器、吹气球训练、腹式呼吸训练、进行扩胸运动 2 次/日，采用以上方法进行呼吸功能训练，以增加肺的通气量。吸烟者，术前应停止吸烟，以减轻对呼吸道的刺激，减少呼吸道分泌物。注意保暖，预防感冒。

2. 营养支持　由于病人伴有低热、乏力、食欲减退、消瘦等症状，以及骨折创伤或手术治疗，机体消耗大，贫血和低蛋白血症会影响病人对手术的耐受性、切口愈合和术后恢复。术前加强营养支持，指导病人进食高蛋白、高纤维素、富含钙和易消化的食物，以增强体质。与营养师沟通，予治疗饮食。

3. 饮食指导　免疫抑制剂、消炎镇痛药、激素、非甾体抗炎药都有胃肠道不良反应，告知病人饭后服药。指导病人合理搭配，规律饮食，避免暴饮暴食，多进食富含维生素、蛋白质的食物，如蔬菜、肉类、奶类、蛋类、水果等；易消化的食物，如纤维素、铁、钙等，以保持营养均衡性。忌食辛辣、肥腻、生冷等刺激性食物，同时戒烟戒酒。对于骨质疏松病人应停服激素，并配合服用钙片、鱼肝油等。过于肥胖的病人，应该适当节食，减轻体重，以减轻躯干及关节的负重。

4. 生活护理　注意保暖、避免寒冷刺激，预防感冒、感染。根据天气情况增减衣服，居住环境干燥通风，避免潮湿。经常暴晒被褥，切忌洗冷水澡。戒烟限酒。生活起居有规律。

5. 用药指导　由于病人需长期应用药物治疗，护理人员应向病人及其家属详细介绍药物相关知识、注意事项及药物的副作用，告知病人非甾体抗炎药易出现肝功能异常及胃肠道不良反应，为避免加重副作用，应防止两种或两种以上非甾体抗炎药同时服用。长期应用免疫抑制剂可能出现机体免疫力下降，内分泌失调，骨质疏松等不良反应，应定期抽查血常规、电解质、肝肾功能，注意补钾，减轻激素的副作用，并指导病人遵医嘱用药，以防止突然停药造成不良后果。

6. 功能锻炼　功能锻炼对病人缓解晨僵，减轻疼痛，恢复脊柱活动度，避免脊柱强直及失用性肌萎缩的发生及生活质量的提高均有很大的帮助。功能锻炼应坚持先慢后快，先小幅度后大幅度，先轻后重的原则，逐渐加大活动量、活动频率及活动时间。锻炼初始示范、指导病人掌握正确的方法。

在急性活动期，指导病人卧床休息，嘱病人取仰卧位，睡硬板床，枕头应放置于颈部中段，高度一般为 8~10cm，以能保持颈椎的正常前曲度但又不增加上胸椎后突为度，尽量减少在枕部垫枕头，避免在膝关节下垫枕头。老年病人卧床时应加强健侧肢体的活动及肺部功能训练，如积极进行健侧肘、腕、踝及各指趾关节的活动，有助于加强血液循环，避免因长期卧床出现血栓；肺功能障碍的老年病人应多饮水，加强深呼吸及咳嗽练习，翻身拍背以防止产生肺炎。同时应避免长时间弯腰，减少负重，以免造成脊柱畸形。指导病人做适当的运动，进行四肢及躯干肌肉的等张练习，使病人在躯体适宜活动范围内，紧绷肌肉，达到肌力的训练目的，防止肌肉萎缩及关节强直。

在缓解稳定期，进行髋、膝关节的伸屈及外展、内收活动，脊柱前屈、后伸、侧弯、转向及背部伸展等活动，鼓励病人参加舞蹈、乒乓球、慢跑、游泳、太极拳等体育活动，功能锻炼应根据病人的体能，原则为运动时疼痛能耐受而症状不加重，运动应循序渐进，持之以恒。

日常生活中，应保持坐、立、行时正确的姿势，坐位时应保持腰椎的正常生理弯曲弧度，坐应靠垂直椅背并挺直躯干避免驼背，坐、立时避免弯腰屈背，并经常变换姿势及位置，避免腰背部肌肉疲劳；读报、看书时要使书报与视线保持在同一水平线上，避免颈椎过伸或过屈，行走时要保持躯干挺直，不宜步行过快，少上楼梯、爬坡。

（三）术后护理

1. 病情观察　强直性脊柱炎胸腰椎骨折病人对融合及稳定的要求高，固定范围广，病人手术创伤大，以及骨质疏松使术中出血较多，易发生血容量不足。因此术后生命体征监测是护理工作的重点，术后予持续心电监护，每15~30分钟记录血压、心率、心律、呼吸和血氧饱和度一次，特别注意血氧饱和度和呼吸的变化，必须保证血氧饱和度维持在95%以上，防止发生肺通气量不足，引起低氧血症。术后医嘱常规吸氧6小时或根据病情需要延长吸氧时间。术后氧气吸入可增加动脉血氧含量，改善呼吸困难，嘱病人不能随意拔除鼻导管。

严密观察病人意识、面色、皮肤、黏膜变化，有无打哈欠、头晕等血容量不足早期征象。注意切口有无渗血、出血，观察引流液的量，记录尿量，评估出入量是否平衡。

2. 体位护理　术后绝对卧床休息，保持脊柱的稳定性非常重要。由于脊柱的后凸畸形致使病人不能平卧，仰卧时必须根据病人的生理曲度摇高床头保持自然体位，多数为半坐卧位，上半身垫适当高度的软枕，给予支撑，同时膝关节摇高15°~30°以防身体下滑保持舒适的体位；翻身时同时扶肩胛部及髋部轴向翻身，保持脊柱为一直线，避免上下扭转；侧卧位时将下腿伸直上腿屈曲，两腿之间垫以软枕，外踝垫水垫或嗜哩垫，防止发生压力性损伤。

3. 并发症观察与护理

（1）伤口感染：病人因食欲减退、消瘦，常伴有不同程度的贫血，全身情况差，病人免疫力低下；局部软组织条件差，肌肉萎缩，加上此类手术难度大，手术时间长，易造成术后切口感染。遵医嘱使用抗生素，严格遵循无菌原则，保持切口敷料干洁，加强营养，严密观察手术切口局部情况，如有感染症状应及早处理。

（2）脑脊液漏：病人因胸腰椎应力骨折，致反应性骨痂形成，硬脊膜粘连，手术分离容易造成损伤，导致脑脊液漏。密切观察手术切口有无渗出及引流液的量、性状、颜色，是早期发现脑脊液漏的关键。同时观察病人有无头痛、头晕、恶心、呕吐等症状。一旦出现脑脊液漏，病人应取去枕平卧位或头低足高位，将负压引流改为普通引流，必要时夹闭引流管，及时更换敷料，保持床单清洁干燥，遵医嘱静脉应用抗生素及等渗盐水。

（3）神经系统损伤：病人椎体骨质疏松使术中出血较多，韧带的骨化使正常的骨结构变得难以辨认，这些均使手术的风险性增大，易造成脊髓神经损伤。此外，胸段脊髓对缺血及术中刺激的耐受性差，也是脊髓损伤的原因之一。硬膜外血肿可直接压迫脊髓，造成脊髓损伤，术中牵拉也可造成神经根水肿。上述原因均可导致双下肢麻木、疼痛、活动障碍及大小便障碍等一系列神经系统症状。术后密切观察脊髓神经功能，密切观察双下肢感觉、活动情况，观察肢体的温度、颜色，足趾的活动、感觉，观察排尿、排便情况，并及时记录。出现双下肢麻木、感觉减退、足趾运动障碍，或原有神经功能损伤进一步加重时，立即报告医生。

（梁　宵）

第五节　脊柱结核

结核病是人类认识最早、最常见的传染病之一，它的病原体包括不同种类的结核分枝杆菌，我国菌型分布以人型菌（82.9%~95.4%）为主，少数为牛型菌（1.6%~7.5%）感染。结核分枝杆菌通过飞沫传播引起肺结核，通过血液或淋巴系统侵犯人体其他器官引起肺部以外的结核，即肺外结核。骨关节结核是最常见的肺外结核，占19.8%~26.5%。

脊柱结核占所有骨与关节结核的50%左右。在脊柱结核中，绝大多数发生在椎体，椎弓根结核仅占1%左右。在脊柱各节段中，以腰椎的发病率最高，依次为胸椎、腰骶椎、颈椎及颈胸椎。发病年龄以20~30岁最多，这正是女性生育及男子劳动强度最大的时期，体质较差者容易感染或病变加重及复发。

一、病因

脊柱结核为继发病，原发病为肺结核、消化道结核或淋巴结核等，经血液循环途径造成骨与关节结核。也有学者认为80%的脊柱结核为原发性病灶，且原发灶多无法找到。脊柱结核感染通常是由结核分枝杆菌引起的，但是任何种类的结核分枝杆菌都有可能引起该疾病。

脊柱结核以椎体结核较多见，因为脊柱结核的传播途径是血液传播或病灶直接扩散，且椎体主要为松质骨，滋养动脉为终末动脉，所以结核分枝杆菌更易停留此处。脊柱结核多数为单发，两处以上病灶较少见。

脊柱结核可导致永久的神经损害和脊柱畸形。该病的发病率与人类生活环境及生存条件有直接联系。脊柱结核在营养不良和人口密度过高的发展中国家的发病率远高于发达国家。不同地区病人的发病年龄也各不相同，欧美等国主要见于成年人，亚洲、非洲等地区主要见于儿童。

二、临床表现

结核病可累及除了毛发和指甲外的几乎全身所有组织器官，而脊柱结核多由其他部位的原发结核播散或直接扩散而来，因此除了与脊柱相关的临床表现之外，还有复杂的原发灶的结核症状。

脊柱结核发病缓慢、病程较长，早期症状及体征不特异，晚期脊柱结核可导致一系列的并发症，因此，其症状表现极为多样化。

（一）全身症状

脊柱结核的全身症状主要为结核毒血症状，表现为午后低热、乏力、盗汗、食欲下降、体重减轻等。但在结核病病人中，有全身毒血症状表现的只占16%，其余表现出非特异性的全身或局部体征，无发热、盗汗或体重减轻等典型表现。有学者分析毒血症状不明显可能与生活水平的提高有关。

（二）局部症状

1. 疼痛　早期可出现疼痛，程度不等，持续性钝痛是脊柱结核的主要特征。背痛表现为深部的隐痛和钝痛。由于结核属慢性病，背部疼痛常很轻，多在劳累后加重，休息后可缓解，但不完全消失。病程长者，夜间也会疼痛。疼痛位置通常与疾病的部位相一致。颈椎结核则有颈项部疼痛、头颈部活动受限、病人喜用双手托住下颌以防震动等表现。胸椎和腰椎结核可有局限胸背部或腰骶部的疼痛，也可因刺激神经根而具有神经放射痛。

2. 活动受限　视病变部位不同，可发生相应的脊柱节段活动障碍。颈椎结核表现为颈部僵硬、斜颈、头颈转动受限或明显障碍，头不能抬起，眼睛不能平视，头颈部失去了正常的运动功能。胸腰段或腰椎结核的病人在站立或行走时，头与躯干向后倾斜，以减轻体重对患椎的压力。病人表现为拾物试验阳性（嘱病人弯腰拾物，可弯腰为正常，拾物时屈膝屈髋而不能弯腰者为阳性，多见于胸椎和腰椎结核）。胸椎的活动度很小，不易观察患椎活动受限的区域。

3. 畸形　由于相邻的椎体缘楔形破坏或椎体楔形压缩，脊柱的生理弧度发生改变，以向后成角畸形为多见。侧凸畸形少见。胸椎原已有后凸，病变时则后凸尤为明显，而腰椎后凸不明显。成角后凸的上下脊柱段常有代偿性前凸。

4. 叩击痛　叩击患椎棘突可引起疼痛。

5. 寒性脓肿与窦道　脊柱结核中期表现主要是寒性脓肿。脓肿通常不红、不热、有波动感，或积存于患椎的周围，或沿肌肉和软组织间隙流注到较远的部位，如腰三角、髂窝、腹股沟、臀部等，穿刺可抽出脓液和干酪样物质，以及结核肉芽组织。颈椎结核的寒性脓肿多见于颈前区和锁骨上窝，在脓肿压迫气管和食管时，可引起呼吸困难和吞咽障碍。

6. 脊髓受压症状　10%~47%的病人会在病程中出现神经损害的症状，包括下肢麻木乏力、瘫痪及括约肌功能障碍等，偶尔也可表现为坐骨神经痛和腰痛。胸椎结核发生脊髓压迫症状最常见。脊髓受压时，病人的病变平面以下部位的感觉、运动、腱反射及括约肌功能可有异常。胸椎及颈椎结核引起完全性截瘫，如不及时解除脊髓压迫，则预后不良。

三、治疗

脊柱结核的治疗也应遵循结核病的治疗基本原则，并按照加强营养、休息与制动、使用抗结核类药物、手术与康复疗法的顺序进行治疗。脊柱结核治疗的目的是消除感染，防止神经损害及脊柱畸形的发生。同其他肺外结核一样，脊柱结核的治疗须采取综合治疗的手段，才能达到最佳的治疗效果。绝大多数脊柱结核病人可以通过应用单纯抗结核药物或抗结核药物联合手术获得治愈。

（一）一般疗法

一般疗法包括营养支持、局部制动、中药治疗及心理治疗几个方面。

1. 营养支持　全身情况的好坏与结核的转归关系密切。脊柱结核为慢性消耗性疾病，病人大多有消瘦、贫血、低蛋白血症等表现，嘱病人应多补充蛋白质、维生素B及维生素

C、高热量的饮食，增加食欲，增强抵抗力。尽量避免劳累，适当休息；并经常接受充足的日晒和呼吸新鲜空气。对于全身情况较差或行动不便者，应严格卧床休息。

2. 局部制动　是非手术治疗中的重要环节。适当的局部制动不仅可以保护病变部位免受进一步损害，预防或避免畸形加重，也可以减少因脊柱运动引起的局部疼痛和脊椎旁肌肉的保护性痉挛（即腰背僵硬），同时还能防止病变进一步蔓延，减少体力消耗。更重要的是，通过局部制动和佩戴支具，可以为脊柱提供一个相对稳定的力学环境，有助于结核病的治愈和恢复。但过多地卧床会增加病人的思想负担，影响食欲。动静结合治疗的原则优于以往强调的严格制动。

3. 颈围、腰围和躯干外固定支具　适用于病变已趋稳定或行手术治疗后该处尚未牢固愈合者。

4. 中药治疗　中医认为脊柱结核属于"骨痨""流痰"范畴。治法以温肾壮阳、益气健脾、滋阴养血、扶正祛邪、抗结核为主。

5. 心理治疗　因脊柱结核多病程较长，病人容易产生悲观、消极的情绪，所以应注意及时与病人沟通，了解病人的心理动向，继而辅之以心理疗法，促使其改善精神状态，增强战胜疾病的信心和对生活的向往，从而提高综合治疗的整体效果。经常采用的方法有心理分析疗法、暗示疗法及支持疗法等。

（二）药物治疗

不管是否需要进行手术，抗结核化疗都是脊柱结核治疗的一个重要组成部分。

1. 药物作用　目前的抗结核化疗一线用药有异烟肼、利福平、吡嗪酰胺、链霉素和乙胺丁醇。异烟肼和利福平对细胞内和细胞外的结核分枝杆菌都有杀灭作用。利福平对干酪组织中代谢缓慢的细菌有更强的杀灭作用。吡嗪酰胺仅对细胞内的结核菌或干酪组织内的结核菌起作用。链霉素只对细胞外结核杆菌起作用。乙胺丁醇对细胞内和细胞外的细菌均可产生抑制作用。

2. 药物不良反应　任何抗结核化疗药物都有可能产生毒性反应。毒性反应可导致化疗中止甚至危及生命。例如，利福平的不良反应是胃肠道反应和肝脏损害；异烟肼的主要不良反应是末梢神经炎、肝脏损害和精神症状。在联合应用异烟肼和利福平时，肝炎发生的概率是单纯应用异烟肼的 4 倍。链霉素的主要不良反应是听神经、肾功能损害及过敏反应；乙胺丁醇主要引起视神经炎；吡嗪酰胺主要不良反应是肝损害和胃肠道反应。用药过程中若出现眩晕、口周围发麻、耳鸣、听力异常、肢端疼痛、麻木、恶心、胃区不适、肝功能受损等症状，应及时停药及对症治疗，以免危及生命。

3. 用药注意事项

（1）及早用药：一旦确诊，即开始用药。

（2）联合用药：2 种、3 种甚至 4 种药物同时使用，以增强疗效、降低毒性、缩短病程。

（3）药量足，疗程够：初治者可选用 2~4 种药，量应足够大，连续用药。2~3 个月后，病情改善则酌情减药、减量。6 个月后，待病情稳定，再酌情减量，维持 1~1.5 年。

（三）手术治疗

脊柱结核手术治疗的目的是彻底清除病灶、重建脊柱稳定性、恢复神经功能和缩短疗程。手术方式根据病灶部位、椎体破坏程度、椎管受累及程度、脓肿的部位及大小选择不同的个体化术式。脊柱功能的重建是通过植骨或结合使用内固定来实现。早期稳定性主要通过内固定维持，后期主要依靠植骨融合。

1. 手术适应证

（1）脊柱结核有明显死骨或较大寒性脓肿。

（2）窦道流脓经久不愈。

（3）有脊髓压迫症或合并截瘫。

（4）病灶虽小，但长期治疗无明显改善者。

（5）后凸畸形需矫形者。

2. 手术禁忌证

（1）病人严重器质性疾病，体质虚弱，难以承受麻醉及手术打击的病人，如冠心病、房室传导阻滞、肝硬化、肾功能不全、出血性疾病、严重糖尿病等。

（2）有肺部等部位活动性结核病灶，未能被控制者。

（3）幼儿或病情较轻者。

四、护理措施

（一）术前护理

1. 心理护理　贯穿于治疗护理的全过程。脊柱结核病人因治疗时间长、手术大、费用高，存在着担心手术能否成功、效果是否好、是否会瘫痪、是否会传染给家人等顾虑，多数心理反应剧烈，表现为焦虑、恐惧、悲伤、抑郁、失助等负性情绪。护士要加强巡视病房，多解释、积极讲解药物治疗的重要性及副作用的观察，多鼓励，及时解决病人的心理生理需求，及时与家属做好有效沟通，为其讲解各方面的健康知识，共同讨论病人对手术的焦虑和感受，以及其所关心的问题，向病人及家属介绍成功的病例，使病人了解手术的必要性、可行性及安全性。向病人和家属讲解脊柱结核的发病原因和相关知识及注意事项，与传染性肺结核的区别，消除病人及其家属恐惧的心理。以解除病人的紧张、失助情绪，减轻心理恐惧，配合治疗，增强手术信心。

2. 体位护理　指导病人绝对卧床休息，且卧硬板床。胸椎、腰椎结核病人均有不同程度的中毒症状，局部因骨质破坏，椎体缺乏稳定性，术前应绝对卧床休息，其目的是减轻椎体压力，防止椎体进一步坏死，以利于病灶局限化；避免后凸畸形情况，避免发生截瘫；减少体力消耗，减少疼痛。同时严格执行正确轴线翻身方法。告知病人及家属绝对卧床的原因、必要性及轴线翻身的方法及意义，使病人及家属能够重视并积极配合治疗。

3. 化疗护理　结核手术前合理的药物治疗是取得良好疗效和避免病变复发的重要环节，抗结核治疗应早期、规律、足量、联合、全程，但因药物治疗的时间较长，而且还容易导致组织器官受到损害，因此很多病人不能坚持规律用药。护理人员要讲解相关的健康知识，治疗过程中与其多交流，针对病人存在的疑问进行解释，树立病人战胜疾病的信心。

用药期间需注意观察药物的用药效果及不良反应，告知空腹顿服可提高药物的治疗效果，使用利福平后唾液和尿液为橙红色，为正常现象，不必担心。告知药物治疗期间会有一定副作用，用药期间还需定期复查肝肾功能，若出现眩晕、口周围发麻、耳鸣、听力异常、肢端疼痛、麻木、恶心、胃区不适、肝功能受损等症状，应及时复诊，以便调整药物及对症治疗，不可私自停药或改药，以免影响疗效。

4. 改善营养状况　结核病是一种慢性消耗性疾病，应向病人讲解营养支持的重要性，保证必要的营养摄入，增强机体抵抗力，提高手术耐受力，促进疾病恢复和伤口的愈合。

（1）饮食：饮食治疗也是贯穿于抗结核治疗的全过程的。有效的营养支持不仅能改善危重病人的体液免疫功能，还能改善细胞免疫功能。鼓励病人摄取高热量、高蛋白、高维生素饮食，注意膳食结构均衡、多样化，以及色、香、味，以增进病人食欲。每日热量应达到 2 000~3 000kCal，蛋白质 1.5~2g/（kg·d），保证牛奶、豆浆、鸡蛋、豆腐、鱼、瘦肉、蔬菜和水果的均衡摄入。

（2）营养支持：若病人食欲差，经口摄入难以满足营养需要，可根据医嘱为病人提供肠内或肠外营养支持。

（3）输血制品：对有贫血或严重低蛋白血症的病人，根据医嘱输入新鲜血制品或白蛋白，保持血红蛋白在 100g/L 以上。

病人因长期低热，盗汗，尤其是并发脓肿后，机体消耗增加；还因腹胀、便秘、长期卧床、情绪低落等原因导致食欲差，进食减少；还有些病人因经济状况较差，常在饮食上节省；部分病人尿失禁、大便失禁，为减少麻烦，自动节制饮食。这些情况都使病人的体质难以接受手术创伤，对手术后截瘫的恢复和结核病治愈极为不利。医护人员应及时向病人讲解合理饮食的重要性，指导病人食用易消化、富于蛋白质、高热量和纤维素的食物，可选择豆类、瘦肉、蛋类、麦片及新鲜的蔬果，避免吃刺激性的食物。保证必要的营养摄入，增强机体抵抗力，提高手术耐受力，有助于疾病治疗和伤口的愈合。

（二）术后护理

1. 抗结核药物治疗的护理

（1）术后需要 12~24 个月的抗结核药物治疗，原则是早期、规律、全程、适量和联合用药；用药期间定期复查肝肾功能；保持充足的营养。

（2）观察抗结核药物的效果：用药后是否体温下降、食欲改善、体重增加、局部疼痛减轻及血沉正常或接近正常，如有上述改变，说明药物治疗有效。

（3）观察有无药物不良反应。同前述术前护理中"化疗护理"相关内容。

2. 疼痛护理

（1）环境和体位：保持病房整洁、安静、舒适、空气流通。疼痛程度较轻者，指导其采用合适体位、减少局部压迫和刺激，以缓解疼痛。

（2）局部制动：同前述术前护理中"体位护理"相关内容。

（3）合理用药：合理抗结核治疗，控制病变发展。疼痛剧烈时需进行疼痛评估，采取相应的措施。

3. 体位护理　术后返回病房宜平卧 2 小时，以压迫伤口止血及减少麻醉后不良反应。平卧 2 小时后可采取左右侧卧位交替变换，每 2 小时翻身一次。有或怀疑脑脊液漏的病人应采取去枕或头低足高位，避免因颅内压降低引起头痛。

术后需卧硬板床，保持正确体位，维持脊柱的稳定性是获得良好愈后的关键。由于结核病灶清除，内固定的放置，手术操作脊柱节段多，脊柱稳定性受到破坏，虽有内固定器械，但强度仍欠缺，因此术后特别要注意保持正确体位及保护脊柱的稳定性。翻身时需两人同时操作，一般侧卧 30°~50° 即可。注意保持脊柱水平直线位，避免扭曲、旋转。

翻身时采取轴线式翻身，背部及臀部各垫一软枕。在变换体位时要求头、颈、肩、背、臀部一起转动，保持脊柱在同一轴线水平位，使脊柱局部不弯曲、不扭转，肌肉达到完全放松，避免肩、臀分离，造成脊柱扭转性损伤。

4. 手术切口局部观察　观察手术切口有无红、肿、热、痛、波动感，警惕切口感染的发生。保持切口敷料清洁干燥，周围皮肤清洁，若有渗血或污染，应及时更换。保持切口引流管固定通畅，翻身时妥善固定，防止其扭曲或脱出；观察引流液的颜色、性状及量的变化；各种管道做好标识。

有持续切口冲洗者，应保持引流通畅，观察液体进、出是否平衡，如有异常及时报告与处理。

5. 胸腔闭式引流的护理　胸椎结核由于寒性脓肿的位置的特殊性，常会选择前路手术方式或前后联合入路手术方式，术后常带有胸腔闭式引流装置。胸腔闭式引流的目的是引流胸腔内渗液、血液及气体；重建胸膜腔内负压，维持纵隔的正常位置，以及促进肺的膨胀。

（1）应妥善固定引流管，避免扭曲、打折。指导病人深呼吸、咳嗽，并间断挤压引流管，保持引流管通畅。若水封瓶水柱无波动，需查明原因及时处理。

（2）观察病人呼吸情况，如发生呼吸困难应及时报告医生，并检查引流装置是否密闭，引流的切开处有无出血、气肿等。

（3）详细记录引流液的颜色、性状和量，一般术后 48 小时夹闭引流管，如病人无不适，在夹管后 24 小时可拔除引流管。

（4）更换水封瓶时严格无菌操作，需双重夹闭引流管，以防逆行感染，防止空气进入和漏气造成气胸。

（5）指导病人健侧卧位和平卧位为主，避免患侧卧位。翻身时注意防止胸腔引流管脱落。

（6）拔管后注意观察呼吸情况，有无胸闷、呼吸困难、切口漏气、皮下气肿等，警惕气胸的发生。如有异常，及时报告，及时处理。

6. 防止医源性交叉感染　脊柱结核病人经手术后，手术切口成为开放性伤口，结核菌可直接经空气传播，因此要做好消毒隔离工作。每日早晚进行病房通风换气 1 次，保持病房空气新鲜。做好病区管理，按规定时间进行探视，减少探视人数，降低交叉感染的风险。严格无菌操作，做好自我防护，同时向病人及家属讲解消毒隔离知识。

7. 功能锻炼　长期卧床者，非截瘫或脊柱不稳定的病人，应主动练习翻身、起坐和下床活动。鼓励截瘫和脊柱不稳定的病人做抬头、扩胸、深呼吸和上肢运动，以增强心肺的适应力和上肢的肌力，同时被动运动、按摩下肢及各关节，以防关节粘连、强直。早期需要佩戴支具，避免重体力劳动。

（三）健康教育

出院后仍需注意营养，避免过度劳累，加强身体锻炼，保持愉悦心境。定期复查血沉及肝肾功能，每 3 个月复查一次 X 线或 CT/MRI。

抗结核药物的化疗原则是早期、联合、适量、规律、全程用药。病人除术前行药物治疗外，术后还需继续用药一定时间，用药护理同前述术后护理第 1 点。强调继续用药与疾病治疗、手术后治疗效果、防止复发的关系，使得病人及家属认识到遵医嘱继续用药的重要性，积极配合后续治疗。

在病情允许下可佩戴支具下地活动，掌握正确的起卧姿势，适当活动，注意休息。继续加强营养支持，增强机体抵抗力。

（梁　宵）

第十三章

妇产科疾病的护理

第一节　产后出血

产后出血是指胎儿娩出后 24 小时内出血量超过 500mL 者。产后出血是分娩期的严重并发症，是产妇死亡的重要原因之一，在我国居产妇死亡原因首位，其发生率占分娩总数的 2%~3%，其中 80% 以上发生在产后 2 小时之内。产后出血的预后随失血量、失血速度及孕产妇的体质不同而异。短时间内大量失血可迅速发生失血性休克、死亡，存活者可因休克时间过长引起垂体缺血坏死，继发严重的腺垂体功能减退——希恩综合征。由于临床中精准地测量和收集分娩时失血量有一定困难，往往出现估计的失血量较实际出血量偏少，从而导致临床实际产后出血发病率比估计的要高，因此应特别重视产后出血的防治与护理，以降低产后出血的发生率及孕产妇的死亡率。

一、病因

临床上引起产后出血的主要原因有子宫收缩乏力、胎盘因素、软产道损伤及凝血功能障碍等，产后出血既可由以上单一因素所致，也可由以上因素相互影响、互为因果并存。

1. 子宫收缩乏力　是产后出血最常见的原因，占产后出血总数的 70%~80%。胎儿娩出后，子宫平滑肌的收缩和缩复对肌束间的血管起到有效的压迫作用，故影响子宫平滑肌收缩及缩复功能的因素均可引起子宫收缩乏力性出血。

（1）全身因素：产妇精神过度紧张，对分娩有恐惧，尤其对阴道分娩缺乏足够信心；产程时间过长或难产，造成产妇体力消耗过多乃至衰竭使体质虚弱；临产后过多使用镇静剂、麻醉剂或子宫收缩抑制剂；产妇合并有急、慢性的全身性疾病等。

（2）局部因素：①子宫过度膨胀，如多胎妊娠、巨大胎儿、羊水过多使子宫肌纤维过度伸展失去弹性。②子宫肌纤维发育不良，如妊娠合并子宫肌瘤或子宫畸形，影响子宫肌正常收缩。③子宫肌壁损伤（剖宫产史、子宫肌瘤剔除术后、产次过多、急产等均可造成子宫肌纤维损伤）。④子宫肌水肿或渗血，如妊娠高血压疾病、严重贫血、宫腔感染等产科并发症可使子宫平滑肌层水肿或渗血，引起子宫收缩乏力。⑤胎盘早剥所致子宫胎盘卒中以及前置胎盘等均可引起产后出血。

2. 胎盘因素　根据胎盘剥离情况，导致产后出血的胎盘因素如下所述。

（1）胎盘滞留：胎儿娩出后，胎盘应在 15 分钟内娩出，若 30 分钟仍未娩出者，胎盘剥离面血窦不能正常关闭而导致产后出血。常见的情况有：①膀胱充盈，阻碍已剥离胎盘下降而致滞留于宫腔影响子宫收缩而出血。②胎盘嵌顿，使用宫缩剂不当，宫颈内口附近子宫平滑肌出现环形收缩，使已剥离的胎盘嵌顿于宫腔内。③胎盘剥离不全，第三产程过早牵拉脐带或按压子宫影响胎盘正常剥离导致的胎盘剥离不全，剥离面血窦开放致出血。

（2）胎盘粘连或植入：胎盘绒毛全部或部分仅穿入子宫壁表层不能自行剥离者称为胎盘粘连。胎盘绒毛穿透子宫壁表层而植入子宫肌层者称为胎盘植入。完全性粘连或植入者因胎盘未剥离而无出血；部分胎盘粘连或植入者因胎盘部分剥离导致子宫收缩不良，已剥离面血窦开放发生致命性出血。

（3）胎盘部分残留：当胎盘小叶、副胎盘或部分胎膜残留于宫腔时影响子宫收缩而出血。

3. 软产道裂伤　分娩过程中软产道裂伤，常与下列因素有关：①外阴组织弹性差，如子宫收缩过强、产程进展过快、软产道未经充分的扩张。②急产、产力过强、巨大儿。③阴道分娩助产操作不规范。④会阴切开缝合时止血不彻底，宫颈或阴道穹隆的裂伤未能及时发现等。软产道裂伤常见于会阴、阴道、宫颈裂伤，严重者裂伤可达阴道穹隆、子宫下段甚至盆壁，形成腹膜后血肿、阔韧带内血肿而致大量出血。

4. 凝血机制障碍　任何原因的凝血功能异常均可引起产后出血。临床包括两种情况：其一为妊娠合并凝血功能障碍性疾病，如血小板减少症、白血病、再生障碍性贫血、重症肝炎等；其二为妊娠并发症导致凝血功能障碍，如重度妊娠期高血压疾病、重度胎盘早剥、羊水栓塞、死胎滞留过久等均可影响凝血功能，发生弥散性血管内凝血。凝血功能障碍所致的产后出血常为难以控制的大量出血。

二、临床表现

产后出血的主要临床表现为阴道流血量过多及因失血引起休克等相应的症状和体征。

1. 症状　产后出血者面色苍白、出冷汗，主诉口渴、心慌、头晕，尤其是子宫出血潴留于宫腔及阴道内时，产妇表现为怕冷、寒战、打哈欠、懒言或表情淡漠、呼吸急促甚至烦躁不安，很快转入昏迷状态。软产道损伤造成阴道壁血肿的产妇会有尿频或肛门坠胀感，且有排尿疼痛。

2. 体征　血压下降，脉搏细数，子宫收缩乏力性出血及胎盘因素所致出血者，子宫轮廓不清，触不到宫底，按摩后子宫收缩变硬，停止按摩又变软，按摩子宫时阴道有大量出血。血液积存或胎盘已剥离而滞留于子宫腔内者，宫底可升高，按摩子宫并挤压宫底部刺激宫缩，可促使胎盘和瘀血排出。因软产道裂伤或凝血功能障碍所致的出血，腹部检查宫缩较好，轮廓较清晰。

三、治疗

针对出血原因，迅速止血；补充血容量，纠正失血性休克；防治感染。

四、护理评估

1. 健康史　护士除收集一般健康史外，尤其要注意收集与产后出血有关的健康史，如孕前患有出血性疾病、重症肝炎、子宫肌壁损伤史；多次人工流产史及产后出血史；妊娠期高血压疾病、前置胎盘、胎盘早剥、多胎妊娠、羊水过多；分娩期产妇精神过度紧张，过多地使用镇静剂、麻醉剂；产程过长，产妇衰竭或急产以及软产道裂伤等。

2. 身心状况　评估产后出血量，同时评估由于产后出血所导致症状和体征的严重程度。一般情况下，出血的开始阶段产妇有代偿功能，失血体征不明显，一旦出现失代偿状况则很快进入休克，同时易于发生感染。当产妇全身状况较差或合并有内科疾病时，即使出血量不多，也可能发生休克。

一旦发生产后出血情况，产妇会表现出异常惊慌、恐惧、手足无措，担心自己的生命安危，把全部希望寄托于医护人员，但由于出血过多与精神过度紧张，有些产妇很快进入休克昏迷状态。

3. 辅助检查

（1）评估产后出血量：注意观察阴道出血是否凝固，同时估计出血量。目前临床上测量失血量常用的方法有 3 种：①称重法，失血量（mL）=［胎儿娩出后所有敷料湿重（g）－胎儿娩出前所有敷料干重（g）］/1.05（血液比重 g/mL）。②容积法，常用有刻度的器皿收集阴道出血，可简便准确地了解出血量。③面积法，将血液浸湿的面积按 10cm×10cm 为 10mL 计算。另外，目测失血量往往只有实际出血量的一半。

（2）测量生命体征与中心静脉压：观察血压下降情况，若改变体位时收缩压下降 > 10mmHg，脉率增加 > 20 次/分，提示血容量丢失 20%~25%；呼吸短促，脉细数，体温开始可低于正常随后也可增高，通过观察体温变化情况以识别感染征象。中心静脉压测定结果若低于 $2cmH_2O$ 提示右心房充盈压力不足，即静脉回流不足，血容量不足。

（3）实验室检查：检查产妇的血常规，出、凝血时间，凝血酶原时间及纤维蛋白原测定等结果。

五、护理问题

潜在并发症：出血性休克。

有感染的危险与失血后抵抗力降低及手术操作有关。

六、护理目标

1. 产妇的血容量能尽快得到恢复，血压、脉搏、尿量正常。
2. 产妇无感染症状，白细胞总数和中性粒细胞分类正常。
3. 体温正常，恶露、伤口无异常。

七、护理措施

（一）预防产后出血

1. 妊娠期

（1）加强孕期保健，定期接受产前检查，及时治疗高危妊娠或必要时及早终止妊娠。

（2）对高危妊娠者，如妊娠期高血压疾病、肝炎、贫血、血液病、多胎妊娠、羊水过多等孕妇应提前入院。

2. 分娩期

（1）第一产程密切观察产程进展，防止产程延长，保证产妇基本需要，避免产妇衰竭状态，必要时给予镇静剂以保证产妇休息。

（2）第二产程严格执行无菌技术；指导产妇正确使用腹压；适时适度做会阴侧切；胎头、胎肩娩出要慢，一般相隔 3 分钟左右；胎肩娩出后立即肌注或静脉滴注缩宫素，以加强子宫收缩，减少出血。

（3）第三产程正确处理胎盘娩出及测量出血量。胎盘未剥离前，不可过早牵拉脐带或按摩、挤压子宫，待胎盘剥离征象出现后，及时协助胎盘娩出，并仔细检查胎盘、胎膜是否完整。

3. 产褥期

（1）产后 2 小时内，产妇仍需留在产房接受监护，因为 80% 的产后出血是发生在这一阶段。要密切观察产妇的子宫收缩、阴道出血及会阴伤口情况，定时测量产妇的血压、脉搏、体温、呼吸。

（2）督促产妇及时排空膀胱，以免影响宫缩致产后出血。

（3）早期哺乳，可刺激子宫收缩，减少阴道出血量。

（4）对可能发生产后出血的高危产妇，注意保持静脉通道，充分做好输血和急救的准备并为产妇做好保暖。

（二）针对原因止血，纠正失血性休克，控制感染

1. 产后子宫收缩乏力所致大出血，可以通过使用宫缩剂、按摩子宫、宫腔内填塞纱布条或结扎血管等方法达到止血的目的。

（1）按摩子宫：①第一种方法，助产者用一手置于产妇腹部，触摸子宫底部，拇指在子宫前壁，其余 4 指在子宫后壁，均匀而有节律地按摩子宫，促使子宫收缩，是最常用的方法。②第二种方法，一手在产妇耻骨联合上缘按压下腹中部，将子宫向上托起，另一手握住宫体，使其高出盆腔，在子宫底部进行有节律地按摩子宫，同时间断地用力挤压子宫，使积存在子宫腔内的血块及时排出。③第三种方法，一手在子宫体部按摩子宫体后壁，另一手握拳置于阴道前穹隆挤压子宫前壁，两手相对紧压子宫并做按摩，不仅可刺激子宫收缩，还可压迫子宫内血窦，减少出血。

（2）应用宫缩剂：根据产妇情况，可采用肌内注射、静脉滴注、舌下含服、阴道上药等方式给药，达到促进子宫收缩而止血的目的。①缩宫素 10U 加于 0.9% 氯化钠注射液 500mL 中静脉滴注，必要时根据医嘱缩宫素 10U 直接行宫体注射。②麦角新碱 0.2~0.4mg 肌注或宫体直接注射或静脉快速滴注，或加入 25% 葡萄糖 20mL 中静脉慢推，但心脏病、高血压病者慎用。③前列腺素类药物：米索前列醇 200μg 舌下含化，或卡前列甲酯栓 1mg 置于阴道后穹隆，或地诺前列酮 0.5~1mg 经腹或直接行宫体注射。

（3）宫腔纱布填塞法：助手在腹部固定子宫，术者用卵圆钳将无菌特制宽 6~8cm，长 1.5~2m，4~6 层不脱脂棉纱布条送入宫腔，自宫底由内向外填紧，局部压迫止血。适用于子宫全部松弛无力，虽经按摩及宫缩剂等处理仍无效者。24 小时取出纱布条，取出前应先肌注宫缩剂，并给予抗生素预防感染。宫腔填塞纱布条后应密切观察生命体征及宫底高度和大小，警惕因填塞不紧，宫腔内继续出血、积血而阴道不出血的止血假象。由于宫腔内填塞纱布条可增加感染的机会，故只有在缺乏输血条件、病情危急时考虑使用。

（4）结扎盆腔血管：经上述积极处理后出血仍不止，为抢救产妇生命，可经阴道结扎子宫动脉上行支，若无效再经腹结扎子宫动脉或髂内动脉。必要时按医嘱做好切除子宫的术

前准备。

（5）髂内动脉或子宫动脉栓塞：行股动脉穿刺插入导管至髂内动脉或子宫动脉，注入明胶海绵栓塞动脉。栓塞剂可于2~3周后吸收，血管复通。适用于产妇生命体征稳定时进行。

2. 胎盘因素导致的大出血　要及时将胎盘取出，检查胎盘、胎膜是否完整，必要时做好刮宫准备。胎盘已剥离尚未娩出者，可协助产妇排空膀胱，然后牵拉脐带，按压宫底协助胎盘娩出；胎盘粘连者，可行徒手剥离胎盘后协助娩出；胎盘、胎膜残留者，可行钳刮术或刮宫术；胎盘植入者，应及时做好子宫切除术的术前准备；若子宫狭窄环所致胎盘嵌顿，应配合麻醉师使用麻醉剂，待环松解后徒手协助胎盘娩出。

3. 软产道损伤造成的大出血　应按解剖层次逐层缝合裂伤处直至彻底止血。软产道血肿应切开血肿、清除积血、彻底止血缝合，必要时可放置引流条，同时注意补充血容量。

4. 凝血功能障碍者所致出血　首先应排除子宫收缩乏力、胎盘因素、软产道损伤等原因引起的出血。尽快输新鲜全血，补充血小板、纤维蛋白原或凝血酶原复合物、凝血因子。若并发DIC应按DIC处理。

5. 失血性休克的护理　产后出血量多而急，产妇因血容量急剧下降而发生低血容量性休克。休克程度与出血量、出血速度及产妇自身状况有关。对失血过多尚未有休克征象者，应及早补充血容量；对失血多，甚至休克者应输血，以补充同等血量为原则；注意为病人提供安静的环境，保持平卧、吸氧、保暖；严密观察并详细记录病人的意识状态、皮肤颜色、血压、脉搏、呼吸及尿量；观察子宫收缩情况，有无压痛，恶露量、色、气味；观察会阴伤口情况及严格会阴护理；按医嘱给予抗生素防治感染。

鼓励产妇进食营养丰富易消化饮食，多进富含铁、蛋白质、维生素的食物，如瘦肉、鸡蛋、牛奶、绿叶蔬菜、水果等，注意少量多餐。

（三）心理护理与健康教育

大量失血后，产妇抵抗力低下，体质虚弱，活动无耐力，生活自理有困难，医护人员应主动给予产妇关爱与关心，使其增加安全感，教会产妇一些放松的方法、鼓励产妇说出内心的感受，针对产妇的具体情况，有效地纠正贫血，增加体力，逐步增加活动量，以促进身体的康复过程。

另外，做好出院指导也是心理支持的一个很好途径。出院时，指导产妇有关加强营养和适量活动的自我保健技巧，继续观察子宫复旧及恶露情况，明确产后复查的时间、目的和意义，使产妇能按时接受检查，以了解产妇的康复情况，及时发现问题，调整产后指导方案使产妇尽快恢复健康。同时要提供避孕指导，使产妇注意产褥期禁止盆浴，禁止性生活。部分产妇分娩24小时后，于产褥期内发生子宫大量出血，被称为晚期产后出血，多于产后1~2周内发生，也有迟至产后2个月左右发病者，应予以高度警惕，以免导致严重后果。

八、护理评价

1. 产妇血压、血红蛋白正常，全身状况得以改善。
2. 出院时产妇体温正常，白细胞数正常，恶露正常，无感染征象。
3. 产妇疲劳感减轻，生活能自理。

（苗素琴）

第二节　子宫破裂

子宫破裂是指子宫体部或子宫下段于妊娠晚期或分娩期发生的破裂，是产科最严重的并发症之一，威胁母儿生命，多发生于经产妇。近年来，由于大力推行计划生育并加强妇女保健工作，子宫破裂的病例在我国显著减少。

子宫破裂根据发生的时间、部位、程度分为妊娠期破裂和分娩期破裂；子宫体部破裂和子宫下段破裂；完全性破裂和不完全性破裂（完全性破裂指宫壁全层破裂，使宫腔与腹腔相通；不完全性破裂指子宫肌层全部或部分破裂，浆膜层尚未穿破，宫腔与腹腔未相通）。

一、病因

子宫破裂根据破裂原、因分为自然破裂和损伤性破裂。自然破裂可发生在梗阻性难产致子宫下段过度延伸而破裂，也可发生在子宫手术后的切口瘢痕处；损伤性破裂是指难产手术操作不规范所致。

1. 梗阻性难产　是引起子宫破裂最常见的原因。骨盆狭窄、头盆不称、胎位异常、胎儿异常、软产道阻塞（宫颈瘢痕、肿瘤或阴道横膈等）等，均可使胎先露部下降受阻，为克服阻力子宫强烈收缩，使子宫下段过度拉长变薄超过最大限度，引起子宫破裂。

2. 瘢痕子宫　较常见的原因。剖宫产或子宫肌瘤剔除术后的子宫肌壁留有瘢痕，妊娠晚期或分娩期子宫收缩牵拉及宫腔内压力升高而致瘢痕破裂。宫体部瘢痕常在妊娠晚期自发破裂，多为完全性破裂；子宫下段瘢痕破裂多发生于临产后，多为不完全性破裂。近年由于剖宫产率增高，瘢痕子宫破裂发生率有上升的趋势。

3. 宫缩剂使用不当　在分娩前肌注缩宫素或过量静脉滴注缩宫素、前列腺素栓剂及其他子宫收缩药物使用不当或子宫对宫缩剂过于敏感，均可引起宫缩过强，加之先露下降受阻时可发生子宫破裂。

4. 手术创伤　多发生于不适当或粗暴的阴道助产手术，如宫口未开全行产钳或臀牵引术常可发生宫颈撕裂，严重时可波及子宫下段，发生子宫下段破裂。穿颅术、内倒转术操作不慎，或植入胎盘强行剥离，也可造成子宫破裂。

二、临床表现

子宫破裂大多数发生在分娩过程中，也可发生在妊娠晚期尚未临产时，通常是渐进发展的过程，多数可分为先兆子宫破裂和子宫破裂两个阶段。临床表现与破裂的时间、部位、范围、内出血的量、胎儿及胎盘娩出的情况以及子宫肌肉收缩的程度等有关。

1. 先兆子宫破裂　先兆子宫破裂的四大主要临床表现是子宫形成病理性缩复环、下腹部压痛、胎心率改变及血尿出现。

（1）症状：常见于发生梗阻性难产的产妇。在临产过程中，当子宫收缩加强、胎儿下降受阻时，产妇烦躁不安、疼痛难忍、下腹部拒按、表情极其痛苦、呼吸急促、脉搏加快。由于胎先露部紧压膀胱使之充血，出现排尿困难，甚至形成血尿。

（2）体征：先兆子宫破裂阶段子宫呈强直性收缩，胎心表现为先加快后减慢或听不清，胎动频繁。由于子宫收缩过频，胎儿供血受阻，表现为胎儿宫内窘迫。强有力的宫缩使子宫下段拉长变薄，而宫体更加增厚变短，两者间形成明显的环状凹陷，此凹陷逐渐上升达脐部或脐部以上，称为病理性缩复环。子宫下段压痛明显，甚至出现血尿。这种情况若不及时排除，子宫将很快在病理性缩复环处及其下方发生破裂。

2. 子宫破裂

（1）症状：继先兆子宫破裂症状后，产妇突感下腹部撕裂样剧痛，子宫收缩骤然停止，腹痛稍缓解后不久又出现全腹持续性疼痛，伴有面色苍白、出冷汗、脉搏细数、呼吸急促、血压下降等休克征象。

（2）体征：病人出现全腹压痛、反跳痛等腹膜刺激征；腹壁下可清楚扪及胎体，子宫缩小位于侧方，胎心、胎动消失。阴道检查可见鲜血流出，肛查发现曾扩张的宫口回缩，下降中的胎先露升高甚至消失（胎儿进入腹腔内）。

三、治疗

1. 先兆子宫破裂　立即采取有效措施抑制子宫收缩，如全麻或肌注哌替啶 100mg 等，立即行剖宫产术，迅速结束分娩。

2. 子宫破裂　在积极抢救休克的同时，无论胎儿是否存活均应尽快做好剖宫产术前准备。手术方式应根据产妇的全身情况、破裂的部位及程度以及有无严重感染而决定，术中、术后应给大剂量抗生素控制感染。

四、护理评估

1. 健康史　主要收集与子宫破裂相关的既往史与现病史，如是否有子宫瘢痕、剖宫产史；此次妊娠胎位是否不正或头盆不称；是否有滥用缩宫素史；是否有阴道助产手术操作史等。

2. 身心状况　主要评估产妇的临床表现及情绪变化。评估产妇宫缩强度、间歇时间长短，腹部疼痛程度、性质；产妇有无排尿困难，有无出现病理缩复环；监测胎心及胎动情况，了解有无胎儿宫内窘迫表现；产妇的精神状态有无烦躁不安、疼痛难忍、恐惧、焦虑等；是否担心母儿健康，盼望尽早结束分娩等。

3. 辅助检查

（1）腹部检查：可以发现子宫破裂不同阶段相应的临床症状和体征。

（2）实验室检查：血常规检查可见血红蛋白值下降，白细胞计数增加。尿常规检查可见有红细胞或肉眼血尿。

（3）其他：腹腔穿刺可证实腹腔内出血；行超声波检查可协助发现子宫破裂的部位及胎儿与子宫关系，仅适用于可疑子宫破裂病例。

五、护理问题

1. 疼痛　与强直性子宫收缩、病理性缩复环或子宫破裂血液刺激腹膜有关。

2. 组织灌注量不足　与子宫破裂后大量出血有关。

3. 预感性悲哀　与切除子宫及胎儿死亡有关。

六、护理目标

1. 强直性子宫收缩得到抑制，产妇疼痛减轻。

2. 产妇低血容量得到纠正和控制。

3. 产妇情绪得到调整，哀伤程度减低。

七、护理措施

1. 预防子宫破裂

（1）建立健全三级保健网，宣传孕妇保健知识，加强产前检查。

（2）对有剖宫产史或有子宫手术史的病人，应在预产期前 2 周住院待产。

（3）严格掌握缩宫素、前列腺素等子宫收缩剂的使用指征和方法，避免滥用。

2. 先兆子宫破裂病人的护理

（1）密切观察产程进展，及时发现导致难产的诱因，注意胎儿心率的变化。

（2）待产时出现宫缩过强及下腹部压痛或腹部出现病理性缩复环时，应立即报告医师并停止缩宫素引产及一切操作，同时监测产妇的生命体征，按医嘱给予抑制宫缩、吸氧并做好剖宫产的术前准备。

（3）协助医师向家属交待病情，并获得家属同意签署手术协议书。

3. 子宫破裂病人的护理

（1）迅速给予输液、输血，短时间内补足血容量；同时补充电解质及碱性药物，纠正酸中毒；积极进行抗休克处理。

（2）术中、术后按医嘱应用大剂量抗生素以防感染。

（3）严密观察并记录生命体征、出入量；急查血红蛋白，评估失血量以指导治疗护理方案。

4. 提供心理支持

（1）向产妇及家属解释子宫破裂的治疗计划及对再次妊娠的影响。

（2）对胎儿已死亡的产妇，要帮助其度过悲伤阶段，允许其表现悲伤情绪，甚至哭泣，倾听产妇诉说内心感受。

（3）为产妇及其家属提供舒适环境，给予生活上的护理和更多的陪伴，鼓励其进食，以更好地恢复体力。

（4）为产妇提供产褥期休养计划，帮助产妇尽快调整情绪，接受现实，以适应现实生活。

八、护理评价

1. 住院期间产妇的血容量及时得到补充，手术经过顺利。

2. 出院时产妇白细胞计数、血红蛋白正常，伤口愈合好且无并发症。

3. 出院时产妇情绪较为稳定，饮食、睡眠基本恢复正常。

（苗素琴）

第三节　羊水栓塞

羊水栓塞是指在分娩过程中羊水突然进入母体血液循环引起的急性肺栓塞、过敏性休克、弥散性血管内凝血（DIC）、肾功能衰竭或猝死等一系列极严重的综合征。其发病急、病情凶险，是造成孕产妇死亡的重要原因之一。发生在足月分娩者，产妇死亡率可高达80%以上。也可发生在妊娠早、中期的流产、引产或钳刮术中，但情况较缓和，极少造成产妇死亡。近年研究认为，羊水栓塞主要是过敏反应，建议命名为"妊娠过敏反应综合征"。

一、病因

一般认为羊水栓塞是由羊水中的有形物质（胎儿毳毛、角化上皮、胎脂、胎粪）进入母体血液循环引起。目前认为与下列因素有关：①羊膜腔内压力过高，临产后，尤其是第二产程子宫收缩时，羊膜腔压力升高可达100~175mmHg，羊水被挤入破损的微血管而进入母体血液循环。②血窦开放，分娩过程中，胎膜与宫颈壁分离或宫颈口扩张引起宫颈黏膜损伤时静脉血窦开放，羊水进入母体血液循环；宫颈撕伤、子宫破裂、前置胎盘、胎盘早剥或剖宫产术中羊水通过病理性开放的子宫血窦进入母体血液循环。③胎膜破裂，大部分羊水栓塞发生于胎膜破裂之后，羊水可从子宫蜕膜或宫颈管破损的小血管进入母体血液循环；羊膜腔穿刺或钳刮术时子宫壁损伤处静脉窦亦可成为羊水进入母体的通道。

综上所述，高龄初产、经产妇、子宫收缩过强、急产、胎膜早破、前置胎盘、子宫破裂、剖宫产等是羊水栓塞的诱发因素。

二、病理生理

研究资料提示，羊水栓塞的核心问题是过敏性变态反应。由于羊水进入母体血液循环后，通过阻塞肺小动脉引起过敏反应和凝血机制异常而导致机体发生一系列复杂而严重的病理生理变化。

1. 肺动脉高压　由于羊水进入母体血液循环后，其中有形成分如上皮细胞、胎脂、胎粪及毳毛在肺内形成栓子。羊水内含有大量激活凝血系统物质，能使小血管内形成广泛的血栓进一步阻塞肺小血管，反射性引起迷走神经兴奋，引起小支气管痉挛和支气管分泌物增多，使肺通气、换气量减少。肺小血管阻塞引起的肺动脉高压导致急性右心衰竭，继而呼吸循环功能衰竭、休克，甚至死亡。

2. 过敏性休克　羊水中胎儿有形成分作为致敏源，作用于母体引起变态反应所导致的过敏性休克，多在羊水栓塞后立即发生，表现为血压骤降甚至消失。休克后出现心肺功能衰竭。

3. 弥散性血管内凝血（DIC）　妊娠时母体血液呈高凝状态，由多种凝血因子及纤维蛋白原增加所致，羊水中含大量促凝物质可激活凝血系统，在血管内产生大量的微血栓，消耗大量凝血因子及纤维蛋白原，发生DIC。同时羊水中也含有纤溶激活酶，当纤维蛋白原下降时可激活纤溶系统，由于大量凝血物质的消耗和纤溶系统的激活，产妇血液由高凝状态迅速转变为纤溶亢进，血液不凝固，极易发生产后出血及失血性休克。

4. 急性肾功能衰竭　由于休克和DIC的发生导致肾急性缺血，进一步发生肾功能障碍和衰竭。

三、临床表现

羊水栓塞起病急骤，来势凶险，多发生于分娩过程中，尤其是胎儿娩出前后的短时间内。临床表现分为三个阶段：

1. 休克期　主要发生于产程中或分娩前后一段时间内，尤其是刚破膜不久，产妇突然寒战，出现呛咳、气急、烦躁不安、恶心、呕吐，继而出现呼吸困难、发绀、昏迷、脉搏细数、血压急剧下降，短时间内进入休克状态，约 1/3 病人可在数分钟内死亡，少数出现右心衰竭症状。病情严重者，产妇仅在惊叫一声或打一个哈欠后，血压迅速下降，于数分钟内死亡。

2. 出血期　经历休克期幸存者便进入凝血功能障碍阶段，表现为难以控制的大量阴道流血、切口渗血、全身皮肤黏膜出血、血尿及消化道大出血。产妇可死于出血性休克。

3. 肾功能衰竭期　病人出现少尿（或无尿）和尿毒症表现，主要由休克时间长、肾脏微血管栓塞缺血而引起肾组织损害所致。部分病人在休克出血控制后亦可因肾功能衰竭死亡。

上述三个阶段的临床表现通常按顺序出现，有时也可不完全出现，或出现的症状不典型。分娩期常以肺动脉高压、心功能衰竭和中枢神经系统严重损害为主要表现，而产后则以出血和凝血功能障碍为主要特征。

四、治疗

及时确诊后应立即抢救产妇，主要原则是抗过敏、纠正呼吸循环功能衰竭和改善低氧血症；抗休克，纠正凝血障碍，防治肾衰及感染。

五、护理评估

1. 健康史　评估发生羊水栓塞的各种诱因，如是否有胎膜早破或人工破膜、前置胎盘或胎盘早剥、宫缩过强或强直性宫缩、中期妊娠引产或钳刮术及羊膜腔穿刺术等病史。

2. 身心状况　羊水栓塞病人处于不同临床阶段表现特点不同，常见病人破膜后，多于第一产程末、第二产程宫缩较强时或在胎儿娩出后的短时间内，突然出现烦躁不安、呛咳、气促、呼吸困难、发绀、面色苍白、四肢厥冷、吐泡沫痰、心率加快，并迅速出现循环衰竭，进入休克及昏迷状态；还可能表现有全身黏膜出血，消化道、阴道大出血且不凝，切口渗血不止等难以控制的出血倾向，继而出现少尿、无尿等肾功能衰竭表现。更有严重者没有先兆症状，只见产妇窒息样惊叫一声或打一哈欠即进入昏迷状态，血压下降或消失。

3. 辅助检查

（1）身体检查：可以发现全身皮肤黏膜有出血点及瘀斑，切口渗血，心率增快，肺部可闻啰音等体征。

（2）实验室检查：痰液涂片可查到羊水内容物，腔静脉取血可查出羊水中的有形物质，DIC 各项血液检查指标呈阳性。

（3）心电图：提示右侧房室扩大。

（4）X 线床边摄片：约 90% 的病人可见肺部双侧弥漫性点状、片状浸润影，沿肺门周围分布，伴轻度肺不张及心脏扩大。

六、护理问题

气体交换受损与肺动脉高压、肺水肿有关。

组织灌注不足与弥散性血管内凝血及失血有关。

有胎儿窘迫的危险与羊水栓塞、母体呼吸循环功能衰竭有关。

七、护理目标

1. 产妇胸闷、呼吸困难症状有所改善。
2. 产妇能维持体液平衡，并维持最基本的生理功能。
3. 胎儿或新生儿安全。

八、护理措施

1. 羊水栓塞的预防　加强产前检查，注意诱发因素，及时发现前置胎盘、胎盘早剥等并发症并及时处理；严密观察产程进展，正确掌握缩宫素的使用方法，防止宫缩过强；严格掌握破膜时间，人工破膜宜在宫缩的间歇期，破口要小并控制羊水的流出速度；中期引产者，羊膜穿刺次数不应超过 3 次，钳刮时应先刺破胎膜，使羊水流出后再钳夹胎块。

2. 羊水栓塞病人的处理与配合　一旦出现羊水栓塞的临床表现，应及时识别并立即给予紧急处理。

（1）最初阶段首先是纠正缺氧，解除肺动脉高压，防止心衰，抗过敏，抗休克。

①吸氧：取半卧位，正压给氧，必要时行气管插管或气管切开，保证供氧，减轻肺水肿，改善脑缺氧。

②抗过敏：按医嘱立即静脉推注地塞米松或氢化可的松静脉推注或滴注。

③解痉挛：按医嘱使用阿托品、罂粟碱、氨茶碱等药，并观察治疗反应。

④纠正心衰消除肺水肿：常用毛花武丙（西地兰）静脉推注，必要时 1～2 小时后可重复使用，一般于 6 小时后再重复 1 次以达到饱和量。

⑤抗休克纠正酸中毒：A. 右旋糖酐（低分子右旋糖酐）补足血容量后血压仍不回升，可用多巴胺加于葡萄糖液静脉滴注。B. 5% 碳酸氢钠 250mL 静脉滴注，并及时纠正电解质紊乱。

（2）DIC 阶段应早期抗凝，补充凝血因子，应用肝素；晚期抗纤溶同时也补充凝血因子，防止大出血。

（3）少尿或无尿阶段要及时应用利尿剂，预防与治疗肾功能衰竭。

3. 产科处理　原则上应在产妇呼吸循环功能得到明显改善，并已纠正凝血功能障碍后再处理分娩。

（1）临产者监测产程进展、宫缩强度与胎儿情况。在第一产程发病者应立即考虑行剖宫产结束分娩以去除病因；在第二产程发病者可根据情况经阴道助产结束分娩；并密切观察出血量、血凝情况，如子宫出血不止，应及时报告医师做好子宫切除术的术前准备。

（2）中期妊娠钳刮术中或于羊膜腔穿刺时发生者应立即终止手术，及时进行抢救。

（3）发生羊水栓塞时如正在滴注缩宫素者应立即停止，同时严密监测病人的生命体征变化，定时测量并记录，同时做好出入量记录。

4. 提供心理支持　对于神志清醒的病人，应给予鼓励，使其增强信心并相信自己的病情会得到控制。对于家属的恐惧情绪表示理解和安慰，适当的时候允许家属陪伴病人，向家属介绍病人病情的严重性，以取得配合。待病情稳定后与其共同制订康复计划，针对病人具体情况提供健康教育与出院指导。

九、护理评价

1. 实施处理方案后，病人胸闷、呼吸困难症状改善。
2. 病人血压及尿量正常，阴道流血量减少，全身皮肤、黏膜出血停止。
3. 胎儿或新生儿无生命危险，病人出院时无并发症。

（苗素琴）

第四节　产褥感染

产褥感染是指产褥期内生殖道受病原体侵袭而引起局部和全身的炎性变化。发病率约为6%，近年来随着剖宫产率的上升，产褥感染的发病率也上升。产褥病率是指分娩24小时以后的10日内，每日用口表测量体温4次，间隔时间4小时，有2次达到或超过38℃。产褥病率常由产褥感染引起，但也由生殖道以外的其他感染，如泌尿系感染、上呼吸道感染、急性乳腺炎、血栓静脉炎等原因引起。产褥感染是常见的产褥期并发症，至今仍是产妇死亡的四大原因之一。

一、病因

1. 诱发因素　正常女性生殖道对细菌的侵入有一定的防御功能。正常妊娠和分娩通常不会给产妇增加感染机会，只有在机体免疫力、细菌毒力和细菌数量三者之间的平衡失调时，则会增加感染机会。任何削弱产妇防御能力的因素均可成为产褥感染的诱因，如胎膜早破、羊膜腔感染、产程延长、产前产后出血、产科手术操作或慢性疾病、孕期贫血、营养不良、体质虚弱以及妊娠晚期性生活等。

2. 感染途径

（1）内源性感染：正常孕产妇生殖道或其他部位寄生的病原体，多数并不致病，当感染诱因出现时，由非致病菌转化为致病菌而引起感染。

（2）外源性感染：指外界的病原体侵入生殖道而引起的感染，常由被污染的衣物、用具、各种手术器械及产妇临产前性生活等途径侵入机体造成感染。

3. 病原体　产妇生殖道内有大量的病原体，包括需氧菌、厌氧菌、假丝酵母菌及衣原体、支原体，以厌氧菌占优势。细菌可分为致病菌和非致病菌，机体对入侵病原体的反应与病原体的种类、数量、毒力及机体的免疫力有关。

（1）需氧菌

①链球菌：是外源性产褥感染的主要致病菌，β-溶血性链球菌致病性最强，使病变迅速扩散，引起严重感染。

②杆菌：以大肠杆菌、克雷伯菌属、变形杆菌属多见，这些细菌平时寄生在阴道中，产

生内毒素，引起菌血症或感染性休克。

③葡萄球菌：多为外源性感染，以金黄色葡萄球菌和表皮葡萄球菌多见。前者多为外源性感染，易引起伤口严重感染，因能产生青霉素酶，对青霉素产生耐药性。

（2）厌氧菌：通常为内源性感染，主要特征为化脓、有明显的脓肿形成及组织破坏。

①球菌：以消化球菌和消化链球菌多见，多与需氧菌混合感染，若与大肠杆菌混合感染，发出异常恶臭味。

②杆菌属：常见的有脆弱类杆菌，有加速血液凝固特点，可引起血栓性静脉炎。

③梭状芽胞杆菌：主要是产气荚膜杆菌，产生外毒素，可溶解蛋白质而产气及溶血。产气荚膜杆菌感染严重者可引起溶血、黄疸、血红蛋白尿、急性肾衰竭、循环衰竭、气性坏疽而死亡。

（3）支原体与衣原体：溶脲支原体、人型支原体、沙眼衣原体均可在女性生殖道内寄生，引起生殖道感染，其感染多无明显症状。

二、临床表现

发热、疼痛、异常恶露为产褥感染三大主要症状。由于感染部位、程度、扩散范围不同，其临床表现也不同。

1. 外阴伤口感染　会阴裂伤或会阴切开部位感染，以葡萄球菌和大肠杆菌感染为主，表现为会阴部疼痛，坐位困难。局部伤口有红肿、硬结、脓性分泌物流出、压痛明显，甚至发生伤口裂开，较重时可伴有低热。

2. 急性阴道、宫颈炎　阴道若有感染，表现为黏膜充血、水肿、溃疡、脓性分泌物增多。感染部位较深时，可引起阴道旁结缔组织炎。宫颈裂伤感染向深部蔓延，引起盆腔结缔组织炎。产妇可有轻度发热、畏寒、脉速等全身症状。

3. 急性子宫内膜炎、子宫肌炎　病原体经胎盘剥离面侵入到子宫蜕膜层称子宫内膜炎；侵入到子宫肌层称子宫肌炎，两者常伴发。若为子宫内膜炎，表现为子宫内膜充血、坏死，恶露量多且有臭味。若为子宫肌炎，高热、寒战、头痛、心率增快、白细胞增多，下腹疼痛、子宫复旧不良，子宫压痛明显，恶露增多有臭味。

4. 急性盆腔结缔组织炎、急性输卵管炎　局部感染经淋巴或血液扩散到子宫周围组织而引起盆腔结缔组织炎，累及输卵管时可引起输卵管炎。表现为下腹痛伴肛门坠胀，伴有持续高热、寒战、脉速、头痛等全身症状。下腹明显压痛、反跳痛、肌紧张、宫旁一侧或两侧结缔组织增厚、触及炎性包块，子宫复旧差，严重者整个盆腔形成"冰冻骨盆"。

5. 急性盆腔腹膜炎及弥漫性腹膜炎　炎症进一步扩散至腹膜，可引起盆腔腹膜炎甚至弥漫性腹膜炎。病人出现全身中毒症状，如高热、恶心、呕吐、腹胀，检查发现腹部压痛、反跳痛、肌紧张。有时在直肠子宫陷凹形成局限性脓肿，如脓肿波及肠管及膀胱，可有腹泻、里急后重和排尿困难。

6. 血栓性静脉炎　来自胎盘剥离处的感染性栓子，经血行播散可引起盆腔血栓性静脉炎，病人多于产后1~2周继子宫内膜炎后出现反复发作寒战、高热，持续数周。临床表现随静脉血栓形成的部位不同而有所不同，病变常为单侧性，多在股静脉、腘静脉及大隐静脉处，当髂总静脉或股静脉栓塞时影响下肢静脉回流，出现下肢水肿、皮肤发白和疼痛（称股白肿）。小腿深静脉栓塞时可出现腓肠肌及足底部疼痛和压痛。

7. 脓毒血症及败血症　当感染血栓脱落进入血液循环可引起脓毒血症，出现肺、脑、肾脓肿或肺栓塞。当侵入血液循环的细菌大量繁殖引起败血症时，可出现严重全身症状及感染性休克症状，如寒战、高热、脉细数、血压下降、呼吸急促、尿量减少等，可危及生命。

三、治疗

积极控制感染并纠正全身状况。

1. **支持疗法**　纠正贫血和水、电解质紊乱。

2. **清除感染灶**　会阴伤口感染及时切开引流。疑盆腔脓肿可经腹或后穹隆切开引流。有胎盘胎膜残留者及时清除宫腔内容物。严重感染，经积极治疗无效，应及时行子宫切除术。

3. **抗生素治疗**　未确定病原体时，选用广谱高效抗生素。然后依据细菌培养和药敏试验结果调整抗生素种类和剂量，中毒症状严重者，短期加用肾上腺皮质激素。

四、护理评估

1. **健康史**　评估产褥感染的诱发因素，询问产妇的健康史，是否有贫血、营养不良或生殖道、泌尿道感染的病史，了解本次妊娠有无妊娠合并症与并发症、分娩时是否有胎膜早破、产程延长、手术助产、软产道损伤、产前出血、产后出血史及产妇的个人卫生习惯等。

2. **身心状况**　评估产妇全身状况、子宫复旧及伤口愈合情况。检查宫底高度、子宫软硬度、有无压痛及其疼痛程度，观察会阴部有无疼痛、局部红肿、硬结及脓性分泌物，并观察恶露量、颜色、性状、气味等。用窥阴器检查阴道、宫颈及分泌物的情况，双合诊检查宫颈有无举痛、子宫一侧或双侧是否扪及包块。

观察产妇的情绪与心理状态，是否存在心理沮丧、烦躁与焦虑情绪。

3. **辅助检查**

（1）血液检查：检查白细胞计数增高，尤其是中性白细胞计数升高明显；血沉加快。

（2）细菌培养：通过宫腔分泌物、脓肿穿刺物、后穹隆穿刺物做细菌培养和药物敏感试验，确定病原体及敏感的抗生素。

（3）B超、CT及磁共振成像检查：对产褥感染形成的炎性包块、脓肿及静脉血栓做出定位及定性诊断。

五、护理问题

体温过高与感染因素的存在以及产后机体抵抗力下降有关。

疼痛与产褥感染有关。

六、护理目标

1. 产妇感染得到控制，体温正常，舒适感增加。

2. 产妇疼痛减轻至缓解。

七、护理措施

1. **一般护理**　保持病室的安静、清洁、空气新鲜，并注意保暖。保持床单及衣物、用物清洁。保证产妇获得充足休息，加强营养，给予高蛋白、高热量、高维生素易消化饮食，以增强抵抗力。鼓励产妇多饮水，保证足够的液体摄入。对病人出现高热、疼痛、呕吐时按症状进行护理，解除或减轻病人的不适，取半卧位，以利恶露引流。

2. 心理护理　让产妇及家属了解病情和治疗护理情况，增加治疗信心，以解除产妇及家属的疑虑。

3. 病情观察　密切观察产后生命体征的变化，尤其体温，每 4 小时测 1 次。观察是否有恶心、呕吐、全身乏力、腹胀、腹痛等症状。同时观察记录恶露的颜色、性状与气味，子宫复旧情况及会阴伤口情况。

4. 治疗配合　根据医嘱进行支持治疗。配合做好脓肿引流术、清宫术、后穹隆穿刺术等的术前准备及护理。注意抗生素使用的间隔时间，维持血液中有效浓度。严重病例有感染性休克或肾功能衰竭者应积极配合抢救。

5. 做好健康教育与出院指导　教会产妇自我观察，会阴部要保持清洁干净，及时更换会阴垫；治疗期间不要盆浴，可采用淋浴。指导病人采取半卧位或抬高床头，促进恶露引流，防止感染扩散。产褥期结束返院复查。

八、护理评价

1. 出院时，产妇体温正常、疼痛减轻、舒适感增加。
2. 出院时，产妇产褥感染症状消失，无并发症发生。

（苗素琴）

第五节　产后泌尿系统感染

产后大约有 2%~4% 的产妇会发生泌尿系统感染，引起感染的病原体绝大部分为革兰阴性杆菌，以大肠杆菌为多见，其他有变形杆菌、产气杆菌和葡萄球菌等。感染途径主要为上行性感染，即细菌从尿道外口侵入，首先感染膀胱，随后再沿输尿管上行感染肾盂、肾盏。

一、病因

1. 女性尿道短、直，尿道口与肛门靠近，产后机体抵抗力低，容易造成上行感染引起膀胱炎、肾盂肾炎。

2. 分娩过程中，膀胱受压引起黏膜充血、水肿、挫伤，容易发生膀胱炎。

3. 分娩过程中导尿或过多的阴道检查、无菌技术执行不严格，可引起细菌侵入造成感染。

4. 分娩时膀胱受压迫导致膀胱肌失去收缩力，不能将膀胱内的尿液按时完全排出，或产后会阴部伤口疼痛使产妇不敢排尿，造成尿潴留而引起细菌感染。

二、临床表现

1. 膀胱炎　症状多在产后 2~3 天出现，病人表现有尿频、尿急、尿痛，排尿时有烧灼感或排尿困难；也有表现为尿潴留或膀胱部位压痛或下腹部胀痛不适；也可伴有低热，但一般没有全身症状。

2. 肾盂肾炎　感染多由下泌尿道上行所致，较常发生在右侧，也可能两侧均受累，病人症状通常发生在产后第 2~3 天，也可发生在产后 3 周，表现为一侧或双侧腰部疼痛、高热、寒战、恶心、呕吐等，同时伴有尿频、尿急、尿痛。若不加紧治疗，肾脏皮质可能受损，可能出现肾功能障碍。

三、治疗

用广谱抗生素抗感染，并保证液体入量以便冲洗膀胱。

四、护理评估

1. 健康史　首先要评估病人过去是否有泌尿系感染的病史，本次分娩情况，如是否有产程过长、排尿困难、手术助产、导尿的经历；并了解产后第一次自解小便时间、尿量、膀胱功能恢复情况。

2. 身心状况　评估病人体温、排尿形态的改变及全身症状。是否有发热、尿频、尿急、尿痛及尿潴留等；是局限于下泌尿道膀胱炎，还是已经上行感染发生肾盂肾炎。膀胱炎病人可有轻度发热，体温在 37.8~38.3℃，表现为膀胱部位的压痛；肾盂肾炎病人有高热，体温常达 40℃，并表现为单侧或双侧的肾区叩痛阳性。

3. 辅助检查　尿常规检查可见脓细胞、白细胞、红细胞；可有蛋白尿、管型尿；中尿培养细菌数 $\geqslant 105/mL$。做血尿素氮及肌酐检查，以确定肾功能有无受损。

五、护理问题

排尿障碍与泌尿系统感染有关。
知识缺乏：缺乏预防泌尿系统感染的相关知识。

六、护理目标

1. 病人泌尿道感染得到控制，症状消失，排尿功能恢复正常。
2. 病人能讲述预防泌尿道感染的相关的知识。

七、护理措施

1. 一般护理
（1）仔细评估产妇产后子宫底的高度、恶露量并识别尿潴留的临床表现。采取各种方法促使产妇自解小便，如提供排尿所需要的环境，协助产妇入厕，用温水冲洗会阴，加压于耻骨联合上方、听流水声或针灸疗法等。
（2）指导产妇保持会阴部的清洁，每次便后冲洗会阴部，以防逆行感染。
（3）急性感染期病人应卧床休息，摄取营养丰富、易消化、少刺激的食物。同时，鼓励产妇多饮水，每日需饮水 3 000~4 000mL，达到膀胱自身冲洗的目的。
2. 执行医嘱　按医嘱给予敏感有效的抗生素，症状减轻后仍需持续用药，直至感染症状完全消除，需复查尿常规，必要时行尿培养直至确定无菌为止，预防转为慢性病例。按医嘱必要时使用抗痉挛药和止痛药，以缓解病人不适，对发热及其他症状给予对症护理。
3. 健康教育　指导产妇养成定时排尿的习惯，保证摄入充足的液体量。督促产妇每 4

小时1次定时排空膀胱，有助于除去感染尿液，避免膀胱过度膨胀，有利于恢复正常的排尿功能。

八、护理评价

1. 出院时，病人恢复正常排尿功能。
2. 出院时，病人尿液检查和细菌培养阴性。
3. 病人出院后能进行自我护理，并能定期复查。

（苗素琴）

第六节　产后抑郁症

产后抑郁症（PPD）是指产妇在产褥期出现抑郁症状，是产褥期非精神病性精神综合征中最常见的一种类型。产后抑郁症的发病率国外报道为 3.5%～33.0%，国内为 3.8%～16.7%。产后抑郁症不仅影响产妇的生活质量，还影响家庭功能和产妇的亲子行为，影响婴儿认知能力和情感的发展。

一、病因

病因不明，可能与下列因素有关。

1. **分娩因素**　产妇经过分娩，机体疲惫，尤其产时、产后的并发症，难产、滞产、手术产等均给产妇带来紧张与恐惧、神经系统功能状态不佳，促使内分泌功能状态的不稳定。

2. **心理因素**　最主要的是产妇的个性特征。敏感（神经质）、自我为中心、情绪不稳定、社交能力不良、好强求全、固执、内向性格等个性特点的人群容易发生产后心理障碍。

3. **内分泌因素**　分娩后产妇体内人绒毛膜促性腺激素（HCG）、人胎盘生乳素（HPI）、孕激素、雌激素含量急剧下降，可能在产后抑郁症和精神方面起重要的作用。

4. **社会因素**　孕期发生不良生活事件，如失业、夫妻分离、亲人病丧、家庭不和睦、家庭经济条件差、居住环境低劣、缺少家庭和社会的支持与帮助，特别是缺乏来自丈夫与长辈的理解、支持与帮助等不仅是影响产后抑郁症的重要因素，而且还是影响产后抑郁恢复的重要因素。

5. **遗传因素**　有精神病家族史特别是有家族抑郁症病史的产妇发病率高。

二、临床表现

产后抑郁症多在产后2周内发病，产后4～6周症状明显，病程可持续3～6个月。典型症状是情感低落、思维迟缓、意志活动减退，多表现为心情压抑、悲伤、沮丧、焦虑、易激惹；注意力不集中、思维迟钝、反应缓慢、健忘；对事物缺乏兴趣、不愿与人交流、常失去生活自理及照料婴儿的能力，自责、自罪、担心自己或婴儿受到伤害，重者可有伤害婴儿或自我伤害的行为；亦可伴有自主神经功能紊乱症状，如食欲不振、心悸、出汗、耳鸣、头晕，还常有早醒或失眠等。

三、治疗

识别诱因，对症处理。

1. 心理治疗　心理治疗对产后抑郁症非常重要。心理治疗的关键是：①增强产妇的自信心，提高产妇的自我价值意识。②根据产妇的个性特征、心理状态、发病原因给予个体化的心理辅导，解除致病的心理因素。

2. 药物治疗　尽量选用不进入乳汁的抗抑郁药。常用药物有帕罗西汀、舍曲林和阿米替林。

四、护理评估

1. 健康史　询问有无抑郁症、精神病的个人史和家族史，有无重大精神创伤史。了解本次妊娠过程及分娩情况是否顺利、有无难产、滞产、手术产以及产时产后的并发症、婴儿健康状况、婚姻家庭关系及社会支持系统等因素并识别诱因。

2. 身心状况　观察产妇的情绪变化、食欲、睡眠、疲劳程度及集中能力。观察产妇的日常活动和行为，如自我照顾能力与照顾婴儿的能力。观察母婴之间接触和交流的情况，了解产妇对婴儿的喜恶程度及对分娩的体验与感受。评估产妇的人际交往能力与社会支持系统，判断病情的严重程度。

3. 相关检查　可采用心理测量仪及心理量表判断。

（1）爱丁堡产后抑郁量表（EPDS）：是目前多采用的筛选工具。它包括 10 项内容，4 级评分，总分≥13 分者可诊断为产后抑郁症。

（2）产后抑郁筛查量表（PDSS）：包括睡眠/饮食失调、焦虑/担心、情绪不稳定、精神错乱、丢失自我、内疚/羞耻及自杀的想法等 7 个因素，共 35 个条目，分 5 级评分，一般以总分≥60 分作为筛查产后抑郁症的临界值。

五、护理问题

家庭运行中断与无法承担母亲角色有关。
有对自己实施暴力的危险与产后严重的心理障碍有关。

六、护理目标

1. 产妇的情绪稳定，能配合护理人员与家人采取有效应对措施。
2. 产妇能进入母亲角色，能关心爱护婴儿。
3. 产妇的生理、心理行为正常。

七、护理措施

1. 一般护理　提供温暖、舒适的环境，合理安排饮食，保证产妇的营养摄入，使产妇有良好的哺乳能力。让产妇多休息，保证产妇足够的睡眠。护理人员应鼓励或陪伴产妇在白天从事多次短暂的活动，入睡前喝热牛奶、洗热水澡等协助产妇入睡。

2. 心理护理　心理护理对产后抑郁症非常重要，使产妇感到被支持、尊重、理解，信心增强，加强自我控制，建立与他人良好交流的能力，激发内在动力去应付自身问题。护理人员要具备温和、接受的态度，鼓励产妇宣泄、抒发自身的感受，耐心倾听产妇诉说的心理问题，做好心理疏通工作。同时，让家人给予更多的关心和爱护，减少或避免不良的精神刺激和压力。

3. 协助并促进产妇适应母亲角色　帮助产妇适应角色的转换，指导产妇与婴儿进行交流、接触，并鼓励多参与照顾婴儿，培养产妇的自信心。

4. 防止暴力行为发生　注意安全保护，谨慎地安排产妇生活和居住环境，产后抑郁症产妇的睡眠障碍主要表现为早醒，而自杀、自伤等意外事件就发生在这种时候。

5. 治疗配合　遵医嘱指导产妇正确应用抗抑郁症药，并注意观察药物疗效及不良反应。重症病人需要请心理医师或精神科医师给予治疗。

6. 做好出院指导与家庭随访工作　为产妇提供心理咨询机会。

7. 提供预防措施　大部分病人预后较好，症状缓解、社会和职业功能恢复，大约70%病人1年内治愈，但再次妊娠有50%复发率。早期识别和早期干预是预防产后抑郁症加重、造成严重后果的根本办法。

（1）对照看产后妇女的卫生职业人员及家属加强宣传，使得产后抑郁症能够被早期识别，并得到正确治疗。

（2）加强孕期保健，普及妊娠、分娩相关知识，减轻孕产妇对妊娠、分娩的紧张、恐惧心理，完善自我保健。

（3）有精神疾患家族史的产妇，应定期密切观察，给予更多的关爱、指导，避免一切不良刺激。

（4）更多地关心高危人群，包括不良分娩史、死胎、畸形胎儿的产妇，应向她们说明产生的原因，用友善、亲切、温和的语言鼓励产妇增加信心。

（5）分娩过程中，医护人员要充满爱心和耐心，尤其对产程长、精神压力大的产妇，更需要耐心解释分娩过程。

八、护理评价

1. 住院期间产妇的情绪稳定，能配合诊治方案。

2. 产妇与婴儿健康安全。

3. 产妇能示范正确护理新生儿的技巧。

（周达梅）

第七节　葡萄胎

妊娠后胎盘绒毛滋养细胞增生、间质水肿变性，形成大小不一的水泡，水泡间借蒂相连成串形如葡萄，称为葡萄胎，也称水泡状胎块（HM）。葡萄胎是一种滋养细胞的良性病变，可发生在任何年龄的生育期妇女，葡萄胎可分为完全性葡萄胎和部分性葡萄胎两类。完全性葡萄胎表现为宫腔内充满水泡状组织，没有胎儿及其附属物，年龄<20岁及>35岁妊娠妇女的发病率显著升高，可能与该年龄段容易发生异常受精有关。有过1次或2次葡萄胎妊娠者，再次葡萄胎的发生率分别为1%和15%~20%。另外，营养因素、感染因素、孕卵异常、细胞遗传异常等可能与发病有关。流行病学调查资料显示，东南亚国家或地区的发病率比欧美国家高；部分性葡萄胎表现为有胚胎，胎盘绒毛部分水泡状变性，并有滋养细胞增生。部分性葡萄胎的发病率远低于完全性葡萄胎，其高危因素可能与口服避孕药和不规则月经等有关，但与年龄和饮食因素无关。

一、病理

病变局限于子宫腔内，不侵入肌层，也不发生远处转移。完全性葡萄胎大体检查水泡状物形如串串葡萄，大小自直径数毫米至数厘米不等，其间由纤细的纤维素相连，常混有血块及蜕膜碎片。水泡状物占满整个宫腔，无胎儿及其附属物或胎儿痕迹。镜下为滋养细胞呈不同程度的增生，绒毛间质水肿呈水泡样，间质内胎源性血管消失。部分性葡萄胎仅部分绒毛变为水泡，常合并胚胎或胎儿组织，胎儿多已死亡，合并足月儿极少，且常伴发育迟缓或多发性畸形。镜下见部分绒毛水肿，轮廓不规则，滋养细胞增生程度较轻，间质内可见胎源性血管。

二、临床表现

1. 完全性葡萄胎　由于诊断技术的进展，越来越多的病人在未出现症状或仅有少量阴道流血时已作出诊断并治疗，所以症状典型的葡萄胎病人已少见。

（1）停经后阴道流血：为最常见的症状。停经 8~12 周左右开始出现不规则阴道流血，时出时停，量多少不定，若母体大血管破裂可造成大量出血，导致休克甚至死亡，有时在血中可发现水泡状物。若出血时间长又未及时治疗，可导致贫血和感染。

（2）子宫异常增大、变软：约半数以上病人的子宫大于停经月份，质地极软，并伴血清 HCG 水平异常升高，其原因为葡萄胎迅速增长及宫腔内积血所致。约 1/3 病人的子宫大小与停经月份相符，子宫小于停经月份的只占少数，其原因可能与水泡退行性变、停止发展有关。

（3）妊娠呕吐：出现时间较正常妊娠早，症状严重且持续时间长。发生严重呕吐未及时纠正者可导致水电解质紊乱。

（4）妊娠期高血压疾病征象：多发生于子宫异常增大和 HCG 水平异常升高者，可在妊娠早期出现高血压、蛋白尿和水肿，而且症状严重，容易发展为子痫前期，但子痫罕见。

（5）卵巢黄素化囊肿：大量绒毛膜促性腺激素（HCG）刺激卵巢卵泡内膜细胞发生黄素化而形成囊肿，称为卵巢黄素化囊肿。常为双侧性，也可单侧，大小不等，囊壁薄，表面光滑。一般无症状，偶可发生扭转。黄素化囊肿在水泡状胎块清除后 2~4 个月自行消退。

（6）腹痛：为阵发性下腹隐痛，由于葡萄胎增长迅速和子宫过度快速扩张所致。常发生在阴道流血前，一般不剧烈，可忍受。如黄素化囊肿扭转或破裂时则可出现急性腹痛。

（7）甲状腺功能亢进征象：约 7% 病人出现轻度甲状腺功能亢进，表现为心动过速、皮肤潮湿和震颤，但突眼少见。

2. 部分性葡萄胎　除阴道流血外，病人常没有完全性葡萄胎的典型症状，子宫大小与停经月份多数相符或小于停经月份，妊娠呕吐少见并较轻，多无子痫前期症状，常无腹痛及卵巢黄素化囊肿。易误诊为不全流产或过期流产，需对流产组织进行病理学检查方能确诊。

三、治疗

一旦确诊应及时清除子宫腔内容物，如黄素化囊肿蒂扭转且卵巢血运发生障碍应手术切除患侧卵巢。

四、护理评估

（一）健康史

询问病人的月经史、生育史；本次妊娠早孕反应发生的时间及程度；有无阴道流血等。如有阴道流血，应询问阴道流血的量、质、时间，并询问是否有水泡状物质排出。询问病人及其家族的既往疾病史，包括滋养细胞疾病史。

（二）身心状况

病人往往有停经后反复不规则阴道流血症状，出血多又未得到适当的处理者可有贫血和感染的症状，急性大出血可出现休克。多数病人子宫大于停经月份，质软，扪不到胎体，无自觉胎动。病人因子宫快速增大可有腹部不适或阵发性隐痛，发生黄素囊肿急性扭转时则有急腹痛。有些病人可伴有水肿、蛋白尿、高血压等妊娠期高血压疾病征象。

一旦确诊，病人及家属可能会担心孕妇的安全、是否需进一步治疗、此次妊娠对今后生育的影响，并表现出对清宫手术的恐惧。对妊娠滋养细胞疾病知识的缺乏及预后的不确定性会增加病人的焦虑情绪。

（三）辅助检查

1. 产科检查　子宫大于停经月份，较软，腹部检查扪不到胎体。
2. 多普勒胎心测定　只能听到子宫血流杂音，无胎心音。
3. 人绒毛膜促性腺激素（HCG）测定　病人的血、尿 HCG 处于高值范围且持续不降或超出正常妊娠水平。
4. 超声检查　是诊断葡萄胎的重要辅助检查方法，采用经阴道彩色多普勒超声效果更好。完全性葡萄胎的典型超声影像学表现为增大的子宫内无妊娠囊或胎心搏动，宫腔内充满不均质密集状或短条状回声，呈"落雪状"，若水泡较大则呈"蜂窝状"。常可测到一侧或双侧卵巢囊肿。部分性葡萄胎宫腔内见水泡状胎块引起的超声图像改变及胎儿或羊膜腔，胎儿常合并畸形。

五、护理问题

1. 焦虑　与担心清宫手术及预后有关。
2. 自尊紊乱　与分娩的期望得不到满足及对将来妊娠担心有关。
3. 有感染的危险　与长期阴道流血、贫血造成免疫力下降有关。

六、护理目标

1. 病人能掌握减轻焦虑的技能，积极配合刮宫手术。
2. 病人能接受葡萄胎及流产的结局。
3. 病人能陈述随访的重要性和具体方法。

七、护理措施

1. 心理护理　详细评估病人对疾病的心理承受能力，鼓励病人表达不能得到良好妊娠结局的悲伤，对疾病、治疗手段的认识，确定其主要的心理问题。向病人及家属讲解有关葡萄胎的疾病知识，说明尽快清宫手术的必要性。告诉病人治愈二年后可正常生育，让病人以较平静的心理接受手术。

2. 严密观察病情　观察和评估腹痛及阴道流血情况，流血过多时，密切观察血压、脉搏、呼吸等生命体征。观察每次阴道排出物，一旦发现有水泡状组织要送病理检查，并保留消毒纸垫，以评估出血量及流出物的性质。

3. 做好术前准备及术中护理　刮宫前配血备用，建立静脉通路，准备好缩宫素和抢救药品及物品。为防止宫缩时将水泡挤入血管造成肺栓塞或转移，缩宫素应在充分扩张宫口、开始吸宫后使用。葡萄胎清宫不易一次吸刮干净，一般于1周后再次刮宫。注意选用大号吸管吸引，待子宫缩小后再慎重刮宫，刮出物选取靠近宫壁的葡萄状组织送病理检查。对合并妊娠期高血压疾病者做好相应的护理。

4. 健康教育　让病人和家属了解坚持正规的治疗和随访是根治葡萄胎的基础，懂得监测HCG的意义。饮食中缺乏维生素A及其前体胡萝卜素和动物脂肪者发生葡萄胎的概率明显增高，因此指导病人摄取高蛋白、富含维生素A、易消化饮食；适当活动，保证充足的睡眠时间和质量，以改善机体的免疫功能；保持外阴清洁和室内空气清新，每次刮宫手术后禁止性生活及盆浴1个月以防感染。

对于年龄大于40岁、刮宫前HCG值异常升高、刮宫后HCG值不进行性下降、子宫比相应的妊娠月份明显大或短期内迅速增大、黄素化囊肿直径>6cm、滋养细胞高度增生或伴有不典型增生、出现可疑的转移灶或无条件随访的病人可采用预防性化疗，但不能替代随访。

5. 随访指导　葡萄胎的恶变率约10%~25%，正常情况下，葡萄胎排空后血清HCG稳定下降，首次降至阴性的平均时间约为9周，最长不超过14周。如果葡萄胎排空后HCG持续异常，应考虑为滋养细胞肿瘤，因此必须重视刮宫术后的定期随访。随访内容包括：①HCG定量测定，葡萄胎清空后每周一次，直至连续3次正常，然后每月一次持续至少半年，此后可每半年一次，共随访二年。②在随访血、尿HCG的同时应注意月经是否规律，有无阴道异常流血，有无咳嗽、咯血及其他转移灶症状，定时做妇科检查、盆腔B超及X线胸片检查。

6. 避孕　葡萄胎病人随访期间必须严格避孕一年。首选避孕套，也可选择口服避孕药，一般不选用宫内节育器，以免穿孔或混淆子宫出血的原因。

八、护理评价

1. 病人和家属能理解清宫手术的重要性，配合医护人员顺利完成清宫术。
2. 病人情绪稳定，焦虑减轻，治愈疾病的信心增加。
3. 病人和家属了解随访的重要性，并能正确地参与随访全过程。

（周达梅）

第八节 妊娠滋养细胞肿瘤

妊娠滋养细胞肿瘤是滋养细胞的恶性病变，包括侵蚀性葡萄胎、绒毛膜癌和胎盘部位滋养细胞肿瘤。胎盘部位滋养细胞肿瘤是起源于胎盘种植部位的一种特殊类型的滋养细胞肿瘤，临床罕见。妊娠滋养细胞肿瘤60%继发于葡萄胎，30%继发于流产，10%继发于足月妊娠或异位妊娠。继发于葡萄胎排空后半年以内的妊娠滋养细胞肿瘤的组织学诊断多数为侵蚀性葡萄胎，1年以上者多数为绒毛膜癌，半年至1年者绒毛膜癌和侵蚀性葡萄胎均有可能，时间间隔越长，绒毛膜癌的可能性越大。继发于流产、足月妊娠、异位妊娠者组织学诊断应为绒毛膜癌。侵蚀性葡萄胎继发于葡萄胎之后，具有恶性肿瘤行为，但恶性程度不高，多数仅造成局部侵犯，仅4%病人发生远处转移，预后较好。绒毛膜癌恶性程度极高，早期就可通过血行转移至全身，在化疗药物问世前，死亡率高达90%以上。随着诊断技术和化学治疗的发展，病人的预后已得到极大改善。

一、病理

侵蚀性葡萄胎的大体检查可见子宫肌壁内有大小不等、深浅不一的水泡状组织。当侵蚀病灶接近子宫浆膜层时，子宫表面可见紫蓝色结节，侵蚀较深时可穿透子宫浆膜层或阔韧带。镜下可见侵入子宫肌层的水泡状组织的形态与葡萄胎相似，可见绒毛结构及滋养细胞增生和分化不良。绒毛结构也可退化仅见绒毛阴影。

绒毛膜癌多原发于子宫，肿瘤常位于子宫肌层内，也可突入宫腔或穿破浆膜，单个或多个，无固定形态，与周围组织分界清，质地软而脆，剖视可见癌组织呈暗红色，常伴出血、坏死及感染。镜下表现为滋养细胞不形成绒毛或水泡状结构，极度不规则增生，排列紊乱，广泛侵入子宫肌层及血管，周围大片出血、坏死。肿瘤不含间质和自身血管，瘤细胞靠侵蚀母体血管获取营养。

二、临床表现

1. 无转移滋养细胞肿瘤　多数继发于葡萄胎后，仅少数继发于流产或足月产后。

（1）不规则阴道流血：葡萄胎清除后、流产或足月产后出现不规则阴道流血，量多少不定，也可表现为一段时间的正常月经后再停经，然后又出现阴道流血。长期流血者可致继发贫血。

（2）子宫复旧不全或不均匀增大：葡萄胎排空后4~6周子宫未恢复正常大小，质软，也可因子宫肌层内病灶部位和大小的影响表现为子宫不均匀性增大。

（3）卵巢黄素化囊肿：由于HCG持续作用，在葡萄胎排空、流产或足月产后，卵巢黄素化囊肿可持续存在。

（4）腹痛：一般无腹痛，若肿瘤组织穿破子宫，可引起急性腹痛和腹腔内出血症状。黄素化囊肿发生扭转或破裂时也可出现急性腹痛。

（5）假孕症状：由于肿瘤分泌HCG及雌、孕激素的作用，表现为乳房增大，乳头、乳晕着色，甚至有初乳样分泌，外阴、阴道、宫颈着色，生殖道质地变软。

2. 转移性妊娠滋养细胞肿瘤　大多为绒毛膜癌，症状和体征视转移部位而异。主要经血行播散，最常见的转移部位是肺（80%），其次是阴道（30%）、盆腔（20%）、肝（10%）、脑（10%）等，各转移部位共同特点是局部出血。

（1）肺转移：常见症状为咳嗽、血痰或反复咯血、胸痛及呼吸困难。常急性发作，少数情况下可因肺动脉滋养细胞瘤栓形成造成急性肺梗死，出现肺动脉高压和急性肺功能衰竭。当转移灶较小时也可无任何症状。

（2）阴道转移：转移灶常位于阴道前壁。局部表现紫蓝色结节，破溃后引起不规则阴道流血，甚至大出血。

（3）肝转移：预后不良，多同时伴有肺转移，表现为上腹部或肝区疼痛，若病灶穿破肝包膜可出现腹腔内出血，导致死亡。

（4）脑转移：预后凶险，为主要死亡原因。按病情进展可分为三期：①瘤栓期，表现为一过性脑缺血症状，如暂时性失语、失明、突然跌倒等。②脑瘤期，瘤组织增生侵入脑组织形成脑瘤，表现为头痛、喷射性呕吐、偏瘫、抽搐直至昏迷。③脑疝期，瘤组织增大及周围组织出血、水肿，表现为颅内压升高，脑疝形成压迫生命中枢而死亡。

（5）其他转移：包括脾、肾、膀胱、消化道、骨等，症状视转移部位而异。

三、治疗

以化疗为主，手术和放疗为辅。年轻未生育者尽可能不切除子宫，以保留生育能力，如不得已切除子宫者仍可保留正常卵巢。需手术治疗者一般主张先化疗，待病情基本控制后再手术，对肝、脑有转移的重症病人可加用放射治疗。

四、护理评估

（一）健康史

采集个人及家属的既往史，包括滋养细胞疾病史、药物使用史及药物过敏史；若既往曾患葡萄胎，应详细了解第一次清宫的时间、水泡大小、吸出组织物的量等；以后清宫次数及清宫后阴道流血的量、质、时间，子宫复旧情况；收集血、尿 HCG 随访的资料；肺 X 线检查结果。采集阴道不规则流血的病史，询问生殖道、肺部、脑等转移的相应症状的主诉，是否用过化疗及化疗的时间、药物、剂量、疗效及用药后机体的反应情况。

（二）身心状况

大多数病人有阴道不规则流血，量多少因人而异。当滋养细胞穿破子宫浆膜层时则有腹腔内出血及腹痛；若发生转移，要评估转移灶症状，不同部位的转移病灶可出现相应的临床表现。若出血较多，病人可有休克表现。

由于不规则阴道流血，病人会有不适感、恐惧感，若出现转移症状，病人和家属会担心疾病的预后，害怕化疗药物的毒副作用，对治疗和生活失去信心。有些病人会感到悲哀、情绪低落，不能接受现实，因为需要多次化疗而发生经济困难，表现出焦虑不安。若需要手术，生育过的病人因为要切除子宫而担心女性特征的改变；未生育过的病人则因为生育无望而产生绝望，迫切希望得到丈夫及家人的理解、帮助。

（三）辅助检查

1. 妇科检查　子宫增大，质软，发生阴道宫颈转移时局部可见紫蓝色结节。

2.血和尿的绒毛膜促性腺激素（HCG）测定　病人往往于葡萄胎排空后9周以上，或流产、足月产、异位妊娠4周以上，血、尿HCG测定持续高水平或一度下降后又上升，排除妊娠物残留或再次妊娠，结合临床表现可诊断为滋养细胞肿瘤。

3.胸部X线摄片　是诊断肺转移的重要检查方法，肺转移者最初X线征象为肺纹理增粗，继而发展为片状或小结节阴影，棉球状或团块状阴影是肺部转移的典型X线表现。

4.超声检查　子宫正常大小或呈不同程度增大，肌层内可见高回声团，边界清但无包膜；或肌层内有回声不均区域或团块，边界不清且无包膜；彩色多普勒超声主要显示丰富的血流信号和低阻力型血流频谱。

5.CT和磁共振成像　CT对发现肺部较小病灶和脑等部位的转移灶有较高的诊断价值，磁共振成像主要用于脑、肝和盆腔病灶的诊断。

6.组织学诊断　在子宫肌层或子宫外转移灶中若见到绒毛结构或退化的绒毛阴影，则诊断为侵蚀性葡萄胎；若仅见大量的滋养细胞浸润和坏死出血，未见绒毛结构者诊断为绒癌。若原发灶和转移灶诊断不一致，只要在任一组织切片中见有绒毛结构均可诊断为侵蚀性葡萄胎。

五、护理问题

1.角色紊乱　与较长时间住院和接受化疗有关。
2.潜在并发症　肺转移、阴道转移、脑转移。

六、护理目标

1.病人能主动参与治疗护理活动。
2.病人适应角色改变。

七、护理措施

（一）心理护理

评估病人及家属对疾病的心理反应，让病人宣泄痛苦心理及失落感；对住院者做好环境、病友及医护人员的介绍，减轻病人的陌生感；向病人提供有关化学药物治疗及其护理的信息，以减少恐惧及无助感；帮助病人分析可利用的支持系统，纠正消极的应对方式；详细解释病人所担心的各种疑虑，减轻病人的心理压力，帮助病人和家属树立战胜疾病的信心。

（二）严密观察病情

严密观察病人腹痛及阴道流血情况，记录出血量，出血多时除密切观察病人的血压、脉搏、呼吸外，配合医师做好抢救工作，及时做好手术准备。动态观察并记录血β-HCG的变化情况，识别转移灶症状，发现异常立即通知医师并配合处理。

（三）减轻不适

对疼痛、化疗不良反应等问题积极采取措施减轻症状，尽可能满足病人的合理要求。

（四）有转移灶者，提供对症护理

1.阴道转移病人的护理

（1）禁止做不必要的检查和窥阴器检查，尽量卧床休息，密切观察阴道转移灶有无破溃出血。

（2）配血备用，准备好各种抢救器械和物品（输血、输液用物、长纱条、止血药物、照明灯及氧气等）。

（3）若发生溃破大出血时应立即通知医师并配合抢救，用长纱条填塞阴道压迫止血。保持外阴清洁，严密观察阴道出血情况及生命体征，同时观察有无感染及休克。填塞的纱条必须于24~48小时内如数取出，取出时必须做好输液、输血及抢救的准备。若出血未止可用无菌纱条重新填塞，记录取出和再次填入纱条数量，给予输血、输液。按医嘱用抗生素预防感染。

2. 肺转移病人的护理

（1）卧床休息，有呼吸困难者给予半卧位并吸氧。

（2）按医嘱给予镇静剂及化疗药物。

（3）大量咯血时有窒息、休克甚至死亡的危险，若发现应立即让病人取头低患侧卧位并保持呼吸道的通畅，轻击背部，排出积血。同时迅速通知医师，配合医师进行止血抗休克治疗。

3. 脑转移的护理

（1）让病人尽量卧床休息，起床时应有人陪伴，以防瘤栓期的一过性症状发生时造成意外损伤。观察颅内压增高的症状，记录出入量，观察有无电解质紊乱的症状，一旦发现异常情况立即通知医师并配合处理。

（2）按医嘱给予静脉补液，给予止血剂、脱水剂、吸氧、化疗等，严格控制补液总量和补液速度，防止颅内压升高。

（3）采取必要的护理措施预防跌倒、咬伤、吸入性肺炎、角膜炎、压疮等发生。

（4）做好 HCG 测定、腰穿等项目的检查配合。

（5）昏迷、偏瘫者按相应的护理常规实施护理，提供舒适环境，预防并发症的发生。

（五）健康教育

鼓励病人进食，向其推荐高蛋白、高维生素、易消化的饮食，以增强机体的抵抗力。注意休息，不过分劳累，有转移灶症状出现时应卧床休息，待病情缓解后再适当活动。注意外阴清洁，防止感染，节制性生活，做好避孕指导。出院后严密随访，两年内的随访同葡萄胎病人，两年后仍需每年一次，持续三到五年，随访内容同葡萄胎。随访期间需严格避孕，应于化疗停止≥12 个月方可妊娠。

八、护理评价

1. 病人能理解并信任所采取的治疗方案和护理措施，配合治疗，树立战胜疾病的信心。
2. 病人获得一定的化疗自我护理知识、技能。
3. 能较好处理与家人的关系，诊治过程中表现出积极的行为。

（周达梅）

第十四章

儿科疾病的护理

第一节 病毒传染性疾病

一、病毒性肝炎

（一）概述

病毒性肝炎是由肝炎病毒所致的、以肝脏炎症和肝细胞坏死病变为特点的一组传染性疾病，经消化道、血液或体液传播。临床分型为：无症状或亚临床型隐性感染、急性无黄疸型和黄疸型肝炎、慢性肝炎、重型肝炎、肝衰竭。按病原分类，目前已确定的肝炎病毒有 5 型：甲型肝炎病毒、乙型肝炎病毒、丙型肝炎病毒、丁型肝炎病毒、戊型肝炎病毒；其中甲型和戊型主要表现为急性肝炎，另外三型主要表现为慢性肝炎，并可发展为肝硬化及导致肝细胞癌。其他病毒，如巨细胞病毒、EB 病毒、风疹病毒、单纯疱疹病毒、肠道病毒和黄热病毒等，也可引起肝脏炎症，但主要引起肝脏以外的临床表现，且各具特点，故不属本病范畴。本节重点介绍甲型和乙型肝炎。

（二）临床特点

1. 甲型病毒性肝炎 甲型病毒性肝炎，简称甲肝，是由 HAV 引起的以黄疸和肝脏损害为主的急性传染病，主要经消化道传播，儿童易感，发病率高，易致暴发流行，病程短，绝大多数预后好。

（1）病原学：HAV 属肠道病毒 72 型，常温下可存活 30 天，极易通过日常生活接触传播，贝壳类水产品如毛蚶、牡蛎等有浓缩 HAV 的能力。HAV 耐酸、耐碱、耐乙醚、耐热，对紫外线尚敏感，对 2%～5% 来苏水、有机氯有抵抗力。

（2）流行病学：本病属于全球性传染病，但与各国的社会、经济状况和卫生水平相关。我国发病率已从 1990 年的 55/10 万下降至 2011 年的 2/10 万。其传染源是甲型肝炎患者和亚临床感染者，潜伏期后期和黄疸出现后 1 周传染性最强，起病后 2 周仍可能排毒；主要经粪-口途径传播，食物和水源严重污染可致暴发流行；人群普遍易感，初次接触 HAV 的成人和儿童易感性强，学龄前和学龄儿童发病率最高；四季均可见发病，以第一季度多见。

（3）发病机制及病理：目前尚未充分阐明，各种研究和实验室检查提示甲肝时肝细胞的损伤可能通过细胞免疫，主要是免疫病理损害作用而发生。轻者肝细胞水肿变性，呈单细胞或灶性坏死，常有肝细胞再生，肿胀的肝细胞间毛细胆管瘀胆。重症者严重的弥漫性肝细胞肿胀，明显瘀胆现象，肝小叶结构紊乱，片状坏死，肝窦瘀血，有粒细胞和大量吞噬细胞浸润。

（4）临床表现：潜伏期 14~45 天，平均 30 天。临床分为急性黄疸型、急性无黄疸型、瘀胆型和亚临床型。

①急性黄疸型肝炎：A. 黄疸前期（持续 3~7 天），起病急，畏寒发热，体温 38~39℃，常有上呼吸道感染症状，继之恶心、呕吐、食欲缺乏、乏力，年幼儿多有腹泻，尿色黄。B. 黄疸期（持续 2~6 周），上感和腹泻症状缓解，皮肤、巩膜不同程度黄染，尿色进一步加深，年长儿诉上腹不适，肝区隐痛，乏力和食欲缺乏继续，肝脏肿大，有压痛和叩痛。C. 恢复期（持续 4~8 周），症状逐渐消失，黄疸渐退，肝功能恢复正常，肝脏渐回缩至正常。

②急性无黄疸型肝炎：起病较急性黄疸型缓，无黄疸，临床症状和体征同黄疸型，但较轻，1~2 个月内恢复。

③亚临床型肝炎：无明显临床症状和体征，多因有流行病学接触史，体检时发现肝脏轻度肿大，肝功能轻度异常，血清 HAV 感染标志阳性。

④瘀胆型肝炎：黄疸较深，持续超过 3 周；粪便颜色变浅，皮肤瘙痒；全身症状和消化道症状较轻；丙氨酸转氨酶（ALT）轻~中度升高。

⑤重症型肝炎：患儿可持续高热，极度乏力，厌食、呕吐，黄疸迅速加深，肿大的肝脏迅速回缩、腹胀、水肿、出血倾向等，很快出现烦躁不安、嗜睡、神志恍惚甚至昏迷。血清胆红素>170μmol/L，肝功能严重异常，凝血酶原时间明显延长。起病后 10 天内出现以上情况，且可排除其他原因者，称为急性重型肝炎，又称暴发型肝炎。重型肝炎病死率高，病程较长，完全恢复常需 3 个月以上。10 天以后呈现为重型者称亚急性重型肝炎。

（5）辅助检查

①血常规：白细胞计数一般正常或降低，淋巴细胞或单核细胞比例增高。

②尿常规：尿色黄，尿胆原和尿胆红素阳性。

③肝功能检查：血清总胆红素和直接胆红素升高，ALT 和天冬氨酸转氨酶（AST）明显升高；瘀胆型患儿血清胆汁酸和碱性磷酸酶（ALP）增高；血清白蛋白降低和凝血酶原时间延长。

④血清学检查：特异性 IgM 和 IgG 增高。

⑤病毒 RNA 检测：可检测粪便中的 HAV RNA。

2. 乙型病毒性肝炎　乙型病毒性肝炎，简称乙肝，是由 HBV 引起的以肝脏损害为主的全身性传染病。主要经输血、血液制品、未严格消毒的注射器具、母婴传播和生活上的密切接触传播。可发展为慢性肝炎，少数发展为肝硬化、肝癌。全球 HBV 携带者至少 3.5 亿人以上，我国是高感染区，随着乙肝疫苗被正式列入计划免疫和母婴传播阻断等措施的实施，我国儿童感染率已显著降低。

（1）病原学：HBV 为有包膜的双链 DNA 病毒，主要在肝细胞内复制。抵抗力很强，对热、低温、干燥、紫外线和一般消毒剂均能耐受，在-20℃活性可保持 20 年，56℃尚可存活 6 小时，100℃需 10 分钟才能灭活，高压蒸汽灭菌、0.5%过氧乙酸、3%漂白粉、0.2%苯扎溴铵和戊二醛使其可灭活。

（2）流行病学

A. 传染源：是急性、慢性乙肝患者和无症状慢性 HBV 携带者，尤其 HBV 携带者是重要的传染源。

B. 传播途径：①母婴传播，是 HBV 极其重要的传播途径，以产程、产后传播为主，部分可发生宫内感染。②输血传播，可通过输血、血浆、血制品、换血和血液透析等感染。③生活上的密切接触，患者和携带者的唾液、汗液、阴道分泌物、月经、精液、羊水、初乳中均可检测到 HBV，故 HBV 感染常呈家属集聚性，也属于性传播疾病。④医源性传播，医疗用具和器械消毒灭菌处理不严，而通过医疗护理操作导致的传播。

C. 易感人群：普遍易感。儿童由于母婴传播，于生后 6 个月发病率升高，4~6 岁为高峰年龄。常呈散发，无明显季节性。

（3）发病机制及病理：发病机制极其复杂，至今仍未充分阐明。目前已证实肝细胞表面有 HBV 受体，HBV 通过此受体直接与肝细胞结合，再侵入肝细胞。HBV 对肝细胞无直接治病作用，主要由于细胞免疫反应所致肝细胞受损，最终肝细胞死亡。基本病理改变包括肝细胞水肿、变性、坏死、凋亡，炎症细胞浸润，肝细胞再生，库普弗细胞增生，小胆管和纤维组织增生。

（4）临床表现：潜伏期 30~180 天，平均 60~90 天，可发生急性肝炎，少数为慢性肝炎，极少数发生重症肝炎。

①急性乙型肝炎：儿童较多见。起病较甲肝隐匿，多无发热，前驱期部分患儿可有皮疹、荨麻疹，急性期症状同甲肝，但黄疸型较少。ALT 和 AST 的上升和恢复比甲肝慢，病程一般 2~4 个月。

②慢性乙型肝炎：急性或隐匿性乙肝病程超过 6 个月以上者。患儿症状多较轻，无黄疸或轻微黄疸，肝脏轻度肿大，质偏韧，脾可触及，ALT 异常。症状较重者可有乏力、食欲缺乏、腹胀、肝区压痛等，可有出血倾向，ALT 持续或反复升高、血浆球蛋白升高、白蛋白降低和白/球蛋白比值降低等。

③重症乙型肝炎：儿童多见亚急性重症肝炎。起病后 14 天内迅速出现深度黄疸、严重胃肠道反应、频繁恶心、呕吐、极度乏力，可伴持续高热、行为异常、意识障碍甚至昏迷。血清胆红素>171μmol/L、凝血酶原时间明显延长、ALT 显著升高呈酶胆分离，血浆白蛋白显著降低。此为急性重型乙肝。若起病后 15 天以上出现上述表现者为亚急性重型肝炎。儿童易出现水肿、重度腹胀、腹水、出血倾向和合并溶血。慢性乙肝出现前述表现则为慢性重症乙肝。

④瘀胆型肝炎：常起病于急性黄疸型乙肝，但症状较轻，黄疸明显（持续 3 周以上），皮肤因瘙痒而见抓痕，肝大，血清胆红素明显升高，以直接胆红素为主；碱性磷酸酶（ALP）、γ-谷氨酰转肽酶（GGT）、胆固醇均升高。

（5）辅助检查

①常规检查：白细胞计数正常或减少，淋巴细胞增多。黄疸患儿尿胆原和尿胆红素阳性。

②肝功能检查：急性期 ALT、AST 增高，持续增高或反复增高转入慢性期 AST/ALT 比值>1。血清胆红素升高，白蛋白降低甚至白/球蛋白比例倒置。

③血清学检查：可做 HBV 的血清标志物、DNA 和基因分型检测。

④肝组织学检查：可了解炎症及纤维化程度，协助诊断、药物选择、疗效和预后的判定。

⑤超声检查：可动态观察肝脾的大小、形态，肝内血管直径和结构变化，有助于估价肝硬化。

（三）治疗

1. 甲型病毒性肝炎　为自限性疾病，注意休息和营养，可适当选用保护肝脏的西药和清退利胆的中药治疗。重症患儿应隔离治疗，绝对卧床休息，加强监护，并采取综合治疗措施，如防止肝细胞继续坏死，促进再生，降低胆红素，改善肝脏微循环，预防和治疗并发症等。

2. 乙型病毒性肝炎

（1）一般治疗：充分休息，适当营养，提供必要的支持疗法。

（2）药物治疗

A. 急性肝炎：多为自限性，给予 2~3 种保肝利胆药物可恢复正常。

B. 慢性肝炎：①抗病毒治疗，在免疫活动期应开始，首选干扰素（IFN），但需注意个体化治疗和不良反应的处理；不能使用干扰素者可选用核苷和核苷酸类药物（NAs）。②保肝利胆药物，如复方甘草酸苷、还原型谷胱甘肽、维生素 C、促肝细胞生长素、熊去氧胆酸等。

C. 重症肝炎：限制蛋白质的摄入，维持水、电解质和酸碱平衡，促进肝细胞再生，补充维生素，防治出血和感染，减少肠道产生氨，必要时予以人工肝支持系统治疗或肝移植。

（四）护理评估

1. 评估患儿肝炎的预防接种史、饮食史等；有无肝炎患者的接触史，家庭中有无肝炎患者，新生儿及婴幼儿母亲是否乙肝患者或携带者；是否接受过拔牙、外科手术、针灸、输血（血制品）、血液透析治疗等。

2. 评估患儿起病缓急，是否有发热及热型、热度；评估肝脏大小、质地等；有无黄疸及其部位、程度；有无皮肤瘙痒；是否有出血倾向或出血的表现，有无皮疹表现；有无消化道症状如恶心、呕吐、腹泻、腹痛等，有无腹胀、腹水。患儿的精神状态及意识等。

3. 了解实验室检查如血常规、小便常规、肝功能检查、血清学检查、凝血功能、病毒检测及特异抗体检查结果，了解肝组织检查和超声检查结果。

4. 评估患儿及家长对本病各项知识的了解程度及需求、患儿及家长的心理状态。

（五）护理措施

1. 休息与活动　一般患儿应适当休息，避免剧烈活动。发热、呕吐、乏力者应卧床休息。急性期患儿应充分卧床休息，黄疸消退、症状减轻后可逐渐增加活动；症状消失、肝功能恢复正常后应继续休息 2~3 个月；病情稳定后可回校学习，但应随访观察 1 年。慢性肝炎活动期应适当休息，有黄疸者应卧床休息；稳定期可参加学习，但避免剧烈运动和过度劳累。

2. 保证营养　根据患儿需要合理饮食，饮食应易于消化，富含碳水化合物、蛋白质和维生素，适量摄入脂肪，重症患儿应限制蛋白质的摄入量，昏迷者禁食蛋白质。保证水、电解质和酸碱平衡，重症患儿应记录 24 小时出入量，尤其是有水肿、腹水和液体潴留者，维持出入量的平衡，保证有效循环血量。

3. 用药护理　遵医嘱正确、及时用药，了解各种药物的药理作用和使用注意事项，观察其疗效和毒、副作用并通知医师及时处理。

4. 病情观察 严密观察患儿的生命体征、意识，皮肤黏膜有无黄染，消化道的症状和体征，有无出血的倾向和出血表现，及时发现重症病例和并发症并告知医师及时治疗。必要时备齐急救药品和器械，配合抢救。

5. 预防感染的传播

（1）甲型肝炎

①隔离传染源：隔离患儿自发病日起共3周。托幼机构若发现甲型肝炎，除隔离患儿外，接触者应医学观察至少40天。

②切断传播途径：注意个人和集体卫生，共用餐具应严格消毒，最好分食制。加强水源、饮食、粪便的管理，严禁销售和进食HAV污染的贝壳类水产品。患儿的食具、用物、剩余食物、呕吐物、大便等均应消毒处理，居住和主要活动区域应尽早终末消毒。

③保护易感者：甲肝疫苗预防接种已被纳入我国计划免疫，是减少甚至消灭本病的重要措施。感染后2周内肌内注射人丙种球蛋白的保护率可达90%。

（2）乙型肝炎

A. 隔离传染源：应采取综合措施，如严格消毒隔离制度，加强HBV的筛查，对饮食行业、保育人员、托幼机构的儿童和从业人员应加强筛查，发现患者和携带者应加强管理。

B. 切断传播途径：主要是防止通过血液和体液传播，应严格管理血制品，严格掌握适应证；严格管理医用一次性物品，一人一用一丢弃；需重复使用的医疗器械应严格灭菌处理；医务人员接触血液或体液时应做好防护，注意防止锐器伤；被血液污染的物品应严格消毒灭菌处理，生活用具各人专用。对携带HBsAg孕妇：产前3个月每月注射一针乙肝免疫球蛋白200~400IU可降低出生新生儿的宫内感染率；产房应设专床分娩，所有器械、物品严格消毒处理；新生儿出生即刻予以主动和被动免疫联合，以阻断母婴传播。

C. 保护易感者：①主动免疫，接种乙肝疫苗是预防慢性HBV感染和相关肝细胞肝癌的有效手段。1992年我国已将乙肝疫苗接种列入儿童计划免疫，分别于0、1、6个月时接种共3次，所产生的特异性抗体可持续10~15年，当抗体滴度低于10mIU/mL需加强注射一次。②被动免疫，意外暴露的高危者应在7天内肌内注射HBIC200U，成人200U~400U，必要时1个月后追加一次。

（六）健康教育

1. 讲解病毒性肝炎的相关知识，包括传播途径和预防方法。养成良好的个人卫生习惯，注意饮食卫生，不生食贝类水产品，不饮生水，食物应煮熟食用。防止接触乙肝患者的血液和体液。

2. 指导休息与活动。

3. 指导用药方法与剂量，告知毒、副作用，坚持用药，保护肝脏。

4. 指导定期随访，观察疗效，检测肝功能恢复情况。

二、脊髓灰质炎

（一）概述

脊髓灰质炎，简称脊灰，又称小儿麻痹症，是由脊髓灰质炎病毒引起的急性传染病，临床表现为发热、咽痛、肢体疼痛，少数病例出现弛缓性瘫痪。由于我国大力实施强化免疫，已连续数年无本土病毒株引起的病例报告，已达到消灭本病的目标。

患者和隐性感染者是主要的传染源，整个病程均具有传染性，以潜伏期末和瘫痪前期传染性最强。主要的传播方式为粪-口途径，包括密切接触传播，也可通过飞沫传播。易感人群是儿童，以5岁以下、4月龄以上儿童最易感。感染后可获得同型持久免疫力。为全球性疾病，终年可见，以夏秋季多见。

（二）临床特点

1. 病原学　脊髓灰质炎病毒属于微小核糖核酸病毒科的肠道病毒，可分为Ⅰ、Ⅱ、Ⅲ型，各型间元交叉免疫。以Ⅰ型发病多，且易致瘫痪。该病毒外界生存力强，在普通冷冻温度下可无限期保存，在粪便中可存活6个月，污水中存活3~4个月，奶制品或食品中存活2~3个月；对乙醚、乙醇有抵抗；但加热很快失去活性（>56℃），甲醛、2%碘酊、氯化消毒剂和氧化剂均能迅速灭活。

2. 发病机制　病毒经口进入人体后，在咽部、肠道植入并复制，同时向外排出病毒，若病毒被全部清除，为隐性感染。病毒进入淋巴组织出现第一次病毒血症（较轻），若病毒停止复制，出现型特异抗体，为顿挫型。少数患儿，病毒大量繁殖再次入血引起较重的病毒血症，侵犯中枢神经系统，引起无瘫痪型或瘫痪型。

病变主要累及运动和自主神经元，主要部位是脊髓前角灰质、脑桥和延髓的运动神经核、中脑和小脑幕神经核、大脑中央前回。主要病理改变为细胞坏死溶解、胶质细胞增生，伴有多形核白细胞、淋巴细胞和巨噬细胞浸润。临床症状取决于病变和严重程度。劳累、剧烈运动、肌内注射、扁桃体摘除术等为引起瘫痪的高危因素。

3. 临床表现　潜伏期9~12天，可短至5天，长至35天。从暴露到出现瘫痪的时间多在11~17（8~36）天。根据临床表现不同可将脊灰分为顿挫型、脊髓瘫痪型、延髓瘫痪（脑干型）型和脑炎型等。

（1）顿挫型：约占所有受感染者的4%~8%。患儿可有发热、头痛、咽痛、倦怠、食欲缺乏、呕吐、腹痛等。病程短，数小时至2~3天。

（2）脊髓瘫痪型：仅0.1%的感染者发生明显的瘫痪。

①前驱期：症状与顿挫型相似，1~4天热退，症状消失。

②瘫痪前期：前驱期后经历2~5天的无症状期或静止期。突然重新发热，体温可达39℃及以上。常伴寒战、呕吐、颈强直。此期主要表现有肌肉疼痛、显著无力、头痛、感觉过敏、肌肉痉挛或用力时震颤和颈背强直，脑膜刺激征阳性及脑脊液改变。此期持续2~3天。

③瘫痪期：轻者出现单个肌肉瘫痪，重者可致四肢完全瘫痪。瘫痪为弛缓性、不对称分布，远端较近端更易受累，下肢比上肢易于受累，手部大肌群比小肌群更易受累，肢体受累的顺序和组合可不同。瘫痪发生时，腹壁反射先行消失，腱反射减弱进而消失。肋间肌也可发生瘫痪，患儿只有腹式呼吸。一般不伴感觉障碍。一般持续1~2周。

④恢复期：瘫痪肌肉功能逐渐恢复，一般从肢体远端开始恢复。瘫痪轻者持续1~3个月恢复，重者可经数月或更长时间才能恢复。

⑤后遗症期：发病后1年以上，瘫痪肌肉功能仍不能恢复者进入此期，而出现肌肉萎缩、肢体或躯干畸形、脊柱弯曲、马蹄内翻或足外翻等。

（3）脑干型：主要是脑神经和呼吸、循环中枢受损的表现。脑神经受损时出现相应的神经麻痹症状和体征，延髓麻痹导致语言困难、鼻音发声、呼吸困难；第 9、10 对脑神经常受累，吞咽困难、分泌物吸入等。呼吸、循环中枢受损时，可因呼吸、循环衰竭而死亡。

（4）脑炎型：主要表现为精神错乱、意识障碍、惊厥和痉挛性瘫痪。多出现于婴儿。表现与其他病毒性脑炎相似。

4. 辅助检查　外周血白细胞正常或升高。脑脊液检查似其他病毒性脑炎，但很难分离出脊灰病毒。发病 1 周内可从咽部分离出病毒，发病数周内可从粪便中分离出病毒。血清和（或）脑脊液中检测特异性 IgM 抗体、IgG 抗体或中和抗体滴度显著升高。

（三）治疗

尚无特异性抗病毒药物，主要是支持和对症治疗。

1. 前驱期和瘫痪前期　卧床休息，维持水、电解质平衡，适度镇静，减轻肢体疼痛。

2. 瘫痪期　卧床休息，减轻疼痛，防止足下垂，呼吸肌麻痹时及时清除分泌物，保持气道通畅，必要时气管插管或气管切开、呼吸机辅助呼吸。

3. 恢复期和后遗症期　采取综合康复治疗措施，包括功能练习、理疗、针灸、推拿等，促进康复。

（四）护理评估

1. 评估患儿体温变化，热度、热型，有无退而复升。呼吸道和消化道症状，有无肌肉疼痛、无力、痉挛或用力时震颤，有无感觉过敏、颈背强直，脑膜刺激征等。了解有无颈背部肌肉强直的特殊体征。评估有无脑神经受损、脊髓麻痹的症状和体征。有无咳嗽（无力）、气促、呼吸困难等呼吸系统的表现。评估患儿的意识状态、肌力，有无瘫痪发生。

2. 了解实验室检查如血常规、脑脊液检查结果。了解咽部分泌物、血清、脑脊液、粪便等的病毒分离、培养结果，特异性抗体滴度检测结果等。

3. 评估患儿及家长的心理状态、对本病各项护理知识的了解程度及需求。

（五）护理措施

1. 休息与活动　卧床休息可防止瘫痪进展或扩展。自前驱期开始绝对卧床休息至热退、瘫痪停止为止。长期卧床者，保持皮肤清洁，勤换体位，防止压疮。

2. 高热的护理　观察热度、热型，必要时遵医嘱予以降温处理。

3. 减轻疼痛　疼痛的肢体可局部湿热敷，可适当镇静、镇痛，年长儿可在床垫下垫木板以减轻背部肌肉痉挛缩回的疼痛。保持环境安静，保证患儿的休息。

4. 饮食护理　高热者给予营养丰富的流质或半流质饮食，热退后改为普食；有吞咽困难者，应防止窒息。保证水分和电解质的摄入。

5. 避免不必要的刺激　如肌内注射、反复查体等，防止促发或加重瘫痪。病情严重者可遵医嘱给糖皮质激素和维生素 C，减轻中毒症状，防止瘫痪进展。

6. 病情观察与并发症的处理　严密观察患儿的体温变化，呼吸频率、节律、动度，肌力和活动度等，及时发现病情变化。

（1）呼吸系统并发症：是最主要的并发症。呼吸肌麻痹者表现为呼吸快但表浅。肋间肌瘫痪时胸廓部分或完全无运动，辅助呼吸肌仍运动。膈肌麻痹者不能用打喷嚏。咽部肌肉麻痹者，咳嗽无力，呼吸时痰鸣音明显。呼吸肌瘫痪、脑神经受损常致呼吸道梗阻和呼吸中枢受损等均可致呼吸衰竭，表现为呼吸节律异常、呼吸变浅，病情进展可出现陈-施呼吸，伴有精神错乱、谵妄、昏迷甚至死亡。保持呼吸道通畅，采取头低位，头偏向一侧，以免吸入唾液、食物、呕吐物，或用吸引器清除口咽部分泌物，必要时气管插管、气管切开或人工辅助通气。准备好急救用物和器械。

（2）循环衰竭：血管运动中枢受累所致。心律失常以窦性心动过速常见，脉率改变。皮肤血管收缩表现为皮肤湿冷、发绀。

（3）尿潴留和便秘：观察大小便情况，及时处理尿潴留和便秘，保持会阴部的清洁干燥。

7. 促进瘫痪的康复　减少对已瘫痪肢体的刺激与受压，床勿太软（褥下可垫木板）。采取舒适的体位防止骨骼畸形，可用脚板或支架防止足下垂或外翻。疼痛消失后，尽早开始主动或被动的功能锻炼，结合理疗、针灸和推拿等，遵医嘱应用维生素 B_1、B_{12} 及能量合剂，改善神经代谢，促进神经功能恢复。

8. 心理护理　及时解除不适，满足日常生活需要，鼓励患儿树立战胜疾病的信心。

9. 预防感染的传播

（1）隔离传染源：发现可疑病例及时隔离，病初 1 周采取消化道和呼吸道隔离，其后进行消化道隔离，隔离期自发病日计 40 天。密切接触者应医学观察 20 天，若出现发热、呼吸道或消化道症状应隔离至症状消失后 1 周。

（2）切断传播途径：加强个人卫生，处理好粪便，严格管理食物和饮水卫生。患儿的分泌物、排泄物应消毒处理后倒掉，用具及地面等应用消毒剂消毒。

（3）保护易感者：普遍、严格的疫苗接种是预防和消灭本病的主要措施。我国现行方案是：2、3、4 月龄时各口服 1 次减毒脊灰活疫苗，4 岁时强化服苗 1 次。疫苗强调冷链管理，服用后 2 小时内不能喝热开水或饮料。密切接触者应连续观察 20 天，或肌内注射丙种球蛋白。

（六）健康教育

教会家长家庭护理，包括：指导家长协助患儿进行瘫痪肢体的功能锻炼，有条件者可进行理疗，做好日常生活护理，典型症状和并发症的观察等。对有后遗症的患儿做好自我保健指导，鼓励人际交往。

三、甲型流行性感冒

（一）概述

甲型流行性感冒，简称甲型流感，是由甲型流感病毒所致的急性呼吸道传染病。感染早期症状与普通流感相似。主要表现为突发高热、头痛、全身酸痛、乏力、咳嗽、咽痛等呼吸道症状，也会出现腹泻或呕吐、肌肉痛或疲倦、眼睛发红等。本病为自限性，婴幼儿、体弱者易发生并发症。

20 世纪以来，甲型流感病毒引发了 4 次人类流感大流行，包括 1918 年西班牙的 H1N1 流感大流行、1957 年的亚洲流感（H2N2）、1968 年的中国香港流感（H3N2）和 2009 年的猪流感（pH1N1，后称新型甲型 H1N1 流感）。我国已将人感染高致病禽流感纳入传染病防治法规定管理的乙类传染病，并采取甲类传染病的预防、控制措施。

患者和隐性感染者是主要的传染源。主要经呼吸道飞沫传播，也可经直接或间接接触黏膜、分泌物、体液和污染的物品传播。从潜伏期末至急性期都具有传染性，病初 2~3 天传染性最强。人群普遍易感，以学龄儿童和学龄前儿童发病率最高。感染后有一定免疫力，但是各型和亚型间无交叉免疫。四季均可发生，我国北方流行高峰一般在冬春季，南方全年流行，高峰多在夏季和冬季。

（二）临床特点

1. 病原学　流感病毒属正黏液病毒，为单股负链 RNA 病毒。根据抗原性分为甲（A）、乙（B）和丙（C）三型。甲和乙型流感病毒可致流行。甲型流感病毒自然宿主广泛，包括人类、哺乳动物及禽类；易发生抗原变异，根据表面抗原血凝素（HA）和神经氨酸酶（NA）特异性，可分为 16 个 HA 亚型（H1~H16）及 9 个 NA 亚型（N1~N9）。新型甲型 H1N1 流感病毒是由人流感、禽流感和猪流感病毒的基因在猪体内重组而成。H7N9 禽流感病毒为新型重配病毒，对禽类无致病力，但是该病毒侵入人体发生突变后，对哺乳动物的致病力和水平传播能力明显增强。

流感病毒不耐热和酸（加热 56℃ 30 分钟，100℃ 1 分钟，pH3.0 时即灭活），对酒精、苯酚、漂白粉及紫外线敏感。禽流感病毒对低温抵抗力较强，在低温粪便中可存活 1 周，在 4℃ 水中可存活 1 个月；对酸有一定抵抗力。对热敏感，加热 65℃ 30 分钟或煮沸 2 分钟以上可灭活。

2. 发病机制　病毒侵入呼吸道上皮细胞，反复繁殖复制导致细胞死亡脱落，并释放大量病毒，使呼吸道发生炎症病变。排毒 1~2 天后，鼻分泌物和血清中干扰素上升，4~5 天达高峰，随即症状改善，排毒停止。严重病例病毒可经淋巴和血流侵犯其他组织器官，但一般较少发生病毒血症。

3. 临床表现　潜伏期一般 1~7 天，多数 2~4 天。年长儿多表现为普通流感型，急骤起病，高热、畏寒、头痛、背痛、四肢酸痛、乏力等，继之咽痛、咳嗽、流涕、结膜充血、畏光、流泪，局部淋巴结肿大，肺部体征常不明显，部分患儿可闻及湿啰音或有肺部实变体征等；可伴有呕吐、腹泻、腹痛、腹胀等。婴幼儿表现较难与其他呼吸道病毒感染区分，炎症可涉及上呼吸道和下呼吸道及肺部，病情较重，较易发生呼吸道梗阻。新生儿常表现为拒食、嗜睡和呼吸暂停，婴儿易激惹、喂养困难。部分患儿病情可迅速进展，突然高热超过 39℃，甚至继发严重肺炎、急性呼吸窘迫综合征、肺出血、胸腔积液、全血细胞减少、肾衰竭、败血症、休克及 Reye 综合征、呼吸衰竭及多器官功能障碍，导致死亡。

4. 辅助检查　外周血白细胞总数多减少，中性粒细胞数减少显著，淋巴细胞相对增多，大单核细胞也可增加。可以采取鼻咽腔洗液、分泌物、痰液、肺泡灌洗液、鼻拭子、咽拭子等做病毒分离、病毒抗原、核酸和抗体等病原学检测。

（三）治疗

1. 抗病毒治疗　在发病 36~48 小时内尽早开始抗病毒药物治疗。

2. 并发症的防治　继发细菌感染者结合病原学结果选择抗生素。重症病例除积极治疗原发病外，进行有效的器官功能支持。

3. 对症治疗　如高热、惊厥、烦躁等处理。

（四）护理评估

1. 评估是否是流行季节，当地有无流行情报，起病缓急、有无发热、畏寒、头痛、四肢酸痛、疲乏等，有无呼吸道炎卡他症状和体征。评估患儿的生命体征、意识等及有无并发症表现。

2. 了解外周血常规结果和病原学检测结果。

3. 评估患儿及家长对本病的护理知识了解程度及需求、心理状态等。

（五）护理措施

1. 一般护理　应卧床休息，饮食清淡、易消化，多饮水。

2. 高热护理　观察体温变化，高热时可物理降温或口服对乙酰氨基酚或布洛芬等退热剂，避免使用阿司匹林，注意观察降温效果，防止降温过快。

3. 用药护理　遵医嘱应用抗病毒药，严密观察疗效及副作用。常见的不良反应包括胃肠道症状、咳嗽、支气管炎、头晕、疲乏及头痛、失眠、眩晕等神经系统症状；偶有皮疹、过敏反应和肝胆系统异常。烦躁不安或惊厥者适当应用镇静剂，观察患儿的惊厥发生情况、呼吸等。

4. 病情观察和并发症的处理　观察生命体征、意识、有无肌肉酸痛等。及时发现并发症的表现并予以处理。

（1）呼吸道并发症：包括中耳炎、鼻窦炎、细支气管炎、喉气管支气管炎和肺炎，婴幼儿多见。高热持续不退，伴有严重喘息、发绀，或热退后仍气喘，X线见肺内斑片状、多叶段渗出性病变或实变，严重者发生呼吸衰竭和急性呼吸窘迫综合征。应注意观察患儿的呼吸频率和型态、面色等，保持气道通畅，必要时予以氧气吸入。

（2）其他：如肌炎、心肌炎、心包炎；神经系统损害等。

5. 预防感染传播

（1）发现并隔离患者：严密监测，及早发现患者和及时报告疫情，采取呼吸道隔离，无并发症者可在家隔离治疗。

（2）切断传播途径：保持室内空气流通，流行高峰期避免去人群密集处，咳嗽、喷嚏时应使用纸巾，经常彻底洗手，避免用脏手接触口、眼、鼻。托幼机构和学校发生暴发流行时停课甚至班级关闭。各种分泌物、用物、玩具甚至家具、地面等进行消毒处理。医护人员、养育人员应戴口罩，进出病房换衣服和鞋，勤洗手或进行手消毒。

（3）保护易感者：接种流感疫苗是最有效的预防措施。流感暴露后预防性服用抗病毒药物。对于有流感疫苗接种禁忌证或不能及时接种疫苗并且易发生重症流感的个体，在流行季节可酌情持续使用抗病毒药物预防。

（六）健康教育

宣传防止传染的方法，讲解流感的护理方法，居家隔离者告知消毒隔离措施及具体方法，讲解重症病例的临床表现，发现异常或病情变化及时就医。

四、麻疹

（一）概述

麻疹是由麻疹病毒引起的具有高度传染性的急性出疹性呼吸道传染病。主要表现为发热、结合膜炎、上呼吸道炎、麻疹黏膜斑、全身斑丘疹和退疹后米糠样脱屑并留有色素沉着。自麻疹减毒活疫苗应用近 50 年来，麻疹流行已经得到很好的控制。

患者是唯一的传染源，从潜伏期末至出疹前后 5 天内在患儿的结膜和呼吸道分泌物、血和尿中，特别是白细胞内均可分离出麻疹病毒，具有传染性。主要通过呼吸道飞沫和直接接触传播。未患本病也未接种麻疹疫苗者对本病易感，目前我国小年龄儿童发病率较高，以 <1 岁为最高，病后可获得持久免疫。四季皆可发病，高峰多在春季后期。

（二）临床特点

1. 病原学　麻疹病毒属副黏液病毒，呈球形颗粒状，直径 100~250nm；含有 6 种结构蛋白质。该病毒对热、强光、酸、干燥和一般消毒剂敏感，在流通空气中很快失去活性，但在空气飞沫中存在几小时仍有感染性。

2. 发病机制　麻疹病毒侵入呼吸道上皮细胞，并经血流播散到单核-吞噬细胞系统，并从而感染各类白细胞，造成皮肤、呼吸道和其他器官的损伤，出现病毒血症。肠黏膜和结膜也受累。在毛细血管周围有浆液性渗出、单核细胞增殖及少量的中性粒细胞浸润。呼吸道和淋巴样组织中有核内和胞质内包涵体的多核巨细胞。麻疹黏膜斑和皮疹是由真皮毛细血管内皮细胞对病毒的免疫反应所致。

3. 临床表现　典型麻疹分为 4 期：①潜伏期，通常为 9~14 天。②前驱期，持续 2~4 天，表现为中度以上发热，热型不一；上呼吸道感染症状如咳嗽、喷嚏、流涕、咽部充血；结膜充血、眼睑水肿、畏光、流泪等；麻疹黏膜斑（柯氏斑）是麻疹早期特征性体征，在出疹前 1~2 天，于第二磨牙对应的颊黏膜上出现约 0.5~1mm 的灰白色小点，周围有红晕，并迅速增多，可累及整个颊黏膜，皮疹出现后迅速消失；可伴有全身不适、食欲缺乏、呕吐、腹泻等。③出疹期，皮疹始于耳后、发际，后渐延及面、颈、上肢和上胸部、躯干、下肢，最后到手掌、足底。呈红色斑丘疹，压之褪色，伴痒感，疹间皮肤正常。皮疹由稀疏不规则至融合成片，色逐渐加深。患儿高热、咳嗽、呼吸急促、嗜睡等表现。④恢复期，出疹后 3~5 天，体温开始下降，皮疹开始按出疹顺序消退，伴有米糠样脱屑及褐色色素沉着，全身症状也随之好转。整个病程大约 10 天。

常见并发症：包括肺炎、喉炎、脑炎、亚急性硬化性全脑炎、心肌炎、营养不良和维生素 A 缺乏等，而出现相应的临床表现，并可使原有的结核病恶化。

4. 辅助检查　外周血白细胞常减少，淋巴细胞减少更多。可取患儿的鼻、咽、眼分泌物涂片检测麻疹病毒抗原。发热期从患儿的血、尿或鼻咽分泌物中分离病毒。做病毒特异性 IgM 抗体检测和麻疹 IgG 抗体滴度检测。

（三）治疗

尚无特异性抗病毒药物，主要采取对症、中医药及并发症治疗，需补充维生素 A。如无并发症可在家治疗，加强消毒隔离。

（四）护理评估

1. 了解患儿的麻疹接种史，有无麻疹患者的接触史。评估患儿的发病情况、热型、热度、持续时间；上呼吸道症状，有无麻疹黏膜斑；皮疹的特点包括出疹的时间、顺序、分布等；皮疹消退的时间及特点，有无肺炎、脑炎等并发症的表现。

2. 了解实验室检查如麻疹病毒分离，特异性 IgM、IgG 抗体检测等结果。

3. 评估患儿的心理状态，患儿及家长对发热、皮肤黏膜护理的了解程度及是否掌握消毒隔离措施。

（五）护理措施

1. 维持正常体温　保持室内空气新鲜，温湿度适宜。衣被合适、清洁、干燥。卧床休息至皮疹消退、体温正常为止。监测体温，观察热型。高热时可用温水浴降温，禁用酒精浴和冷敷；慎用退热剂，必要时遵医嘱应用对乙酰氨基酚或布洛芬退热；观察降温效果，注意保证充足的液体摄入量。

2. 保持皮肤黏膜的完整性

（1）保持床单元和皮肤清洁干燥，每天沐浴更衣（忌用肥皂）。剪短指甲，避免抓伤皮肤继发感染。及时评估出疹情况，透疹不畅时，可用中药促进血液循环，帮助透疹。

（2）多喂白开水，常用生理盐水洗漱口腔。保持呼吸道通畅。室内光线柔和，用温盐水清洁双眼，再滴入抗生素眼液或眼膏，可加服鱼肝油防眼干燥症。防止呕吐物或眼泪流入耳道而导致中耳炎。

3. 保证营养摄入　给予清淡、易消化、营养丰富的流质或半流质饮食，少食多餐。多喂开水及热汤，利于排毒、退热、透疹。恢复期应添加高热能、高蛋白、高维生素的食物。

4. 病情观察　密切观察患儿生命体征、神志和肺部体征等，及时发现并发症表现，并通知医师处理。

5. 预防感染传播

（1）管理传染源：呼吸道隔离患儿至出疹后 5 天，有并发症者延长至疹后 10 天；接触的易感儿应隔离观察 3 周。

（2）切断传播途径：病室每天通风换气并行空气消毒。患儿的衣被、玩具阳光下曝晒。医务人员接触患儿应洗手，更换隔离衣。

（3）保护易感儿：限制易感儿探视。流行期间易感儿避免到公共场所。8 个月以上未患过麻疹者应接种麻疹减毒活疫苗，7 岁时复种一次。易感儿接触后及早注射人丙种球蛋白。

（六）健康教育

向家长介绍麻疹的传播方式，强调隔离的重要性，教会患儿及家长呼吸道隔离的方法，在家中隔离者，教会家长消毒隔离方法、护理方法等，指导患儿合理饮食，出现并发症及时就诊。

五、轮状病毒感染

（一）概述

腹泻是世界各地婴幼儿最常见的疾病之一。轮状病毒是全世界婴幼儿重症腹泻最重要的病原，估计每年有百万名儿童死于轮状病毒腹泻。我国每年秋冬季均有一个婴幼儿腹泻的发病高峰（曾称"秋季腹泻"），且研究证明 40%~60% 是由轮状病毒引起的。

轮状病毒主要引起 2 岁以下婴幼儿腹泻，也可致成人感染。经粪-口途径传播，也可通过与患儿接触或与亚临床感染的亲属接触而感染；在腹泻发生前和停止后都可在粪便中检测出轮状病毒，可造成医院内感染。轮状病毒腹泻有明显的季节性，通常发生在较寒冷的季节，每年的 10 月至次年 2 月高发，7~10 月份很少能检测到。

（二）临床特点

1. 病原学　轮状病毒是呼肠弧病毒科中的一个属，病毒颗粒形似车轮，分为 A~G7 个组，每组又有不同的血清型，其中 A、B、C 三组既感染人类也感染动物，A 组轮状病毒在世界范围内引起婴幼儿和新生动物的重症腹泻，B 组曾在中国引起成人腹泻的大流行，C 组则引起散发腹泻。病毒的感染性相对稳定，pH3~9 范围内稳定，对温度也较稳定，可以被酚、甲醛和氯灭活；但反复冻融会破坏感染性和血凝素活性。

2. 发病机制与病理改变　腹泻的发病机制尚不十分清楚，一般认为与消化吸收功能障碍、分泌增加有关；另外，小肠黏膜双糖酶降低可引起渗透性腹泻；近年的研究表明与病毒的非结构蛋白 NSP4 的内毒素样作用有关。一般认为人轮状病毒感染限于小肠。患儿小肠绒毛变短、萎缩，黏膜固有层单核细胞浸润，内质网池膨胀，线粒体肿胀，微绒毛稀少；在扩大的内质网池和柱状上皮细胞的溶酶体内可见病毒颗粒。

3. 临床表现　潜伏期 24~48 小时。轻者仅表现为腹泻。重者突然发病，腹泻水样便，如蛋花汤样，黄色或淡黄色，无腥臭味，每天 3~10 余次；病初常伴呕吐，或先有呕吐；一般中度发热，也可高达 39~40℃。多伴有上呼吸道感染症状。呕吐、腹泻等可致脱水、酸中毒和电解质紊乱。自然病程 3~8 天，平均 5 天左右，预后好，但脱水严重、治疗未及时也可致死亡。轮状病毒可使免疫缺陷的儿童发生慢性腹泻或严重的疾病。

4. 辅助检查　大便常规检查偶有少量白细胞。电镜技术是进行病毒检测最准确、可靠、快速的方法。也可进行轮状病毒抗原和基因检测以及病毒分离。

（三）治疗

无特异治疗方法。主要是对症治疗和纠正水、电解质和酸碱平衡紊乱，轻者可采用口服补液盐（ORS）预防或纠正脱水，重者需静脉补液。

（四）护理评估

1. 评估患儿是否有发热、呕吐，腹泻的次数、量和大便的性状。有无伴上呼吸道感染症状。有无脱水及其程度和性质，有无酸中毒和电解质紊乱的表现。

2. 了解大便常规检查及病毒检测结果。

3. 评估患儿家长对本病护理知识的了解程度及求。

（五）护理措施

1. 饮食调整　母乳喂养者继续母乳喂养，减少哺喂次数和每次哺乳时间，暂停添加辅食。人工喂养者可喂稀释奶、米汤或腹泻奶粉，少量多餐，腹泻停止后逐步过渡到正常饮食。

2. 留取大便标本送检　症状出现第 1~4 天是收集标本检测轮状病毒的最理想时间。留取标本后及时送检。

3. 控制感染　严格执行消毒隔离，与其他患儿分室居住，护理或接触患儿前后认真洗手，患儿的用物、玩具、尿布等应分类消毒，大便需经消毒处理。目前已有口服轮状病毒活疫苗，目标是预防 2 岁以下婴儿患严重轮状病毒肠炎。

（六）健康教育

1. 指导注意饮食卫生，养成良好的卫生习惯。患儿合理饮食。

2. 告知家长轮状病毒肠炎（腹泻）的流行季节、传播途径，做好预防工作。

3. 指导家长正确的洗手方法和消毒隔离方法，防止交叉感染。没有并发症者可在家观察治疗，但是，要注意观察患儿的大便次数、量和性状，观察患儿的尿量、皮肤弹性、精神状态、有无眼泪及口渴等表现，及时发现脱水征象。出现任何异常及时就医。

六、水痘-带状疱疹病毒

（一）概述

水痘-带状疱疹病毒引起两种截然不同的临床疾病：水痘和带状疱疹。水痘是由 VZV 原发感染所致的一种传染性极强的急性出疹性疾病，临床特点为皮肤黏膜相继出现和同时存在斑疹、丘疹、疱疹和结痂；带状疱疹是潜伏感染的 VZV 再度激活后所致的疾病，水疱样皮疹常伴有严重的疼痛；两种疾病一般临床经过良好，呈自限性，但在免疫受损的个体可致严重的甚至致命的疾病。

人是 VZV 唯一的贮存宿主。水痘患者是本病传染源。出疹前 1～2 天到疱疹全部结痂均具有极强传染性。主要通过飞沫传播，但疱液内病毒含量高，也可通过接触疱液或污染的用具而感染。人群普遍易感，无种族和性别明显差异，5～9 岁儿童最敏感。全年皆可发病，以冬春季高发。病后可获得持久免疫力，但在青少年或成人可因各种原因诱发而致带状疱疹。

（二）临床特点

1. 病原学　VZV 属于疱疹病毒科，是一种双链 DNA 病毒。此病毒只有带囊膜者才有感染性，其囊膜对去垢剂、乙醚和干燥空气敏感。对热、酸和各种有机溶剂敏感，在痂皮中不能生存。原发感染的 VZV 可潜伏在脊髓背神经节或三叉神经节内，后期被激活可致带状疱疹。

2. 发病机制　病毒经呼吸道侵入机体，首先在鼻咽部复制，并进入单核-吞噬细胞系统，导致病毒血症。此时出现弥漫性、成簇的皮肤损害。引起带状疱疹的 VZV 的再激活机制尚不清楚。

3. 临床表现

（1）水痘：潜伏期为 10～21 天。临床表现轻重不一。典型病例有前驱期（1～2 天），表现为发热、头痛、不适、厌食等，偶有轻微腹痛。然后进入出疹期，皮疹特点：①首发于头皮、面及躯干，继而四肢，以躯干为主，呈向心性分布。②皮疹最初为强烈瘙痒的红色斑疹或丘疹，迅速发展为清亮、椭圆形水疱，周围有红晕，易破溃；1～2 天内疱液变浑浊，出现脐凹现象，然后干燥结痂。③分批出现，疾病高峰期可见斑疹、丘疹、疱疹和结痂同时存在。④黏膜皮疹可出现在口腔、结膜和生殖器等部位，易破溃形成浅溃疡。本病为自限性疾病，10 天左右痊愈。如无合并感染，皮疹结痂后不留瘢痕。

（2）进展型水痘：是原发感染的一种严重并发症。常伴有内脏器官受累、凝血障碍、严重出血和持续发生皮肤水疱。免疫受损的儿童和新生儿、有恶性肿瘤特别是潜伏期内接受化疗的患儿和器官移植后的儿童，发生进展型水痘的危险性最大。

（3）新生儿水痘：妊娠妇女在分娩前或后 1 周患水痘时，其新生儿常患水痘，病情重，病死率较高。

（4）先天性水痘综合征：是由于胎儿在孕早期暴露于 VZV 所致。主要影响皮肤、肢体、眼和脑。皮肤锯齿形瘢痕形成，肢体短且发育不良、白内障、大脑广泛发育不全等，还可见低出生体重、关节挛缩、先天性髋关节脱位、角膜混浊等。

（5）带状疱疹：皮疹只累及一个皮区，常见于躯干或脑神经皮区。皮疹不越过中线。水疱样皮疹呈密集分布，常可融合，经 7~10 天后结痂。儿童带状疱疹后神经痛少见。

VZV 感染常见并发症包括继发感染、脑炎、小脑共济失调、肺炎、心肌炎、肾炎和关节炎等。

4. 辅助检查　白细胞总数正常或稍低，合并细菌感染时可升高。疱疹刮片和疱液涂片可见多核巨细胞和核内包涵体。疱液、咽部分泌物或血液可进行病毒检测。水痘特异性抗体 IgM 检测可助早期诊断。

（三）治疗

主要是对症治疗，如止痒镇痛、降温等。抗病毒药物首选阿昔洛韦，应尽早使用，根据病情口服或静脉给药。继发感染者加用抗生素。皮质激素有导致病毒播散的可能，不宜使用。

（四）护理评估

1. 评估患儿水痘的接种史、有无水痘患者的接触史，是否有发热，出疹的时间、皮疹的特点与分布等，有无其他并发症的表现。

2. 了解血常规及病原学检查结果。

3. 评估患儿及家长对护理知识的了解程度及需求。

（五）护理措施

1. 发热护理　卧床休息至热退、症状减轻。保持室内温湿度适宜，衣被穿盖合适。高热者可适当降温，但忌用阿司匹林，防止可能发生的 Reye 综合征。

2. 皮肤护理　衣被穿盖合适，保持皮肤清洁干燥，勤换内衣，以免增加的痒感；瘙痒明显者可局部应用炉甘石洗剂，必要时可遵医嘱应用少量镇静剂。防止挠抓皮疹，以免继发感染和遗留瘢痕。

3. 病情观察　水痘患儿一般症状较轻，个别患儿可并发肺炎、心肌炎、脑炎等，并发症的表现参见相应章节，应注意观察及时发现并予以相应的治疗护理。

4. 预防感染传播

（1）隔离传染源：病初采取呼吸道隔离，有疱疹者还应接触隔离，隔离至所有皮疹全部结痂为止。易感儿接触后应隔离观察 3 周。

（2）切断传播途径：保持室内空气清新，做好消毒工作，托幼机构应做好晨检，及时筛出患儿。

（3）保护易感儿：所有易感儿接种水痘减毒活疫苗，具有良好的有效性和安全性。对于免疫受损者、妊娠、接受免疫抑制剂治疗者，在接触水痘患者后 3 天内注射水痘-带状疱疹免疫球蛋白（VZIG），或在暴露后 8 天或 9 天内开始用阿昔洛韦，持续 7 天。

（六）健康教育

指导保持正常的体温，减少皮肤瘙痒的方法和防止抓挠，告知消毒隔离方法和并发症的表现，及时预防接种。

七、流行性腮腺炎

（一）概述

流行性腮腺炎是由流行性腮腺炎病毒引起的急性呼吸道传染病，是以腮腺肿胀和疼痛为特点的急性非化脓性炎症，全身其他腺体也常受累。目前我国已将腮腺炎减毒活疫苗接种列入国家免疫规划。我国大陆 2010—2012 年流行性腮腺炎报告发病率分别为 22.396 3/10 万。

本病的传染源为患者和隐性感染者，在腮腺肿大前 7 天到肿胀出现后 9 天均具有传染性。主要经呼吸道飞沫传播，也可经唾液污染物传播。人群普遍易感，主要见于年长儿。感染后可获得终生免疫。全年均可发病，以冬春季多见。

（二）临床特点

1. 病原学　流行性腮腺炎病毒为单股 RNA 副黏液病毒，只有一个血清型，有 A-L 共 12 个基因型，我国流行的主要是 F 基因型。本病毒乙醇、甲醛、1% 来苏液中数分钟即被灭活，紫外线照射可迅速死亡；在冷冻条件下可生存较久。

2. 发病机制　病毒经口、鼻侵入机体，在局部黏膜大量增殖后入血引起病毒血症，随之经血流至全身各器官，最常累及唾液腺如腮腺、舌下腺、下颌下腺，也可侵犯胰腺、生殖腺、神经系统和其他器官而致炎症病变。

3. 临床表现　潜伏期 2~3 周，平均 18 天。前驱期很短或无，常有发热、食欲缺乏、无力、头疼、呕吐等。腮腺肿大常为首发症状，先一侧再波及对侧，或仅有一侧。肿大以耳垂为中心，边缘不清，表面发热不发红，触之有弹性感及触痛，腮腺管口可见红肿。局部胀痛和感觉过敏，张口、咀嚼或吃酸性食物时疼痛加剧。下颌下腺和舌下腺可肿大。患儿可有不同程度的发热，多为中度；持续时间不一，短则 1~2 天，多数 5~7 天，部分患儿体温始终正常。

并发症较多，常有脑膜脑炎、睾丸炎和卵巢炎、急性胰腺炎等，也可发生耳聋、心肌炎、肾炎等。合并并发症时，病情重，也可能导致严重后果。

（1）脑膜脑炎：最常见，可在腮腺肿前后 2 周出现，表现为发热、头痛、呕吐、嗜睡、颈强直，患儿可有惊厥、昏迷，脑脊液似病毒性脑炎改变。

（2）睾丸炎：多见于青少年和成人，儿童少见。与腮腺肿后 3~13 天，单侧多见，除一般表现外，局部疼痛，阴囊肿胀，皮肤发红。部分患儿可发生萎缩致不孕症。

（3）卵巢炎：发生率较睾丸炎少。表现为腰部酸痛、下腹部压痛、月经失调等。

（4）急性胰腺炎：多见于年长儿，于腮腺肿后 3~5 天至 1 周出现。体温骤然升高、反复呕吐、上腹部剧烈疼痛、腹泻、腹胀或便秘，上腹部压痛、局部肌紧张，B 超可见胰腺肿大；血清和尿淀粉酶升高，血清脂肪酶升高。

4. 辅助检查　外周血白细胞多正常或稍高，以淋巴细胞相对较高。血清和尿淀粉酶升高，血清脂肪酶升高。病原学检测可做血清特异性抗体检测，也可取唾液、尿液、血液、脑脊液等进行病毒分离。

（三）治疗

主要是对症和支持治疗，如降温、止痛、局部处理和理疗。出现并发症时予以相应的治疗。

（四）护理评估

1. 评估患儿预防接种史、有无接触史。了解患儿的热型、热度及持续时间，腮腺肿大的特征、局部有无发红和分泌物、有无下颌下腺和舌下腺肿大等，其他腺体有无受累等。

2. 了解实验室检查如血常规、血和尿淀粉酶、血清脂肪酶结果，了解病原学检测结果。

3. 评估患儿及家长对高热护理、肿大的腮腺的护理及如何减轻疼痛等护理知识的了解程度，有何护理需求。

（五）护理措施

1. 卧床休息　至腮腺肿大完全消退为止。

2. 观察体温　高热卧床休息，并予以物理或药物降温，监测体温变化。

3. 减轻腮腺肿痛　保持口腔清洁，可用生理盐水或复方硼酸溶液漱口，多饮水。进食流质或半流质饮食，减少咀嚼；忌食酸、辣、硬等食物。肿胀局部可用中药湿敷或冷敷，以减轻疼痛；也可用透热、红外线局部理疗。

4. 病情观察　及时发现并发症并予以相应的处理。发生病毒性脑炎时参照相关章节护理措施。并发睾丸炎时可用丁字带托起阴囊，局部间歇冷敷，减轻疼痛。出现急性胰腺炎时，患儿应禁食、注意补液，详见急性胰腺炎护理。

5. 预防感染传播

（1）管理传染源：患儿应隔离至腮腺肿大完全消失为止。易感儿接触后应逐日检查，出现可疑症状应隔离观察；集体儿童机构应检疫3周。

（2）保护易感儿：腮腺炎减毒活疫苗接种安全有效，目前采用的是麻疹、风疹、腮腺炎三联疫苗，但免疫缺陷者、鸡蛋过敏儿宜忌用。在流行期间应加强托幼机构晨检。

（六）健康教育

无并发症的患儿可在家合理治疗，指导家长做好消毒隔离措施，告知发热时护理方法，指导饮食、用药及保持口腔卫生等护理方法，告知并发症的表现，病情变化及时送医院就诊。指导家长正确的减轻疼痛和止痛方法，关注患儿及家长的心理状态。

八、流行性乙型脑炎

（一）概述

流行性乙型脑炎（JE），简称乙脑，是由乙脑病毒（JEV）引起的一种急性中枢神经系统传染病。主要特征为高热、惊厥、意识障碍、呼吸衰竭。此病病情重、病死率高、后遗症多。

乙脑是人兽共患的自然疫源性疾病。猪是主要传染源和最重要的中间宿主，蚊虫是主要的传播媒介。大多数人和动物被带毒蚊叮咬后不发病（隐性感染），少数患脑炎。流行区儿童为易感人群，非流行区任何年龄人群均易感，好发于2~6岁，感染后可获得持久免疫力。夏秋季多见，在南方为6~8月，北方7~9月。主要在亚洲及东南亚热带和亚热带地区的一些国家流行。

（二）临床特点

1. 病原学　乙脑病毒为虫媒病毒黄病毒科，仅一个血清型。JEV对低温、干燥的抵抗力强，对常用消毒剂（如乙醚、酸、乙醇、甲醛、氯仿等）敏感，加热56℃30分钟即可灭活。

2. 发病机制 带毒蚊虫叮咬人后，病毒经皮肤入血，发病与否取决于病毒的毒力、数量，更取决于人体的免疫力及防御机制。病毒经血液循环通过大脑屏障进入中枢神经系统，在神经细胞内复制，引起一系列脑炎症状。

3. 临床表现 潜伏期一般6~16天。

（1）前驱期：1~3天，骤起高热，伴头痛、呕吐、易激惹、倦怠和嗜睡。

（2）极期：7天左右。①高热：体温可达40℃以上，持续7~10天，可伴寒战。②意识障碍：程度不等，可有昏迷。③反复或频繁抽搐。④有锥体束征、锥体外束征、颅内高压征、脑膜刺激征甚至发生脑疝。⑤浅反射减弱或消失，深反射先亢进后减退或消失。重症患儿可出现中枢性呼吸衰竭和（或）循环衰竭。

（3）恢复期：病程的第8~11天体温开始逐渐下降至正常，神经、精神症状逐渐好转、消失。重症病例需1~6个月逐渐恢复。

（4）后遗症期：少数神经、精神症状6个月后仍继续存在，如痴呆、失语、瘫痪、扭转痉挛等。

乙脑临床分型：①轻型，体温不超过39℃，神志清楚或嗜睡，可有惊厥但体温降低后惊厥停止。②中型，体温可达40℃，烦躁、惊厥、昏睡甚至昏迷，可有颅内压升高表现。③重型，体温达40℃以上，昏迷、躁动，反复或持续惊厥，浅反射甚至深反射消失，瞳孔缩小，对光反应存在。④极重型，体温迅速升高达40℃以上，甚至41℃以上，深昏迷，可出现呼吸衰竭和（或）循环衰竭，瞳孔对光反应消失、吞咽及咳嗽反射也消失，或脑疝的表现。

4. 辅助检查

（1）血常规：白细胞计数多（10~20）×10^9/L，以中性粒细胞为主（80%以上），嗜酸性粒细胞减少。

（2）脑脊液检查：外观无色透明或微混；压力增高；白细胞计数（50~500）×10^6/L，分类在疾病早期以中性粒细胞为主，以后以淋巴细胞为主；蛋白质稍高，糖正常或略高，氯化物正常。

（3）血清学检查：乙脑特异性IgM抗体一般在病后3~7天出现，可维持3个月，有利于早期诊断。IgG抗体恢复期较急性期呈4倍及以上增高，或急性期阴性、恢复期阳性者有诊断意义。

（4）影像检查：脑CT显示脑组织低密度区，MRI检查可见丘脑、脑干部异常信号。

（三）治疗

本病无特效治疗，以对症支持治疗和防治并发症为主。

1. 降温 一般退热剂效果欠佳，可结合物理和药物降温。

2. 控制惊厥 常用的抗惊厥药物有地西泮、苯巴比妥、氯丙嗪、水合氯醛等，同时应降低颅内压、氧气吸入、保护脑组织等。

3. 防治呼吸衰竭 呼吸衰竭是乙脑患儿最常见的死亡原因。积极脱水治疗、降低颅内压，减轻脑水肿，改善微循环。已经发生呼吸衰竭者应气管插管、人工辅助呼吸等，必要时使用呼吸兴奋剂等。

（四）护理评估

1. 评估患儿发热的热度、热型，生命体征变化情况，有无惊厥及其抽搐的类型、持续时间等，有无烦躁不安、神志变化，有无颅内压增高表现，有无脑疝、呼吸衰竭、循环衰竭的表现等。

2. 了解实验室检查如血常规、脑脊液检查结果及血清学检查结果。

3. 评估患儿及家长的心理状态．了解其对本病护理知识的了解程度及需求。

（五）护理措施

1. 降低体温　在患儿的头、颈、腋窝、腹股沟等处置冰袋，冰块融化后及时更换，并注意防止冻伤。在物理降温的同时，遵医嘱亚冬眠疗法（氯丙嗪+异丙嗪各 0.5~1mg/kg 肌内注射或静脉注射，每 4~6 小时一次），以减少脑组织耗氧，保护脑组织。亚冬眠疗法期间注意观察患儿生命体征尤其是呼吸，保持呼吸道通畅。及时更换衣物，保持皮肤清洁干燥。

2. 控制惊厥　观察患儿病情，及早发现惊厥先兆表现，如烦躁不安、肌张力增高、双眼凝视、指（趾）抽动等。病情变化及时通知医师处理。

（1）遵医嘱应用镇静药：及时、正确应用止惊药，用药时注意速度要缓慢，观察患儿呼吸、惊厥是否停止等。

（2）保持呼吸道通畅：仰卧位头偏向一侧，松解衣领口和衣服，及时清除口、鼻分泌物和呕吐物，防止舌后坠。协助翻身、拍背，呼吸道分泌物多时予以雾化吸入，必要时吸引器吸痰。

（3）防止外伤：有人守护，拉起床栏防坠床，防止舌咬伤，握拳的患儿可在手心放一软物，抽搐时勿强行按压患儿的肢体和躯干。

3. 病情观察　严密观察患儿的生命体征、意识、瞳孔变化，注意惊厥的表现，及时发现病情变化并通知医师处理。及时应用脱水剂、利尿剂、氧气吸入减少或防止脑水肿，保持呼吸道通畅。昏迷、卧床的患儿应防止发生压疮。备好急救药品和器械。

4. 用药护理

（1）镇静药应用：遵医嘱执行，应用速度缓慢，观察呼吸防止呼吸骤停，观察惊厥是否停止。

（2）脱水剂、利尿剂应用：应用脱水剂时应防止渗漏，快速输入。观察患儿的尿量及有无脱水的征象，防止虚脱。

5. 心理护理　加强与患儿及家长的沟通，提供支持，增加安全感。询问其需求，提供帮助。及时告知患儿的病情及治疗进展，减轻疑虑和恐惧。鼓励家长参与患儿护理，恢复期患儿鼓励自护，增强自控感。

（六）健康教育

1. 指导合理喂养　患儿病重，意识障碍甚至昏迷，可伴有浅反射甚至深反射消失，喂食应耐心、少量多次，防止呛咳窒息等。必要时予以鼻饲喂养或静脉补充以保障营养的摄入。

2. 配合医疗护理　听从医师、护士的指导，协助患儿护理。

3. 出院指导　遵从出院医嘱，坚持治疗和用药，定期随访。

4. 康复护理　有后遗症的患儿应坚持康复治疗和训练，包括肢体功能锻炼、语言训练等，促进早期康复。

九、狂犬病

（一）概述

狂犬病是由狂犬病病毒引起的急性传染病，属于人兽共患性疾病，主要表现为高度兴奋、不安、痉挛、瘫痪。发病率虽低，但是，一旦发病，病死率极高。

主要还是一种动物的传染病。绝大多数野生动物都可感染狂犬病病毒，造成人和其他动物狂犬病的传播动物 90% 以上是狗。在我国，主要的传染源是病犬，其他动物如猫、兔、鼠也可称为传染源。传播途径主要是人受到病犬咬伤或抓伤后，病毒经伤口进入人体内。实验研究证实病毒可经结膜或其他部位黏膜暴露而传播感染。未接种过狂犬病疫苗的人普遍易感，但暴露后发病与否，除与个体内易感性有关外，还与被咬伤的部位、伤口的深浅及是否进行恰当的处理等有关；一般而言，伤口在头面部、颈部、上肢，且伤口深，未进行恰当处理者，发病率高，潜伏期短，病情重。

（二）临床特点

1. 病原学　狂犬病病毒属弹状病毒科，形似子弹，有 6 个血清型，第 1 型为经典狂犬病病毒。具有高度嗜神经性。

2. 发病机制　病毒进入人体后，吸附于细胞主要是肌肉细胞，病毒复制达到一定量时，通过肌肉神经突触进入神经系统。病毒在中枢神经系统中传播很快，快速进展为脑炎，此后并离心性向全身各器官组织播散，突出地包括向唾液腺播散。目前对其复杂而独特的神经系统功能障碍的发病机制尚有争议。

3. 临床表现

（1）潜伏期：通常 20~90 天，国内报告儿童病例有短至 12 天者。除伤口局部症状外，无其他不适。

（2）前驱期：通常 2~10 天。表现无特异性，常表现为发热、寒战、咽痛、头痛、不适、嗜睡、食欲减退、恶心、呕吐、腹痛或腹泻等，乏力，被咬伤部位疼痛和感觉异常（特异性症状之一）。

（3）急性期：与前驱期无十分明显界限，开始于出现神经系统受累的体征，如焦虑、烦躁、易激惹、紧张、失眠、精神障碍或抑郁等。①狂躁型：恐水、恐风、恐光、恐声、躁动不安、定向力障碍、幻觉以及古怪行为（摔打、奔跑、啃咬或其他行为），每 1~5 分钟发作后可有一段平静时间；发热、心动过速、血压高、唾液分泌过多；躁动可自发出现，也可在各种刺激后出现；饮水时引发咽、喉和膈肌痉挛，也可在见水、听水声甚至向面部吹气时引发；还可出现过度通气、局部或全身性痉挛。②麻痹型：约 20% 患儿会出现瘫痪，以被咬伤的肢体瘫痪最严重，也可是弥漫性、对称性的，呈上升性进展；从精神错乱发展到定向力障碍、意识丧失、昏迷。

（4）昏迷期：出现症状后 10 天左右发展为昏迷，持续数小时至数月。

4. 辅助检查　外周血白细胞轻度升高。病毒特异性检测如特异性抗体检测、病毒抗原检测、病毒分离及病毒核酸的检测等。

（三）治疗

尚无治疗本病的特效药，主要是全面支持治疗、对症治疗和监护。

（四）护理评估

1. 评估患儿有无（病）犬咬伤史，精神状态、情绪等，发病情况，有无典型的恐水、恐风、恐光、恐声、躁动不安、定向力障碍、幻觉以及古怪行为（摔打、奔跑、啃咬或其他行为）等症状，有无瘫痪及患儿的意识状态。

2. 了解实验室检查如血常规、狂犬病病毒特异性检查结果。

3. 评估患儿及家长，尤其是家长的心理状态，对各项护理知识的了解程度。

（五）护理措施

1. 控制惊厥　保持环境安静，减少任何类型的刺激，包括各项治疗护理操作的集中进行，避免声、光、风的刺激，避免在病房内倒水、谈论水等；烦躁、惊厥等遵医嘱予以镇静，必要时可在严密监护下行静脉麻醉药控制及防止痉挛发作。

2. 保持呼吸道通畅　减少刺激，防止咽、喉及膈肌痉挛；抽搐者平卧、头偏向一侧，松解衣物和领口，遵医嘱应用镇静剂；及时清除口鼻分泌物和呕吐物，防止反流和误吸。

3. 保证营养的摄入　有咽、喉和膈肌痉挛，或恐水现象者可经静脉补充液体和能量，维持水、电解质的平衡。

4. 病情观察　观察患儿生命体征、情绪、意识及有无异常行为，观察有无颅内压增高表现，观察患儿的尿量、血压、心律，及时发现心律失常、颅内压增高、脑疝及呼吸功能的异常，并通知医师予以相应的处理。

5. 局部伤口的处理　及时、彻底处理伤口，可用20%的肥皂水较长时间冲洗，也可用1%～4%的苯扎溴铵溶液或1%西曲溴铵处理伤口，也可用75%的酒精，伤口不能缝合。防止继发细菌感染。

6. 家长的心理支持　一旦出现症状体征，患儿的生存率极小，但也有治疗成功的先例。应做好家长的心理工作，安抚、安慰家长，充分告知患儿的病情及预后，使其既有心理准备，又充分信任医务人员，同时取得他们的配合。

7. 预防感染传播　隔离患儿，防止被患儿咬伤，有伤口者防止接触患儿的唾液等。暴露后尽快接种人二倍体细胞培养疫苗（HDCV）和注射人高效价狂犬病免疫球蛋白。

（六）健康教育

1. 狂犬病的预防　首先是控制、管理和消灭传染源：消灭可能患病的野犬，对家养犬、猫及其他可能传染本病的动物加强管理，建立顶级、检疫制度并予以疫苗接种；远离野狗、勿逗惹野狗。被狗、猫等咬伤要及时处理伤口。对有可能接触狂犬病病毒的实验室工作人员、野外工作者、动物管理员、兽医、专门治疗护理狂犬病患者的医务人员应做暴露前接种。

2. 防止各种类型的刺激　房间光线柔和，避免制造各种声音，不在病人房间谈论水，避免风直接吹到患儿身上等等。

3. 护理指导　告知家长正确的护理方法及注意事项，并防止暴露。

十、流行性出血热

（一）概述

流行性出血热（EHF）是一种自然疫源性急性传染病，是病毒性出血热的一种，主要表现为发热、出血现象和肾脏损害。在我国，主要以黑线姬鼠为主要传染源的野鼠型出血热和以家鼠为主要传染源的家鼠型出血热，分别由汉坦病毒和汉城病毒引起。

本病主要的宿主动物和传染源是啮齿动物，患者作为传染源的可能性不大。呈多途径、多样性传播：①呼吸道传播，是主要途径，吸入被带病毒的鼠排泄物污染的尘埃形成的气溶胶而致。②伤口传播，由破损的皮肤黏膜侵入。③消化道传播，进食被病毒污染的水和食物而感染。④虫媒传播，革螨、恙螨叮咬传播。⑤垂直传播，孕妇可通过胎盘传给胎儿。人群普遍易感，主要侵犯青壮年，男性多于女性，年龄和性别差异与接触传染源和受感染的机会多少有关。感染后绝大多数发病，病后可获得持久免疫力。大多数野鼠型发病季节为10月至次年1月和4~6月，即冬季和春季。家鼠型发病高峰为4~6月。

（二）临床特点

1. 病原学　汉坦病毒（HV）是布尼亚病毒科的一属，在我国还存在另一血清型病毒，即汉城病毒。一般有机溶剂和消毒剂均能将其灭活；加热60℃10分钟、100℃1分钟可灭活；紫外线也可使其灭活。

2. 发病机制　尚未完全阐明，主要认为：①病毒直接引起感染脏器和细胞的损害和功能障碍。②感染后激发机体的免疫应答，导致免疫功能紊乱和免疫损伤。③神经内分泌系统变化、炎症介质及血管活性物质的释放、严重内环境紊乱均是导致复杂病理生理改变的因素。

3. 临床表现　潜伏期4~46天，一般7~14天。

（1）发热期：突然起病，发冷、发热，体温39~40℃，多为稽留热或弛张热，持续3~7天。热退后病情反而加重为本病的特征之一。常伴有头痛、眼眶痛、腰痛（三痛症）。约半数有消化道症状，腹痛剧烈者可有急腹症表现。面、颈、胸部皮肤充血、潮红（三红症），呈醉酒貌；球结膜及软腭出血，腋下及胸背部瘀点或条索状出血，也可有鼻出血、咯血、尿血、便血等。可有尿少、血尿、蛋白尿，蛋白尿为本病早期最常见的症状之一。

（2）低血压期：多在病程4~6天发生低血压休克，持续1~3天。出血和肾损害加重，尿量减少。

（3）少尿期：发生于病程5~8天，持续2~5天。主要表现为尿毒症、酸中毒、电解质紊乱、高血容量等症状。也可持续烦躁、谵妄、嗜睡或昏迷、抽搐等。极易合并肠道大出血、心力衰竭、肺水肿、继发感染和中枢神经系统并发症。

（4）多尿期：多出现在病程8~12天，持续7~14天。尿量逐渐增加，症状逐渐好转。此期可因失水和电解质而发生继发性休克。

（5）恢复期：症状逐渐消失，体力恢复，尿常规和血液生化改变恢复正常。一般需1~3个月。

根据发热、出血现象、血压变化、肾损害及有无并发症，临床分为四型。

4. 辅助检查

（1）血常规：病初多正常。以后白细胞数多在（15~30）×10⁹/L，以中性粒细胞增多明显，有核左移，可出现幼稚细胞（类白血病样反应），异常淋巴细胞；红细胞数增高，血红蛋白增高；血小板降低，重症<50×10⁹/L。

（2）尿常规：蛋白尿，发病当天即可出现，多为+++~+++；可见红细胞、白细胞、管型，可有肉眼血尿。

（3）血液生化：肾功能障碍、电解质紊乱和酸中毒表现。

（4）免疫功能：补体下降，CD3$^+$细胞增高，CD4 与 CD8 比例倒置。

（5）病毒检测：从早期患儿血清、外周血淋巴细胞中检测。

（三）治疗

1. **治疗原则**　早发现、早休息、早治疗和就近治疗。

2. **体液疗法**　防治休克、出血、急性肾衰竭。

3. **抗病毒治疗**　应早期进行，可用干扰素、利巴韦林等。

（四）护理评估

1. 评估患儿是否有发热，热型、热度，有无发冷、"三痛症""三红症"，评估患儿血压、尿量变化情况，了解有无皮肤、黏膜出血及内脏出血症状，了解肾功能变化情况，评估呼吸、心律变化及有无肺水肿和（或）心力衰竭表现。评估患儿的精神状态、神志及神经系统症状。

2. 了解实验室检查如血常规、尿常规、血生化、免疫功能检测及病毒结果。

3. 评估患儿及家长的心理状态及对本病的了解程度及护理需求。

（五）护理措施

1. **卧床休息**　及早卧床休息。

2. **饮食护理**　给予高热量、高维生素、易消化的饮食。

3. **高热的护理**　观察体温及热型，高热者可予以物理降温，必要时遵医嘱药物降温，观察降温效果并做好记录。保持皮肤清洁干燥，及时更换汗湿的衣被，注意补充水分和观察尿量。

4. **维持水、电解质和酸碱平衡**　遵医嘱液体疗法，早期补液预防低血压休克的发生；低血压休克期快速、适量补液，维持血压稳定；少尿期应限制液体入量，限制钠、钾的摄入，进行血液净化治疗，维持机体内环境的稳定。

5. **出血的护理**　观察有无出血现象，如皮肤黏膜出血点或瘀斑、有无内脏出血，记录出血量，及时发现颅内出血的表现如突然惊厥、意识障碍甚至昏迷等。出血严重者应用止血剂，必要时可输血小板、新鲜血浆或凝血酶原复合物等。

6. **病情观察和并发症的处理**

（1）休克：早期、快速、适量补液，采取必要的保暖措施，吸氧。

（2）急性肾衰竭：观察尿量，了解肾功能检查结果，及时发现肾衰竭表现，并予以相应护理。

（3）肺水肿、心衰：观察患儿的心率、心律、呼吸，有无咳嗽或可分泌红泡沫痰等。予以镇静、半坐卧位或坐位，氧气吸入，减慢输液速度，遵医嘱强心、利尿等，并观察其疗效及毒副作用。

（4）中枢神经系统并发症：观察有无烦躁，神志、瞳孔变化，呼吸的频率及节律变化，有无颅内高压症状和体征，遵医嘱予以降低颅内压，控制脑水肿，防治脑疝等处理。

（5）感染：少尿期至多尿期患儿易合并肺炎、尿路感染、败血症及真菌感染等，除观察患儿的体温变化外，观察有无感染灶，予以保护性隔离。合并感染者，遵医嘱予以抗生素治疗。

（六）健康教育

1. 告知卧床休息的重要性，指导合理饮食和各期正确的护理方法。

2. 指导本病的预防方法　采取综合性预防措施，以防鼠、灭鼠为中心，做好防螨、灭螨和食品卫生监督管理工作，做好食具消毒和食物保藏，加强个人防护。对患者的血、尿和宿主动物的排泄物、尸体等应消毒处理。预防接种是预防本病最有效的方法。

十一、登革热

（一）概述

登革热（DF）又称波尔加热、五天热等。是由登革病毒引起的一种急性发热性疾病，其特征为发热、头痛、关节痛、肌肉痛、皮疹、淋巴结肿大和白细胞减少。2005—2012 年我国共报告 3 044 例，以广东省病例数最多。

登革病毒的自然宿主是人、低等灵长类动物和蚊。在丛林型疫源地区，猴类是主要的传染源和宿主；在城市型疫源地区，隐性感染者和患者是主要的传染源和宿主。在发病前 1 天和发病后 5 天内传染性最强。埃及伊蚊（城市型）和白纹伊蚊（丛林型和农村地区）是主要的传播媒介，被感染后的蚊可终生保持传播登革病毒的能力，并能经卵传给子代。通过改换叮咬对象传播病毒。人群普遍易感，并与暴露机会有关。流行时有明显的家庭聚集性。

（二）临床特点

1. 病原学　登革病毒属于黄病毒科黄病毒属，球形颗粒状。目前分为 4 种血清型（1~4 型），各型间具有特异性抗原。易受各种理化因子的影响，对乙醚和酸敏感，紫外线照射、甲醛溶液、高锰酸钾、离子型或非离子型去污剂以及 56℃ 30 分钟、100℃ 2 分钟都可灭活病毒。

2. 发病机制　登革病毒经伊蚊叮咬进入人体后在毛细血管内皮细胞和单核-吞噬细胞系统内复制，然后进入血液循环，形成第一次病毒血症。定位于单核-吞噬细胞系统和淋巴组织中的登革病毒继续进行复制，再次释入血流形成第二次病毒血症，并引起临床症状与体征。机体产生的抗登革病毒抗体与登革病毒形成免疫复合物，激活补体系统，导致血管的通透性增加，亦可导致血管水肿和破裂。登革病毒的复制可抑制骨髓中白细胞和血小板的再生，导致白细胞、血小板减少和出血倾向。

3. 临床表现　变化很大，与个体的年龄、性别、免疫和营养状态有关。成人和年长儿易患典型登革热，婴幼儿以上呼吸道感染症状为主。感染后大多为隐性感染。

潜伏期 4~7 天，发病时主要表现为发热、分散的斑疹和丘疹。一般很快恢复。较重者，体温迅速升高达 39~40℃，持续 4~5 天下降，症状减轻约 1~3 天后再次出现高热（双峰热）；患儿常有头痛、肌痛、关节痛、眼眶后痛，一部分患儿会出现背痛、咽喉痛、腹痛等；突然出现皮疹，先在躯干两侧出现麻疹样红斑，逐渐向四肢发展，以前臂屈侧为多，呈猩红热样皮疹，向颜面、四肢扩展。有的病例在手足、掌跖、踝及小腿可见紫癜样斑丘疹，伴瘙痒，消退后有脱屑。患儿昏睡，伴厌食、恶心、肝大、浅表淋巴结肿大。本病是一种具自限性倾向的传染病，无并发症者病程约为 10 天。

4. 辅助检查

（1）血常规和血液学检查：外周血全血细胞减少，凝血时间延长，血块收缩不良；血清蛋白降低，转氨酶和尿素氮可升高。

（2）血清学检查：两种以上方法检测血清抗体阳性，且双份血清抗体效价4倍增高有诊断意义。

（3）病毒分离和分子生物学方法：可从患儿的血液、血浆或白细胞中分离病毒；或应用聚合酶链式反应（PCR）及PCR相关技术进行检测。

（三）治疗

尚无特效药物治疗，主要是尽早诊断，予以基础支持治疗、对症治疗等。

（四）护理评估

1. 评估患儿是否有接触史，了解患儿的热型、热度及持续时间，评估有无头痛、肌痛、关节痛、眼眶后痛、背痛、咽喉痛、腹痛等。有皮疹者评估的部位、性质，有无肝大、浅表淋巴结肿大，有无出血倾向及出血的表现。

2. 了解实验室检查如血常规、凝血时间、肝功能结果，了解病原学检测结果如特异性血清抗体及病毒分离结果。

3. 评估患儿及家长对本病各项护理知识的了解程度及需求。

（五）护理措施

1. 卧床休息　避免劳累。

2. 饮食护理　多饮水，进食菜汤、果汁等流质或半流质饮食，保持大小便通畅。多汗、腹泻者应先口服补液，必要时静脉补液，维持水电解质的平衡。

3. 皮肤黏膜护理　保持皮肤清洁、干燥，加强口腔护理，防止继发感染。

4. 高热护理　观察体温及热型，高热者宜先用物理降温，慎用止痛退热药物，禁用阿司匹林等，以免增加出血的危险。对高热不退及毒血症状严重者，可短期（3天）应用小剂量肾上腺皮质激素，如口服泼尼松5mg，3次/天，减少体温中枢对致热原的反应。

5. 病情观察　观察有无脱水征和电解质紊乱的表现，观察生命体征变化、有无颅内压增高表现及其他严重并发症的征象，并通知医师及时予以处理。

6. 预防感染传播　做好疫情监测，争取早发现、早诊断、及时隔离。

（1）隔离传染源：采取防蚊隔离措施，可疑病例应尽快进行特异性实验室检查，识别轻型患儿。

（2）切断传播途径：防蚊、灭蚊是预防本病的根本措施。改善卫生环境，消灭伊蚊滋生地，清理积水。喷洒杀蚊剂消灭成蚊。

（3）提高人群的抗病力：注意饮食均衡营养，劳逸结合，适当锻炼，增强体质。登革疫苗仍处于研制、试验阶段。

（六）健康教育

指导合理饮食和维持水、电解质平衡，指导并协助高热时的护理及降温方法，告知并发症的表现，以便及时发现和处理。指导防蚊灭蚊措施、预防感染和隔离方法。

十二、手足口病

（一）概述

手足口病（HFMD），是由肠道病毒引起的急性传染病。其病毒以肠道病毒71型

（EV71）、柯萨奇 A 组 16 型（CoxA16）多见，重症病例多由 EV71 感染引起。主要表现为手、足、口腔等部位的斑丘疹、疱疹，少数病例可出现严重并发症，主要的死亡原因为脑干脑炎和神经源性肺水肿。

1957 年新西兰首次报道该病，1959 年根据疾病典型症状提出了 HFMD 的命名。1981 年上海报道了中国大陆首例 HFMD，其后全国多省市自治区均有报道。2008 年发生全国性的 HFMD 大暴发，始发地为安徽阜阳。我国原卫生部于 2008 年 5 月 2 日将 HFMD 列入《中华人民共和国传染病防治法》规定的丙类传染病进行管理，并进行网络直报。

本病的传染源为患者和隐性感染者。传播途径主要为粪-口传播，也可经飞沫传播或密切接触传播。多见于学龄前儿童，尤以 5 岁以下发病率最高，重症及死亡病例集中在 3 岁以下婴幼儿，男性发病率高于女性。四季皆可发病，以夏秋季多见。

（二）临床特点

1. 病原学　肠道病毒适合在湿热环境中生存，不易被胃酸和胆汁灭活；有较强的外界生活力，在 4℃下可存活 1 年；不耐碱、对紫外线和干燥敏感；高锰酸钾、漂白粉、甲醛和碘酒可使其灭活。

2. 发病机制　病毒侵入人体后，在局部黏膜或淋巴组织中居留和增殖，发生初次病毒血症，并进一步扩散至远端淋巴结、血流致再次病毒血症，播散至全身各器官组织（皮肤、黏膜、神经系统、心脏、肺、肝、胰、肌肉等），引起炎症病变。

3. 临床表现　潜伏期一般 2~10 天，平均 3~5 天。多数无前驱症状。通常急性起病。发热，热型不一，可伴有咳嗽、流涕、食欲缺乏等。于手、足和臀部出现斑丘疹、疱疹，疱内液体少，呈离心性分布，皮疹通常不痛不痒，部分有痒感。疹退后不留色素沉着或瘢痕。口腔内（舌、颊黏膜、咽峡、硬腭等处）出现散在疱疹或浅溃疡，因疼痛明显可致拒食、流涎。部分病例仅表现为皮疹或疱疹性咽峡炎。多数预后良好，多于 1 周左右痊愈。

少数病例病情进展迅速，于发病 1~5 天左右出现脑膜炎、脑炎、脑脊髓炎、肺水肿、心肺功能衰竭等为重型病例，极少数病情危重可致死亡。

（1）危重病例提示：①持续高热不退。②精神差、呕吐、易惊、肢体抖动、无力。③呼吸、心率增快。④出冷汗，末梢循环不良。⑤高血压。⑥外周血白细胞计数和血小板计数明显增高。⑦高血糖。

（2）神经系统表现：持续高热、精神萎靡、嗜睡会激惹、易惊、头痛、恶心、呕吐、谵妄甚至昏迷；肢体抖动、肌阵挛、眼球震颤、共济失调、眼球运动障碍等；肌无力、弛缓性瘫痪、惊厥等；脑膜刺激征、腱反射减弱或消失。

（3）呼吸系统表现：呼吸浅快、呼吸困难或节律改变、发绀、咳粉红色或血性泡沫痰，肺部闻及湿啰音或痰鸣音。

（4）循环系统：心率增快或减慢、面色苍白、皮肤花纹、四肢凉、出冷汗、指趾端发绀、血压下降等。

4. 辅助检查　外周学白细胞计数多正常或降低，危重者可明显升高。血中 ALT、AST、肌酸磷化酶-同工酶（CK-MB）升高。血清特异性抗体 4 倍以上升高，鼻咽拭子、气道分泌物、疱疹液或大便中分离出 CoxA16 和 EV71 可确诊。重型病例可能出现血气分析异常、脑脊液改变、肺纹理增多、网络状或斑片状阴影等。

（三）治疗

目前尚无特效抗病毒药物和特异性治疗手段，主要是对症治疗。重型病例应控制颅内压，应用糖皮质激素、免疫球蛋白等，并注意降温、镇静、止惊，维持呼吸、循环功能，保护重要脏器功能；恢复期促进功能恢复。

（四）护理评估

1. 评估患儿是否有接触史。了解患儿的热型、热度，有无手、足、口和臀部皮疹。

2. 了解实验室检查如血常规、血生化、血清学检查结果，病情危重者了解其他实验室检查如血气分析、脑脊液检查、肺部和脑部等的影像学检查结果。

3. 评估患儿家长对本病各项护理知识的了解程度及需求。

（五）护理措施

1. 一般护理　适当休息，高热者卧床休息。予以清淡、易消化的饮食，避免刺激性食物，保证营养和水分的摄入。进食前后温水或淡盐水漱口，保持口腔清洁。

2. 皮肤黏膜护理　保持皮肤清洁，防止挠抓致破溃、合并感染。瘙痒明显者局部应用止痒剂。口腔疱疹者，食物温凉、清淡，减少刺激；有溃疡者可应用溃疡药剂及促进黏膜修复的药物。保持臀部的清洁干燥，及时清理大小便。

3. 病情观察　观察患儿的体温、心率、呼吸、血压、意识，观察有无易惊、抖动等，及时发现危重先兆及并发症，并通知医师处理，及时准确用药，配合抢救。

4. 预防感染传播　隔离患儿，保持病房空气清新，患儿的用物、玩具应消毒处理，接触患儿前后洗手、消毒手，防止易感儿探视和接触。目前 EV71 病毒灭活疫苗的研制已完成临床试验。

（六）健康教育

介绍手足口病的流行特点、临床表现和预防方法，指导患儿和家长皮肤护理、黏膜护理方法，告知病情危重的表现，指导消毒、隔离方法。流行期间不带患儿到公共场所，养成良好的卫生习惯，加强锻炼，提供身体素质。

十三、传染性非典型肺炎

（一）概述

传染性非典型肺炎，也称非典，世界卫生组织将其命名为严重急性呼吸综合征，是一种由 SARS 相关冠状病毒引起的急性呼吸道传染病，传染性极强，临床特征为发热、干咳、气促，并迅速发展至呼吸窘迫，外周血白细胞计数正常或降低，胸部 X 线呈弥漫性间质性病变。2003 年 7 月 5 日，世界卫生组织宣布已经成功控制 SARS。

SARS 患者为主要的传染源，传染性随病程而逐渐增强，发病第 2 周传染性最强，退热后及恢复期传染性迅速下降。近距离呼吸道飞沫传播是最重要的传播方式；气溶胶传播也是经空气传播的另一种方式，是被高度怀疑为严重流行疫区的医院和个别社区暴发的传播途径之一；与患者及其分泌物密切接触也可致传播。人群普遍易感，但儿童感染率较低，医护人员、患者家属及亲友在治疗、护理、陪护患者时防护不当很容易感染。

（二）临床特点

1. 病原学　SARS-CoV 形似王冠，为一新型的冠状病毒。室温 24℃下病毒在尿液里至少可存活 10 天，在腹泻患儿的痰液和粪便里能存活 5 天以上，在血液里存活约 15 天，在塑料、玻璃、布料、金属等多种物体表面可存活 2~3 天。对温度敏感，37℃可存活 4 天，56℃加热 90 分钟、75℃加热 30 分钟、紫外线照射 60 分钟可杀死病毒，对有机溶剂敏感，易被乙醚、氯仿、乙醇、甲醛和紫外线灭活。

2. 发病机制　确切的发病机制尚不清楚。SARS-CoV 通过呼吸道进入，在上皮细胞内复制，造成细胞病变和损伤，并引起病毒血症。此外，细胞免疫损伤亦为发病重要机制，外周血淋巴细胞计数和 CD3$^+$、CD4$^+$、CD8$^+$降低。病毒还可引起自身免疫反应，导致炎症细胞聚集，炎症介质和细胞因子释放，引起肺间质和肺泡炎性水肿、充血、透明膜形成、水肿纤维化等一系列病理改变，临床过程和结局与 ARDS 相似。

3. 临床表现　潜伏期约 2 周左右，WHO 确定为 10 天。起病急。三大症状：①发热及全身症状，发热为最常见的首发和主要症状，>38℃，常持续高热，可伴畏寒、寒战、头痛、全身肌肉关节酸痛、明显乏力等，早期退热药有效，病情进展后退热药无效。但老年、体弱、有慢性基础疾病或近期手术者，不以发热为首发症状。②呼吸系统症状，早期表现为干咳，或少许白痰，偶见痰血。逐渐出现胸闷、气促，甚至明显呼吸窘迫，吸氧无法缓解。一般无上呼吸道卡他症状。③其他症状，部分患儿有腹泻、恶心、呕吐等。

体征：肺部体征不明显，部分患儿可闻少许湿性啰音，或肺实变体征。

4. 辅助检查

（1）外周血：白细胞数和中性粒细胞数正常或降低，淋巴细胞数降低，部分患儿血小板数降低。CD3、CD4 及 CD8T 细胞明显降低。

（2）生化检查：ALT、AST、LDH 和 CK-MB 升高。亦见血尿素氮升高。

（3）血气分析：可帮助判断病情严重程度及病情演变。血氧饱和度降低。

（4）病原学检查：对患儿血液、呼吸道分泌物、粪、尿或组织切片进行 SARS 病毒基因片段测定，迅速且特异性强，但敏感性待提高。也可进行 SARS 病毒核酸检测和血清特异性 IgM、IgG 检测。

（5）影像学检查：如胸部 X 线和 CT 检查，对临床诊断、疗效观察、判断转归有十分重要价值。早期就有胸部 X 线检查异常（与肺部体征不相一致），表现为两肺广泛性、斑片云雾状阴影或呈典型的磨砂玻璃样表现，以双下肺外周多见。

（三）治疗

目前尚无特效治疗，主要是早发现、早隔离、早休息、早治疗，根据病情采取激素、呼吸机为主的综合性措施。

1. 对症支持治疗　休息、降温、镇咳祛痰、氧气吸入、营养和心理支持。

2. 糖皮质激素治疗　早期应用，应用指征：①有严重中毒症状，高热 3 天持续不退。②48 小时内肺部阴影进展超过 50%。③出现 ALI 或 ARDS。体温恢复正常后逐渐减量停药。

3. 抗病毒治疗　利巴韦林和干扰素的应用。

4. 机械通气治疗　是重要的治疗手段。

（四）护理评估

1. 评估患儿 2 周前有无到过或居住于疫区史，有无密切接触史，如与 SARS 病人共同生活，照顾 SARS 病人，治疗和护理 SARS 病人，接触 SARS 病人的排泄物，或有传染给他人的病史，尤有多人聚集性发病的证据。了解患儿有无发热、畏寒、寒战、头痛、全身肌肉关节酸痛、明显乏力等。评估患儿有无咳嗽、干咳、胸闷、气促或呼吸窘迫等表现，听诊呼吸音等。

2. 了解实验室检查如血常规、血生化、血气分析结果，肺部 X 线和 CT 检查结果，特异性病原检查如 SARS-CoV 特异性 IgG 和 IgM 抗体检测与 SARS-CoV 分离等结果。

3. 评估患儿及家长的心理状态，对本病护理知识的了解程度及需求。

（五）护理措施

1. 一般护理　卧床休息，避免用力活动。饮食要有规律，不暴饮暴食，冷热适中，不吃野生动物。

2. 高热护理　观察体温变化、热型等，保持适宜的温湿度和空气清新。超过 38℃ 者可作物理降温如冰敷等或应用解热镇痛药（儿童忌用阿司匹林）；出汗多者注意补充液量，防止脱水；及时更换汗湿的衣被。

3. 维持有效的氧合　剧烈干咳者可遵医嘱适当应用镇咳剂；痰多者予以雾化、稀化痰液促进排出；气促者应尽早氧疗，可持续鼻导管或面罩吸氧；当鼻导管或面罩吸氧治疗无效，$PaO_2<60mmHg$，$SaO_2<93\%$，呼吸频率 ≥30 次/分，胸片示肺部病灶恶化时予以无创持续气道正压通气，使 SaO_2 维持在 93% 以上；监测血气分析结果，及时调整用氧；保证氧气的供给。加强呼吸监护，观察患儿的呼吸频率、SpO_2、气促、呼吸窘迫、缺氧等症状有无改善。监测心、肝、肾功能变化。

4. 保证足够的营养　饮食清淡，合理搭配。可经肠内或全肠外营养给予。保障能量和各种营养素的摄入，并注意补充脂溶性和水溶性维生素。患儿出现 ARDS 时，应注意水、电解质平衡，结合血流动力学监测，合理输液，严格控制补液量（25mL/kg），要求液体出入量呈轻度负平衡，补液以晶体液为主。

5. 用药护理　遵医嘱及时、准确用药，观察疗效及副作用。

（1）糖皮质激素：遵医嘱早期应用，用药期间观察患儿的体温、血压变化，呼吸困难等中毒症状的改善情况，注意有无消化道出血、电解质紊乱和合并三重感染等征象。同时补充维生素 D，防止骨质疏松。

（2）利巴韦林：主要不良反应有骨髓抑制、溶血性贫血、皮疹和中枢神经系统症状，应注意观察并予以及时处理。

（3）干扰素：常见的不良反应包括头痛、发热、倦怠、嗜睡、血压下降和白细胞数降低等。

6. 心理护理　患儿因受单独隔离，且病情重，常易出现孤独感和焦虑、恐慌等心理障碍或烦躁不安、情绪低落等，需要对其热情、关心，并有针对性地进行心理疏导治疗。

7. 预防感染传播

（1）隔离：严格隔离患儿，密切接触者应医学观察 15～20 天。

（2）注意个人防护：严格戴防护口罩，讲究个人卫生，勤洗手、漱口等。医护人员必须做好个人防护，每次接触患儿后应立即进行卫生手的消毒。

（3）病区管理：进行空气消毒，保持通风。可用 0.1% 过氧乙酸拖地或 0.2%～0.5% 过氧乙酸喷洒，亦可用有效溴为 500～1 000mL/L 的二溴海因溶液或有效氯为 1 000～2 000mg/L

的含氯消毒剂喷洒或拖地，消毒剂的用量不得少于$100mL/m^2$；拖把应专用，不得混用；使用后，用上述消毒液浸泡 30 分钟，再用水清洗干净，悬挂晾干备用。

桌子、椅子、凳子、床头柜、门把手、病历夹等可用 0.2%～0.5% 过氧乙酸喷洒或用有效溴为 500～1 000mL/L 的二溴海因溶液或有效氯为 1 000～2 000mL/L 的含氯消毒剂喷洒、擦拭，消毒作用 10～15 分钟。

病房门口、病区出入口可放置用有效溴为 1 000mg/L 的二溴海因溶液或有效氯为 2 000mg/L 含消毒剂溶液浸湿的脚垫，并不定时补充喷洒消毒液，保持脚垫湿润。

（4）患儿用物、分泌物、排泄物等均应严格消毒处理。生活垃圾要放入双层垃圾袋并及时进行无害化处理。

（5）医疗用物的处理：运载病人的交通工具和用具用有效溴为 1 000mg/L 的二溴海因或 0.5% 过氧乙酸喷洒消毒，作用 30 分钟。用一次性呼吸机管道，用后进行消毒处理。听诊器、体温计、血压计应专用，每次用后严格消毒处理。

（6）目前尚未制备预防疫苗。

（六）健康教育

1. 宣传预防控制措施　保持生活、工作场所通风；保持环境清洁。不与非典型肺炎患者或疑似患者接触。注意个人卫生，用肥皂和流动水洗手。流行季节在人群密度高或不通风的场所和交通工具内应戴防护口罩。均衡饮食，加强体育锻炼，增强自身抵抗疾病能力。避免接触可疑的动物、禽鸟类，不吃野生动物等。

2. 讲解急性非典型肺炎的疾病相关知识、治疗、护理措施，指导患儿配合医疗护理工作。

3. 指导消毒隔离方法，尤其消毒灭菌处理措施。

十四、获得性免疫缺陷综合征

（一）概述

获得性免疫缺陷综合征，即艾滋病，是由人类免疫缺陷病毒引起的慢性传染病。已在全球流行，据联合国艾滋病规划署报告，到 2011 年底，全世界存活的 HIV 感染者和艾滋病患者约 3400 万，14 岁以下儿童感染者 33 万；至 2012 年 10 月底，我国累计报告 HIV 感染和患者 492 191 例，存活患者为 383 285 例，已有儿童 HIV 感染者和艾滋病病例报告。预后不良，病死率高，目前尚无根治办法。

传染源是已受 HIV 感染、出现或未出现艾滋病临床表现的患者，患有 AIDS 或携带 HIV 的孕妇及哺乳期妇女是胎儿、新生儿和婴儿重要的传染源。传播途径主要有三种：性传播、血液传播、母婴传播；目前儿童主要的感染途径已由输血传播转向母婴垂直传播，母婴传播可发生在妊娠期（宫内感染）、分娩时和生后哺乳期。高危人群包括：男性同性恋者、性乱者、以注射方式吸毒者、多次/长期接受输血（血液制品）者、HIV 感染者的配偶或性伙伴、HIV 感染者的婴儿。

（二）临床特点

1. 病因　HIV 属于 RNA 病毒，为"反转录"病毒。有两型：HIV-1 和 HIV-2，世界各地的艾滋病几乎都由 HIV-1 引起，HIV-2 仅在西非国家呈地方性流行。HIV 主要存在受感染者的血液、生殖道分泌物和乳汁中，其他体液中也可能含有 HIV，但浓度较低。HIV 对理化因素的抵抗力不强，加热 56℃30 分钟可灭活，但是干燥蛋白质制品者的 HIV 加热 68℃需经 72 小时才能彻底将其消除；一般消毒剂如 0.2%次氯酸钠、10%漂白粉、0.5%煤酚皂液、50%乙醇和 0.3%过氧化氢等 10 分钟可使其灭活；HIV 对紫外线不敏感。

2. 发病机制　HIV 感染人体后主要引起辅助 T 淋巴细胞（CD4$^+$T）的损伤和减少，同时导致其他免疫功能损伤，使机体的免疫功能严重受损甚至衰竭，引起各种机会性感染和肿瘤，最终导致患者死亡。

3. 临床表现　成人潜伏期长、病程相对长、病情复杂。儿童，特别是婴幼儿则潜伏期相对短、病情进展快。垂直传播者主要表现为生长停滞、淋巴结肿大、慢性咳嗽、发热、反复肺部感染以及持续腹泻等。新生儿期缺乏典型的临床表现，可见早产、低出生体重、畸形。生后常见表现有：生长发育迟缓或停滞，体重明显下降 20%~40%，间歇或持续性发热，不明原因全身淋巴结肿大，肝脏肿大，不明原因脾大持续 2 个月以上，肺炎，反复细菌感染，不明原因的反复发作的慢性腹泻，神经系统损害如脑病的表现，原因不明的血小板减少，皮肤黏膜反复感染，恶性肿瘤如淋巴瘤等。

儿童 HIV 感染还应根据临床表现进行临床分期（Ⅰ、Ⅱ、Ⅲ和Ⅳ期）和分级（无症状、轻度症状、中度症状和严重症状），根据免疫学状态分为无抑制、中度抑制和重度抑制三类。

4. 辅助检查　PCR 法检测 HIV DNA 或 RNA 是最敏感而特异的方法，也可用病毒分离法从血浆、单个核细胞或脑脊液者进行 HIV 分离。其他检查如免疫功能检测等。

（三）治疗

治疗目的是减少病毒载量，改善患儿免疫状态及防止机会性感染。

1. 抗病毒治疗　抗 HIV 病毒药有三大类：核苷类反转录酶抑制剂、非核苷类反转录酶抑制剂和蛋白酶抑制剂。同时使用两种或两种以上抗反转录病毒药疗效优于单一药物治疗。

2. 机会性感染的防治　患儿常并发各种机会性感染，如卡氏肺囊虫肺炎、弓形虫病、隐孢子虫病、结核病、念珠菌病、巨细胞病毒感染以及反复呼吸道感染和肠道感染等。应积极防治。

（四）护理评估

1. 评估患儿是否有 HIV 暴露史，如新生儿或婴儿母亲是否 HIV 感染者，有无输血（血制品）史、手术史等。评估患儿的生长发育状况，是否间歇或持续发热、不明原因淋巴结肿大、肝脾大、血小板减少，是否有反复细菌感染、肺炎、皮肤黏膜反复感染等等。

2. 了解各种实验室检查如血常规、免疫功能、特异性 HIV 检测及其他辅助检查结果。

3. 评估患儿及家长的心理状态，对本病各项护理知识的了解程度及需求。

（五）护理措施

1. 病情观察　监测患儿的生长发育状况，观察患儿生命体征，及时发现各种感染征象。

2. 防止各种机会性感染　避免与猫、狗等可能携带弓形虫的动物接触或接触后彻底洗手，避免生食肉、蛋及进食未熟透的肉食，防止弓形虫感染。注意饮食卫生，饭前便后洗手，加强人、畜粪便管理，防止污染食物和水源。对结核菌素试验阳性或有活动性结核接触史，而未找到结核病病灶者，应定期检查，及早发现结核，并进行预防性治疗；一旦发现患有结核病，应采用4联抗结核药治疗至少1年。

3. 用药护理　抗病毒药物由于不能根治，需坚持终生持续用药。遵医嘱用药，保证剂量、疗程和方案，观察疗效及其毒副作用。常见的毒副作用包括胃肠道反应、粒细胞减少、周围神经炎、贫血及转氨酶升高等，用药过程中注意观察并定期复查血常规、肝功能等等。

4. 保证营养摄入　患儿常营养不良、消瘦，根据患儿的临床分期及分级采取各种方法保证营养素的摄入，必要时肠外营养。维持水、电解质和酸碱平衡。

5. 预防感染传播　采取血液/体液隔离，接触或可能接触患儿的血液、体液或被其污染的物品时应戴手套，所有污染物和患儿的分泌物、排泄物应严格消毒处理。目前疫苗的预防作用并不理想，并未广泛应用，但仍在努力研究中。

6. 提供支持　关心艾滋病患儿，无歧视，提供心理和社会支持。

（六）健康教育

1. 指导患儿休息，减少机体的消耗。保证合理饮食，长期慢性腹泻婴儿少食多餐、牛奶可稀化，并注意臀部皮肤护理。

2. 用药指导坚持正确、终生抗病毒治疗，观察疗效及毒副作用。

3. 指导预防各种机会性感染的措施，如注意个人卫生、养成良好的卫生习惯、加强锻炼等。

4. 进行预防 HW 感染宣传教育　对所有妊娠妇女普遍进行有关 HIV 的咨询以及自愿的 HIV 检测，有助于早期发现围产期 HIV 感染，也有助于对妊娠妇女本身的早期治疗和围产期感染的防治。儿童艾滋病的预防重点在于阻断母婴传播，还应防止输血和血液制品以及医源性传播。HIV 感染的孕妇应采取抗病毒药阻断+产科干预+人工喂养等综合干预措施阻断母婴传播；产科干预包括孕期干预（终止妊娠、孕期保健）和产时干预（选择性剖宫产、阴道分娩应避免有创性助产技术、缩短产程）；生后婴儿避免母乳喂养、提倡人工喂养、杜绝混合喂养。

十五、埃博拉出血热

（一）概述

埃博拉出血热（EBHF）是一种丝状病毒感染导致的急性出血性、动物源性传染病。因该病始发于扎伊尔北部的埃博拉河流，并在该区域严重流行，故命名为埃博拉病毒。该病主要表现为突起发热、出血和多脏器损害，病死率高。本病于 1976 年在非洲首次发现，呈现地方性流行，局限在中非热带雨林和东南非洲热带大草原，如苏丹、刚果、乌干达、加蓬、科特迪瓦、南非、几内亚、利比里亚、塞拉利昂、尼日利亚等。非洲以外地区偶有病例报道，均属于输入性或实验室意外感染。

患本病的患者，而且是在疾病极期的患者为本病传染源。最主要的传播途径是密切接触传播，通过接触患者和被感染动物的血液、体液、分泌物、排泄物及其污染物也可感染；医护人员在治疗、护理病人或处理病人尸体过程中，如果没有严格的防护措施，容易受到感染；医院内传播是导致埃博拉出血热暴发流行的重要因素。未患过此病的人普遍易感，发病主要集中在成年人，这和暴露或接触机会多有关。

（二）临床特点

1. 病原学　埃博拉病毒属于丝状病毒科，是一种负链 RNA 病毒，呈细丝状，含有 7 种结构蛋白。埃博拉病毒对热、紫外线、γ射线及一般消毒剂敏感。

2. 发病机制　埃博拉病毒是一种泛嗜性的病毒，可侵犯各系统器官，尤以肝、脾损害为重。本病的发生与机体的免疫应答水平有关。患者血清中 IL-2、IL-10、TNF-α、IFN-γ和 IFN-α 水平明显升高。单核-吞噬细胞系统尤其是吞噬细胞是首先被病毒攻击的靶细胞，随后成纤维细胞和内皮细胞均被感染，血管通透性增加，纤维蛋白沉着。感染后 2 天病毒首先在肺中检出，4 天后在肝、脾等组织中检出，6 天后全身组织均可检出。

主要病理改变是皮肤、黏膜、脏器的出血，多器官可以见到灶性坏死。肝细胞点样、灶样坏死是本病的典型特点，可见小包涵体和凋亡小体。

3. 临床表现　因人而异，主要影响肝、脾和肾。潜伏期 2~21 天，一般 7~14 天。患者急性起病，发热并快速进展至高热，伴乏力、头痛、肌痛、咽痛等；并可出现恶心、呕吐、腹痛、腹泻、皮疹等。病程第 3~4 天后可进入极期，出现持续高热，感染中毒症状及消化道症状加重，有不同程度的出血，包括皮肤黏膜出血、呕血、咯血、便血、血尿等；严重者可出现意识障碍、休克及多脏器受累，多在发病后 2 周内死于出血、多脏器功能障碍等。在病程的第 5~7 天，可出现麻疹样皮疹，以肩部、手心和脚掌多见，数天后消退并脱屑，部分患者可长期留有皮肤改变。非重症患者，发病后 2 周逐渐恢复，大多数患者出现非对称性关节痛，可呈游走性，以累及大关节为主，部分患者出现肌痛、乏力、化脓性腮腺炎、听力丧失或耳鸣、眼结膜炎、单眼失明、葡萄膜炎等迟发损害。另外，还可因病毒持续存在于精液中，引起睾丸炎、睾丸萎缩等。急性期并发症有心肌炎、肺炎等。

其他症状包括低血压、低血容量、心悸、器官严重受损（尤其是肾、脾和肝）并引致弥散性全身坏死及蛋白尿。

4. 辅助检查

（1）血液检查：白细胞计数及血小板数减少，凝血酶原时间延长和肝功能异常，血清淀粉酶常升高。

（2）尿液检查：可出现蛋白尿。

（3）病原学检查：是确立诊断的依据，必须在专门的实验设施内进行病毒的分离与鉴定。①病毒特异性抗体检测：血清特异性 IgM、IgG 抗体可于病程 10 天左右出现，IgM 抗体可持续存在 3 个月，是近期感染的标志，IgG 抗体可持续存在很长时间，主要用于血清流行病学调查。②病毒特异性抗原和核酸检查：用双抗夹心法检测病毒抗原和 PCR 技术检测病毒核酸，敏感度和一致率高。

（三）治疗

目前尚无特效治疗方法，主要是支持和对症治疗，包括维持水、电解质平衡，维持有效血容量，预防和控制出血，控制继发感染，维持血氧含量，治疗肝肾衰竭、DIC 等。

（四）护理评估

1. 评估是否为高风险人员医务人员、与患者有密切接触的家庭成员或其他人、在葬礼过程中直接接触死者尸体的人员、在雨林地区接触了森林中死亡动物的人。评估是否有发热、乏力、肌肉疼痛、头痛、头晕等；有无肝、脾大及肝功能、肾功能变化；评估患儿的意识变化；评估出血倾向及出血的部位、性质和量，是否有出血点、瘀斑、鼻出血、穿刺部位血肿或渗血、内脏出血的表现；评估患儿的呼吸、心律、心率、血压等，有无咳嗽、气促、呼吸困难等呼吸系统的表现，有无心率加快、心律失常等；有无皮疹、脱屑等。

2. 了解实验室检查如血常规、血生化、凝血功能、肝肾功能检查结果，了解病原学检测结果。

3. 评估患儿及家长对本病相关知识的了解程度及护理需求。

（五）护理措施

1. 发热护理　观察并记录体温变化，必要时予以降温处理；保持液体的供给。

2. 疼痛护理　患儿可出现头晕、剧烈头痛、肌肉关节酸痛、咽痛、腹痛、和后期的关节痛等，应卧床休息，饮食少纤维、易消化，进行疼痛评估并予以相应的镇痛措施。

3. 饮食护理　以易于吞咽和消化的半流质食物为主，食物应含粗纤维少，如稀烂面条、粥、菜泥、肉泥等。忌油煎、含粗纤维多的蔬菜或刺激性调味品，应注意补充各种维生素和无机盐。

4. 病情观察　观察患儿的生命体征、意识变化，观察有无皮肤黏膜和脏器出血，观察疼痛的程度和部位，观察肝、脾、肾功能的变化。

5. 并发症的观察与护理　常并发心肌炎、肺炎，加强病情观察，及时发现并发症的表现，并通知医师予以相应的治疗和护理。

（1）心肌炎：常表现为疲乏、发热、胸闷、心悸、气短、头晕，严重者可出现心功能不全或心源性休克；心率增快，与体温升高不成比例（相对缓脉）；心界扩大、杂音改变、心律失常等。

（2）肺炎：以发热、咳嗽、痰多、喘憋等为特征。

6. 控制感染传播

（1）隔离传染源：严格隔离患儿至其血液和体液中不再检测出埃博拉病毒，住负压病房。对密切接触者进行追踪和医学观察自最后一次暴露之日起 21 天，医学观察期间一旦出现发热、乏力、咽痛等临床症状时，要立即进行隔离，并采集标本进行检测。

（2）切断传播途径：对患儿的分泌物、排泄物和使用过的物品要彻底消毒；具有传染性的医疗污物（污染的针头、注射器等）可用焚烧或高压蒸汽消毒处理；人的皮肤暴露于可疑埃博拉出血热病人的体液、分泌物或排泄物时，应立即用清水或肥皂水彻底清洗，或用 0.5% 碘伏消毒液、75% 酒精氯己定擦拭消毒，使用清水或肥皂水彻底清洗；黏膜应用大量清水冲洗或 0.05% 碘伏冲洗。禁止共享针头，在严格消毒情况下也不能重复使用针头，医务人员必须严格执行防护措施，在任何情况下都要依照严格的规程，使用一次性口罩、手套、护目镜和防护服，保证医院的卫生环境，防止对医护人员造成威胁和导致暴发大规模流行。加强实验室的生物安全管理，病毒的分离和培养应在 P4 级安全实验室中进行。

（3）保护易感者：本病疫苗尚在研究中。

（六）健康教育

1. 积极宣传埃博拉出血热的防治知识，提高公众自我防护意识。及时回应社会关切。介绍疾病的相关知识，了解疾病性质、传播方式及如何防止其进一步扩散的知识；讲解本病并发症的表现及重症的先兆，及时发现病情变化；指导患儿合理饮食和休息，指导防护方法和消毒隔离措施，防止感染的传播。

2. 对部分遗留关节疼痛、肌痛、乏力、化脓性腮腺炎、听力丧失或耳鸣、眼结膜炎、单眼失明、葡萄膜炎等迟发损害患儿应指导相应的治疗和康复。

（刘兵兵）

第二节　巨幼红细胞性贫血

一、概述

巨幼红细胞性贫血（MA）又称大细胞性贫血。由于成熟红细胞生成减低，各期红细胞皆大于正常，除红细胞系发生性态改变外，粒细胞和血小板也减少，中、晚幼和杆状核粒细胞胞体增大，分叶核粒细胞核分叶过多。我国的小儿患者，95%以上是由维生素 B_{12} 或叶酸缺乏导致。主要临床特点为贫血伴有消化系统症状、神经精神症状；红细胞数较血红蛋白量减少更明显，红细胞胞体变大，骨髓中出现巨幼红细胞，用维生素 B_{12} 或（和）叶酸治疗有效。

二、临床特点

人体所需的维生素 B_{12} 主要来自于动物性食物，如肝、肾、肉类、蛋类，植物性食物中含量甚少。食物中维生素 B_{12} 进入胃内后，与内因子结合成复合物在回肠吸收入血，主要储存于肝脏，体内储存量可供数年之需。体内叶酸来源于绿色蔬菜、水果、酵母、谷类和动物肝、肾等食物，部分由肠道细菌合成。食物中叶酸主要在十二指肠及空肠中吸收，吸收后随血流分布于各组织中，主要贮存于肝脏。小儿体内贮存的叶酸可供 1~3 个月生理之需。引起维生素 B_{12} 和叶酸缺乏的常见原因有摄入量不足、吸收不良、需要量增加以及肝脏病患儿和长期服用新霉素、广谱抗生素、抗癫痫药等。吸收人体内的叶酸被二氢叶酸还原酶还原成四氢叶酸，后者是合成 DNA 必需的辅酶，而维生素 B_{12} 在叶酸转变成四氢叶酸过程中具有催化作用，促进 DNA 合成。维生素 B_{12} 和叶酸缺乏时，DNA 合成障碍，造血细胞内 DNA 减少使红细胞分裂延迟，胞质成熟而核发育落后，红细胞胞体变大，骨髓中巨幼红细胞增生而出现巨幼红细胞性贫血。维生素 B_{12} 还与神经髓鞘中脂蛋白的形成有关，能保持有髓鞘神经纤维的完整功能。缺乏时可致周围神经变性、脊髓亚急性联合变性和大脑损害，出现神经精神症状，还可导致中性粒细胞和巨噬细胞作用减退而易感染。巨幼红细胞性贫血起病缓慢，皮肤常呈蜡黄色，睑结膜、口唇、指甲等处苍白、乏力、颜面轻度水肿或虚胖；毛发稀黄；厌食、恶心、呕吐、腹泻、舌炎、口腔及舌下溃疡等消化道症状，常伴肝、脾大，重者心脏扩大或心力衰竭；烦躁、易怒。维生素 B_{12} 缺乏者表情呆滞、目光发直、少哭不笑、反应迟钝、嗜睡、智力及动作发育落后，常有倒退的现象，重者可见肢体、躯干、头部或全身震颤，甚至抽搐、共济失调、踝阵挛及感觉异常。实验室检查，血常规红细胞数减少较血红蛋白降低更明显，呈大细胞性贫血，骨髓象增生明显活跃，血片上可见红细胞较大，中央淡染区不明显，染色稍深，轻度大小不等。血清维生素 B_{12} <7.38pmol/L，叶酸<3ng/mL。

三、治疗

去除诱因，加强营养，防治感染。对单纯由于营养缺乏的患儿，维生素 B_{12} 疗效显著。目前多以维生素 B_{12} 500~1 000μg 作为一次肌内注射，由于摄入不足者即可使血象恢复正常。

单纯维生素 B_{12} 缺乏者，不宜加用叶酸，以免加重精神神经症状。重度贫血可输注红细胞制剂，肌肉震颤者可给镇静剂。

四、护理评估

1. 评估患儿的喂养方法和饮食习惯、饮食结构是否合理；了解母亲怀孕期间是否有维生素 B_{12} 和叶酸缺乏；出生后是否单纯母乳喂养或奶粉、羊乳喂养而没有及时添加辅食；年长儿是否有偏食、挑食；了解患儿有无生长发育过快；有无严重营养不良、慢性腹泻或吸收不良综合征；有无长期服用新霉素、广谱抗生素、抗叶酸制剂以及抗癫痫制剂。观察患儿皮肤是否呈蜡黄色，有无口唇、指甲、睑结膜苍白；有无颜面水肿或虚胖；有无厌食、恶心、呕吐、腹泻、舌炎、口腔及舌下溃疡等消化道症状；有无肝脾大、心力衰竭等表现；有无烦躁、易怒等情绪表现；有无表情呆滞、目光发直、少哭不笑、反应迟钝、嗜睡、智力及动作发育落后等表现。

2. 评估实验室检查，了解患儿血常规及骨髓象检查结果，血常规是否表现为红细胞数减少较血红蛋白降低更明显，呈大细胞性贫血；骨髓象表现为增生明显活跃，以红细胞系统增生为主，各期幼红细胞巨幼变。血清维生素 B_{12}<100ng/L，叶酸<3μg/L。

3. 评估患儿及家长对本病各项护理知识的了解程度及需求。

五、护理措施

1. **休息与活动** 根据患儿活动耐受情况安排休息与活动。一般不需要卧床休息。严重贫血者适当限制活动，协助满足其日常活动需要。

2. **饮食护理** 改善哺乳母亲营养，及时添加辅食，注意饮食均衡，合理搭配患儿食物，年长儿防治偏食、挑食、养成良好的饮食习惯，以保证能量和营养素的摄入。

3. **用药护理** 维生素 B_{12} 肌内注射刺激性较强，缓慢推注以减轻患儿疼痛。叶酸口服剂量为 $1\sim5mg/d$，可同时服用维生素C，病情严重及呕吐的患儿可以应用叶酸肌内注射，至临床症状明显好转，血象恢复正常为止。单纯维生素 B_{12} 缺乏者，不宜加用叶酸，以免加重精神神经症状。重度贫血可输注红细胞制剂，输注时速度缓慢，以避免发生心力衰竭。

4. **心理护理** 维生素 B_{12} 缺乏者可导致神经精神改变，甚至影响患儿智力及动作的发育，家长心理压力较大。护士应耐心向家长讲解疾病、用药知识，以及疾病的预后和转归，向其说明贫血得到纠正后，患儿的发育会恢复正常，以及对出现的发育落后者要加强训练和教育。

六、健康教育

1. **饮食指导** 指导患儿服用肝、肾、肉类、蛋类等富含维生素 B_{12} 的食物，绿色新鲜蔬菜、水果、酵母、谷物和动物肝、肾等富含叶酸的食物，但是经加热后易于被分解，因此要注意选择恰当的烹饪方法。纠正年长儿偏食、挑食的习惯。对于震颤严重不能吞咽者，治疗早期可采用鼻饲，逐渐训练患儿用奶瓶或汤匙吃奶或辅食。

2. **休息与活动** 据患儿活动耐受情况安排休息与活动。一般不需要卧床休息。严重贫血者适当限制活动，协助满足其日常活动需要。

3. **疾病相关知识** 向患儿及家长讲解本病的表现和预防措施，强调预防的重要性，积极治疗和去除影响维生素 B_{12} 和叶酸吸收的因素，遵医嘱合理用药，定期门诊复查。

（刘兵兵）

第三节 骨髓生血低下性贫血

一、概述

骨髓生血低下性和再生障碍性贫血（AA）是由于骨髓造血功能障碍所引起的，如缺乏红细胞生成刺激素，刺激造血的 T 淋巴细胞或骨髓生血抑制因素等。一般分为纯红细胞再生障碍性贫血和全血细胞减少性再生障碍性贫血两类。

二、临床特点

纯红细胞再生障碍性贫血仅有红细胞系统的发育障碍，白细胞和血小板无改变。骨髓中有核红细胞极度减少，红细胞寿命短于正常，红系祖细胞停滞于原始红细胞阶段，红细胞成熟停滞现象是该病的特征，一般分为先天性与获得性两类，贫血是其主要的临床表现。再生障碍性贫血（AA，简称再障）是以骨髓有核细胞增生减低和外周血全血细胞减少为特征的骨髓衰竭性疾病。主要表现是贫血、出血或反复感染，全血细胞同时减少，无肝脾或淋巴结肿大。PRCA 和 AA 均为正细胞正色素性贫血。

三、治疗

PRCA 主要采用肾上腺皮质激素、环孢素等免疫治疗和输血疗法，必要时可做脾切除术，难治性患儿也可考虑造血干细胞移植。AA 根据疾病严重程度选择不同的治疗方法，对于非重型再障（NSAA）给予成分血输注、抗感染治疗、铁过载治疗等支持治疗和环孢素、雄激素等特异治疗；重型再障（SAA）和极重型再障（VSAA）则采取造血干细胞移植及免疫抑制治疗。

四、护理评估

1. 评估患儿是否有贫血、生长发育迟缓、先天畸形、先天性心脏病、是否有家族史；患儿使用某些药物，如氯霉素、苯巴比妥、苯妥英钠、氨基比林；是否曾经发生 HIV 感染、腮腺炎、EB 病毒、支原体肺炎以及脑膜炎双球菌和金黄色葡萄球菌所致的败血症。是否有第一掌骨发育不全、尺骨畸形、并趾畸形等；有无耳廓畸形或耳聋，智力低下；有无皮下瘀点、瘀斑或鼻出血；有无面色苍白、乏力和气促，有无反复发生的口腔黏膜溃疡、坏死性口炎及咽峡炎；有无便血和尿血。

2. 了解实验室检查如血常规、骨髓细胞学检查、染色体培养、基因检查及其他辅助检查结果。

3. 评估患儿及家长对本病各项护理知识的了解程度及需求。

五、护理措施

1. 环境护理 保持病房清洁、干净、舒适，定时通风，保证空气新鲜，定期使用紫外线对病房消毒，维持室内湿度和温度适中，避免噪声污染，减少外来探视，使患者有充足的睡眠和休息时间。注意避免和有毒、有害的杀虫剂、化学物质、放射性物质、染发剂等接触。

2. 休息与活动　急性期的患儿卧床休息，可以减少氧耗和内脏出血。养成良好的生活起居习惯，不熬夜，早睡晚起，避免长时间看书看报。注意参加一些体育活动，以增强机体免疫功能。

3. 饮食护理　患儿的饮食原则是易消化、高蛋白、富含维生素、营养均衡丰富、新鲜卫生。蛋白质的摄入应以豆制品、蛋类、牛奶、家禽类和动物内脏为主；注意补充维生素，如蔬菜、水果、鱼类、海藻等；告知患儿注意避免摄入辛辣、刺激、油炸、生冷或过热的食物，忌烟、忌酒。

4. 心理护理　由于本病病程长，需长期用药治疗，而治疗药物的不良反应较大，经济负担重，患儿对疾病的预后缺乏足够信心，故导致患儿易出现一些不良的心理问题，如抑郁、焦虑、紧张、恐惧、悲观、失望等。因此护士应做好患儿的心理护理工作，积极、热情地与患儿进行沟通和交流，介绍病房环境、责任医师和护士，帮助患儿熟悉环境、转换角色、克服陌生感，在交流的过程中逐渐掌握患儿心理特点，并给予安慰、关心、鼓励和支持，耐心倾听患儿述说，对其疑问给予耐心、细致的解答，逐渐与患儿建立良好的护患关系，使其对医护人员充满信任感，以乐观、豁达的心态面对疾病，并积极、主动地配合治疗和护理。另外，可以请病情控制较好的患儿现身说法，有助于患儿提高治疗信心。

5. 预防感染　感染会导致病情加重，甚至出现败血症，危及生命。因此，护士应指导患儿注意保持个人卫生，做好皮肤、口腔护理。保持皮肤清洁、干燥，定期洗澡，勤换衣物；保持口腔清洁，餐后漱口，勤漱口，外出或出入公共场所应戴口罩；会阴部和肛周亦须做好清洁护理工作。

6. 用药护理　主要涉及免疫抑制剂、雄激素类药物与抗生素类的治疗。为保证药物疗效的正常发挥，避免或减少药物不良反应，要向患儿及其家属详细介绍所用药物的名称、用量、用法、疗程及其不良反应。叮嘱其必须在医师指导下按时、按量、按疗程用药，不可自行更改或停用相关药物，同时还需配合做好相关不良反应的预防工作，定期复查肝功能及血象，以便了解病情变化及其疗效。

(1) 肾上腺皮质激素：嘱患儿及家长严格遵照医嘱按时按量服用，注意观察副作用，如高血压、消化性溃疡、骨质疏松等。服用激素期间注意补充钙剂，多晒太阳，注意安全，避免剧烈的活动，防止骨折。

(2) 雄激素：雄激素通过对人体的雌激素受体进行干预，有效提高造血细胞的生殖数量，提高淋巴细胞的细胞活性，对骨髓造血功能具有显著的恢复作用。较为常用的药物有司坦唑醇和十一酸睾酮和达那唑。嘱患儿及家长严格遵照医嘱服用药物，雄性激素共同的副作用有雄性化作用，表现为痤疮，毛发增多，男性儿童易有阴茎勃起，女性声音低哑、阴蒂肥大、乳房缩小、停经，容易出现肝功能损害，但停药后可恢复，应用过程中注意复查肝功能。

(3) 兔抗人胸腺细胞球蛋白（ATG）：在罕见情况下，ATG 可以出现严重的免疫介导的反应，包括过敏反应或严重的细胞因子释放综合征。因此，应用 ATG 前需要做过敏试验，20mL 生理盐水中加入 ATG1mg1 小时内缓慢匀速静脉滴注，阴性者给予 ATG 静脉滴注，

ATG 给药前 30 分钟遵医嘱给予异丙嗪肌内注射，甲泼尼龙静脉滴注，ATG 总量在 8~10 小时内静脉滴注完毕，如患儿出现发热及其他不适减慢静脉滴注速度，患儿体温≥38.5℃给予药物降温，暂停 ATG 静点，ATG 静脉滴注期间开放另外一条静脉通道，给予甲泼尼龙伴行。过敏试验阳性者，可给予脱敏治疗。ATG 治疗时需要采取积极的消毒、隔离预防措施，有条件的选择无菌层流病房，患儿进入层流病房前应用 0.05% 的醋酸氯己定溶液浸泡消毒，所携带入室的物品均应消毒后带入，患儿进食无菌饮食，禁止探视，限制一名健康者陪护。给药期间密切观察不良反应，一般在第一天输注 ATG 时即出现高热、寒战，遵医嘱给予对症处理；若患儿出现血清病样反应，如发热、皮肤瘙痒、肌肉痛、关节痛、腹痛等症状，一般在用药后 7~15 天出现，持续 1~15 天，密切观察，嘱患儿勿抓挠，以免破损发生感染。若患儿出现心率加快、胸闷、憋气等不良反应，立即停止 ATG 静脉滴注，监测生命体征，备好吸氧装置，遵医嘱给予氧气吸入。

（4）环孢素（CsA）：用专配吸管正确吸取每次所需药量，最好以橘子汁或苹果汁稀释，也可根据个人口味用软饮料、牛奶稀释，但勿用葡萄汁或西柚汁稀释，因其可能干扰 P450 依赖的酶系。打开保护盖后，用吸管从容器内吸出所需环孢素，然后放入盛有果汁或牛奶的玻璃杯中，药液稀释搅拌后，立即饮用，并再用果汁或牛奶等清洗玻璃杯后饮用，确保剂量准确。用过的吸管放回原处前，用清洁干毛巾擦干，不可用水或其他溶液清洗，以免造成环孢素药液混浊。应用环孢素期间，定期抽取静脉血监测血药浓度，医师根据血药浓度调整药物剂量。CsA 主要不良反应为消化道症状、齿龈增生、多毛、色素沉着、肌肉震颤、肝肾功能损害，极少数出现头痛和血压变化。服药期间遵照医嘱定期抽取静脉血监测肝、肾功能，CsA 血药浓度，密切观察患儿有无皮疹、监测血压改变。

7. 输血的护理　成分输血是 PRCA 和 AA 治疗中的重要措施，护士在执行输血过程中一定要严格执行无菌操作和"三查七对"制度；遵医嘱给予抗过敏药物，如马来酸氯苯那敏或地塞米松，地塞米松静脉给药时必须缓慢，否则会出现一过性心率过快、恶心呕吐等症状；输血速度不宜过快，一般控制在 40~60 滴/分，密切观察输血反应，如溶血反应、过敏反应等，发现及时停止输血并报医师积极处理。如溶血反应、过敏反应等，发现及时停止输血并报医师积极处理。

六、健康教育

1. 指导患儿合理饮食　告知患儿及家长饮食原则是易消化、高蛋白、富含维生素、营养均衡丰富、新鲜卫生。蛋白质的摄入应以豆制品、蛋类、牛奶、家禽类和动物内脏为主；注意补充维生素，如蔬菜、水果、鱼类、海藻等；避免摄入辛辣、刺激、油炸、生冷或过热的食物，忌烟、忌酒。注意饮食卫生，食具可每天应用消毒柜或热水煮沸的方式进行消毒。新鲜水果应洗净、去皮后再食用。不要食用隔夜或变质食品。处于骨髓抑制期间应避免食用生冷食品，减少坚硬带刺实物，以防硬物刺伤口腔黏膜，导致口腔溃疡造成继发感染。

2. 休息与活动　轻度贫血可下床活动，如散步，但是要防止碰、撞、摔跤等。Hb<5g/L 时应绝对卧床休息，以免组织耗氧量增加而加重病情，病情好转后逐渐增加活动量。保持良好的生活方式，生活规律。尽量少去人多、空气闭塞的地方以避免感染的发生。

3. 用药指导　向患儿和家长解释长期服用糖皮质激素治疗该病的目的、意义以及长期服用可引起骨质疏松症、库欣综合征，易诱发或加重感染，应注意遵医嘱用药并补充钙剂、调整心态、预防感染。库欣综合征虽导致患儿肥胖、外形改变，但停药后会恢复，要警惕年长儿藏匿丢弃药物。教育服用环孢素的患儿和家长用药一定要有连续性，不得擅自更改剂量或停止服用。出院后每天用药的时间要保持固定，向患儿及家长讲解抽取药物谷浓度血液标本的时间及方法，按时到复查医院抽取下次服药前的空腹静脉血，抽血后立即服用 CsA，以便能准确监测血药浓度。患儿 ATG 治疗后，机体免疫抵抗力低下，容易出现各种副作用及并发症，情况严重的甚至会危及生命，因此，患儿在进行 ATG 治疗后，密切注意患儿有无不良反应、有无出血情况。

4. 疾病相关知识

（1）帮助家长掌握相应的知识及技能，如激素类药物正确的减停方法，口服环孢素吸取药物、服用方法及药品储存的方法，药物不良反应的观察，CsA 服药期间应定期监测肝、肾功能，血药浓度和血压。一般 CsA 总体服药期间为 2～3 年，减量速度不可过快，严格按照医嘱减量，减量期间密切观察血象的波动。指导患儿及家长做好口腔、肛周护理及家庭饮食护理等。

（2）指导家长为患儿提供安全、清洁的家庭环境，预防及避免感染及各种安全意外。加强个人卫生，勤洗澡更衣，经常检查口腔、肛门、皮肤等处有无感染，避免去人多拥挤的公共场所，避免感染的发生。

（3）如患儿出现发热，体温大于 38℃，皮肤出现出血点、瘀斑、红疹，精神萎靡、恶心、呕吐、黄疸等异常情况应及时就诊、复查。

（4）治疗期间定期门诊复诊，监测治疗效果及药物的不良反应，及时发现问题给予对症处理。

（沈　鹤）

第四节　横纹肌肉瘤

一、概述

横纹肌肉瘤（RMS）是儿童最常见的一种软组织肉瘤，约占恶性实体瘤的 4%～8%。横纹肌肉瘤来源于将要分化为横纹肌的骨骼肌谱，也可以起源于没有横纹肌的组织或者器官，如膀胱、子宫等，可全身发生。临床可见头颈部多发，特别是眼眶周围。其次是躯干、臀部、四肢及泌尿生殖系统。目前经手术、化疗和放疗等综合治疗，其 5 年生存率已达 50%～70%。儿童中的横纹肌肉瘤根据病理组织学分成两种亚型，即胚胎型和腺泡型。胚胎型最常见，绝大多数发生在婴幼儿期，属于预后良好型。腺泡型 10～20 岁青少年多见，为预后不良型。

二、临床特点

横纹肌肉瘤根据肿瘤发生部位不同表现不同的体征。头颈部横纹肌肉瘤一般为耳、鼻、鼻旁部、眶部出现肿块就诊，可伴发眼球突出伴活动受限、吞咽困难、声音嘶哑、咳嗽、外耳道有分泌物等症状。肿瘤膨胀性生长使上述症状不断加剧，最后表现为脑部症状；膀胱横纹肌肉瘤主要表现为排尿困难，可伴发尿道感染表现、血水样尿，或急性尿潴留等表现，患儿尿道中偶见葡萄状肿物脱出；前列腺横纹肌肉瘤主要表现为膀胱出口梗阻（排尿困难），如肿瘤侵及直肠可致便秘，肛门指诊易触及肿物；阴道及子宫横纹肌肉瘤多见于6~18个月的婴幼儿，主要表现为阴道口有肿物脱出，阴道分泌物增多，或有阴道出血；躯干和四肢横纹肌肉瘤多表现为无痛、进行性增大包块，位置较深，不易在体表触及，故相对发现较晚，以腺泡型多见。横纹肌肉瘤一旦发现即应进行全面体格检查，触诊淋巴结，之后行胸部平片、B超、CT、尿道造影、膀胱镜等检查，判断肿瘤局部浸润、淋巴结侵犯以及远处转移情况。

三、治疗

横纹肌肉瘤的治疗原则是包括手术、化疗和放疗的综合治疗，最大限度保留器官完整性。通常先给予辅助化疗，达到最适效果后再行手术切除残留病灶。对于体积巨大的盆腔肿瘤导致排尿困难者先缓解症状，之后再行原发性再切除术。放射治疗一般用于术后Ⅲ期、手术及化疗不能完全控制病情发展、复发或局部进展明显的病例。治疗横纹肌肉瘤的常用抗肿瘤药物包括长春新碱、环磷酰胺或异环磷酰胺、放射菌素-D、依托泊苷（VP-16）等，化疗疗程通常为42~48周。

四、护理评估

1. 了解患儿肿瘤部位、发现时间、伴发症状。评估有无发热、厌食、体重下降、疼痛等全身表现；有无眼肌麻痹、吞咽困难、声音嘶哑、活动受限等神经系统受累表现；有无排尿困难、血尿、便秘、阴道血性分泌物等泌尿生殖系统表现；有无淋巴结肿大等转移症状。评估患儿活动耐力、营养状况、饮食禁忌等。如患儿有带入院的中心静脉导管（PICC、植入式输液港等），需评估中心静脉导管是否通畅，穿刺部位有无感染征象。

2. 了解如血常规、血生化等实验室检查结果及B超、CT、MRI、骨扫描等影像学检查结果，初步判断肿瘤的分型及分期，主要脏器功能有无受损，有无远处转移及恶病质。

3. 评估患儿及家长对本病各项护理知识的了解程度及需求。

五、护理措施

1. 一般护理 头颈部肿物导致眼球突出者注意保持患处清洁湿润，必要时遵医嘱用药预防眼部感染。泌尿系统肿物导致血尿、阴道血性分泌物者加强会阴皮肤护理，预防感染。因肿物压迫导致功能障碍者给予功能卧位，协助适量活动。

2. 饮食护理 给予患儿品种多样、营养丰富、易于消化且适合患儿口味的饮食，如高蛋白的禽蛋、奶类、鱼虾、瘦肉、豆浆等，多吃蔬菜和水果，忌食辛辣、过热及生冷刺激性食物；烹饪食物时避免炸、烤等方式以免营养破坏，尽量多采用蒸、煮、炖、煲汤等方式。

3. 术前护理

（1）按照腹部手术外科术前护理进行术前准备，每天安排患儿进行胸式呼吸、床上排尿与有效排痰的训练；于术前晚、术日晨给予开塞露灌肠保持肠道清洁；术前放置胃管、遵医嘱静脉输注抗生素抗炎。

（2）给予患儿及家长心理护理。向患儿及家长解释手术的重要性与必要性、麻醉方式等，消除患儿及家长对于手术的恐惧及顾虑。多与患儿沟通，关心、安抚患儿情绪，大龄女童注意关注月经期。

（3）监测体重变化，因术前化疗造成食欲缺乏的患儿注意调整食谱增进食欲，纠正术前营养失调，必要时给予胃肠道外营养，增强患儿机体抵抗力。

（4）对于肿瘤压迫尿道造成排尿困难者，遵医嘱留置导尿管。

（5）恶性肿瘤治疗时间长，责任护士可根据主动静脉治疗原则向患儿及家长介绍 PICC 和植入式输液港等中心静脉导管的置入方式与治疗意义，鼓励家长在术前选择建立中心静脉通路。

4. 病情观察　严密监测生命体征，详细记录 24 小时出入量，注意观察患儿精神意识改变。发热患儿注意观察热型、持续时间、降温效果、血象等。注意观察有无体液平衡失调、低蛋白血症、低钠血症、低血糖等症状体征，有无腹痛、腹部膨隆、腹泻等腹部不适表现。有无排尿、排便困难。有无咳嗽、呼吸困难等肺部表现。

5. 胃肠减压护理　定时冲洗胃管，每天更换胃肠减压引流器，如引流出深咖啡色或鲜红色胃液，应及时报告医师，遵医嘱给予止血药或冰盐水冲洗。

6. 导尿管护理　保持导尿管通畅，详细记录尿量，观察尿液的颜色、性质，导尿管留置期间加强会阴部护理，防止尿路感染。拔除导尿管后注意观察有无尿道口红肿及自主排尿恢复情况。

7. 伤口护理　保持伤口敷料清洁干燥，如有渗血渗液及时通知医师更换，预防伤口感染。指导患儿或家长咳嗽时可按住伤口，减轻疼痛。

8. 引流管护理　置管后及时评估管路滑脱/非计划性拔管风险，并根据评估结果妥善固定引流管，标识清晰，防止牵拉，预防非计划性拔管（UE）。注意保持管路通畅，勿打折、扭曲、受压。严密观察引流液的性状、颜色、引流量并准确记录。遵医嘱按时更换引流装置，敷料脱落或污染时及时通知医师更换，注意无菌操作，防止感染。引流位置不能高于置管处，负压引流装置注意保持有效负压。如伤口引流液出现大量鲜血或乳糜色引流液，应立即告知医师处置。

9. 心理护理　恶性肿瘤患儿病情进展快，全身症状明显，中晚期患儿预后不良，患儿和家长极易产生焦虑、恐慌心理。又因化疗周期长，家长容易丧失治疗信心，大龄儿童易产生预感性悲哀。责任护士可根据患儿年龄特点，对待年幼患儿耐心细致、亲切和蔼，减少患儿惧怕医护人员的心理，建立家庭为中心的护理模式，提高患儿对治疗的依从性。对待大龄儿童加强沟通，鼓励患儿倾诉，与患儿建立信任关系，使患儿能够配合治疗。护士可根据患儿及家长的接受能力鼓励家长之间组成 QQ 或微信群进行交流，令患儿家长提高自护及应对能力。化疗前提前告知家长为患儿准备好喜欢佩戴的帽子、假发等，眼部横纹肌肉瘤患儿的家长可以为患儿准备墨镜。护士应避免在患儿面前讨论病情及费用问题，保护患儿的自尊心。开展延续性护理，出院后定期电话回访，了解患儿后续病情及治疗，解答患儿及家长疑虑，保证治疗的完整性。

六、健康教育

1. 指导家长注意观察横纹肌肉瘤常用化疗药物的副作用　长春新碱可引起肠麻痹和便秘，环磷酰胺和异环磷酰胺可引起出血性膀胱炎，阿霉素可引起心脏损害。

2. 横纹肌肉瘤患儿按医师要求时间常规复查血象、肝肾功能、凝血功能、B 超等检查。

化疗结束后注意观察患儿的生长发育指标测量，并于化疗结束后第 1 年每 2~3 个月、第 2 年每 3~4 个月；第 3~5 年每 6 个月进行脏器功能检查及免疫功能检查。

（沈　鹤）

第五节　血管瘤

一、概述

婴幼儿血管瘤是指由胚胎期间的血管组织增生而形成的，以血管内皮细胞异常增生为特点，发生在皮肤和软组织的良性肿瘤。血管瘤是来源于血管内皮细胞的先天性良性肿瘤，婴幼儿血管瘤一般出生后 1 周左右出现，男女发病比例约为 1 ∶ 3。

二、临床特点

婴幼儿血管瘤最早期的皮损表现为充血性、擦伤样或毛细血管扩张性斑片。生后 6 个月为早期增殖期，瘤体迅速增殖，明显隆起皮肤表面，形成草莓样斑块或肿瘤，大小可达最终面积的 80%，之后增殖变缓，6~9 个月为晚期增殖期，少数患儿增殖期会持续至 1 岁之后，瘤体最终在数年后逐渐消退。未经治疗的瘤体消退完成后有 25%~69% 的患儿残存皮肤及皮下组织退行性改变，包括瘢痕、萎缩、色素减退、毛细血管扩张和皮肤松弛。

三、治疗

婴幼儿血管瘤的治疗主要以局部外用和系统用药为主，辅以激光或局部注射等，目的是抑制血管内皮细胞增生，促进瘤体消退，减少瘤体残留物。

1. 药物治疗　根据用药途径不同可分为全身用药和局部用药。治疗药物包括泼尼松、普萘洛尔、长春新碱、平阳霉素、博莱美素、噻吗洛尔。

2. 手术治疗　当瘤体位于头皮、躯干等隐蔽部位，且瘤体深或合并血管畸形成分时，应考虑手术切除治疗。此外，其他治疗结束后残余的皮肤松弛或深部组织增生，亦需要手术矫正。手术方式可选择梭形切口切除后拉拢缝合。由于会遗留不同程度的瘢痕，一般不作为治疗的首选方案。

3. 激光治疗　随着激光医学的快速发展，出现了各种可用于治疗血管瘤的激光，从而推动了血管瘤的激光治疗研究和应用。激光治疗血管瘤的靶色基为血液中的氧合血红蛋白，氧合血红蛋白吸收光能产生热量，热量传导至周围的血管壁，造成血管的损伤。临床上激光治疗主要适于治疗早期、浅表、扁平血管瘤，退化期血管瘤遗留的红斑、毛细血管扩张激光治疗也可达到较好的疗效。

血管瘤的治疗方法繁多，但没有一种治疗方法是适用于所有情况的。临床医师选择治疗方案时，需要根据血管瘤的大小、部位、分型、发展阶段等进行综合考虑，从而达到最大限度的保留功能、改善外观、减轻患儿及其家属的心理压力的目的。

四、护理评估

1. 评估患儿血管瘤的面积、质地及颜色等。

2. 评估患儿是否有哮喘、过敏性鼻炎、心动过缓、房室传导阻滞、病态窦房结综合征、低血压、低血糖、甲状腺功能减退等普萘洛尔的治疗禁忌证。

3. 做好宣教工作，使患儿及家长了解疾病的基本知识，减轻顾虑。

五、护理措施

1. 普萘洛尔用药护理

（1）使用前签署知情同意书：告知普萘洛尔是治疗心血管疾病的药物，用于治疗儿童血管瘤，作为临床观察用药有一定的风险性，应详细告知家长普萘洛尔的治疗适应证，治疗血管瘤的安全性、有效性和常见副作用，使家长消除对用药的疑问，缓解紧张、焦虑情绪，主动配合治疗。

（2）药物服用指导：普萘洛尔为β受体阻滞剂，能降低脂肪分解、糖原分解和糖异生，使患儿出现低血糖，故宜选择在进食30~60分钟后服药，避免空腹服药。为保证有效的血药浓度，每8小时给药一次。由于婴幼儿年纪小，口服的难度大，为保证药物剂量准确，可把普萘洛尔溶于灭菌注射用水中，10mg溶于10mL灭菌注射用水，药液完全溶解均匀后，用注射器抽取需要的剂量喂给患儿，如患儿进食后呕吐，应适当补充药量。普萘洛尔与食物同服，可延缓肝内代谢，提高生物利用度。

（3）服药后不良反应的护理：①心率减慢，血压降低，一般情况下心率减慢血压降低为一过性，服药后2~3小时最为明显，因此在口服普萘洛尔治疗48小时内，应严密监测患儿血压、心率、心律、呼吸、血氧饱和度。②哮喘，由于普萘洛尔可使支气管痉挛加重，故用药前应详细询问家长有无哮喘病史，一定要签署知情同意书，告知家长不可隐瞒病情，以免发生不良反应。若服药后出现呼吸困难，应立即给予氧气吸入、平喘等对症处理，停止口服普萘洛尔。③消化道不良反应，胃肠道反应为常见的不良反应。应鼓励患儿进食高热量、高蛋白富含维生素易消化的饮食，保证热量供给。④低血糖，普萘洛尔可使血糖降低，低血糖好发于饥饿状态时。鼓励患儿少量多餐，避免空腹服用普萘洛尔，患儿口服普萘洛尔后1小时测量血糖。⑤皮疹，口服普萘洛尔后24小时，观察患儿瘤体的张力、颜色、皮温情况。第48~72小时，可触摸到瘤体厚度是否较前变薄，面积大小改变多出现在颜色及质地发生改变后。注意观察皮疹的位置、颜色、大小、有无痒感及破损，给患儿穿柔软宽松的衣物，剪短指甲避免抓破皮肤。若患儿服药后出现皮疹，可予口服氯雷他定、炉甘石洗剂外涂。

2. 血管瘤破溃的护理　患儿血管瘤破溃的部位多位于外阴、臀部、肛周、颈部、枕后、口腔，由于部位特殊，破溃的伤口不易愈合。瘤体表面的分泌物应予以送检并做药物敏感性试验。医护人员在清除破溃瘤体表面的坏死组织和分泌物后，可用0.5%的碘伏溶液清洗创面，彻底清除缝隙中的分泌物，表面喷重组人表皮生长因子溶液及阿米卡星溶液，保持伤口的湿润和清洁，促进伤口的愈合。

3. 肛周及外阴感染的护理　肛周及外阴感染的患儿每次大小便后及时清洗换药，保持局部干燥。口腔破溃者局部外涂2%的碘甘油，每天3次，以防继发感染。

4. 患儿家长的心理护理　血管瘤可生长于全身各个部位，如颜面、外阴、肝脏、脑、眼等部位，患儿家长的心理压力巨大。通过心理疏导、发放宣传资料及对患儿父母认知行为的干预，缓解其焦虑紧张情绪，使患儿父母对疾病建立正确认知，增强对患儿疾病康复的信心。医护人员在治疗的过程中，要加强与家长的沟通交流，耐心倾听家长的主诉，讲解药物的作用机制及毒副作用，告知家长在家服药期间应观察并记录患儿药物使用的剂量、时间、瘤体的变化，尤其要告知普萘洛尔的药量不可擅自增减或停药，以提高患儿家属在治疗过程中的依从性，安全有效地使用药物。

六、健康教育

1. 普萘洛尔的剂量不可随意增减，停药须逐渐递减剂量，至少需3天，一般为2周。
2. 出院后每周测血压、心率、呼吸1次。
3. 鼓励患儿进食高热量、高蛋白、富含维生素易消化的饮食，保证热量供给。
4. 在回家口服治疗期间，每周监测一次空腹血糖。
5. 患儿回家后，每周到门诊复诊一次，动态观察血管瘤的面积、质地及颜色的变化并记录。

（李思桐）

第六节　淋巴管瘤

一、概述

淋巴管瘤是一种由异常增生的淋巴管和淋巴液组成的良性错构瘤，而非真正的肿瘤，恶性淋巴管瘤在小儿极为罕见。绝大多数淋巴管瘤位于皮下组织，具有肿瘤和畸形的双重特点，但不发生转移、恶变，基本上不能自行消退。淋巴管瘤在儿童中多见，位于小儿良性肿瘤第二位，仅次于血管瘤。其中男性发病略多于女性。按其形态和分布可分为单纯性毛细血管型淋巴管瘤、海绵状淋巴管瘤、囊状淋巴管瘤。其中囊状淋巴管瘤好发于颈部，又称囊状水瘤，在临床上最多见。淋巴管瘤一般无生命危险，也不影响基本功能，只有毁容问题，应避免过激治疗导致残疾甚至丧失生命。

二、临床特点

淋巴管瘤是一种先天性病变，但有时并不能在出生时发现。根据Sabin学说，当原始淋巴管部分被孤立隔离或过度增生时就形成肿瘤样的畸形。

1. 单纯淋巴管瘤　由毛细淋巴管和小囊密集成球组成，多位于皮肤浅表层，突出皮肤表面，呈小泡状颗粒，由针尖大小到豆大不等，透明呈淡红色，压迫有黏性的透明淋巴液溢出，多发生在股部、上臂、胸壁、头皮、口舌等处，可出现巨舌、巨唇等改变。

2. 海绵状淋巴管瘤　由较大的淋巴管和较小的多房性淋巴腔组成，发生部位呈象皮肿样改变，多发生于四肢、腋部、面颊、口腔等处，使之出现面容改变、巨舌、巨唇、肢体畸形等，并可产生相应部位的外观和功能障碍。位于颈部的海绵状淋巴管瘤有时可侵及口腔和舌部而影响吞咽和发音。

3. 囊状淋巴管瘤　又称水囊瘤，单房者少见，多有副囊，内容物为多量淋巴液，全身均可发生，常见于颈部、腋下及胸腹壁。一般表面皮肤正常或可呈淡蓝色，质地柔软，有波动感，常大于10cm，透光试验阳性。并发囊内出血时瘤体可突然变大，颈部淋巴管瘤严重者可压迫气管影响呼吸甚至造成窒息。肠系膜及大网膜囊肿常表现为腹部巨大包块，可致肠梗阻。多数淋巴管瘤通过查体即可确诊，位置较深者可做局部穿刺、配合 B 超进行诊断。

三、治疗

手术治疗淋巴管瘤为最有效的方法，手术后应于瘤床放置引流管，充分引流，直至无淋巴液渗出再行拔除。肢体出现象皮肿样海绵状淋巴管瘤者可分次手术。颈部淋巴管瘤压迫气管者应立即进行肿瘤穿刺放出囊液减压，必要时气管插管避免发生窒息。除手术外，还有肿瘤囊液抽吸、抽吸后注射硬化剂、热疗、放疗等治疗方法。注射药物使用 A 型链球菌针剂（OK-432）、博莱霉素、平阳霉素。另需注意头面颈部手术除切除瘤体，还应兼顾美容整形，四肢手术如有皮肤缺损也可植皮。

四、护理评估

1. 评估病变部位及体征，肿块大小及其范围、性质；评估患儿有无因肿块压迫导致呼吸困难及吞咽困难；是否发生巨唇症、巨舌症、巨肢畸形、象皮腿样病变等外观形象的改变；有无皮肤、皮下、口腔黏膜内的厚壁小疱及小疱间的疣状皮肤增生；有无肠系膜、大网膜淋巴瘤导致的肠梗阻症状。

2. 评估查体结果，判断淋巴管瘤临床分型，了解透光实验、局部穿刺抽液化验及 B 超结果。

3. 评估患儿及家长是否因淋巴管瘤引起外形改变而有沮丧、焦虑、恐惧心理及程度，及其对于疾病相关知识的了解程度。

五、护理措施

1. 患处的观察与护理 观察瘤体大小、颜色、质地、局部温度有无变化。密切观察颈部包块有无压迫症状，避免局部受外力撞击。注意观察体温、脉搏、呼吸变化及瘤体变化情况，以便及时发现并防治囊内出血。做好患处皮肤护理，保持局部清洁干燥，避免汗液长时间刺激。压迫食管气管的患儿需加强巡视，尤其是夜间，定时巡视患儿，避免睡眠期间患儿出现呼吸道压迫，发生窒息。

2. 饮食护理 给予患儿高蛋白、高热量、易消化饮食。颈部巨大肿物压迫气管导致呼吸困难者，注意少量多次喂食及饮水，进食饮水时需有专人看护，避免呛咳导致窒息误吸。颈部淋巴管瘤术后宜进食温凉、软质食物，避免生、硬及过热食物，以免咀嚼用力引起切口疼痛或裂开，过热引起舌体肿胀。

3. 呼吸道护理 颈部淋巴管瘤术后 2~5 天时可能出现组织水肿进行性加重导致呼吸道梗阻，需密切观察患儿生命体征与病情变化。

4. 伤口护理 颈部淋巴管瘤常常包绕血管、神经组织，一般手术创口较大，需密切观察伤口敷料有无渗血、引流液性质、患处周围皮肤颜色及血运等；注意观察有无出现声音嘶哑，吞咽困难等喉返神经、膈神经损伤症状，一旦出现异常，立即报告医师处理；监测体温的变化，观察切口局部有无红、肿、热、痛等感染征象，遵医嘱正确合理使用抗生素治疗；淋巴管瘤术后淋巴液渗出较多，有引流液渗出污染伤口敷料时应通知医师及时更换，降低感染风险。

5. 引流管的护理 淋巴管瘤术后一般采取伤口负压引流，避免形成空腔。引流管护理见本章第四节横纹肌肉瘤的护理。

6. 心理护理 淋巴管瘤患儿一般无生命危险，但易出现外貌改变甚至毁容，患儿及家长容易产生担忧、顾虑及焦虑心理。责任护士可多与患儿沟通交流增加亲近感，耐心倾听家长的诉说，并为患儿及家长宣教本疾病的相关知识、目前国内外的治疗进展、对症护理、预后转归等，帮助其正确理解并能接受身体外观的改变，促进患儿及家长对自我形象改变的认可。鼓励患儿及家长面对现实，消除悲观情绪，积极配合治疗和护理。鼓励家长提高应对能力。

7. 延续性护理 术后可以帮助其联系康复科、整形外科等，令患儿和家长对预后解除顾虑，建立信心，提高患儿及家长对治疗的依从性。

六、健康教育

1. 告知家长保持切口局部清洁干燥。如局部出现红肿、渗血、渗液等异常情况应及时就诊、复查。

2. 功能锻炼应坚持康复训练，如颈部和患侧肢体主动、被动锻炼。强调康复训练对疾病预后及患儿正常发育的重要性，使治疗方案具有连续性。

3. 饮食指导合理饮食，不偏食，不挑食。

4. 休息与活动患儿病情好转后可逐渐增加活动量，保持良好的生活方式，生活规律。尽量少去人多拥挤的地方，和小朋友玩耍时注意避免磕碰到患处。

5. 告知患儿与家长可去正规医院接受医学美容、整形、植皮等恢复患儿正常外观的后续治疗。

6. 正常免疫接种。

（李思桐）

第十五章

常见疾病的康复护理

第一节　颈椎病

一、概述

颈椎病是由于颈椎椎间盘退行性变及其继发病理改变累及周围组织结构（神经根、脊髓、椎动脉、交感神经等），出现一系列功能障碍的临床综合征。它是中老年人群的常见病与多发病，近年来发病年龄趋向年轻化。

（一）病因

颈椎椎间盘退行性变及继发的椎间结构病理改变，长期慢性劳损如不良的睡眠体位、不当的工作姿势和不适当的体育锻炼等是颈椎病发病的主要原因。此外，发育性颈椎椎管狭窄、颈椎先天性畸形也是常见病因。

（二）分型

颈椎病的临床表现多样化使其分型也不尽相同。临床上把颈椎病分为神经根型、脊髓型、交感型和椎动脉型四种。通常患者以某型为主，若同时具有两种或以上类型表现者，则称为混合型颈椎病。

1. 神经根型　颈椎病中神经根型的发病率高达50%~60%，主要表现为颈部活动受限，颈、肩部疼痛。可急性起病，也可慢性发病，常有外伤、长时间从事伏案工作、睡眠姿势不当等病史。检查可见患者颈部活动受限，棘突、棘突旁或沿肩胛骨内缘有压痛点，颈痛并向患手前臂或手指放射。

2. 脊髓型　颈椎病中脊髓型发病率为10%~15%，主要表现为颈肩痛伴有四肢麻木、肌力减弱或步态异常等，严重者出现四肢瘫痪。一般慢性起病后逐渐加重或时轻时重。检查可见患者颈部活动受限不明显，肢体远端常有不规则的感觉障碍、肌张力增高、腱反射亢进和病理反射。

3. 交感型　主要表现为头晕、头痛、偏头痛、头沉重感、眼花、耳鸣、心律失常、肢体或面部区域性麻木、出汗异常等一系列交感神经症状。检查可见患者主观症状多，客观体征少。

4. 椎动脉型　主要表现为转头时突发眩晕、天旋地转、恶心、呕吐，四肢无力、共济失调、甚至猝倒，但意识清醒。卧床休息数小时，多至数日症状可消失。症状严重者，或病程长久者，可出现脑干供血不足，进食呛咳，咽部异物感，说话吐字不清，以及一过性耳聋、失明等症状。

二、主要功能障碍

（一）神经根型颈椎病

患者的主要功能障碍为上肢与手的麻木、无力等患肢活动障碍，病程长者患肢肌肉可有萎缩。患肢上举、外展和后伸有不同程度活动受限，严重者可影响 ADL 能力。

（二）脊髓型颈椎病

患者的主要功能障碍为四肢麻木、肌力减弱或步态异常等上下肢体功能障碍，ADL 能力受限。严重者可能截瘫、四肢瘫痪、二便异常，生活质量较差。

（三）交感型颈椎病

患者主要为情绪不稳定，有焦虑、恐惧多虑等心理表现，肢体或面部区域性麻木、出汗异常，但一般不影响四肢功能和日常生活活动。

（四）椎动脉型颈椎病

患者四肢功能一般影响，轻度影响生活和工作，但头晕严重者亦可影响 ADL 能力。

三、康复护理评估

先评估患者的一般情况，同时进行心理和社会支持状况的评估，包括患者及家属对该病的认识、心理状态、有无焦虑及焦虑的原因；家庭及社会对患者的支持程度。患者康复护理评估可从疼痛程度与颈椎活动范围进行单项评定，亦可从症状体征以及影响 ADL 的程度进行综合性评定。针对疼痛程度可采用 VAS 划线法，针对颈椎活动范围可采用方盘量角器进行颈椎屈曲、伸展、侧弯以及旋转度的具体测量。目前，临床上常用综合性量表进行功能障碍评定，但应注意各种量表的适用范围。

（一）颈部功能不良指数

颈部功能不良指数是对颈椎病患者功能水平的评测，内容包含 10 个项目（4 项主观症状和 6 项日常生活活动），具体评测项目为疼痛程度、自理情况、提重物、阅读、头痛、注意力、工作、驾车、睡眠和娱乐，每个项目评为 0~5 分，总分为 0~50 分，分数越高，功能越差。具体分数与功能的相关性如下：0~4 分为无功能丧失；5~14 分为轻度功能丧失；15~24 分为中度功能丧失；25~30 分为严重功能丧失；34 分以上为功能完全丧失。它具有良好的重测信度，与 VAS 疼痛评分有高度相关性。

（二）日本骨科学会评定法

对于脊髓型颈椎患者，日本骨科学会评定法应用较为普遍，其正常分值为 17 分，分数越低表示功能越差。它既可用于评定手术治疗前后功能的变化，也可用于评定康复治疗疗效（表 15-1）。

表 15-1　脊髓型颈椎病患者 17 分评价表

项目	评分	项目	评分
Ⅰ. 上肢活动功能		Ⅲ. 感觉	
不能自己进食	0	A. 上肢	
不能用筷子但会用勺子进食	1	严重障碍	0
手不灵活但能用筷子进食	2	轻度障碍	1
用筷子进食及做家务有少许困难	3	正常	2
无障碍但有病理反射	4	B. 下肢：(0~2 同上肢)	
		C. 下肢：(0~2 同上肢)	
Ⅱ. 下肢运动功能			
不能行走	0	Ⅳ. 膀胱功能	
用拐可平地行走少许	1	尿闭	0
可上下楼梯，但需要拐杖或搀扶	2	尿潴留，但大劲排尿	1
行走不稳，也不能快走	3	排尿异常（尿频，排不尽）	2
无障碍但有病理反射	4	正常	3

四、康复护理原则与目标

(一) 康复护理原则

提高患者防病意识，增强其治疗信心，掌握康复护理方法，循序渐进，持之以恒，使之更好地回归家庭、回归社会。

(二) 康复护理目标

1. 短期目标　患者焦虑有所减轻，心理舒适感增加，疼痛得以缓解或解除，能独立或部分独立进行躯体活动。

2. 长期目标　加强患者颈部姿势的调整，使其病理状况减轻或得到控制。

五、康复护理措施

(一) 睡姿与睡枕

颈部姿势对颈椎病症状有明显影响，睡眠姿势的影响尤大。绝大多数患者通过姿势调整，适当休息以及正确的颈肩背部肌肉锻炼就能恢复正常状态或是大幅度缓解症状。颈椎有正常的生理弯曲，从侧面看有轻度前凸，从正面看，颈椎排列是一直线。因此，睡姿应以仰卧为主，头应放于枕头中央，侧卧为辅，要左右交替，侧卧时左右膝关节微屈对置。俯卧、半俯卧、半仰卧或上、下段身体扭转而睡，都属不良睡姿，应及时纠正。

合适的睡枕对防治颈椎病十分重要，是药物治疗所不能替代的。适合人体生理特点的睡枕应具有：曲线造型符合颈椎生理弯曲；枕芯可承托颈椎全段，使颈椎得到充分松弛和休息；枕芯透气性好，避免因潮湿而加重颈部不适；还需具备科学的高度和舒适的硬度。枕高应结合个体情况，一般以仰卧时枕中央在受压状态下高度 8~15cm 为宜，而枕两端应比中央高出 10cm 左右。使仰卧或侧卧时，保持头与颈在一个水平上，以利于颈肩部肌肉放松。总之，睡枕高度以醒后颈部无任何不适为宜。

（二）颈托和围领

颈托和围领是颈椎病患者治疗和康复中常用的器具，其主要起制动、固定作用，限制颈椎过度活动。它的使用有助于组织的修复和症状的缓解，但长期应用可引起颈背部肌肉萎缩，关节僵硬，不利于患者的康复，故仅在颈椎病急性发作时、颈椎病微创术后、颈椎错位手法治疗后等颈椎需要制动、固定时使用。颈托和围领的合适高度以保持颈椎处于中立位为宜。若有颈部损伤则可用前面宽、后面窄的颈托，使颈部处于轻度后伸位，以利颈部损伤组织的修复。

（三）颈椎牵引的康复护理

颈椎牵引适用于脊髓型以外的各型颈椎病，通过对颈椎牵伸的生物力学效应，增大椎间隙和椎间孔，解除血管神经受压情况，改善神经根轴内血液循环，消除淤血、水肿；使椎动脉伸展，变通畅；放松肌肉痉挛，减少颈椎应力；改善颈椎曲度，解除后关节处可能存在的滑膜嵌顿，减轻症状。

1. 坐位牵引　患者体位多取稳当的靠坐位，使颈部自躯干纵轴向前倾 10°~30°，避免过伸。要求患者充分放松颈部、肩部及整个躯体肌肉。牵引姿位应使患者感觉舒适，如有不适即应酌情调整。椎动脉型患者前倾角宜较小，脊髓型患者宜取几近垂直姿位，忌前屈牵引。常用的牵引重量差异很大，可用自身体重的 1/15~1/5，多数为 6~7kg，开始时用较小重量以利患者适应。每次牵引快结束时，患者应有明显的颈部受牵伸感觉，但无特殊不适，如这种感觉不明显，重量应酌情增加。每次牵引持续时间通常为 20~30 分钟。牵引重量与持续时间可作不同的组合，一般牵引重量较小时持续时间较长，牵引重量较大时持续时间较短。一般每日牵引 1~2 次，也有每日 3 次者，10~20 天为一疗程，可持续数个疗程直至症状基本消除（图 15-1）。

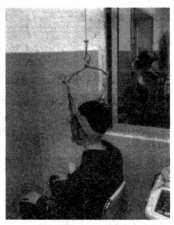

图 15-1　坐位牵引

2. 仰卧位牵引　患者病情较重，适用仰卧位牵引。取枕垫保持适当姿位，牵引重量为 2~3 kg，牵引 2 小时休息 15 分钟，然后再作牵引。症状有好转后，转为坐位牵引。

枕颌带牵引时应防止牵引带下滑压迫气管引起窒息，治疗时应禁止进食。必须掌握好牵引角度、牵引时间和牵引重量，以达到最佳颈椎牵引效果。牵引时配合颈肩部热疗，有助于放松肌肉，增强疗效。

（四）心理康复

耐心倾听患者的诉说，理解、同情患者的感受，对患者提出的问题（如手术、治疗效果、疾病预后等）给予明确、有效的回答，建立良好的护患关系，使其能积极配合治疗。

六、康复护理健康教育

（一）纠正不良姿势

正确的姿势对颈椎病的防治十分重要。正确坐姿为尽可能保持自然端坐，头部保持略前倾；桌椅高度比例合适，桌面高度原则上以能使头、颈、胸保持正常生理曲线为准，避免头颈部过度后仰或过度前倾前屈；避免长时间处于同一姿势。长期伏案工作者应定时活动放松颈椎，不要偏头耸肩，谈话、看书时要正面注视，不要过度弯曲颈部。

（二）体育锻炼

合理适度体育锻炼可以调整颈部组织间的相互关系，使相应的神经肌肉得到有规律的牵拉，有利于颈部活动功能的恢复，增加颈椎的稳定性与灵活性，长期坚持对巩固疗效、预防复发有积极意义。医疗体育锻炼多样化，主要以运动颈椎、颈肩关节为主，应注意颈部运动的量和强度，运动时间每次 30~40 分钟，若有强度不适感应停止并进行运动调整。

在颈椎病患者的家庭康复和预防中，调整颈椎姿势同时还应加强颈肩部肌肉的锻炼，常用方法有：①头颈部缓慢进行前屈后伸、左右侧弯、内外旋转、放松动作，双肩、肋骨并拢动作。②坐位，双手交叉紧握并置于枕后，使头向后仰，胸部前挺，以扩大椎间隙。③仰卧位，颈项枕于枕上，使头后仰，然后可左右转动头部，可使颈肌松弛。每日 2~3 次。

（三）防止外伤

避免各种生活意外损伤，如乘车时处于睡眠状态，急刹车时极易造成颈椎损伤。运动、劳动时要防止闪、挫伤。在头颈部发生外伤后，应及时到医院早诊断、早治疗。落枕、强迫体位及其他疾病（如咽喉部炎症、高血压、内分泌紊乱）等因素均可诱发颈椎损伤。

（四）饮食

由于颈椎病是椎体增生、骨质退化疏松等引起的，所以患者应以富含钙、蛋白质、维生素 B 族、维生素 C 和维生素 E 的饮食为主。其中钙是骨的主要成分，而牛奶、鱼、猪尾骨、黄豆、黑豆等钙含量较多。蛋白质也是形成韧带、骨骼、肌肉的重要营养素。维生素 B、E 则可缓解疼痛，解除疲劳。

（王　雪）

第二节　肩周炎

一、概述

肩周炎，俗称冻结肩，是肩周肌肉、肌腱、滑囊类及关节囊的慢性损伤性炎症。因关节内、外粘连，而以活动时疼痛、功能受限为临床特点。多见于中老年人，女性多于男性。左侧多于右侧，本病有自愈趋势，通常需要 2 年左右。

（一）病因

肩周炎是多种原因所致的肩盂肱关节囊炎性粘连、僵硬，以肩关节周围疼痛，各方向活动受限，影像学显示关节腔变狭窄和轻度骨质疏松为临床特点。长期过度活动、姿势不良等所产生的慢性致伤力是主要的诱发因素。

（二）病理分期

肩周炎的病理过程可分为：疼痛期、僵硬期和恢复期。

1. 疼痛期　病变主要位于肩关节囊，肩关节造影常显示有关节囊挛缩，关节下隐窝闭塞，关节腔容量减少，肱二头肌腱粘连。

2. 僵硬期　持续性肩痛，夜间加重，不能入眠，上臂活动及盂肱关节活动受限达高峰，此期除关节囊挛缩外，关节周围大部分软组织均受累，胶原纤维变性。滑膜隐窝大部分闭塞，肩峰下滑囊增厚，腔闭塞。肱二头肌腱与腱鞘均有明显粘连。

3. 恢复期　7~12 个月后，炎症逐渐消退，疼痛逐渐减轻，肩部粘连缓慢性、进行性松解，活动度逐渐增加。

（三）诊断要点

1. 体格检查　三角肌、冈上肌有无萎缩、痉挛等，盂肱关节周围、肩锁关节、喙突等压痛情况，盂肱关节的外展、外旋、前屈和内旋等活动度。

2. 化验检查　常无阳性发现。可有糖尿病史。

3. X 线检查　早期阴性，久可显示骨质疏松，偶有肩袖钙化。肩关节造影可有关节囊收缩，关节囊下部皱褶消失。

二、主要功能障碍

1. 肩关节疼痛　疼痛是突出的症状。疼痛的特点一般位于肩部前外侧，也可扩大到腕部或手指，有的放射至后背、三角肌、肱三头肌、肱二头肌。

2. 肩关节活动障碍和肌萎缩　三角肌出现萎缩，肩关节活动受限，活动以外展和内旋受限为主，其次为外旋，肩关节屈曲受累常较轻。

三、康复护理评估

主要侧重于疼痛的程度评估（可采用视觉类比法）以及肩关节的 ROM 测量。此外，还可进行综合性评估，如 ADL 评估等，这里推荐 Rewe 肩功能评定，具体评定标准参见表 15-2。

表 15-2　Rewe 肩功能评定标准

项目	评分
Ⅰ. 疼痛	
无疼痛	15
活动时轻微疼痛	12

项目	评分
在无疼痛基础上活动时疼痛增加	6
活动中度或严重的疼痛	3
严重疼痛，需依靠药物	0
Ⅱ. 稳定性	
正常：肩部在任何部位都坚固而稳定	25
肩部功能基本正常，无半脱位或脱位	20
肩部外展、外旋受限，轻度半脱位	10
复发性半脱位	5
复发性脱位	0
Ⅲ. 运动	
ⅰ. 外展 151°~170°	15
ⅱ. 前屈 120°~150°	12
91°~119°	7
31°~60°	5
<30°	0
ⅲ. 外旋（上臂放在一侧）	
80°	5
60°	3
30°	2
<30°	0
ⅳ. 内旋拇指触至肩胛骨	5
拇指可触及骶尾骨	3
拇指可触及股骨粗隆	2
拇指可触及股骨粗隆以下	0
Ⅳ. 肌力（与对侧肩部对比，可用徒手，拉力器或 Cybex）	
正常	10
良好	6
一般	4
差	0
Ⅴ. 功能	
ⅰ. 正常功能（可以进行所有的日常生活和体育娱乐活动；可提重 12kg 以上；可游泳，打网球和投掷）	25
ⅱ. 中等程度受限（可以进行一般的日常生活活动；可以游泳和提重物 6~8kg；可打网球但打垒球受限）	20
ⅲ. 头上方的工作中度受限，可提重物中度受限<4kg；田径运动中度受限；不能投掷和打网球，生活自理能力差（如完成洗脸、梳头等活动时，有时需要帮助）	10
ⅳ. 明显功能受限（不能进行通常的工作和提物；不能参加体育活动；没有帮助不能照顾自己的日常生活活动）	5

项目	评分
V. 上肢完全残疾	0

本法总评标准：优秀，100~85，好，84~70，一般，69~50，差，≤40

四、康复护理原则与目标

1. 康复护理原则　针对肩周炎的不同时期或不同症状的严重程度采取相应的康复护理措施。

2. 康复护理目标　①短期目标，以解除疼痛，预防关节功能障碍为目的。②长期目标，以消除恢复期残余症状，继续加强功能锻炼为原则，恢复三角肌等肌肉的正常弹性和收缩功能，以达到全面康复和预防复发的目的。

五、康复护理措施

（一）缓解疼痛

疼痛早期，可服用消炎镇痛或舒筋活血药物，外用止痛喷雾剂、红花油等。也可用局部按摩、高频透热治疗、超声波治疗、热疗、中频电疗，疼痛明显者可选用电脑中频、干扰电治疗、磁热按摩治疗等，帮助患者学习自我缓解疼痛的方法。

（二）保持良肢位、保护肩关节

仰卧位时在患侧肩下放置一薄枕，使肩关节呈水平位，如此可使肌肉、韧带及关节获得最大限度地放松与休息。在同一体位下，避免长时间患侧肩关节负荷；维持良好姿势，减轻对患肩的挤压；疼痛减轻时，加强患侧功能训练。

（三）关节松动术

主要作用是活动、牵伸关节的作用。患者在行此治疗时，身体应完全放松，治疗者抓握和推动关节，切忌手法粗暴，不应引起疼痛，做完后嘱患者进行主动活动训练，以达到最好的疗效。

（四）按摩

1. 松肩　患者坐位，用拇指推、掌根揉、五指捏等手法沿各肌群走向按摩 5~10 分钟，手法由轻到重，由浅到深。

2. 通络　取肩井、肩贞、中府等穴，每穴点按 1 分钟，以患者有酸、麻、胀感为宜。

3. 弹筋拨络　以拇指尖端垂直紧贴肱二头肌长头肌腱，并沿肌腱走向横行拨络。再沿喙肱韧带拨络，用拇指和食、中指相对捏拿肱二头肌短头、肱二头肌长头、胸大肌止点等处，最后用捏揉手法放松局部。

4. 动摇关节　治疗者与患手相握，边摇动边做肩关节展收、屈伸、旋转等各方向的活动。另一手置患肩作揉捏，摆动幅度要超过患者当时的关节活动范围。

5. 抖法、搓法　治疗者轻缓抖动、搓揉患者患侧手臂和肩膀，以起到放松作用。按摩治疗每日 1 次，10 次为 1 疗程。

（五）功能锻炼

1. 下垂摆动练习　躯体前屈位，患臂自然下垂，做前后、内外绕臂摆动练习，幅度逐渐增大，直至手指出现发胀、麻木为止。休息片刻可再做，3 次/天。

2. 上肢无痛或轻痛范围内的功能练习　由于粘连组织有时不能单纯依靠摆动得到足够牵张，此时宜在可承受范围内作牵张练习。包括用体操棒或吊环等，用健侧带动患侧的各轴位练习。每次 10~15 分钟，1~2 次/天。

六、康复护理健康教育

（一）用药指导

患者痛点局限时，可局部注射醋酸泼尼松龙。疼痛持续、夜间难以入睡时，可短期服用非甾体消炎药，并同时服用适量的肌松药。

（二）加强生活护理

肩部防受寒、防过劳、防外伤。尽量减少使用患侧的手或过多活动肩关节，以免造成进一步疲劳性损伤。

（三）护理指导

肩周炎患者出院回家最有效的治疗是自我锻炼。

1. 梳头　双手交替，由前额，头顶，枕后，耳后，向前，纵向绕头一圈，类似梳头动作，每组可做 15~20 次，每日做 3~5 组。

2. 爬墙练习　患肢上举用力尽量向上爬墙，逐渐可锻炼抬高患肢，直至正常（图 15-2）。

3. 揽腰　即将两手在腰后相握，以健手拉患肢，逐渐增加摸背程度（图 15-3）。

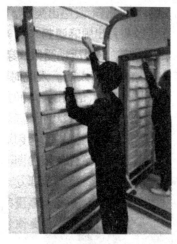

图 15-2　爬墙练习

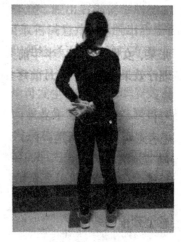

图 15-3　揽腰练习

4. 拉轮练习　在墙或树上安装滑轮，并穿过一绳，两端各系一小木棍，往复拉动锻炼。

5. 屈肘甩手　背部靠墙站立或仰卧于床上，上臂贴身，屈肘，以肘部为点进行外旋活动。

6. 展翅站立　上肢自然下垂，双臂伸直，手心向下缓缓向上用力抬起，到最大限度后停 10 秒左右，然后回到原处，反复进行。

（王　雪）

第三节　腰椎间盘突出症

一、概述

1. 定义　腰椎间盘突出症（LDH）主要是指椎间盘性、纤维环破裂和髓核组织突出压迫和刺激相应水平的一侧或双侧坐骨神经所引起的一系列症状和体征。

2. 流行病学　腰椎间盘突出症是骨伤科的常见病、多发病，是下腰痛最常见的原因之一。好发于青壮年，男性多于女性。

在腰椎间盘突出症的患者中，$L_4 \sim L_5$、$L_5 \sim S_1$ 椎间盘突出为最多见，占 90% 以上，随着年龄的增长，$L_2 \sim L_3$、$L_3 \sim L_4$ 发生突出的危险性增加。病理上将腰椎间盘突出分为未破型（退行型、膨出型、突出型），约占 73%，破裂型（脱出后纵韧带下型、脱出后纵韧带后型、游离型），约占 27%。未破型和脱出后纵韧带下型采用非手术治疗可取得满意疗效，脱出后纵韧带后型、游离型应以手术治疗为主。掌握腰椎间盘突出症的分型，以便选择正确的治疗方法。

3. 病因　①年龄，不同年龄段均可发生，以 35 ~ 55 岁为多见。老年人主要以躯干肌无力、骨质疏松等退行性变为主要原因，而职业年龄以力学性腰椎间盘突出症为主要原因。②体型，肥胖、妊娠等均与腰椎间盘突出症发病相关。③遗传因素，主要由遗传和原因不明的因素决定。④肌力失衡，躯干背伸肌、屈肌群的肌力失衡可导致腰椎间盘突出症。⑤吸烟。⑥职业因素，从事重体力劳动者、长时间保持坐位或立位的职业者，腰椎间盘突出症的发病率更高。

4. 诊断要点　根据病史、临床表现以及 X 线平片、CT 和 MRI 等方法可以作出诊断。

（1）病史：①外力作用。存在长期腰部用力不当、姿势或体位的不正确等。②椎间盘自身解剖因素的弱点。椎间盘后外侧的纤维环薄弱，而后纵韧带在 $L_5 \sim S_1$ 平面时宽度显著减少，对纤维环的加强作用明显减弱。椎间盘退变后，修复能力减弱。③诱发因素。腹压增高、腰姿不当、突然负重、腰部外伤和某些职业因素。

（2）临床表现：①腰痛。②坐骨神经痛。③腰部活动受限。④脊柱侧弯。⑤压痛和骶棘肌痉挛。⑥感觉异常、肌力下降、反射异常。⑦直腿抬高试验及加强试验阳性。

（3）辅助检查：①X 线片征象有腰椎侧弯，椎体边缘增生，椎间隙变窄。②CT 扫描征象见椎间盘层面上椎间盘的后缘有半弧形后突软组织密度影，硬膜囊受压变形、移位、消失。突出的髓核和出现钙化，部分髓核脱出后向下游离，在椎管内形成软组织密度的小游离体。③MRI 所见 T_1 加权像呈等信号，T_2 加权像呈高信号。椎间盘后突使硬膜囊受压，可见纤维环断裂和髓核碎片。

二、主要功能障碍

1. 疼痛　①腰痛，多数患者有反复腰痛发作史和数周或数月的腰痛史且腰痛程度轻重不一。②坐骨神经痛，多数伴有坐骨神经痛，典型坐骨神经痛是从下腰部向臀部、大腿后方、小腿外侧直到足部的放射痛。

2. 神经功能障碍　①感觉神经障碍，表现为麻木、疼痛敏感及感觉减退等。②运动神经障碍，肌力可减退，少数较严重的病例肌力可完全丧失等。③反射功能障碍，神经反射功能可出现亢进、减弱或消失。

3. 日常生活功能障碍　向正后方突出的髓核或脱垂、游离的椎间盘组织可压迫马尾神经，出现大、小便障碍。中央型巨大突出者，可出现会阴部麻木、刺痛、排便排尿困难、男性阳痿等功能障碍。

4. 腰部活动障碍　后伸障碍明显。病变椎间隙、棘上、棘间韧带和棘旁等区域多有压痛，部分患者伴有骶棘肌痉挛，而使得患者腰部处于非正常体位。

5. 步态和姿势异常　较重患者步态拘谨、步行缓慢，常伴有间歇性跛行。患者常出现腰椎曲度变直、侧弯和腰骶角的变化，这是为了避免神经根受压机体自我调节造成的。

6. 心理障碍　因长时间的急慢性腰腿疼痛，下肢感觉异常，部分患者产生焦虑、紧张和压抑等心理症状，有时伴有各种神经精神症状。

三、康复护理评估

1. 疼痛评定　包括视觉模拟评分法、口述描绘评分法、数字评分法、麦吉尔疼痛调查表法。

日本骨科协会下腰痛评价表法，评估内容包括主观症状9分、体征6分、ADL受限14分、膀胱功能6分（表15-3）。

表15-3　JOA下腰痛评价表

项目	评分
1. 主观症状（9分）	
（1）下腰痛（3分）	
无	3
偶有轻痛	2
频发静止痛或偶发严重疼痛	1
频发或持续性严重疼痛	0
（2）腿痛或麻（3分）	
无	3
偶有轻度腿痛	2
频发轻度腿痛或偶有重度腿痛	1
频发或持续重度腿痛	0
（3）步行能力（3分）	
正常	3
能步行500m以上，可有痛、麻、肌弱	2
步行<500m，可有痛、麻、肌弱	1
步行<100m，可有痛、麻、肌弱	0

项目	评分
2. 体征	
(1) 直腿抬高（包括加强试验）（2分）	
正常	2
30°~70°	1
<30°	0
(2) 感觉障碍（2分）	
无	2
轻度	1
明显	0
(3) 运动障碍（MMT）（2分）	
正常（5级）	2
稍弱（4级）	1
明显弱（0~3级）	0

3. ADL 受限（14分）	重	轻	无
卧位翻身	0	1	2
站立	0	1	2
洗漱	0	1	2
身体前倾	0	1	2
坐（1小时）	0	1	2
举物、持物	0	1	2
步行	0	1	2

4. 膀胱功能（-6分）	
正常	0
轻度失控	-3
严重失控	-6

注：评分结果<10分，差；10~15分，中度；16~24分，良好；25~29分，优。

2. 腰椎活动度评定　包括屈伸、侧屈、旋转3个维度的评定（表15-4）。

表15-4　腰椎活动度评定

3个维度	屈伸	侧屈	旋转
轴心	L_5	L_5	头顶正中
固定臂与之平行	脊柱矢状面中线	冠状面中线	冠状面中线
移动臂与之平行	L_5 和 C_7	L_5 和 C_7	顶正中肩峰
正常活动范围	前屈0°~45°，后伸0°~30°	0°~30°	0°~45°
维度活动范围	前屈0°~20°	0°~10°	0°~20°

3. 神经功能评定　L_4 神经根受累者，大腿前外侧、小腿内侧、足后侧可出现感觉障碍，

膝反射可减弱。L$_5$神经根受累者，小腿前外侧和足内侧可有感觉障碍，趾背伸肌力可减退，少数较严重时可完全丧失趾或踝关节主动背伸能力。S$_1$神经根受累者，外踝部和足外侧以及足底可有感觉障碍，跟腱反射可减弱成消失。

4. 身体状况评定　可出现椎旁压痛和同侧放射痛、直腿抬高试验和加强试验阳性、姿势异常。

（1）压痛与反射痛：椎旁压痛和向同侧臀部、沿坐骨神经方向的放射痛。

（2）直腿抬高试验和加强试验阳性：①直腿抬高试验。患者仰卧，两腿伸直，被动抬高患肢。正常人下肢抬高到60°~70°才出现腘窝不适，因此抬高在60°以内出现坐骨神经痛即为阳性。直腿抬高试验为诊断腰椎间盘突出症较有价值的试验，诊断腰椎间盘突出症的敏感性为76%~97%。②直腿抬高加强试验。此检查仅在直腿抬高试验阳性的情况下进行。缓慢降低患肢高度，待放射痛消失，再被动屈曲踝关节，如再次出现坐骨神经痛即为阳性，否则为阴性。

（3）姿势异常：脊柱可弯向健侧或患侧。

5. 影像学检查评定　腰椎X线片、CT扫描、MRI出现腰椎间盘突出的征象。

6. 心理评定　包括抑郁和焦虑的评估。

（1）抑郁：常用的抑郁评估量表有Beck抑郁问卷、自评抑郁量表、抑郁状态问卷及汉密尔顿抑郁量表。

（2）焦虑：常用的焦虑评估量表有焦虑自评量表、汉密尔顿焦虑量表。

四、康复护理原则与目标

1. 康复护理原则　包括个体化原则、整体化原则、安全性原则和循序渐进原则。

（1）个体化原则：依据腰椎间盘突出症不同功能障碍，制订不同的康复护理方案。

（2）整体化原则：对疼痛、神经功能障碍、日常生活功能障碍、腰部活动障碍、步态和姿势异常、心理障碍进行全面康复护理。

（3）安全性原则：注意牵引、推拿反应，防止意外损伤。

（4）循序渐进的原则：在不加重腰腿痛症状的情况下，应逐渐增加活动量，直至恢复正常活动。

2. 康复护理目标　①短期目标，减轻椎间压力，镇痛、消炎、解痉、松解粘连；恢复腰椎及其周围组织的正常结构和功能；改善心理状况，缓解心理障碍。②长期目标，维持疗效，预防复发，回归社会。

五、康复护理措施

1. 卧硬床休息和制动　腰椎间盘的压力坐位时最高，站立位居中，平卧位时最低。通常卧硬床，绝对卧床最好不超过1周，患者卧床休息一段时间后，随着症状改善，应尽可能下床做一些简单的日常生活活动。

2. 腰椎牵引

（1）作用机制：①缓解腰背部肌肉痉挛，纠正脊柱侧弯。②增加椎间隙，使突出物充分还纳，减轻对神经根的压迫。③椎间孔变大，上下关节突关节间隙增宽，减轻对关节滑膜的挤压，缓解疼痛。④松解神经根粘连，改善神经的运动和感觉功能。

（2）应用原则：①急性期腰痛和患侧下肢剧烈疼痛的患者应卧床休息和给予药物治疗使疼痛减轻后再行牵引治疗。②对于侧隐窝狭窄明显，下肢直腿抬高角度小于 30°的患者，可行慢速牵引，慢速牵引 1~2 次后，如果患者腰痛和患侧下肢疼痛减轻，可行快速牵引。③慢速牵引 5~7 次或快速牵引 2 次疼痛无缓解者，改用其他方法治疗。根据牵引的重量和持续时间可分为快速牵引和慢速牵引（表 15-5）。

表 15-5　快速牵引和慢速牵引的比较

项目	快速牵引	慢速牵引
牵引时间	短（13 分钟）	长（20~40 分钟）
牵引的重量	随腰部肌肉抵抗力的大小而改变	体重的 70%
适应证	腰椎间盘突出症、早期强直性脊柱炎等	腰椎间盘突出症、急性腰扭伤等
禁忌证	重度腰椎间盘突出症、急性化脓性脊柱炎、重度骨质疏松症、心脏病等	心肺疾病等

3. 物理治疗　常用的疗法有局部水敷、电脑中频、直流药物离子导入疗法、超短波、红外线、蜡疗、温水浴。

4. 手法治疗　手法治疗是国外物理治疗师治疗下腰痛的常用方法，其治疗作用主要是恢复脊柱的力学平衡，缓解疼痛，特别适用于腰椎间盘突出症。各种手法的治疗都各成体系，西医以 Mckenzie 脊柱力学治疗法和 Maitland 的脊柱关节松动术最为常用；中医推拿手法比较普遍，常用的方法有抚摩腰部法、推揉舒筋法和推拿神经根法等。

5. 运动治疗　可采用体位疗法、肌力训练、康复训练等方法。

（1）体位疗法：根据腰椎间盘突出的病因不同，分别采用不同的体位进行治疗。开始可能仅仅维持数分钟，逐步增加 1~2 小时，上升至第 2 式。升级标准为维持此姿势 1~2 小时无不适，1~2 日后，可升 1 级。

（2）肌力训练：当神经根刺激症状消除后，应开始进行腰背肌和腹肌的肌力训练。使患者通过系统锻炼，逐步形成强有力的"肌肉背心"，增强脊椎的稳定性，巩固疗效，预防复发。常用的方法有：Mckenzie 式背伸肌训练和 Williams 式前屈肌训练（图 15-4）等。适用于疾病的亚急性期和慢性期。

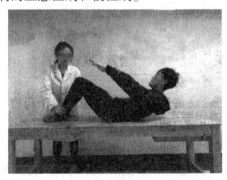 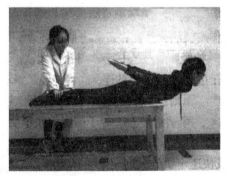

A.Williams式前屈肌训练　　　　B.Mckenzie式背伸肌训练

图 15-4　肌力训练

腰椎间盘突出症患者进行躯干肌肉训练时，应将屈、伸肌作综合考虑。在全面增强的同时，注意两者的平衡，对肌力偏弱的一方进行重点训练，同时考虑腰椎前凸弧度。前凸过小需要增大时，宜偏重伸肌训练；前凸过大需纠正并减小骶骨前倾角度时，需要着重屈肌训练。在脊柱损伤、椎间盘病变或手术后，需要及早进行腹背肌训练，注意不宜使脊柱屈曲或过伸，防止椎间隙变形导致椎间盘内压力增加。当神经根刺激症状消除后，宜作腰椎的柔韧性练习，以牵引挛缩粘连组织，恢复腰椎活动度。包括腰椎屈伸、左右侧弯及左右旋转运动，节奏应平稳、缓慢，幅度尽量大，以不引起明显疼痛为度。

（3）康复训练：早期练习方法主要是腰背肌练习。①五点支撑法，患者仰卧位，用头、双肘及双足跟着床，臀部离床，腹部前凸，稍倾放下，重复进行。②三点支撑法，即患者仰卧位，双手抱头，用头和双足跟支撑身体抬起臀部。③飞燕式，患者俯卧位，双手后伸至臀部，以腹部为支撑点，胸部和双下肢同时抬离床面。恢复期练习方法如下。①体前屈练习，身体开立，两足等肩宽。以髋关节为轴心，身体上部尽量前倾，双手扶于腰的两侧或自然下垂，使手向地面逐渐接近。做1~2分钟后还原，重复3~5次。②体后伸练习，身体开立，两足等肩宽。双手托扶于臀部或腰间，身体上部尽量伸展后倾。维持1~2分钟后还原，重复3~5次。③体侧弯练习，身体开立，两足等肩宽，两手叉腰。身体上部以腰为轴心，向左侧或右侧弯曲。重复6~8次。④弓步行走，右脚向前迈一大步，膝关节弯曲，角度大于90°，左腿在后绷直，然后迈左腿成左弓箭步，双腿交替向前行走，挺胸抬头，上体直立，自然摆臂。每次练习5~10分钟，每天2次。⑤后伸腿练习，双手扶住桌边或者床头，挺胸抬头，双腿伸直交替进行后伸摆动，每次3~5分钟，每天1~2次。⑥蹬足练习，仰卧位，右髋及右膝关节屈曲，足背勾紧，足跟向斜上方用力蹬出，大约5秒钟左右。双腿交替进行，每侧下肢做20~30次。⑦伸腰练习，身体开立，两足等肩宽，双手上举或扶腰，同时后伸身体，活动主要在腰部，重复8~10次。

6. 心理康复　多与患者沟通交流，了解患者的心理状态。及时告诉患者症状、体征缓解的情况，鼓励患者坚持康复治疗。

六、康复护理健康教育

1. 用药指导　常用的药物有如下几种：①非甾体消炎镇痛药，如乙酰氨基酚、双氯芬酸钠等。②有肌痉挛的患者可以加用肌松药，如氯唑沙宗等。③脱水药在腰椎间盘突出症急性期有神经根水肿时使用，如利尿药、甘露醇等。④辅助性镇痛药包括抗抑郁药、抗痉挛药、抗惊厥药等。

2. 健康指导　让患者了解并维持正确的姿势。卧位时屈髋屈膝，两腿分开，大腿下垫枕。仰卧位时在膝、腿下垫枕。俯卧位时在腹部及踝部垫薄枕，使脊柱肌肉放松。行走时抬头、挺胸、收腹，使腰部稳定。坐时使用脚踏，使膝与髋保持同一水平，身体靠向椅背。站立时应尽量使腰部平坦伸直，收腹提臀。

3. 日常生活指导　腰椎间盘突出症是运动系统疾病，应让患者减少运动，放松休息。使患者保持良好的生活习惯，防止腰腿受凉和过度劳累，避免搬重物、穿高跟鞋或缩短穿着时间。患者饮食应均衡，蛋白质、钙、维生素含量宜高，脂肪、胆固醇宜低。教育患者戒烟。

4. 运动指导　腰椎间盘突出症的基本病因是腰椎间盘退变、腰部外伤或积累劳损。通过锻炼，同时加强营养，减缓机体组织和器官的退行性变。可进行倒走锻炼、打太极拳、做广播操、健美操、游泳等训练。

5. **工作中指导** 工作时应注意姿势正确、劳逸结合、不宜久坐久站，要定期更换姿势。驾驶员应有一个设计合理的座椅，保持正确的坐姿，避免或减少震动。腰部劳动强度大的工人，应佩戴有保护作用的宽腰带。

6. **手术后指导** 术后鼓励患者在床上进行主动或被动双上肢（特别是肩关节）和双下肢关节功能锻炼、直腿抬高训练、踝关节主动背伸训练。术后一周应进行腰背肌和腹肌的锻炼，同时配合呼吸训练。

（韩 双）

第四节 关节炎

一、概述

关节炎是风湿性疾病中最常见的一类疾病，也是泛指累及关节的各种炎性疾病的统称。常常表现为关节疼痛、肿胀、僵硬或不灵活，甚至活动困难。有些患者常伴有疲劳、虚弱、发热、皮疹、贫血、眼炎、腹泻等症状。受累关节数目的多少不等。关节炎常反复发作，慢性迁延，逐渐加重，最终出现关节强直、肢体畸形，导致不同程度的残疾，影响工作、学习和日常生活的自理，并常引起心理异常，给社交活动带来不便。关节炎种类繁多，较常见、易致残的有类风湿关节炎，骨性关节炎和强直性脊柱炎。

1. **类风湿关节炎** 类风湿关节炎（RA）是一种以对称性、多关节受累为主要特征的自身免疫性疾病。我国的发病率为 0.4%~1.0%，男女之比为 1：4，发病年龄在 20~40 岁。其病因尚不完全明确，目前认为与感染、免疫、内分泌失调及受潮、受寒、劳累等因素有关。其基本病理改变为滑膜炎。类风湿关节炎常起病缓慢，有乏力、体重减轻及低热等全身症状。其主要特点是关节疼痛和肿胀反复发作逐渐导致关节破坏、强直和畸形，是全身结缔组织疾病的局部表现。炎症活动期清晨起床时有明显的关节僵硬（晨僵）。常伴关节外表现，如类风湿结节、脉管炎、间质性肺炎、胸膜炎、心包炎、浅表淋巴结肿大、肝脾肿大等。

2. **骨性关节炎** 骨性关节炎（OA）是常见的慢性关节疾病，主要病理改变是关节软骨的退行性变和继发性骨质增生。发病率随年龄增长而增加，男女之比为 1：2，女性多于男性。好发于负重较大的膝关节、髋关节、脊柱及手指关节，该病亦称为骨性关节病、退行性关节炎、增生性关节炎、老年关节炎和肥大性关节炎等。发病与遗传、内分泌、代谢障碍及外伤、劳损等因素有关。病理早期表现为关节软骨局灶性软化，表面粗糙，随之出现裂隙、剥脱，软骨下骨质暴露、增生、硬化，关节边缘新骨形成，关节间隙变窄。最突出的表现是关节疼痛，负重或过度活动后疼痛加重，休息后疼痛缓解。有些患者常出现静止或晨起时感到疼痛，稍微活动后疼痛减轻，称之为"休息痛"，可伴有关节肿胀、活动受限和畸形。

3. **强直性脊柱炎** 强直性脊柱炎（AS）是指主要侵犯中轴关节的全身性、慢性炎症疾病。病变主要累及骶髂关节、脊柱以及眼、肺等多个器官。其发病率约为 0.3%，发病年龄多在 20~40 岁，40 岁以后发病者少，青年男性居多，男女之比约为 5：1。病因尚不明确，可能与遗传、感染、免疫、内分泌、创伤、环境等有关。主要病理表现为肌腱末端炎症，即附着骨的韧带、肌腱、关节囊等的炎症。多数患者起病缓慢，有消瘦、乏力、低热等症状。最先出现的是腰骶部疼痛，可放射至大腿，伴僵硬感，休息不能缓解，活动后可以减轻。沿脊柱自下而上受累，出现腰背痛、胸痛、颈痛和僵硬感，活动受限，驼背畸形，后期脊柱呈强直状态。

二、主要功能障碍

1. 疼痛　疼痛通常是关节受累的最常见的首发症状，也是风湿病患者就诊的主要原因。关节疼痛的起病形式、部位、性质等特点有助于诊断和鉴别诊断，如 RA 可侵犯任何可动关节，以远端指间、掌指、腕关节等小关节最为多见，呈对称性多关节受累，多为持续性疼痛，活动后疼痛减轻；骨关节炎（OA）也常累及多关节，但多侵犯远端指间关节及第一腕掌、膝、腰等关节，多于活动后加剧；强直性脊柱炎（AS）主要侵犯脊柱中轴关节，以髋、膝、踝关节受累最为常见，多为不对称，呈持续性疼痛；风湿热关节痛多为游走性，痛风多累及单侧第一跖趾关节，疼痛剧烈。疼痛的关节均可有肿胀和压痛，多为关节腔积液或滑膜肥厚所致，是滑膜炎和周围组织炎的体征。

2. 关节僵硬与活动受限　僵硬通常是指经过一段时间的静止或休息后，患者试图再活动某一关节时，感到局部不适、难以达到平时关节活动范围的现象。由于其常在晨起时表现最明显，故又称为晨僵。晨僵是判断滑膜关节炎症活动性的客观指标，炎症的严重程度与其持续时间相一致。早期关节活动受限主要由肿胀、疼痛引起，晚期则主要由于关节骨质破坏、纤维骨质粘连和关节半脱位引起，此时关节活动严重障碍，最终逐渐导致功能丧失。

3. 肌力降低　由于关节僵硬与活动受限，患者的活动受限，肌力也会逐渐随之改变。

4. 日常生活活动能力障碍　关节炎患者由于疼痛、关节僵硬与活动受限及肌力改变等多种功能障碍并存，常导致日常生活活动能力严重障碍。

三、康复护理评估

1. 疼痛　较常用的疼痛评估方法有：视觉模拟评分法、语言评价量表、数字评价量表、口述描绘评级法等。目前，多数人认为视觉模拟评分法较好，其方法简单，以视觉模拟评分法（VAS）为代表，是评估疼痛强度的较好方法，具体方法：取一直尺，从左端往右端均标有 0~10（或 0~100）刻度，告诉患者刻度 0 处代表无痛，刻度 10（或 100）处代表极痛，也即无法忍受的剧痛。让患者指出其目前所体验疼痛程度处于标尺的哪一处，记下所在位置的刻度读数，即为患者目前疼痛的分值，

2. 关节僵硬与活动受限　关节僵硬与活动受限的程度常由关节活动度进行评定。关节活动度（ROM）是指关节活动时可以达到的最大弧度，常用通用量角器检查法：通用量角器由半圆规或全圆规加一条固定臂及一条移动臂构成（图15-5）。使用时首先使身体处于检查要求的适宜姿位，使待测关节按待测方向运动到最大幅度，使量角器圆规的中心点准确地放置到代表关节旋转中心的骨性标志点上加固定，固定臂按要求对向一端肢体上的骨性标志或与此端肢体纵轴放置，或处于垂直或水平的标准位置，再将移动臂对向另一端肢体上的骨性标志或与此端肢体纵轴平行放置，然后读出关节所处角度。

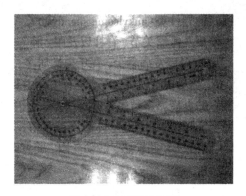

图 15-5 通用量角器

3. 肌力降低 可采用徒手肌力评定。

4. 日常生活活动能力 Barthel 指数评分法为目前常用的 ADL 能力评定方法。根据是否需要帮助及其帮助程度分为 4 个等级，总分为 100 分，得分越高，独立性越强，依赖性越小。评定结果：<20 分，生活完全需要依赖；20~40 分，生活需要很大帮助；40~60 分，生活需要帮助；>60 分，生活基本自理。

5. 疾病活动性 由美国风湿病学会临床协作委员会所制定的疾病活动性标准已被广泛采用，见表 15-6。

表 15-6 类风湿关节炎疾病活动性标准

		轻度活动	中度活动	明显活动
	晨僵时间（小时）	0	1.5	>5
	关节疼痛数（次/天）	<2	12	>34
	关节肿胀数（次/天）	0	7	>23
握力	男 kPa（mmHg）	>33.33（250）	18.66（140）	<7.33（55）
	女 kPa（mmHg）	>23.99（180）	13.33（100）	<5.99（45）
	16.5m（50 尺）步行秒数	<9	13	>27
	血沉率（魏氏法）（mm/h）	<11	41	>92

四、康复护理原则与目标

1. 康复护理原则 选择早期合理康复护理时机；制订动态康复护理计划；循序渐进、贯穿始终、综合康复护理要与日常生活活动和健康教育相结合，鼓励患者及家属的主动参与和配合；积极预防并发症。

2. 康复护理目标 ①短期目标，控制炎症，减轻或消除疼痛，防止畸形，矫正不良姿势，维持或改善肌力、体力及关节活动范围，最大限度恢复患者正常的生活、工作和社交能力。②长期目标，通过实施物理疗法、作业疗法为主等综合措施，最大限度地促进功能障碍的恢复，防止失用和误用综合征，争取患者达到生活自理，回归社会。

五、康复护理措施

根据类风湿关节炎的病情变化，临床将其分为急性期、亚急性期和慢性期。因病情长、反复发作，关节炎需要长期耐心地进行康复治疗与护理。

（一）急性期

急性期以关节疼痛、肿胀为主要临床表现，局部炎症及全身症状较明显，护理的目的是解除疼痛，消除炎症和预防功能障碍。

1. 合理休息及正确体位 急性炎症期伴有发热、乏力等全身症状的患者应卧床休息，但卧床时间要适度，不可过长。过分的静止休息易造成关节僵硬、肌肉萎缩和体能下降，因此应动静合理安排。卧床时要注意良好体位，白天要采取固定的仰卧姿势，晚上才允许头垫枕，枕头不宜过高。尽量避免睡软床垫，床的中部不能下垂凹陷，以免臀部下沉，引起双髋关节屈曲畸形。有时为减轻疼痛，可在双膝下方放枕头，但易使膝呈屈挛缩。为避免双足下垂畸形，卧床时应在足部放支架，将被服架空，以防被服压双足（特别仰卧时）而加速垂足出现。同时要鼓励患者定期将双足前部蹬于床端横档处，以矫正足下垂畸形。仰卧、侧卧交替，侧卧时避免颈椎过度向前屈。

2. 夹板治疗 关节疼痛和肿胀严重时，应使关节制动，以减轻疼痛和避免炎症加剧。夹板的作用是保护和固定急性炎性组织，最终目的是保存一个既可活动又具有功能的关节。急性炎症渗出的关节应用夹板制动，医用热塑板材加热后固定关节，比较方便，夹板固定各个关节的姿势见表15-7。制动是消肿止痛的有效方法，但关节制动后，可能出现关节的强直，因此制动时应将关节置于功能位，夹板应每天去除一次，以旅行适度训练，预防关节僵硬的发生。

表 15-7 夹板固定各个关节的姿势

病变关节	关节固定姿势
手	掌指关节略屈曲呈25°，防止手指尺偏
腕	伸腕30°~45°
肘	屈曲100°，前臂中立位
肩	前屈30°，外展45°，外旋15°
脊柱	正常生理弧度
髋	屈曲20°，轻度外展，不旋转
膝	伸直0°
踝	屈曲90°
足	正常趾，趾指关节稍屈曲，趾间关节伸直位

（二）亚急性期

该期治疗重点是防止疾病加剧及纠正畸形，维持全身健康状况。

1. 适度休息和活动 患者仍需卧床休息，但时间应逐渐减少。白天要逐步减少夹板固定的时间，直至仅在晚上使用夹板。

当患者可以主动练习时，可按以下程序进行：①患者卧床进行肌肉的等长收缩练习和主动助动练习。②坐位继续锻炼并逐步延长锻炼时间。③站立位训练，重点练习平衡。④在扶车或有他人支持下进行走路练习，也可使用轮椅代步。⑤使用拐杖练习行走。

2. 保持良好的姿势 不适当体位和姿势常引起肢体挛缩。不适当姿势由不正常关节位置所造成，故站立时，头都应保持中立，下颌微收，肩取自然位，不下垂、不耸肩，腹肌内收，髋、膝、踝均取自然位；坐位时采用硬垫直角靠椅，椅高为双足底平置地面，膝呈90°屈曲为宜。保持伸屈肌力的平衡十分重要。

3. 作业治疗和日常生活活动训练　对日常生活自理能力较差的患者，要鼓励其尽量独立完成日常生活活动训练，如进食、取物、倒水、饮水、梳洗、拧毛巾、穿脱衣裤、解扣、开关抽屉、手表上弦、开关水龙头、坐、站、移动、下蹲、步行、上下楼梯等。

4. 矫形器及辅助用具的应用　如果已有四肢关节活动功能障碍，影响日常生活，则应训练健肢操作和使用辅助器具，必要时还要调整和改善家居环境，来适应残疾者的需要。夹板、拐杖、轮椅等的应用能减轻关节畸形发展，缓解疼痛，防止因关节不稳定而进一步受损。通常夹板用于腕、掌、指关节及指间关节。固定夹板常用于急性期或手术后，应定期去除并进行关节活动。

如行走困难，可用拐杖或助行器等步行辅助器具，来减轻下肢负荷，可装上把柄以减少对手、腕、肘、肩的负重。

手指关节严重活动障碍，可用长柄梳、长柄勺等矫形器，补偿关节活动受限所带来的生活困难。这些辅助器具应在认真训练的前提下使用，反之会加重关节挛缩和肌力下降。

5. 物理治疗　在急性期和亚急性期，均可应用物理疗法：①局部冷疗法。②水疗，包括矿水浴、盐水浴、硫化氢浴等，温度以38~40℃为宜，有发热者不宜用水疗法。③紫外线红斑量照射，具有消炎和脱敏的作用。④磁疗，有消炎、消肿、镇痛作用。⑤低中频电疗，可改善局部血液循环，促进渗出吸收，缓解肌紧张，达到镇痛作用。⑥蜡疗，有改善循环和缓解挛缩的作用。

（三）慢性期

慢性期治疗重点应用物理因子治疗来缓解肌痉挛和疼痛，以改善关节及其周围组织的血液与淋巴循环，减轻组织的退行性改变，尽可能增加关节活动范围、肌力、耐力和身体协调平衡能力。

1. 物理治疗　物理治疗包括：①全身温热，如湿包裹法、温泉疗法、蒸汽浴、沙浴、泥疗等。②局部温热疗法，如热水袋、温水浴、蜡疗、红外线、高频电疗法，特别是微波，对全身影响较小；每天1~2次，每次20~30分钟。同时结合中草药熏洗或熨敷，效果更好。③电热手套，对患者进行热疗时手套内温度可达40℃，每次30分钟，每日2次，可减轻疼痛，但不能改善晨僵程度，也不能阻止关节破坏。

2. 运动治疗　目的在于增加和保持肌力、耐力、维持关节活动范围，提高日常生活能力，增加骨密度，增强体质。

3. 手法　由自己或他人徒手在病变关节及软组织作轻揉、按压、摩擦等。对水肿的关节或肢体可从远端向近端推按、轻揉、摩擦，对病变时间较长的关节，应在关节周围寻找痛点（区）或硬结，有重点地进行揉按，但应避免直接在关节表面上大力按压或使两关节面用力摩擦。有关节僵硬、周围软组织粘连、挛缩时，在按摩后给予关节牵引，对关节周围软组织进行牵伸，可徒手牵伸、也可利用自身重量、滑轮或棍棒（体操棒）等牵伸，选用何种牵张方式应根据实际情况作选择。牵张前应用温热疗法、超声波等治疗可减轻疼痛，提高牵伸效果，对有中等量至大量积液、关节不稳定的关节应避免用力牵张。

4. 肌力锻炼　在急性炎症期或关节固定期，虽然关节不宜作运动，但为保持肌力，可进行肌肉静力性收缩训练。恢复期或慢性期，可在关节能耐受的情况下，加强关节的主动运动，适当进行抗阻力练习。

（1）等长收缩：用于保护炎症性关节病变患者的肌力，因可使肌肉产生最大张力而对关节的应力最小，每日只要有数次的最大等长收缩就能保持或增加肌力和耐力，因此等长收缩训练对关节炎患者来说是简便安全可行的方法。

（2）等张收缩：关节炎症已消失的患者可进行等张运动。游泳池内或水中均是等张运动的良好环境，由于浮力使作用于关节的应力减少，一定的水温更有助于关节周围肌肉等软组织松弛，因此水中等张运动很适合于关节炎患者。

（3）关节操：关节操可有效地预防关节僵硬，改善关节活动能力，恢复关节活动范围。在做操前先对受累的关节进行轻柔地按摩或热疗，可防止损伤，提高效果。做操时用力应缓慢，切忌粗暴，应尽量达到关节最大的活动范围，但不引起关节明显疼痛为度。如有条件在温水中练关节体操，会既舒适，效果又好。

手指关节体操：①用力握拳-张开手指。②各指分开-并拢。③各指尖轮流与拇指对指。

腕关节体操：①手指伸直。腕关节上下摆动作屈伸练习。②手指平放，掌心向下，手向桡、尺侧往返摆动。③手作绕换活动。④双手胸前合掌，两腕轮流背伸。

肘关节体操：①屈肘手触肩-复原。②两臂自然靠在身边。轮流屈伸肘。

前臂旋转体操：①准备姿势，肘屈成90°前臂旋后，使手掌向着面部。②双手拧毛巾练习。

肩关节体操：①准备姿势，两臂靠在躯体向正前方平举-上举-放下；臂侧平举-上举-放下。②坐位或立位，两臂在背后伸直后引，躯干挺直。③直臂环绕或在屈肘的姿势下环绕。

脊柱体操：①颈屈伸运动，低头（下颌尽量向后）-复原。②转体运动，坐位（屈臂平举，双手互握于胸前）。转体向左（目视左肘）-复原-转体向右（目视右肘）-复原。③躯体侧屈运动，站立位。举右臂，垂左臂，上体向左侧屈-复原。

髋关节体操：①仰卧，两腿轮流屈髋屈膝、伸直。②仰卧（腿伸直），髋关节内收-外展。③仰卧（膝伸直），髋关节内旋-外旋。④立位（膝保持伸直），直腿前踢（屈髋）-直腿后伸（伸髋）。

膝关节体操：①卧位，屈膝关节，使足跟尽量靠近臀部。②坐位（膝屈位），伸展膝关节至最大范围，然后放下。

踝关节体操：①坐位或仰卧位，足背屈起-屈向下。②坐位或仰卧位，足向内摆（内收）-向外摆（外展）。③足踝绕环运动。

趾关节体操：足趾向上屈起-复原-向下卷曲-复原。

另外还有行走、跑步、自行车、游泳、划船等运动，运动时根据关节炎症情况和心肺功能确定其强度。常用于关节炎恢复中后期增强心血管功能，提高体质。

5. 关节保护　关节炎患者在日常生活中应重视保护关节，合理使用关节，这样可以减轻关节的炎症及疼痛；减轻关节负担，避免劳损；预防关节损害及变形；减少体能消耗。

（1）姿势正确：休息时要让关节保持良好的姿势，工作时应采用省力姿势及采取省力动作，并常更换姿势或动作，以免关节劳损或损伤。

（2）劳逸结合：工作与休息合理安排。需长时间持续工作时，应在中间穿插休息。工作过程中最好能让关节轮流休息。

（3）用力适度：不要勉强干难以胜任的重活。用力应以不引起关节明显疼痛为宜。

（4）以强助弱：多让大关节、强关节为小关节、弱关节代劳，以健全的关节辅助有炎症的关节，减轻受累关节的负担。

（5）以物代劳：使用各种辅助器具协助完成日常生活活动，以弥补关节功能缺陷，减轻受累关节的负担。

（6）简化工作：在工作之前先做好计划，并做好一切准备工作，把复杂工作分成多项简单工作来完成。

6. 节约能量　使用合适的辅助装置，在最佳体位下进行工作或 ADL；改造家庭环境，以适应疾病的需要；休息与活动协调；维持足够肌力；保持良好姿势；对于病变关节，可在消除或减轻重力的情况下进行。

7. 心理护理　类风湿关节炎无特异疗法，患者年龄轻，带病生存期长，容易产生异常的心理状态，如恐惧、焦虑等。给予心理干预有利于维护正常的免疫功能，应教育患者面对现实，参与病情讨论，共同制订康复计划，并获得必要的家庭支持。

对骨性关节炎患者，使其了解本病虽然有一些痛苦和不便，但一般不致严重残疾，更不会造成瘫痪。受累关节软骨虽不能恢复正常，但积极合理的治疗和康复训练可明显改善病程的自然预后，对患者是有利的，应长期坚持。

六、康复护理健康教育

关节炎虽无特殊治疗，但经过积极正确的康复训练和护理，能够缓解病情，避免残疾，或减轻残疾程度，改善患者的生活质量。具体从以下几个方面进行指导。

1. 合理用药　关节炎的早期、关节肿胀和疼痛明显时应使用糖皮质激素类、消炎镇痛药（非甾体抗炎药）以及免疫抑制药，这些药物可有效地减轻肿胀、疼痛和僵硬，控制病情。要注意其不良作用的发生。指导患者合理、按时服药，不可随便停药，出院后要定期随诊。

2. 合理指导　应辅助和督导患者进行各种功能训练，以保持患者基本的日常生活活动能力，满足其基本生活需要，并给予鼓励。根据残疾程度，学会应用轮椅、拐杖等辅助用具。

3. 锻炼指导　患者在日常生活中应重视保护关节，合理使用关节，这样可以减轻关节疼痛；减轻关节负担，避免劳损；预防关节损害及变形；并能减少体能消耗。具体方法同慢性期中的关节保护。

4. 积极预防复发　注意和避免发病诱因，天气变化合理增减衣物，预防感冒。

（韩　双）

第五节　骨折

一、概述

（一）骨折的定义

骨折是指骨或骨小梁的完整性和连续性发生断离。造成骨折的因素有许多，外伤造成的骨折最为多见，因受伤的方式不同而造成的骨折的部位、形式、程度也不一样，往往伴有肌肉、肌腱、神经、韧带的损伤。

（二）骨折后长期制动对机体的影响

骨折在治疗中常需较长时间的固定受伤部位，甚至限制卧床，但长时间制动可引起肌力减退、肌肉萎缩、关节内粘连、韧带退变等，造成骨折虽愈合，但肢体遗留功能障碍。同时，长时间制动还可能引起全身反应，如直立性低血压、心肺功能低下、代谢异常、胃肠功能紊乱等，由此可进一步导致患者精神抑郁、悲观等心理障碍。

（三）骨折的分类

1. 稳定性骨折与不稳定性骨折　稳定性骨折是指没有移位或移位很小的骨折，如青枝骨折、椎体轻度压缩性骨折、嵌插骨折等。不稳定性骨折是指一般的斜形骨折、螺旋形骨折、多段骨折、粉碎性骨折或伴有骨缺损的骨折，这一类骨折复位后容易再移位，不用特殊的治疗难以保持骨折的对位，如牵引、手术，在康复治疗中，也应注意使用适当的治疗方法，避免再次移位。

2. 闭合性骨折与开放性骨折　闭合性骨折是指骨折断端与外界不相通，这种骨折不易发生感染，愈合较好。开放性骨折是指附近的皮肤及皮下组织破裂，骨折断端与外界相通，这种骨折需争取在伤后 6~8 小时以内对伤口进行清创手术。

3. 外伤性骨折与病理性骨折　由各种外伤引起的骨折称为外伤性骨折。由于骨骼本身的疾病（骨肿瘤、骨髓炎、骨质疏松）等破坏了骨骼原来的正常结构，从而失去原有的坚固性，在正常活动或轻微外力作用下即发生的骨折称为病理性骨折。针对病理性骨折，既要治疗骨折又要治疗原发疾病，康复治疗中需预防再次骨折。

4. 完全性骨折与不完全性骨折　完全性骨折是指整个骨的连续性或完整性完全中断，骨折的两端可以保持原位，也可因不同外力的影响造成各种移位，包括成角、缩短、分离、旋转和侧方移位五种情况。不完全骨折是指骨的完整性或连续性仅有部分中断，如发生在颅骨、肩胛骨等处的裂缝骨折及儿童中常见的青枝骨折等。

5. 新鲜骨折与陈旧骨折　受伤 3 周内的骨折属于新鲜骨折，3 周以后称为陈旧性骨折。陈旧性骨折的断端处已有纤维组织或骨痂包裹，若受伤当时没及时处理，这时再想复位就很困难，容易形成畸形愈合、延迟愈合或不愈合。

（四）骨折愈合

1. 骨折愈合的判定标准　判定骨折临床愈合的标准有：①骨折断端无压痛。②无纵向叩击痛。③骨折断端无异常活动。④X 线片显示骨折线模糊。⑤外固定解除后，上肢能向前伸手持重 1kg 达 1 分钟，下肢能不扶拐平地连续步行 3 分钟或不少于 30 步。⑥连续观察 2

周，骨折断端不发生畸形。进行③和⑤项测定时需慎重，以免发生再骨折。具备上述临床愈合的所有条件，且 X 线片显示骨痂通过骨折线，骨折线消失或接近消失，皮质骨界线消失，即为骨折骨性愈合。

2. 骨折愈合时间　骨折愈合的快慢受到患者年龄、骨折类型、骨折部位及骨折治疗的方法等因素的影响。年龄越小，骨生长越活跃，骨折愈合越快。局部血液循环越差，骨折愈合越慢。如股骨颈、腕舟骨、距骨、胫腓骨下 1/3 等部位以及骨折周围软组织损伤的程度严重者，骨折愈合就慢。粉碎性骨折、骨折部位骨质缺损等骨折愈合慢。成人常见骨折临床愈合时间见表 15-8。

表 15-8　成人常见骨折临床愈合时间

上肢	时间	下肢	时间
锁骨骨折	1~2 个月	股骨颈骨折	3~6 个月
肱骨外科颈骨折	1~1.5 个月	股骨转子间骨折	2~3 个月
肱骨干骨折	1~2 个月	股骨干骨折	3~3.5 个月
肱骨髁上骨折	1~1.5 个月	胫腓骨骨折	2.5~3 个月
尺桡骨干骨折	2~3 个月	踝部骨折	1.5~2.5 个月
桡骨下端骨折	1~1.5 个月	距骨骨折	1~1.5 个月
掌指骨骨折	3~4 周	脊柱椎体压缩性骨折	1.5~2.5 个月

二、主要功能障碍

（一）疼痛

这是外伤性炎症反应所致，疼痛反射易造成肌肉痉挛，妥善固定后疼痛可减轻或逐渐消失。因疼痛反射引起的交感性动脉痉挛而致损伤局部缺血，也会加重局部的疼痛。若有持续性剧烈疼痛，且进行性加重，是骨筋膜室综合征的早期症状，超过骨折愈合期后仍有疼痛或压痛，提示骨折愈合欠佳。

局部肿胀和瘀斑骨折后，骨髓、骨膜及周围软组织内血管破裂出血，在骨折周围形成血肿，同时软组织水肿，患肢发生肿胀，持续 2 周以上的肿胀，易形成纤维化，有碍运动功能的恢复。表浅部位的骨折或骨折伴有表浅部位的软组织损伤，可出现紫色、青色或黄色的皮下瘀斑。

（二）畸形

骨折端移位或骨折愈合的位置未达到功能复位的要求可出现畸形，有成角畸形、旋转畸形、重叠畸形（缩短畸形）等。若畸形较轻，则不影响功能（如成角畸形不超过 10°）。

（三）关节粘连僵硬

长时间不恰当的制动，可造成关节粘连乃至僵硬。制动使关节囊和韧带缺乏被动牵伸，逐渐缩短，引起关节活动受限。损伤后关节内和周围的血肿、浆液纤维渗出物和纤维蛋白的沉积和吸收不完全，易造成关节内和关节周围组织的粘连，加重关节活动受限。

（四）肌肉萎缩

骨折后肢体失用，肌肉主动收缩减少，必然会导致肌肉萎缩。疼痛等反射性抑制脊髓前角运动神经元的兴奋性，神经冲动减少，神经轴突流减慢，均可影响肌肉代谢而引起肌肉萎缩。

（五）潜在并发症

骨折后常见的并发症有周围血管功能障碍、周围神经受损、外伤性骨性关节炎、骨折部位感染、肺部及泌尿道感染、骨筋膜室综合征、脂肪栓塞和压疮等。

1. 周围血管功能障碍　因外固定过紧、软组织肿胀压迫、骨折移位压迫血管、止血带应用时间过长、不当的手法复位对血管的牵拉挤压等可引起周围血管功能障碍，表现为皮肤发绀、患肢肿胀加重、肢体末端疼痛、皮温降低以及感觉和运动功能障碍。肱骨外髁颈易损伤腋动脉；肱骨干中下 1/3 交界处骨折易损伤肱动脉。

2. 周围神经损伤　锐器伤、撕裂伤、火器伤等可直接损伤周围神经，牵拉伤、骨折断端的挤压或挫伤、手术及手法治疗不当引起医源性损伤等亦可引起周围神经受损。锁骨骨折易损伤臂丛神经；肱骨中下 1/3 交界处骨折易损伤桡神经；肱骨近端骨折易损伤腋神经；肱骨髁上骨折易损伤正中神经；尺骨鹰嘴骨折易损伤尺神经；腓骨颈部骨折易损伤腓总神经。

3. 骨筋膜室综合征　由骨、骨间膜、肌间隔和深筋膜组成的骨筋膜室内的肌肉和神经因急性缺血而引起的一系列病理改变。主要为不同程度的肌肉坏死和神经受损，从而引起相应的症状和体征。多见于前臂掌侧和小腿。骨折后血肿和组织水肿使其室内容物体积增加，而外包扎过紧、局部压迫等使骨筋膜室容积减小，导致骨筋膜室内压力增高，若不及时诊断和处理，可迅速发展为骨筋膜室综合征，引起坏死甚至坏疽，造成肢体残疾，如有大量毒素进入血液循环，可导致休克、心律不齐、急性肾衰竭等。

三、康复护理评估

（一）临床评估

1. 全身及局部状况　包括患者的生命体征、精神心理状况的评估以及局部疼痛、皮肤颜色、肢体肿胀、感觉等方面的评估。

2. 关节活动度　包括受累关节和非受累关节的关节活动度评估。

3. 肌力　着重评估受累关节周围肌肉的肌力。

4. 肢体长度及周径评估　肢体长度可了解骨折后有无肢体缩短或延长，在儿童骨折愈合后期是否影响生长发育。肢体的周径有助于判定肢体水肿、肌肉萎缩的程度。

5. 日常生活活动能力及劳动能力　对上肢骨折患者重点评估生活能力和劳动能力，对下肢骨折患者着重评估步行、负重能力。

（二）影像学评估

X 线摄片是骨折的常规检查，目前三维 CT 成像技术日渐成熟，在临床上也已广泛应用，它对了解骨折的类型、移位情况、复位固定和骨折愈合情况等均有重要价值。X 线摄片需包括正、侧位和邻近关节，有时还需加摄特定位置及健侧相应部位作对比。磁共振成像（MRI）则能通过损伤部位的信号高低判定是新鲜骨折还是陈旧性骨折及骨折愈合情况。

四、康复护理原则与目标

1. 康复护理原则　治疗骨折的基本原则是复位、固定、功能锻炼。复位、固定是治疗的基础，功能训练是康复治疗的核心。

（1）良好的复位和坚实可靠的固定是保证早期康复治疗的前提：只有骨折复位准确、对位对线良好、骨折复位后内固定或外固定坚实可靠，才能保证骨愈合良好，恢复肢体的运动功能。训练中应保持骨折对位对线的位置不发生改变，因此，早期开始肢体活动训练主要做生理力线轴向运动，运动训练的时间和负荷应有控制，逐渐增加运动量，保持在适量的范围。

（2）肢体锻炼与固定要同步进行：长期肢体的固定会造成失用性肌肉萎缩、骨质疏松、关节僵硬、关节粘连和挛缩等，延迟患者的恢复，因此需要强调早期活动训练。特别是关节内或经关节骨折，早期活动尤其重要，能减少创伤性骨关节炎的发生，有助于功能恢复。如今，随着工程技术的飞速发展，内固定技术日益成熟，使固定更为牢固，受累关节可更早进行训练。

（3）骨折愈合的不同阶段采取不同的康复措施：骨折早期主要是保持骨折对位对线、消除肢体肿胀、避免肌肉萎缩和关节粘连等，进入骨痂形成期，应以促进骨痂形成为主，如肢体运动和轴向加压训练、促进骨折愈合的物理因子治疗等。

（4）监测和防治骨折后各种并发症。

2. 康复护理目标　分为短期目标和长期目标。

（1）短期目标。①改善心理状况，通过心理干预，指导患者接受康复训练，并增加患者自信心，使患者积极主动参与康复训练。②消除患者肿胀，通过运动、物理因子疗法等促进血肿和渗出物的吸收，改善血液回流，尽早消除肿胀。③防止关节粘连，恢复关节活动度：早期进行肢体主动或（和）被动运动是防止关节粘连、恢复关节活动度的有效方法。

（2）长期目标。①恢复关节功能，恢复关节活动度并增强关节周围肌群肌力。②恢复日常生活活动能力，骨折后患者生活自理能力多数受到影响，尽早进行日常生活活动能力训练将有助于促进患者生活自理。③防止各种并发症，骨折后，尤其是老年人，并发症发生率高，应尽早进行相应措施，有效防止各种并发症，减少后遗症的发生，提高患者整体生活能力。

五、康复护理措施

骨折后康复训练一般分为三期进行。

（一）骨折愈合早期（骨折后1~2周）

这一阶段内肢体肿胀、疼痛、骨折断端不稳定，容易再移位，因此，早期功能训练的重点是消肿止痛、保护骨折部位、预防肌肉萎缩、条件许可者增加关节活动度。

1. 疼痛的处理　局部冰冻疗法能减轻局部的炎症反应，减轻水肿，降低疼痛传入神经纤维的兴奋性，从而减轻疼痛，必要时可给予止痛药物。

2. 肢体肿胀的处理　遵循 PRICE（保护：protection，休息：rest，冰敷：ice，包扎：compress，患肢抬高：elevation）治疗方案，能有效防治肢体肿胀。给予受伤肢体足够的保护、适当的制动、冰敷，可减少出血，减轻水肿，同时给予弹力带或弹力袜轻轻地包扎患肢，促进静脉回流，患肢抬高时，肢体远端必须高于近端且高于心脏。早期四肢肌群的等长收缩练习能促进回流。目前，充气压力治疗在临床广泛应用，以促进静脉回流、减轻肿胀，预防深静脉血栓形成。

3. 肌力训练　固定部位的肌肉有节奏地等长收缩练习，可以预防失用性肌肉萎缩及肌腱、肌肉与周围组织间的粘连，并对骨折远端产生向近端靠近的牵引力，这种应力刺激有利于骨折愈合。肌肉收缩应有节奏地缓慢进行，尽最大力量收缩，然后放松，每日训练3次，每次5~10分钟，以不引起疲劳为宜。健侧肢体与躯干各肌群的肌力练习可采取等张收缩练习及等张抗阻练习。患肢未受累部位的肌群可根据具体情况选择等长或等张收缩练习，以不影响骨折的复位与固定为前提。

4. 关节活动度训练　健侧肢体和患肢非固定关节的被动及主动训练在术后麻醉反应解除后即可进行，上肢应注意肩关节外展、外旋及手掌指关节、指间关节的屈伸练习，下肢应注意踝关节的背屈运动。每日训练3次，每次5~10分钟，关节活动范围逐渐加大。固定关节也应早进行关节活动度练习，特别是骨折累及关节面时更易产生关节内粘连，遗留严重的关节功能障碍，为减轻障碍程度，在固定2~3周后，应每日短时解除外固定，在保护下进行受累关节不负重的主动运动，并逐步增加关节活动范围，运动后继续维持固定。这种相应关节面的研磨还能促进关节软骨的修复、关节面的塑形并减少关节内的粘连。

5. 日常活动和呼吸训练　应鼓励患者尽早离床，绝对卧床患者需每日做床上保健操，以改善全身状况，预防失用性综合征、压疮等的发生。

长期卧床的患者，尤其是老年人及骨折较严重者易并发坠积性肺炎，可通过呼吸训练和背部叩击排痰训练来预防。

6. 物理因子治疗　超短波疗法、低频磁疗、超声波、高电位治疗、冲击波等均可促进成骨，加速骨折愈合，对软组织较薄部位的骨折（如手、足部骨折）更适合用低频磁场治疗，而深部骨折则适用于超短波治疗。这些治疗可在石膏或夹板外进行，但有金属内固定时禁忌使用。经皮神经电刺激疗法能有效预防肌肉萎缩。温热疗法至少需在术后或伤后48小时后进行，疼痛、肿胀明显者应使用冷冻疗法。音频电疗和超声波治疗可减少瘢痕和粘连。

（二）骨折愈合中期（骨折后3~8周）

此期上肢肿胀逐渐消退，疼痛减轻，骨折断端有纤维连接，并逐渐形成骨痂，骨折处日趋稳定。本期进行康复训练的目的是促进骨痂的形成，逐渐增加关节活动范围，增加肌肉力量，提高肢体活动能力，改善日常生活活动能力，尽可能恢复部分工作能力。

1. 关节活动度训练　尽可能鼓励患者进行受累关节各个运动轴方向的主动运动，轻柔牵伸挛缩、粘连的关节周围组织，每个动作重复多遍，每日3~5次。运动幅度应逐渐加大，遵循循序渐进原则。当外固定刚去除时，可先采用主动助力运动，以后随着关节活动范围的增加而相应减少助力。若关节挛缩、粘连严重，且骨折愈合情况许可时，可给予被动运动，动作应平稳、缓和、有节奏，运动方向与范围符合其解剖及生理功能，以不引起明显疼痛及肌肉痉挛为宜，避免再骨折。可配合器械或支架进行辅助训练，如CPM机等（图15-6）。

2. 肌力训练　逐步增加肌肉训练强度，引起肌肉的适度疲劳。外固定解除后，可逐步由等长收缩练习过渡到等张收缩练习及等张抗阻练习。当肌力为0~1级时，可采用水疗、按摩、生物反馈电刺激、经皮神经电刺激、主动助力运动等；当肌力为2~3级时，以主动运动或主动助力运动为主，辅以水疗、经皮神经电刺激等；当肌力达到4级时，应进行抗阻练习，但需保护骨折处，避免再次骨折。

3. 物理因子疗法　红外线、蜡疗等热效应治疗可作为手法治疗前的辅助治疗，促进血液循环、软化瘢痕；紫外线照射可促进钙盐沉积和镇痛；音频电疗、超声波疗法能软化瘢痕、松解粘连。

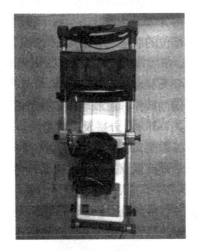

图 15-6　CPM 机

4. 改善日常生活活动能力训练及工作能力训练　尽早进行作业治疗，并逐步进行职业训练，注重平衡性和协调性练习，改善患者的日常生活活动能力及工作能力。

（三）骨折愈合后期（骨折后 8～12 周）

此期骨性骨痂已逐步形成，骨骼有了一定的支撑力，但可能仍存在关节活动范围受限、肌肉萎缩等问题。本期训练的目的是消除残存肿胀、进一步减轻瘢痕挛缩、粘连，最大限度地恢复关节活动范围，增加肌力，恢复肢体功能，患者的日常生活活动能力、工作能力接近正常，重返家庭及工作。

骨折从临床愈合到骨性愈合需要相当长的时间，功能训练的时间和强度应循序渐进，逐步使患者适应，既不能超前，也不能滞后。要根据患者的体征及影像学表现判定是否骨折愈合，确定能够适应的运动。若骨折尚未愈合，过早使用患肢，会影响骨折的对位对线，最终畸形愈合。

1. 肌力训练　根据肌力情况选择肌力训练方式，本阶段可逐步进行等张抗阻训练，有条件者可进行等速训练。

2. 关节活动度训练　除继续进行前期的关节主动运动、主动助力运动、被动运动外，若仍存在关节活动度受限，可进行关节功能牵引、关节松动技术等。

关节功能牵引是将受累关节的近端固定，远端沿正常的关节活动方向加以适当力量进行牵引，使关节周围的软组织在其弹性范围内得到牵伸，牵引力量以患者感到可耐受的酸痛、但不产生肌肉痉挛为宜，每次 10～15 分钟，每日 2～3 次。对于关节中度或重度挛缩者，可在牵引后配合使用夹板或支具，进行持续牵伸，减少纤维组织回缩，维持治疗效果。对僵硬的关节，可配合热疗进行手法松动，即关节松动技术。治疗师一手固定关节近端，另一手握住关节远端，在轻度牵引下，按其远端需要的运动方向松动，使组成关节的骨端能在关节囊和韧带等软组织的弹性范围内发生移动。

3. 负重练习及步态训练　若上肢骨折，在不影响骨折固定及全身情况时，伤后即可尽早下地进行步行训练。若下肢骨折，需根据骨折的类型、固定的方式及骨科医生的随访决定何时开始负重练习，并遵循由不负重逐步过渡到部分负重、充分负重的原则进行负重训练。

若患者能充分负重，可做提踵练习、半蹲起立练习等以增加负重肌的肌力。

在站立练习的基础上，依次作不负重、部分负重、充分负重的步行练习，并从持双拐步行逐步过渡到健侧单拐、单手杖、脱拐步行。

此期也应加强站立位平衡训练，可进行重力转移训练，由双侧重力转移过渡到单侧重力转移、由矢状面不稳定平面过渡到冠状面，以训练患者的平衡能力。当患者获得了一定的动态稳定性后还可运用平衡系统训练仪进一步提高患者的平衡性。

4. 日常生活活动能力及工作能力训练　逐步增加日常生活活动能力训练和职业训练的方式和强度，并尝试重返家庭或工作岗位。逐步恢复体育运动，根据不同部位的骨折选择运动项目及运动强度，逐步增加运动量。

（四）常见骨折的康复要点

1. 上肢　上肢的主要功能是手的劳动，腕、肘、肩的功能均是为手的劳动作辅助的。上肢各关节的复杂连接，各肌群的力量，高度的灵敏和协调性以及整个上肢的长度，都是为了使手得以充分发挥功能。所以，上肢创伤后康复治疗的目的是恢复上肢各关节的活动范围，增强肌力，改善上肢的协调性和灵活性，从而恢复日常生活活动能力和工作能力。

（1）肱骨外科颈骨折：多见于老年人，常因间接暴力所致，临床上将其分为外展型和内收型两类。外展型多属稳定型，可用三角巾悬吊固定4周，限制肩关节外展肌力训练。内收型复位后三角巾制动4~6周，限制肩关节内收肌力训练。早期做握拳及腕、肘关节屈伸训练，固定去除后积极进行肩关节及肩胛带的各个方向活动度练习及肌力练习。

（2）肱骨干骨折：肱骨干中、下1/3交界处后外侧有一桡神经沟，桡神经紧贴沟内，此处骨折容易损伤桡神经。因常伤及肱骨滋养动脉，肱骨中段骨折不愈合率较高。

复位固定后，患肢悬吊于胸前，肘屈曲90°，前臂稍旋前，尽早进行指、掌、腕关节主动运动，并进行上臂肌群的主动等长收缩练习，禁止做上臂旋转运动。固定2~3周后，在上臂扶持下行肩、肘关节的主动和被动运动，增加关节活动度。解除外固定后，全面进行肩、肘关节的活动度及肌力练习。

（3）肱骨髁上骨折：常发生于儿童，为关节囊外骨折，由于骨折的暴力与损伤机制不同，分伸直型和屈曲型，以伸直型为最常见，约占95%。功能预后一般较好，但常易合并神经、血管损伤及肘内翻畸形。

骨科处理后3~4天即可进行站立位的肩部摆动练习和指、掌、腕的主动运动，1周后增加肩主动屈伸及外展练习，并逐步增大运动幅度。早期，伸展型肱骨髁上骨折可开始做肱二头肌、旋前圆肌静力性抗阻练习，暂缓肱三头肌和旋后肌的主动收缩练习，屈曲型骨折患者则应做肱三头肌静力收缩，暂缓肱二头肌和旋前圆肌的主动收缩。骨折愈合后进行必要的关节活动度练习，做全面的肩和肘屈伸、前臂旋转练习。

训练及护理中需严密观察患肢远端有无血运障碍以及感觉异常，及早发现血管损伤并发症，并及时处理，避免前臂肌肉缺血性坏死。

（4）尺桡骨骨折：治疗较为复杂，预后差，常引起肘屈伸和前臂旋转功能障碍。

复位固定后早期，练习肩和手部活动。用力握拳，充分屈伸手指，减少前臂肌群的粘连，上臂和前臂肌肉做等长收缩练习；站立位前臂用三角巾悬吊胸前，做肩前、后、左、右摆动和水平方向的画圈运动。2周后开始行肘关节屈伸运动，频率和范围逐渐增加，但禁忌做前臂旋转运动。骨折临床愈合后开始全面进行肩、肘、腕关节的屈伸训练，着重做前臂旋转的活动度和肌力练习。也可行用手推墙动作，对骨折断端间产生纵向挤压的应力刺激，促进骨折愈合。

（5）桡骨远端骨折：常见类型有Colles骨折和Smith骨折，前者较多见，表现为骨折远端向背侧移位；后者表现为骨折远端向掌侧移位。复位固定后即指导患者进行用力握拳、充分伸展五指等手指、掌指关节的主动屈伸运动和前臂肌群的等长收缩练习，全面活动肩、肘关节。2周后，开始腕关节屈伸和桡侧偏斜活动及前臂旋转活动的练习。先轻度活动，若无不适，再逐渐增加活动范围和强度。解除外固定后，充分练习腕关节的屈伸、尺侧偏斜和桡侧偏斜以及前臂旋转的活动度和肌力练习。

2. 下肢 下肢的主要功能是负重和步行，要求关节充分的稳定和肌肉强大有力。行走、上下楼梯、下蹲等动作中髋、膝关节屈伸活动度需达到一定范围才能使各项动作正常完成，这也为康复治疗中设定关节活动度的康复目标提供参考。

（1）股骨颈骨折：多见于老年人，骨折不愈合率高，且有可能发生股骨头缺血坏死及塌陷的不良后果。

加压螺纹钉内固定手术者，原则上术后第1天做患肢各肌群的等长收缩练习，第2~3天即可起床活动，并允许患肢负重。1周以后进行髋部肌群的等张练习、髋及膝关节的屈伸运动，动作轻柔，幅度逐步增大，避免引起疼痛。3~4周后可完全恢复原有的社会生活。

对于有轻度移位的股骨颈骨折，为减少股骨头坏死的可能性，应给予患侧股骨头8~12周的不负重休息，可扶双拐早期下地不负重行走。

做牵引治疗的患者，早期床上练习与内固定者相同，但负重要晚，伤后4周解除牵引，开始练习在床边坐，患肢不负重步行，伤后3个月逐步增加患肢内收、外展、直腿抬高等肌力及关节活动度练习，逐步开始负重练习。

（2）股骨干骨折：多见于青壮年和儿童，多由强大的直接或间接暴力造成，由于肌肉附着后的牵拉作用，很少有无移位的股骨干骨折，上1/3骨折时，骨折近端因髂腰肌、臀中肌及外旋肌牵拉而屈曲、外展、外旋，骨折远端内收并向后上方移位；中1/3骨折时，骨折近端除前屈外旋外无其他方向移位，远端往往有重叠移位，并易向外成角；下1/3骨折时，骨折远端受腓肠肌牵拉向后倾斜移位，可损伤腘窝部血管和神经。非手术治疗难以复位固定，多行内固定手术。

股骨干骨折内固定术后，第1天即可开始肌肉等长练习及踝、足部运动。术后第3天，疼痛反应减轻后，开始床上足跟滑动练习以屈伸髋、膝关节，并给予髌骨松动技术，膝下垫枕增加膝屈曲姿势体位下，做主动伸膝练习，可逐步增加垫枕的高度。术后5~6天可扶双拐或助行器患肢不负重行走，术后2~3周内逐渐负重，根据患者的耐受程度而定。术后2个月左右可进展至单手杖完全负重行走。

（3）胫腓骨骨折：以青壮年和儿童居多，多由直接暴力引起，常合并神经、血管损伤，临床上应注意观察足背动脉搏动及足背、足趾的感觉和运动情况。骨折部接近踝关节时，更易后遗踝关节功能障碍。胫腓骨中下段血液供应差，骨折愈合慢，固定期较长，功能影响也大。

术后当天开始进行足、踝、髋的主动活动度练习，以及股四头肌、胫前肌、腓肠肌的等长练习。膝关节保持中立位，防止旋转。术后3~5天，可带外固定物做直腿抬高练习和屈膝位主动伸膝练习，术后1周，增加踝屈伸和内、外翻抗阻练习，并可增大踝屈伸活动度的功能牵引，同时开始下肢部分负重的站立和步行练习。早期负重可促使骨痂生长，较快地恢复行走功能。

（4）踝部骨折：多因间接暴力造成，是最常见的关节内骨折，易引起顽固性踝关节功能障碍，在关节面不平整和复位欠佳时，极易发生踝关节创伤性关节炎，这就要求良好的复位固定和及时的康复治疗。

踝部骨折早期康复锻炼与胫腓骨下段骨折大致相同，但要专门指导跖趾关节屈曲和踝内翻的静力收缩练习，以预防这些肌肉萎缩而引起扁平足。固定第 2 周起可加大踝关节主动屈伸活动度练习，但应禁止做旋转及内外翻运动。3 周后开始扶双拐部分负重活动，4~5 周后解除固定，逐渐增加负重，并做踝关节主动、被动活动度练习及踝部肌力练习。骨折愈合后，可训练患者站在底面为球面形的平衡板上作平衡练习，积极恢复平衡反射，有助于预防踝反复扭伤。

3. 脊柱损伤　脊柱损伤多为间接暴力引起。损伤部位多见于脊柱活动频繁的节段或生理弧度转换处。临床上常根据脊柱稳定性将脊柱骨折分为稳定性骨折和不稳定性骨折两大类。横突骨折、棘突骨折、椎体压缩不超过原高度的 1/3 且椎体后缘完整的单纯压缩骨折属于稳定性骨折。椎体压缩 1/3 以上的单纯压缩骨折、伴有棘间韧带断裂的压缩骨折、伴有后柱损伤的爆裂骨折、椎板或椎弓根骨折等均为不稳定性骨折。

脊柱骨折治疗的原则与四肢骨折一样需予以复位、固定、功能锻炼。

（1）单纯稳定性骨折：让患者仰卧木板床上，骨折部位垫高约 10cm 的软垫，3~5 天后开始仰卧位躯干肌肌力训练，训练中避免脊柱前屈和旋转。2 周后让患者做仰卧位腰部过伸和翻身练习，翻身时，腰部保持伸展位，躯干同时翻转，避免脊柱扭转。6 周后可起床活动，并进行脊柱后伸、侧弯和旋转练习，避免脊柱前屈的动作。待骨折愈合后加强脊柱活动度和腰背肌肌力训练。在护理时，搬动患者时应保持动作一致，平抬平放，避免脊柱屈曲扭转，并密切观察患者生命体征及肢体的感觉和运动功能，及时发现有无合并脊髓损伤或马尾神经损伤。

（2）单纯不稳定性骨折：多需行手术内固定，术后即可行躯干肌等长收缩练习，术后约 1 周开始起床活动（需根据手术方式及手术医生的意见而定）。骨折愈合后，逐步增加关节活动度练习和腰背肌肌力训练。

（3）脊柱骨折合并脊髓损伤：伤后应及时手术，消除脊髓致压物，彻底减压，给予牢固的内固定。

六、康复护理健康教育

1. 心理调适　患者因意外受伤，常常自责，并顾虑手术效果，担忧骨折预后，易产生焦虑、恐惧心理，常寄希望于有最好的药或最好的康复方法，在最短的时间内，恢复至最佳状况。

应给予耐心开导，介绍骨折的治疗和康复训练方法、可能的预后等，并给予悉心的照顾，以减轻或消除患者心理问题。鼓励患者调适好心理状态，积极参与康复训练，但也不能急于求成，应正确地按指导进行康复训练。

2. 饮食　绝大部分骨折患者食欲下降，易便秘，所以需给予易消化的食物，鼓励多吃蔬菜和水果。老年人常伴有骨质疏松，骨折后也易引起失用性骨质疏松，宜给予高钙饮食，必要时补充维生素 D 和钙剂，甚至是使用专业的治疗骨质疏松的用药。适量的高蛋白、高热量饮食有助于骨折后骨折愈合和软组织修复。

骨折后患者体内的锌、铁、锰等微量元素的血清浓度均明显降低，动物肝脏、海产品、黄豆、蘑菇等含锌较多；动物肝脏、鸡蛋、豆类、绿叶蔬菜等含铁较多；麦片、芥菜、蛋黄等含锰较多，可指导患者适当补充。

3. 自我观察病情指导 患者自我观察病情，特别是观察远端皮肤有无发绀、发凉，有无疼痛和感觉异常等，及早发现潜在的并发症，尽早就医。

4. 自我护理指导 患者进行日常生活活动的自我护理，尽早生活独立。皮肤的清洁护理非常重要，以避免局部感染的发生，尤其是带有外固定者，需注意避免外固定引起的压疮。

5. 准确进行功能锻炼指导 患者进行相关的活动度、肌力、坐位、站立位、步行等功能训练，特别是要牢记锻炼中的注意事项，避免因不恰当的锻炼引起意外的发生。功能训练还需遵循循序渐进的原则，运动范围由小到大，次数由少到多，时间由短到长，强度由弱到强，锻炼以不感到很疲劳、骨折部位无疼痛为度。

6. 指导患者定期随访 一般患者术后 1 个月、3 个月、6 个月骨科随访 X 线摄片，了解骨折愈合情况。若有石膏外固定者，术后 1 周复诊，确定是否需更换石膏，调整石膏的松紧度。进行功能锻炼者，需每 1~2 周至康复科随访，由专业人员给予功能训练的指导，了解当前的训练状况及功能恢复情况，及时调整训练方案。

（孙晓慧）

第六节　手外伤

一、概述

手外伤为临床常见损伤，占创伤总数的 1/3 以上。手外伤包括骨骼损伤、肌腱损伤、神经损伤、皮肤缺损等，可单独发生，常为复合性损伤。手部神经血管丰富，功能复杂，损伤后长期固定以及瘢痕挛缩的形成易导致手部功能损害。

手外伤的常见原因：

1. 刺伤 特点是伤口小，损伤深，并可将污物带入肌肉组织深处，易感染。

2. 切割伤 伤口一般较整齐，污染较轻，伤口出血较多。伤口深浅不一，常造成深部组织如神经、肌腱、血管的切断伤，严重者导致指断端缺损、断指或断肢。受伤原因一般为刀、玻璃及电锯伤等。

3. 钝器伤 可致皮肤裂伤，重者可导致皮肤撕脱，肌腱、神经损伤和骨折。

4. 其他 如挤压伤、枪伤均可造成手部不同程度的损伤。

二、主要功能障碍

1. 运动功能障碍 手的运动包括对指、抓握和非抓握运动，抓握功能包括精确性抓握（如指侧捏、指尖捏、三指捏、三指抓握等）和力量性抓握（如球状抓握、钩状抓握和柱状抓握等），非抓握运动包括推、举、扣、戳等。骨骼、肌腱、神经损伤后因瘢痕挛缩、肌腱粘连、肿胀、关节僵硬、肌萎缩等均可引起相应的运动功能障碍。

2. 感觉功能障碍　上臂桡神经、尺神经、正中神经损伤后均可引起相应神经功能障碍。

3. 日常生活活动能力障碍　与手部运动相关的活动，如吃饭、穿衣、洗浴、个人清洁卫生等日常生活自理能力会受到影响。

4. 工作能力和社会活动障碍。

5. 心理障碍　手部损伤会使患者心理情绪上发生变化，严重者会导致患者抑郁和焦虑。

三、康复护理评估

（一）局部状况和手的体位评估

1. 局部状况评估　对皮肤的营养情况进行评估，如色泽、有无瘢痕、伤口、皮肤有无红肿、溃疡及窦道、手及手指有无畸形等。检查皮肤的温度、湿度、弹性以及皮肤毛细血管的反应，判断手指的血液循环的情况；检查是否有神经、肌腱的损伤及程度；测量肢体周径、长度和容积。

2. 手的体位　手的体位有休息位、功能位和保护位。

（1）休息位：在正常情况下，手在自然静止状态为半握举姿势，手的内在肌和外在肌张力处于相对平衡状态。手的休息位是腕关节背伸 10°~15°，并有轻度尺侧偏；手指的掌指关节及指间关节呈半屈曲状态，从示指到小指，越向尺侧屈曲越多。

（2）功能位：患者损伤后多应功能位放置，腕背伸 20°~25°，拇指处于对掌位，掌指及指间关节微屈。其他手指略为分开，掌指关节及近侧指间关节半屈曲，远侧指间关节微屈曲。

（3）保护位：是为了保护和维持手部功能而设的体位。如掌指关节整复手术后宜将掌指关节固定在屈曲 90°体位，以防侧副韧带挛缩。

（二）运动功能

1. 关节活动度的测量　量角器分别测量掌指关节（MP）、近侧指间关节（PIP）和远侧指间关节（DIP）的主被动关节活动度，根据三个关节的活动范围进行等级评定（表 15-9）。

表 15-9　等级评定表

分级	关节活动范围
优	200°~260°
良	130°~200°
中	100°~130°
差	<100°

2. 肌力评定　利用握力计、控力计检查手和上肢的握力、提力等。

（三）感觉功能

1. 手指触觉、痛觉、温度觉和实体觉测定。

2. 两点辨别试验　正常人手指末节掌侧皮肤的两点区分试验距离为 2~3mm，中节 4~

5mm，近节为 5~6mm。两点辨别试验的距离越小，越接近正常范围，说明该神经的感觉恢复得越好。

四、康复护理原则与目标

1. 康复护理原则　康复护理以尽可能防止和减轻挛缩、关节粘连，恢复日常生活活动能力为原则。

（1）早期开始：手外伤后常发生肌肉软组织的挛缩及关节粘连，尽早进行关节的主被动活动、适当牵伸练习，可减少挛缩和粘连的发生。

（2）功能康复：手外伤后常影响日常生活活动能力，康复护理中应重视日常生活活动能力和生活自理能力的训练。

2. 康复护理目标　分为短期目标和长期目标。

（1）短期目标：消肿、消炎、止痛，促进伤口愈合，预防挛缩和关节粘连。

（2）长期目标：恢复运动功能，感觉功能。逐步恢复日常生活活动能力，最终重返工作岗位，回归社会。

五、康复护理措施

手外伤的患者应尽早清创，一般争取在伤后 6~8 小时内进行。对于深部组织的损伤须正确的处理，清创时应尽可能地修复深部组织，恢复重要组织如肌腱、神经、骨关节的连续性，以便尽早恢复功能。

（一）心理护理

手外伤带来的生活及工作的不便，使患者易出现心理问题，护理中应开导患者，进行情绪管理。

（二）肌腱修复术后的康复护理措施

术后 1~3 周：被动活动患者手指，抬高患肢，屈肌腱修补后做被动屈指，伸肌腱修补后做被动伸指运动，其余手指作各种主动练习。第 3 周：患指的主动运动，以扩大肌腱的滑移幅度，但在运动时要限制腕与掌指关节的姿势，如屈肌修复后腕与掌指关节应保持被动屈曲位，而伸肌修复后则与此相反。第 4 周：全方向的主动运动，并开始肌腱的主动运动。并可采用微波、热疗、频谱治疗。第 5 周：增加关节功能和抗阻练习。6~12 周：强化肌力，增加肌腱的滑动性，双手协调性训练，矫正关节挛缩，也可用矫形支架进行被动训练。术后 12 周以后：利用不同的握法和握力进行功能训练，帮助患者恢复动态工作能力。

（三）肌腱粘连松解术

实施肌腱松解术前：根据病情对僵硬的关节进行被动活动，使僵硬的关节尽量达到满意的活动后再进行松解术。否则，术后会因关节活动受限而易再次发生粘连。

术后 1~2 日：去除敷料后即可练习手指的屈伸动作，此时，患者因为局部的肿胀，疼痛而不敢完全的练习，医护人员应鼓励患者，并给予对症处理，尽可能用最大的力量伸屈手指，反复练习。术后 3~5 日：可松解肌主动收缩和拮抗肌动力性收缩练习。术后 2 周：在医护人员的指导下，开始抗阻肌力练习，以及活动度练习。2~3 周：开始 ADL 练习。4~6 周：抓握力量练习。6~8 周：抗阻力量练习。8~12 周：功能恢复，重新工作。

(四) 感觉训练

手的感觉恢复顺序是痛觉（保护觉）、温度觉、32Hz 振动觉、移动性触觉、恒定性触觉、256Hz 振动觉、辨别觉。当压觉或振动觉恢复后即开始感觉训练，感觉可以通过学习来重建，常需配合眼功能训练。感觉训练程序分为早期和后期阶段。早期主要是足痛、温、触觉和定位、定向的训练。后期主要是辨别觉的训练。腕部正中神经和尺神经修复术后 8 周，可以开始早期阶段的感觉训练。若患者感觉过敏，则脱敏治疗应放在感觉训练之前。感觉训练后的评定，每月 1 次；训练时间不宜过长、过多，每日 3 次，每次 10~15 分钟为宜。训练方法如下。

1. 保护觉训练 目的不是恢复保护觉，而是教导患者利用功能代偿的能力。安静环境下，让患者闭眼，护士用各种尖锐物品轻刺患者的手部或给予冷热刺激，然后让患者睁眼看清刚才所给予的刺激是针刺、冷或热，如此反复进行。

2. 定位觉训练 在患者恢复针刺觉和深压觉后进行训练。在安静的房间里，利用 32Hz 的音叉让患者知道什么时候和部位开始的移动性触觉。然后用橡皮沿需要训练的区域，由近到远触及患者。患者先睁眼观察训练过程，然后闭眼，将注意力集中于他所觉察到感受，而后睁眼确认，再闭眼练习。这样反复学习，直至患者能够较准确地判断刺激部位。

3. 辨别觉训练 当患者恢复定位觉之后，便可开始辨别觉训练。刚开始时让患者辨别粗细差别较大的物体，逐渐进展到差别较小的物体。每项训练采用闭眼-睁眼-闭眼的方法。利用反馈，重复地强化训练，再过渡到辨别生活中的实物。

4. 触觉训练 利用粗糙程度大小不同的织物，训练感觉。让患者先触摸粗细相差极大的砂纸，再触摸粗细差别较小的砂纸，进而过渡到其他织物如毛皮、丝织品、羊毛、塑料等。

5. 脱敏训练 适用于手外伤后因神经病变等而触觉过敏者，可采用脱敏疗法。原则上先健侧示范，刺激由弱渐强，时间每次 5~10 分钟，每天重复 3~4 次。先用较轻柔的物品，如毛、棉等轻轻摩擦 10 分钟或至皮肤麻木无感觉，1 小时后重复此项操作，适应该刺激后再增加刺激物的粗糙程度，可用绒布、麻布等，最后用叩击和震动刺激。也可让患者手插入盛有棉花、碎泡沫塑料、沙、豆、玉米、米、小麦等的容器中，并搅动容器中的内容物。

(五) ADL 和作业训练

根据实际情况进行日常生活活动能力的训练，改善感觉、运动及功能性活动能力。当感觉功能较差时，应指导患者在生活和工作中自我保护，避免接触热、冷、锐器物品；并可利用本体觉、温度觉与触觉的组合进行代偿性训练。

六、康复护理健康教育

1. 早期的功能训练 在不影响创伤愈合的情况下，患者应尽早进行功能训练。手外伤康复的关键是正确地进行手指活动，训练时注意循序渐进，具体的训练方法和时间视不同的手外伤类型而定，通常早期可进行适当的被动活动，后期以主动训练为主。

2. 按摩患肢 从指尖向心脏方向进行按摩。注意手法应由轻到重，循序渐进。如有瘢痕增生，可在瘢痕处揉捏按摩，以促进瘢痕转化，松解粘连。

3. 日常生活活动能力的训练 术后 3~4 周进行，逐步恢复手功能，促进生活自理能力的恢复。

4. 物理治疗　利用热水浴，将手放在 40~50℃ 热水中浸泡，每日 1~3 次，每次 10~20 分钟。也可以利用蜡疗。

5. 安全教育　对感觉功能减退或丧失的患者进行安全教育：避免接触热、冷、锐器物品；避免使用小把柄的工具；抓握用品不宜过度用力；使用工具的部位经常更换；经常检查受压部位的皮肤情况等。

（邓　蔚）

第七节　截肢

一、概述

1. 定义　截肢是利用手术将失去生存能力、没有生理功能、威胁人体生命的部分或全部肢体切除，包括截骨（将肢体截除）和关节离断（从关节处分离）两种。

2. 病因　造成截肢的原因主要有严重的创伤、肿瘤、周围血管疾患和感染。

3. 分类　解剖学分类，如上臂截肢（或称为肘上截肢）、前臂截肢（或称为肘下截肢）、大腿截肢（或称为膝上截肢）、小腿截肢（或称为膝下截肢）等。

4. 手术截肢　手术中应尽可能保留肢体的长度，并正确地处理皮肤、血管、神经、骨骼、肌肉等。截肢不单是破坏性手术，更是重建与修复性手术，是患者回归到家庭和社会进行康复的第一步。截肢手术要为安装假肢作准备，为残肢功能康复创造良好的条件，给患者生活和工作以积极的补偿。

二、主要功能障碍

1. 残端出血和血肿　术中止血不彻底、组织处理不当、血管结扎线脱落等均可造成残端大出血或血肿。

2. 残端感染　多见于开放性损伤、糖尿病患者，术后伤口延迟愈合或手术过程中发生污染以及佩戴假肢后残端皮肤清洁不及时等也可引起残端感染。

3. 残端窦道和溃疡　残端血液循环不佳、佩戴假肢时局部受压过久或压力过大、伤口愈合不良、局部瘢痕组织过多、伤口局部残留异物等是造成残端窦道和溃疡的主要原因。

4. 残端骨突出、外形不良　多由于术中骨残端处理不当所致。

5. 残肢关节挛缩　不正确姿势的摆放、功能锻炼的不及时均可导致关节挛缩。

6. 残肢疼痛　早期可能与局部出血、感染、包扎过紧有关，后期则主要由骨质增生、瘢痕形成、神经残端组织再生形成神经瘤等引起。

7. 幻肢痛和幻肢觉　主观感觉已切除的肢体仍然存在，并有不同程度、不同性质疼痛的幻觉现象，该幻肢发生的疼痛称为幻肢痛。

三、康复护理评估

截肢后康复的核心是评估，贯穿于截肢康复程序的全过程，不同的阶段有不同的重点。

（一）全身状况的评估

了解患者的一般情况，如姓名、性别、年龄、身高、体重、职业、截肢的日期、截肢的原因、截肢部位、是否安装假肢及其时间等。

（二）残肢的评估

1. 残肢外形和长度评估　评估患者残端的外形、长度、有无畸形，以选择安装合适的假肢。

2. 残肢肌力和关节活动度　评估患者残肢肌力和残端邻近关节的关节活动度，以判断残端能否支配假肢。

3. 残肢皮肤情况　评估患者皮肤有无瘢痕、溃疡、游离植皮、皮肤松弛、臃肿、褶皱等，以上情况均影响假肢的装配。

（三）临时假肢的评估

包括临时假肢接受腔适应程度、假肢悬吊情况、假肢对线、穿戴假肢后的残肢情况、佩戴假肢后的步态等。

（四）正式假肢的评估

包括假肢佩戴后残肢情况及日常生活活动完成能力等。对上肢假肢应观察其协助正常手动作的能力，而对下肢假肢主要评估站立、上下楼梯、平地行走（前进与后退）、手杖或拐枝的使用情况等。

四、康复护理原则与目标

1. 康复护理原则　康复护理以尽可能防止和减轻截肢对患者身体和心理活动造成的不良影响为原则。

（1）截肢后不可避免会影响患者的肢体活动、日常生活活动等能力，尽快重建或代偿已丧失的功能，以减轻截肢对生理功能的不良影响。

（2）截肢后患者在心理上受到了极大创伤，从而产生严重的心理反应，康复护理中应重视心理康复以减轻截肢对患者心理活动的不良影响。

2. 康复护理目标　分为短期目标和长期目标。

（1）短期目标：穿戴假肢前，需改善残肢关节活动度、增强残肢肌力，增强残端皮肤弹性和耐磨性，消除残端肿胀，增强全身体能，增强健侧肢体和躯干的肌力；穿戴临时假肢后，需掌握穿戴假肢的正确方法，假肢侧单腿站立，不使用辅助具独立行走，能上下台阶、左右转身。

（2）长期目标：穿戴正式假肢后，提高步行能力、日常生活活动能力，减少异常步态，提高对突然的意外作出反应的能力，跌倒后能站立。

五、康复护理措施

截肢后，往往要通过残肢训练和安装假肢以代偿失去肢体的功能，因此，截肢后的康复是以装配和使用假肢为中心，重建失去肢体的功能，防止或减轻截肢对患者身心造成的不良影响，使其早日回归社会。截肢康复护理是指从截肢手术前到术后处理、假肢的安装和使用，最终重返社会全过程的康复训练与护理。

（一）心理康复

截肢后患者在心理上和精神上受到极大的创伤，大多数人会有强烈的情绪反应，无法正常应对，常伴有严重的失落感、悲伤、抑郁和焦虑等复杂情绪。医护人员应该以高度的责任感给予患者积极的外部支持和心理疏导，帮助患者克服生活上和工作上存在的困难。

（二）术前护理

1. 术前心理准备　介绍手术方法及术后可能产生的后果，共同讨论手术前后需进行的功能训练以及假肢的安装，取得患者的理解和合作。

2. 术前皮肤准备　对于有开放性损伤伤口、窦道、感染病灶者应加强换药，以防止术后残肢感染。对皮肤进行适当的牵伸，以增加术后残端皮肤的耐磨性，从而适应假肢的穿戴。

3. 术前患肢训练　对下肢截肢者，如全身状态允许，要进行单足站立训练，以便术后早日进行康复训练。为更好地使用拐杖，可进行俯卧撑、健肢肌力训练，同时教会患者持拐行走的技术。对于上肢截肢者，如截肢侧为利手，则需进行"利手交换训练"，将利手改变到对侧。对可能保留的患侧肢体进行肌力和关节活动度训练。

4. 治疗原发病及并发症　对于外伤患者，需注意有无休克、出血、感染、循环血量不足，以免影响患者的生命体征。

（三）装配假肢前期的康复护理

装配假肢前期是指从截肢术后到患者接受永久性假肢这段时间，这段时间是患者的情感和身体愈合的准备期。通过训练，促进残肢定型，增强肌力，防止肌肉萎缩、关节僵直和畸形，改善关节活动度，为更好地发挥代偿功能作准备。

1. 保持合理的残肢体位　由于残端肌肉力量不平衡，患者往往不自觉地采取不良体位，很容易导致关节屈曲位挛缩。同时由于肢体失去平衡，往往会引起骨盆倾斜和脊柱侧弯。这些将对其假肢的设计、安装以及步态、步行能力带来严重影响。因此，早期保持患肢的功能位，避免错误体位是非常重要的。

2. 术后即装，临时假肢　在截肢1周后，即刻开始安装临时假肢，这对残肢定型、早期离床功能训练、减少幻肢痛、防止肌肉萎缩和关节挛缩等有积极作用。

3. 残肢的皱缩和定型　为了改善远端的静脉回流，减轻肿胀，拆除缝合线后马上用弹力绷带包扎，预防和减少过多的脂肪组织，促进残肢成熟定型。包扎时从远端向近端包扎，远端紧近端松，以不影响远端血液循环为宜。保持每4小时重新包扎一次，夜间也应包扎。

4. 残肢训练　包括关节活动度训练和增强肌力训练。遵循尽早进行、循序渐进的原则。

上肢截肢患者假肢的操作经常依靠肩胛胸廓关节的运动来完成，肩关节离断、上臂截肢患者若未及时进行关节活动度训练，往往会造成肩胛胸廓关节挛缩，导致患者假肢操作训练的困难。

大腿截肢患者常发生髋关节屈曲、外展、外旋位挛缩，影响行走和站立功能。小腿截肢者易发生膝关节屈曲挛缩。

5. 躯干肌训练　以腹背肌训练为主，并辅以躯干旋转、侧向移动及骨盆提举训练。

6. 残端卫生　残端皮肤应经常保持清洁和干燥，注意勿擦伤皮肤，预防水泡，防止真菌、细菌感染。

7. 残肢脱敏 在残端的表面采用按摩、拍打等方法消除残端痛觉过敏，使残肢能适应外界的触摸和压力，为安装假肢的接受腔作准备。

8. 平衡训练 对于下肢截肢者，需进行坐位平衡、跪位平衡、佩戴假肢后站立位平衡训练。大腿截肢的患者常伴有坐位平衡下降。可让患者坐在平衡板上，双手交叉向前方平举，治疗者让平衡板左右摇晃，诱发患者头部、胸部和双上肢的调整反应。当患者坐位平衡反应出现后，可进行膝手卧位平衡训练，患者在膝手卧位下将身体重心向患肢移动。当膝手卧位平衡反应出现后，可让患者呈跪位，康复人员双手扶持患者骨盆，协助进行重心左右移动、身体调整反应等各项训练。

9. 日常生活活动能力训练 根据单侧利手截肢、单侧非利手截肢、双上肢截肢、下肢截肢的不同特点选择不同的作业治疗方法。

单侧利手截肢患者要加强利手更换训练，尽量发挥辅助手的作用，扩大辅助手的适用范围。双上肢截肢后应鼓励患者使用身体其他部位进行协助，如利用下颌部、膝部和牙齿等。

下肢截肢者可通过木工作业、脚踏式器具等进行练习。

（四）假肢佩戴后的康复护理

1. 穿脱假肢的训练 不同部位的假肢以及不同类型的假肢有各自的基本操作技术，在此不作详述。

2. 使用假肢的训练 上肢假肢所需要的最基本的训练是假手在身体各种体位下的开闭动作，熟练掌握后开始进行日常生活活动能力训练和利手交换的训练。下肢假肢的训练强调对各种异常步态的矫正，如倾侧步态、外展步态、划圈步态等，对不同特殊路面的适应性步行训练、灵活性训练、倒地后站起、搬动物体训练等。

3. 站立位平衡训练 佩戴假肢后，让患者站立在平衡杠内，手扶双杠，反复练习重心转移，体会假肢承重的感觉和利用假肢支撑体重的控制方法。然后练习离开平衡杠后患肢单腿负重平衡练习。当患者取得较好的静态平衡后，还需进行动态平衡训练，如抛接球训练、平衡板上训练等。

4. 步行训练 首先可在平衡杠内进行，逐步进行使用助行器、双拐、单拐、双手杖、单杖步行训练，最终脱离拐杖。

（五）幻肢痛的康复护理

目前尚没有通用的、非常有效的治疗方法。

1. 手术前做好宣传解释工作，给患者建立充分的思想准备，术后引导患者注视残端，以提高其对肢体截肢事实的认可。

2. 心理治疗 治疗、预防幻肢痛的有效方法，可进行心理支持技术、放松技术、催眠术等。

3. 对疼痛病史较长者，可采用经皮神经电刺激、超声波、热敷、离子导入、蜡疗等物理因子治疗。

4. 对顽固性疼痛，可行神经阻滞治疗、神经毁损手术治疗。

5. 早期装配假肢者，对残肢间隙性加压刺激，患肢和健肢同时抗阻训练能缓解症状。

6. 对幻肢痛多不主张使用镇痛药物治疗，药物治疗虽有止痛和暗示作用，但并不解决根本问题，且易形成药物依赖。必要时可联合使用三环类抗抑郁药阿米替林片和抗癫痫药。

（六）佩戴假肢后的残端护理

每次佩戴残肢训练尽量不超过 1 小时，训练后脱下假肢，需注意观察残端情况，有无皮肤磨损、颜色的变化、感觉的改变等。训练后需做好患肢的卫生清洁工作，保持残端干燥、清洁。

六、康复护理健康教育

1. 保持适当体重 现在的假肢接受腔形状、容量十分精确，体重增减会引起接受腔的过紧或过松，所以需保持适当的体重。

2. 需持续进行肌肉力量训练 残留肌肉力量训练可防止肌肉萎缩，避免残端周径变小而导致的残端与接受腔不匹配，同时残肢肌肉力量的增强，也使得残肢的操控更准确、灵便。防止残肢肿胀和脂肪沉积。脱掉假肢后，残肢就应用弹力绷带包扎，防止残肢肿胀、脂肪沉积，促进残端定型。

3. 保持残肢皮肤清洁 防止残肢皮肤发生红肿、溃疡、毛囊炎、皮炎、过敏等。

4. 假肢需定期保养 脱下假肢后需注意观察接受腔的完整性，有无破损和裂缝，以免皮肤损伤。同时定期保养假肢包括连接部件和外装饰套等。

5. 注意安全 合理安排训练和休息的时间，既要积极投入到康复训练中去，循序渐进，又不要急于求成，训练中避免跌倒等意外事件的发生。

（张辛茹）

第八节 人工关节置换术

一、概述

人工关节置换技术起步于 20 世纪 40 年代，主要用于因外伤、肿瘤、骨病等引起的关节损伤、破坏、畸形等，以减轻或消除疼痛、矫正畸形、改善关节功能。人工髋、膝关节置换术在临床上应用最为普及。

1. 人工全髋关节置换术（THA） THA 主要用于治疗髋骨关节炎、股骨头坏死、股骨颈骨折（老年、头下型、骨不连）、类风湿关节炎、先天性髋关节发育不良、髋部肿瘤、髋关节重建失败等。手术禁忌证有：全身状况差，不能耐受手术；严重的全身疾病如帕金森病、脑瘫、神经营养性关节病；活动性感染等。

2. 人工全膝关节置换术（TKA） TKA 主要用于关节结构广泛破坏所致严重膝关节疼痛、不稳、畸形和功能障碍，且经保守治疗无效者。手术禁忌证包括：全身或局部关节的活动性感染；膝关节周围肌肉瘫痪；膝关节长时间融合于功能位；严重肥胖、手术耐受力差；严重膝关节屈曲挛缩畸形（大于 60°）；严重骨质疏松等。

二、主要功能障碍

1. 疼痛 早期的疼痛多因手术创伤引起，后期可因术后被动活动髋膝关节，使得部分挛缩的肌肉被伸展而出现疼痛，也可能因焦虑所致肌紧张和疼痛加剧；另外，局部肿胀、压迫、感染和血栓性静脉炎的发生会引起疼痛。TKA 患者可能比 THA 患者的疼痛更剧烈，时间更长。一般典型的 TKA 患者术后中等度疼痛至少 24~48 小时，甚至更长。TKA 术后患者常因疼痛而保护性屈曲膝关节，从而对关节活动度的改善带来困难，因此，TKA 术后患者及时有效地减轻疼痛，显得尤为重要。

2. 关节挛缩　多为屈曲挛缩，常因体位不当或未行早期关节活动使得关节不能有效伸展、长期处于屈曲状态所致，特别是术前即有关节挛缩者术后更易发生。

3. 感染　感染的发生率为 3%~5%，发生感染的原因可能有以下几点。①血源性感染，术前或术后存在其他部位的感染灶（牙龈炎、扁桃体炎等）。②术中污染，植入物未严格消毒灭菌、手术区污染等。③术后伤口引流管引流不畅，治疗护理时未严格按照无菌操作原则。④伤口脂肪液化。⑤手术或麻醉可对人体免疫系统产生不良影响，手术后 1 周内白细胞功能下降，假体上磨损下来的碎片特别是钴、铬等合金损害机体的防御机制，骨水泥单体释放影响细胞的吞噬作用，也可造成感染。

4. 神经损伤　THA 术后患者神经损伤的发生率为 0.08%~3.7%，表现为患肢感觉运动障碍，膝及足背伸展无力。其原因有：①手术中牵拉伤、电凝造成的灼伤、骨水泥固化过程中的灼伤。②术中拉钩不当或术后血肿形成引起的压迫性损伤。③缺血、低血压、全身血容量减少使坐骨神经的血液供应减少，导致缺血性损伤。

TKA 术后患者腓总神经损伤发生率为 0.3%~0.4%，表现为小腿后外侧麻木，足趾背伸肌力下降。多发生于下肢过度牵拉或延长，其次因局部石膏或血肿压迫或体位不当造成腓骨小头受压所致。

5. 深静脉血栓（DVT）形成　由于术中出血、血液成分的改变使血液处于高凝状态，而术后卧床制动时血流速度减慢，若同时合并静脉壁损伤，则促使凝血激活酶的形成和血小板的聚集，导致术后深静脉血栓容易形成。护理中，密切观察患者术侧肢体有无肿胀、疼痛、血液循环障碍，以便尽早发现 DVT。据报道，人工关节置换手术后 DVT 总发生率为 47.1%。THA 术后 DVT 发生率为 40.0%，可发生于术后数天内，也可发生于术后数月甚至更长时间，高峰在术后 1~3 天内。在没有任何预防措施情况下，单侧 TKA 术后 DVT 的发生率>50%，而同期双侧 THA 术后 DVT 发生率>75%。与 THA 相比，TKA 术后 DVT 主要发生在小腿静脉内，少有近端孤立的静脉血栓，很少形成危及生命的近端栓子。

6. 焦虑与恐惧　一方面，由于长期关节功能障碍以及疼痛的折磨，患者日常生活不能自理，导致患者的心理失衡；另一方面，相当一部分患者对手术的期望值很高，但又担心手术效果不理想以及术后可能出现的并发症，从而产生心理上的障碍，如焦虑、恐惧等。

7. 日常生活活动能力受限　疼痛、关节活动度减小等将限制患者步行、上下楼梯、个人卫生、穿脱裤鞋袜等活动能力。

三、康复护理评估

关节置换术后的康复护理评估主要包括疼痛、关节活动度、关节周围肌肉肌力、日常生活活动能力、焦虑和抑郁、生活质量等方面，可各自应用相关量表进行评估，也可采用髋关节、膝关节相关的特定综合评估量表。

四、康复护理原则与目标

1. 康复护理原则　康复护理方案必须遵循个体化、渐进性、全面性三大原则。

（1）关节置换术后康复是很复杂的问题，除需考虑到本身疾病外，还应了解其手术方式、患者的精神状态以及对康复治疗的配合程度等因素，制订个体化的康复护理方案。

（2）术后康复训练的手段需根据患者的恢复情况逐渐增加，不同的阶段采取相应的康复护理技术，切忌操之过急。

（3）康复护理需从术前开始即介入，且需定期进行康复护理评估，了解患者的功能进展情况。

2. 康复护理目标　分为短期目标和长期目标。

（1）短期目标：减轻疼痛，恢复患者体力，增强关节周围肌肉的肌力，增加关节活动度，改善关节稳定性。

（2）长期目标：改善平衡协调能力，恢复日常生活活动能力，避免非生理活动模式及疲劳损伤，保护人工关节，延长其使用期。

五、康复护理措施

（一）人工全髋关节置换术

1. 术前阶段　解释说明住院期间康复治疗的目标；教会患者一套基本的下肢训练程序，如踝泵、股四头肌及臀肌等长练习、仰卧位髋关节屈曲至 45°角、髋关节内旋至中立位；重申髋部禁忌动作、示范利用辅助装置在平地和台阶上进行转移及步行训练；术前一周停止吸烟，并学会深呼吸及腹式呼吸运动。

2. 术后第一阶段　急性治疗期（第 1~4 天）。术后病情观察除生命体征外，还包括伤口渗血及负压引流情况，引流是否通畅，引流液的量和性质；患肢肿胀程度及肢体远端肤色，了解是否有末梢循环障碍等。术后给予平卧位，并于两腿间置楔型枕以保持患髋外展 15°~30°。若患者不能自行保持髋中立位，可穿防旋鞋。

THA 术后康复开始于术后第 1 天，先从仰卧位练习开始，包括踝泵、股四头肌及臀肌等长收缩、足跟滑动使髋屈曲至 45°角、髋关节内旋至中立位。然后逐步过渡到坐位膝关节伸直及髋关节屈曲练习，同时注意髋部禁忌动作，并应告知患者一次坐位时间不得超过 1 小时，以免引起髋部不适及僵硬。若患者条件允许，再过渡到站立训练，包括站立位髋关节后伸、外展及膝关节屈曲练习。

THA 术后患者在进行离床运动过程中，可允许患肢在耐受范围内最大限度负重。导尿管拔除后，患者可开始步行进出浴室及上下马桶的转移训练。

3. 术后第二阶段　第二阶段为早期柔韧性及肌力强化训练（第 2~8 周）。除继续第一阶段练习外，需加强股四头肌、腓肠肌、腘绳肌等肌群的牵张练习，如俯卧位膝关节屈曲，可增加髋部屈肌及股四头肌长度。

步行训练是这一阶段的重要内容，消除代偿性步态，提高步幅、步速及步行距离。针对肌力缺乏的肌群进行肌力训练，有助于改善步态，其中臀中肌及伸髋肌肌力训练尤为重要。提踵练习必须加强，这有助于增强腓肠肌肌力，便于足趾离地。患者一旦获得了正常步态，下肢站立位肌力训练（如髋关节外展、后伸练习）即可过渡到健侧肢体以增强肌力及平衡性。

若患者能在无辅助装置下离床走动，可开始进行向前上台阶练习，当患者能够无痛越过台阶，并保持一定的对线性及控制力，台阶的高度可从10cm开始逐步提高至20cm。同时还可进行力转移训练。由双侧重力转移过渡到单侧重力转移、由矢状面不稳定平面过渡到冠状面，以训练患者的平衡能力。当患者获得了一定的动态稳定性后，还可运用平衡系统训练仪进一步提高患者的平衡性。

4. 术后第三阶段　第三阶段为后期强化训练（第8~14周）。

这一阶段可利用器械进行髋部伸肌、外展肌和屈肌渐进性抗阻练习。向前上台阶练习继续进行，当下肢肌力足以越过20cm高地台阶并保持一定的控制力时，则可从10cm的高度开始下台阶练习。

本体感觉及平衡训练仍是这一阶段的重点。无上肢支撑下的站立练习，由稳定过渡到不稳定平面的训练、由睁眼站立过渡到闭眼单腿站立训练均可进行。

（二）人工全膝关节置换术

TKA术后康复护理目标是：减轻或消除患者的焦虑，减轻疼痛，增加关节活动度，改善步态，提高平衡能力和日常生活活动能力。

1. 术前阶段　术前给予患者宣教，内容包括手术方式、术后总体康复目标、总体康复训练计划、熟悉持续被动活动（CPM）机的使用、早期练习方案以及助行器的使用，以期消除患者的心理负担，使者有接受术后严格康复训练的思想准备，从而取得患者的配合，有利于提高术后康复疗效、患者满意度和手术成功率。

如果条件许可，尽可能在术前即进行康复训练，包括关节活动度练习、肌力训练、步行器下步态训练及床上排便排尿等。术前膝关节活动度是TKA术后膝关节活动度的重要预测指标，所以术前加强膝关节屈伸练习，改善关节活动度显得尤为重要。

2. 术后第一阶段　急性期（第1~5天）：本阶段主要是控制疼痛、肿胀、预防感染及血栓形成。争取达到无辅助转移，利用适当器械在平地行走，膝主动屈曲≥80°，伸直≤10°。

术后病情观察的内容与人工髋关节置换术后大致相同。术后给予平卧位，患肢抬高至略高于右心房水平，患肢用弹力长袜。近年来，多数骨科医生认为患膝须置于伸直位，以防止膝关节屈曲挛缩，有利于术后站立和行走中患膝的稳定性。

术后当日即开始进行股四头肌、臀肌、腘绳肌等长练习，踝与足趾关节的主动屈伸活动。

冷冻疗法是术后康复的重要内容，从术后当日开始并贯穿整个治疗始终，有助于减轻水肿和疼痛。

术后2~3天，如果没有屈膝限制，可逐步加强治疗性练习，包括卧位、坐位、站立位之间的转换训练，主动屈伸髋、膝关节训练，直腿抬高练习，坐位主动伸膝、被动屈膝练习，以及髌骨的主动和被动活动。

3. 术后第二阶段（第2~8周）　本阶段的重点是尽量恢复关节活动度，主动辅助屈膝≥105°，主动辅助伸膝=0°。在此阶段还需继续减轻患肢水肿、提高下肢力量、改善步态和平衡、增强独立进行各种日常生活活动的能力。

髋膝关节周围肌肉力量练习可采取多平面开链直腿抬高练习，当力量和对疼痛的耐受允许做对称性负重时，可进行患肢单腿站立和双膝半蹲等闭链运动。当股四头肌力量提高且膝关节活动度超过83°时可进行上下台阶训练（起始为5cm高，后可增至10cm）。电刺激和生物反馈治疗能有助于股四头肌肌力改善。

为恢复正常步态及独立进行日常生活活动，需改善平衡能力，重新建立神经肌肉和本体感觉的控制。利用平衡训练仪或单平面平衡训练板，先行双侧静态平衡训练，逐步过渡到单侧静态平衡和双侧动态平衡训练。

4. 术后第三阶段（第9~16周） 本阶段重点是最大限度地恢复关节活动度，使患者能完成更高级的功能活动，如上下更高的台阶和正常完成日常生活活动。膝关节至少需要屈曲117°才能下蹲举起物品，因此这被定为本阶段康复目标。关节活动度训练除上述的膝关节主动屈伸练习和髌骨滑动技术外，还可进行股四头肌牵拉练习和腘绳肌牵拉练习。

平衡训练中，根据患者能力，由双侧静态、动态平衡训练逐步过渡到单侧动态练习。

六、康复护理健康教育

（一）THA术后康复护理指导

1. 禁忌动作应告知患者 术后8周内的禁忌动作：髋关节屈曲大于90°、髋关节内收超过中线、髋关节内旋超过中立位（图15-7），这些动作均易引起假体脱位。术后8周，经手术医生随访评估后，可解除这些禁忌。

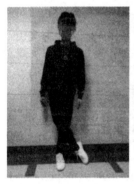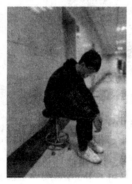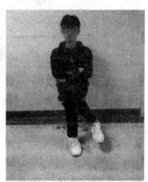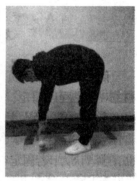

图15-7 术后禁忌动作

2. 离床训练 早期离床训练中，对单侧THA患者，指导其从患侧离床，同时避免髋部禁忌动作，这有助于维持患肢外展位，避免内收内旋。对双侧同时行THA患者，可从任一侧离床，但应避免双下肢交叉或沿床边转动时内旋下肢。

3. 循序渐进 肌力训练、关节活动度训练、平衡训练、患肢负重练习均需遵循循序渐进的原则。

4. 预防下肢水肿 活动量的增加可引起下肢水肿，加压弹力袜可最大限度地减轻下肢水肿并预防DVT的发生。

5. 脱拐 何时由助行器过渡到双拐，到单拐或手杖，甚至脱拐均需根据患者的耐受程度及手术医生和康复医生随访评估后决定。

6. 下肢不等长感 患者自感双下肢不等长十分常见。术前肌肉短缩和关节高度丧失以及术后肿胀，均会影响患者术后对患肢的感受，一般术后12周将逐渐消退。

7. 驾车　对于左侧 THA 患者，停用麻醉药品后即可恢复驾驶自动挡汽车，但有研究表明，术后至少 6 周内驾车反应能力均存在不同程度的损害，故建议患者在解除了髋部禁忌动作后再开始驾车。

8. 文体活动　可允许患者恢复部分体育和娱乐活动，但不鼓励 THA 患者恢复高冲击性的运动项目，如单打网球、跑步、壁球等。

9. 家居活动　THA 术后患者需进行必要的家居改造，预防跌倒，减少假体脱位和骨折的风险。包括：清除家庭走道障碍物，如重新整理家具、看管好宠物、卷起不用的电线和电话线等；把常用的物品放在患者容易拿得到的位置；保持浴室地面及台面干燥；在厨房、走道、浴室放置坐椅；在坐椅和坐厕上放置较硬较厚的坐垫（图 15-8），以保持坐位时髋关节屈曲不大于 90°。

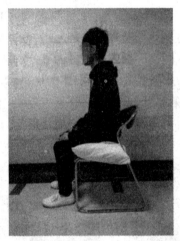

图 15-8　坐位正确姿势

（二）TKA 术后康复护理指导

1. 负重训练　何时患肢负重及负重的程度需根据患者的身体反应和主观耐受程度而定，如负重后是否膝关节肿胀、积液或疼痛加重等。骨水泥固定者可立即纵向负重；而对于非骨水泥固定者，有学者认为需推迟负重至术后 6 周，但也有学者认为，若固定牢靠、骨皮质条件允许也可早期负重。

2. 站立与行走　站立、行走时间过长、行走距离和频率增加过快均可引起患肢过度水肿和疼痛，不利于患者功能恢复。

3. 上下楼梯训练　上楼梯动作次序是健侧腿先上，患侧腿后上，最后跟上手杖；下楼梯动作次序是手杖先下，体重移于健侧，然后下患侧腿，最后下健侧腿。

4. 适宜运动　可建议患者骑固定式自行车及水中运动，这些运动可减轻运动中患膝的负荷，减少因运动而引起的关节肿胀和疼痛。

5. 体育活动　根据医生的评估和患者的能力，患者可重返工作和体育运动，但不建议进行高强度的运动。

（裴婷婷）

第九节 半月板损伤

一、概述

半月板是位于股骨和胫骨之间的楔形纤维软骨结构，外侧半月板呈"O"形，内侧半月板呈"C"形，是膝关节稳定、运动的重要结构。膝关节半月板在膝关节伸直位传递膝关节压力的50%~60%。在膝关节屈曲90°时，半月板承受的压力增加至85%，半月板边缘比中央部分承受更多的压力。半月板损伤常常存在膝关节的复合损伤，由于缺少血供，内侧缺血区撕裂将难以愈合。近年来普遍采用关节镜微创半月板切除和解剖修复（半月板缝合术）治疗半月板损伤。

二、主要功能障碍

1. 疼痛与肿胀 急性期膝关节有明显疼痛、肿胀和积液，关节屈伸活动障碍，急性期过后，肿胀和积液可自行消退，但活动时关节仍有疼痛，尤以上下楼、上下坡、下蹲起立、跑、跳等动作时疼痛更明显，严重者可跛行或屈伸功能障碍，部分患者有"交锁"现象，或在膝关节屈伸时有弹响。

2. 大腿前后肌群肌力降低 半膜肌及腘绳肌分别止于内外侧半月板，股四头肌横跨膝关节，膝关节活动受限会导致这些肌群肌力的改变，长期作用下会出现肌肉萎缩，影响肌力。

3. 关节活动度受限与日常生活能力障碍 半月板损伤后，患者因屈曲膝关节时产生疼痛，屈膝活动度受限，跑跳及下蹲活动受限，严重时，不能正常步行，日常生活能力活动能力严重障碍。

三、康复护理评估

1. 疼痛评定 同本章第四节关节炎的疼痛评定。
2. 关节活动度 主要为膝关节及髋关节的关节活动度评估。
3. 肌力评定 主要为膝关节周围肌群的肌力评估。
4. 日常生活活动能力 主要评估患者的步行、负重能力。

四、康复护理原则与目标

1. 康复护理原则 消肿、防止肌肉萎缩、功能锻炼，恢复步行及负重能力为原则。
2. 康复护理目标

（1）短期目标：控制术后疼痛/肿胀，屈膝活动度达到90°，重获股四头肌控制，独立完成家庭治疗性训练计划。

（2）长期目标：无痛跑步，单腿跳测试双下肢对称性≥85%，下肢运动功能正常，独立在院外按计划进行维持和改善效果的体育训练。

五、康复护理措施

1. 术后第一阶段（第 0~6 周）　半月板修复术后患者应佩戴一个双侧铰链式膝支具，以使膝关节维持在完全伸展位。支具只在步行及睡觉时应用，一直戴到术后 4~6 周。半月板修复术后应即刻进行康复治疗。与手术医生沟通以便了解修复的解剖位置（血管区还是非血管区）及在半月板内的定位（前角或后角），这将直接影响术后康复。

患者要进行 ROM 练习以达到完全伸展及所需屈曲角度。伸展能够使半月板在关节囊中复位，而屈曲则会撕扯半月板后角，使其在关节囊内发生移位。Thompson 等证实，半月板在屈曲时向后平移，而在屈膝 60° 以内时运动甚微。在初始保护期内（4~6 周）进行 AAROM 练习时，屈膝应限制在 90° 内。后角修复术后 4 周内屈膝应限制在 70° 内，之后在可耐受范围内递增。由于半膜肌止于内侧半月板，而胭绳肌止于外侧半月板，因此在这一阶段要避免进行主动或抗阻屈膝。

应鼓励患者在双侧铰链式支具维持伸膝下逐渐杖拐负重。桶柄样撕裂和纵裂修复在伸膝时可能因压力负荷而闭合，而放射状或更复杂损伤的修复在 4~6 周内则应以足趾着地负重，因为压力负荷可使修复分离。在术后 4~6 周内禁止渐进性屈膝负重，因为半月板在这个姿势将承受更大的压力。术后 4~6 周时，支具可以调节至 60°，以便步行时允许膝做伸屈活动。步态训练时，应用水槽或水下踏车可使患肢减少负荷。能够无痛步行时即可弃拐。

在术后第一天即应开始股四头肌再训练，可将毛巾卷垫在手术侧膝关节的下面，进行股四头肌收缩练习。在正式康复训练时，如果患者有股四头肌抑制，可以应用电刺激和（或）生物反馈治疗。多角度直腿抬高（SLR）可用于近端肌力练习。应用器械进行可耐受范围内负重及渐进性抗阻练习（PRE）可进一步增强近端肌力。当患者负重可达 50% 体重时即可开始本体感觉和平衡训练，可以应用震荡板，先在矢状面上进行，之后过渡到难度增大的冠状面。计算机控制的平衡台可为患者提供反馈。

当 ROM 增大到 85° 以上时，在治疗性训练方案中可以选择性加入开链和闭链练习，双腿蹬踏和静蹲可以在 0°~60° 运动弧内进行（图 15-9）。股四头肌亚极量等长练习可以在屈膝 60° 位进行（图 15-10）。康复方案中还可加入短曲柄（90mm）功率自行车练习。正规康复训练及家庭治疗性训练计划中都应加入胭绳肌和小腿腓肠肌牵伸练习。冷疗和电刺激（TENS）可以用于控制疼痛。家庭治疗性训练计划应及时更新。

注意事项：在这个最关键的保护期，必须强制执行负重比例和允许的 ROM。应向患者反复强调这些注意事项，从而为半月板愈合提供最佳环境。患者对家庭治疗性训练的依从性也应予以重视，以便在本阶段末更好地达到预期目标。

2. 术后第二阶段（第 6~14 周）　半月板修复术后第二阶段康复旨在恢复患膝正常 ROM，增强肌力，以达到日常生活活动（ADL）所需的水平。

这一阶段的早期目标为重获正常步态模式。可以继续应用水槽或水下踏车进行步态训练。在可耐受范围内进行渐进性 AAROM 练习，以便在本阶段末达到全范围 ROM（图 15-11）。ROM 达到 110°~115° 时即可应用曲柄长为 170mm 的标准功率自行车进行练习。ROM 达到 120° 以上时可以开始股四头肌牵伸练习。

肌力训练方案仍需以闭链练习为主。要增加蹬踏练习的难度，进行离心训练，之后过渡到单侧大角度（<90°）练习。可以开始 0°~60° 运动弧内渐进性抗阻静蹲练习，可用治疗球

帮助支撑并增加舒适度。开始向前上台阶练习，逐渐增加台阶高度（10cm、15cm 及 20cm）。症状允许时可以增加台阶训练和踏步机练习，可以在逐渐增加坡度的踏车上进行倒走练习以增强股四头肌肌力。在无疼痛或捻发音的运动弧内进行等张伸膝练习，并监控髌股关节的症状。这种开链活动应该在双下肢支撑、轻微负重下进行，逐渐增加难度。开始向前下台阶练习，逐渐增加台阶高度（10cm、15cm 及 20cm）。本阶段末的功能性肌力目标为能够在控制住下肢无偏移的情况下，无痛下 20cm 台阶。术后 14 周时要进行向前下台阶测试以测量患者的功能性下肢肌力。

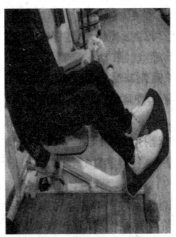

图 15-9　0°~60°双腿蹬踏（闭链运动）

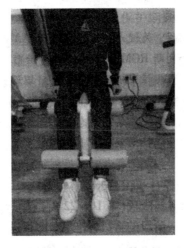

图 15-10　屈膝 60°亚极量股四头肌等长练习（开链运动）

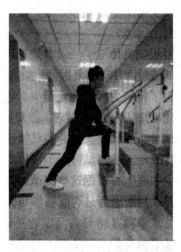

图 15-11 台阶 AAROM 牵伸练习

要进一步强化神经肌肉训练，包括对侧弹力治疗带练习等单侧平衡活动和平衡系统训练。掌握了这些活动以后，康复医师可以应用不稳平面（泡沫板、震荡板等）和适当的干扰进一步增强神经肌肉功能的训练。

患者的家庭治疗性训练计划应根据评价结果和功能水平及时更新。

注意事项：在本阶段，关键是要恢复膝关节 AAROM 和肌力，只有达到这些目标才能安全进入下一阶段。疼痛是判断 ROM 和肌力练习时治疗方案是否合适的最佳标准。在这一阶段应监控髋股关节的症状并根据情况及时调整练习，以避免膝前痛。本阶段应达到正常步态。应让患者从架双拐过渡至用单拐和（或）手杖。必须让患者明白，与其限定日期立即脱拐，不如在一定时间内逐渐脱拐，只有重获无痛常步态时才能在步行时抛开辅助设备。此外，还应鼓励患者在当前肌力水平下调整功能性活动。例如，直到下肢肌力足够强时才能够进行反向下台阶练习。与前一阶段一样，还是要重视患者对家庭训练计划的依从性。

3. 术后第三阶段（第 14～22 周）　达到前一阶段的晋级标准后，即可进入本阶段康复。本阶段旨在使患者/运动员的功能达到最佳状态，为其安全重返体育运动做好准备。

术后 4 个月时开始踏车上跑步练习。先向前跑再倒退跑。重点强调长距离慢跑以及短距离速度跑。

继续下肢肌力和灵活性练习。要进一步强化等速训练和功能往复运动训练等肌力练习。等速训练从一开始的高速练习逐渐过渡至中到低速练习。在这个过程中要注意患者膝前不适等症状反馈和功能缺失。功能往复运动训练应遵从功能顺序原则，监控速度、强度、负荷、幅度和频率并根据情况随时调整方案。可以简单的训练活动开始，并逐渐过渡至稍复杂的练习（如双腿跳及拳击训练）。

要根据具体运动项目有选择地进行敏捷度训练，如减速运动、剪切步和短距离跑等。在敏捷度训练过程中，康复医师应观察患者有无恐惧感。

为了将肌力和功能定量化，要进行等速及功能性测试。等速测试的目的是在以 60°/秒及 240°/秒的速度进行测试时，探知股四头肌和腘绳肌平均峰力矩和总功的缺失小于 15%。功能性测试与功能和现实任务的具体成分密切相关，能够为功能状态提供最直接的数据。单腿跳测试和双腿轮流跳测试可用于评价双下肢对称度，其评分应达到 85%。

手术医生将根据这些测试的结果以及其他一些相关临床表现，如对专项运动动作有无惧怕心理等来判断患者是否能够参与体育运动。

注意事项：必要时在第三阶段可以继续前一阶段的治疗。康复医师应确认已满足推荐标准，以确保康复过程的安全推进。只有在 ROM 正常、下肢肌力正常且柔韧性满足具体运动要求以后，患者才能重返专项功能和运动训练。因此，在开始高水平功能往复运动训练、敏捷度练习和专项运动练习之前必须达到这些标准。康复医师应密切观察专项运动中患者是否有惧怕心理，这有助于判断患者是否可以和（或）何时可以重返运动。

4. 术后康复（半月板移植术后康复指南）　半月板移植术后康复依据术式、并行手术、病理和手术医师的建议而定。康复原则可参考半月板修复术后康复原则并进行适当修改。在康复活动中正在愈合的半月板同种异体移植物所承受的负荷尚不得而知。由于半月板移植物处在高压的早期退行性变的关节内，其康复程序要比本章前面所讲的半月板修复术后康复保守一些。半月板移植术后 4 周内负重应限制为足趾着地行走，患膝维持在完全伸展位。到术后 6 周逐渐过渡至完全负重。在此保护期须应用双侧铰链式支具。一项以兔为对象的研究支持半月板移植物在这一阶段需要保护：研究发现在术后早期半月板移植物的强度和黏弹性均有所改变，随时间逐渐恢复。

术后提倡即刻开始 ROM 练习。第一阶段康复的目标是达到完全伸展和屈膝 90°。术后 6 周内屈膝应限制在 90° 以内，因为随着屈膝角度的增大，半月板承受的压力也将递增。初期可以采取持续被动运动（CPM）机练习、AAROM 练习和毛巾卷辅助的伸膝练习，以达到康复目标。

术后 6 周开始在可耐受范围内进行 ROM 练习，在术后 14 周时达到全范围 ROM。肌力和神经肌肉训练方案可以参考半月板修复术后康复，只是更为保守些。静蹲角度的限制为：术后 3 个月内 45°，5 个月内 60°，6 个月内 90°。术后 6 个月内不建议进行跑步练习。目前半月板移植术后尚不建议重返剪切步、跳跃和旋转等高负荷活动。

注意事项：半月板移植术后的康复要比半月板修复术后的保守。采取此术式的患者多有早期退行性变，术后需要更具保护性的环境。对于同时进行关节软骨手术的患者来说，术后康复方案必须有所调整，如延长限制性负重期及 ADL 时应用减重支具等。

目前认为，半月板移植术后须加强负重和 ROM 限制，以期得到更好的功能结局。ADL 和康复训练时加在移植半月板上的压力大小尚不得而知。半月板角固定于胫骨骨道所致力量缺失亦不得而知。Kobayashi 在一项兔半月板移植的研究中发现，半月板的强度和黏弹性在术后早期均有改变，随着时间逐渐恢复。仍需进行进一步的基础研究，为康复方案的制订提供依据。

六、康复护理健康教育

1. 早期活动　术后一般可立即进行 ROM 练习。早期活动可以减少制动所带来的一系列危害，如关节软骨退变、过多的有害胶原形成以及疼痛等。

2. 循序渐进　半月板修复后负重练习在术后早期应循序渐进。半月板移植及半月板复合或放射状撕裂修复术后 4 周内负重应仅限于足趾着地行走。无论哪种半月板术式，在术后保护阶段都应佩戴双侧铰链式支具并锁定在 0°，以使受累膝关节维持在完全伸展位。

3. 个性化方案　患者的术前状态、相关病理改变和综合评定对其个体化康复方案的设计都具有重要意义。运动员的术前肌力要比非运动员大得多，因此其康复进程自然就要快些。关节退变性疾病患者负重练习的进程可能要慢些。髌股关节紊乱的患者可能需要或不需要等张或等速伸膝练习。由评价及连续性再次评价所得的患者的主诉和体征将决定康复进程的速度和方向。

4. 可行性目标　患者应该了解他/她的手术强度和恢复时间表。目标应该有特异性，以满足患者的个体化功能需求。患者应该认识到他/她在康复过程中扮演的角色。他/她对活动调整和家庭治疗性训练的依从性对疗效起着关键作用。以上术式的术后康复程序应遵循标准化进程，在进入下一阶段前患者的 ROM 和肌力必须达到相应要求。

（高　姗）

参考文献

[1] 尤黎明, 吴瑛. 内科护理学 [M]. 北京: 人民卫生出版社, 2022.

[2] 沈翠珍, 高静. 内科护理学 [M]. 北京: 人民卫生出版社, 2021.

[3] 刘素霞, 马悦霞. 实用神经内科护理手册 [M]. 北京: 化学工业出版社, 2019.

[4] 李乐之, 路潜. 外科护理学 [M]. 北京: 人民卫生出版社, 2022.

[5] 李小寒, 尚少梅. 基础护理学 [M]. 北京: 人民卫生出版社, 2022.

[6] 安力彬, 陆虹, 妇产科护理学 [M]. 北京: 人民卫生出版社, 2022.

[7] 桂莉, 金静芬. 急危重症护理学 [M]. 北京: 人民卫生出版社, 2022.

[8] 孙育红. 手术室护理操作指南 [M]. 北京: 科学出版社, 2019.

[9] 吴欣娟, 王艳梅. 护理管理学 [M]. 北京: 人民卫生出版社, 2022.

[10] 杨琳, 王琳琳, 熊燕. 实用临床护理操作技术 [M]. 南昌: 江西科学技术出版社, 2020.

[11] 谢小华. 急诊急救护理技术 [M]. 长沙: 湖南科学技术出版社, 2020.

[12] 钟印芹, 叶美霞. 基础护理技术操作指南 [M]. 北京: 中国科学技术出版社, 2020.

[13] 张连辉, 邓翠珍. 基础护理学 [M]. 北京: 人民卫生出版社, 2019

[14] 蔡卫新, 贾金秀. 神经外科护理学 [M]. 北京: 人民卫生出版社, 2019.

[15] 邹艳辉, 周硕艳, 李艳群. 实用肿瘤疾病护理手册 [M]. 北京: 化学工业出版社, 2018.

[16] 李亚敏. 急危救治护士临床工作手册 [M]. 北京: 人民卫生出版社, 2018.

[17] 叶文琴, 王筱慧, 李建萍. 临床内科护理学 [M]. 北京: 科学出版社, 2018.

[18] 李乐之. 静脉治疗护士临床工作手册 [M]. 北京: 人民卫生出版社, 2018.

[19] 吴惠平, 付方雪. 现代临床护理常规 [M]. 北京: 人民卫生出版社, 2018.

[20] 郭锦丽, 王香莉. 专科护理操作流程及考核标准 [M]. 北京: 科学技术文献出版社, 2017.